イラストでわかる
小児理学療法

上杉 雅之 監修

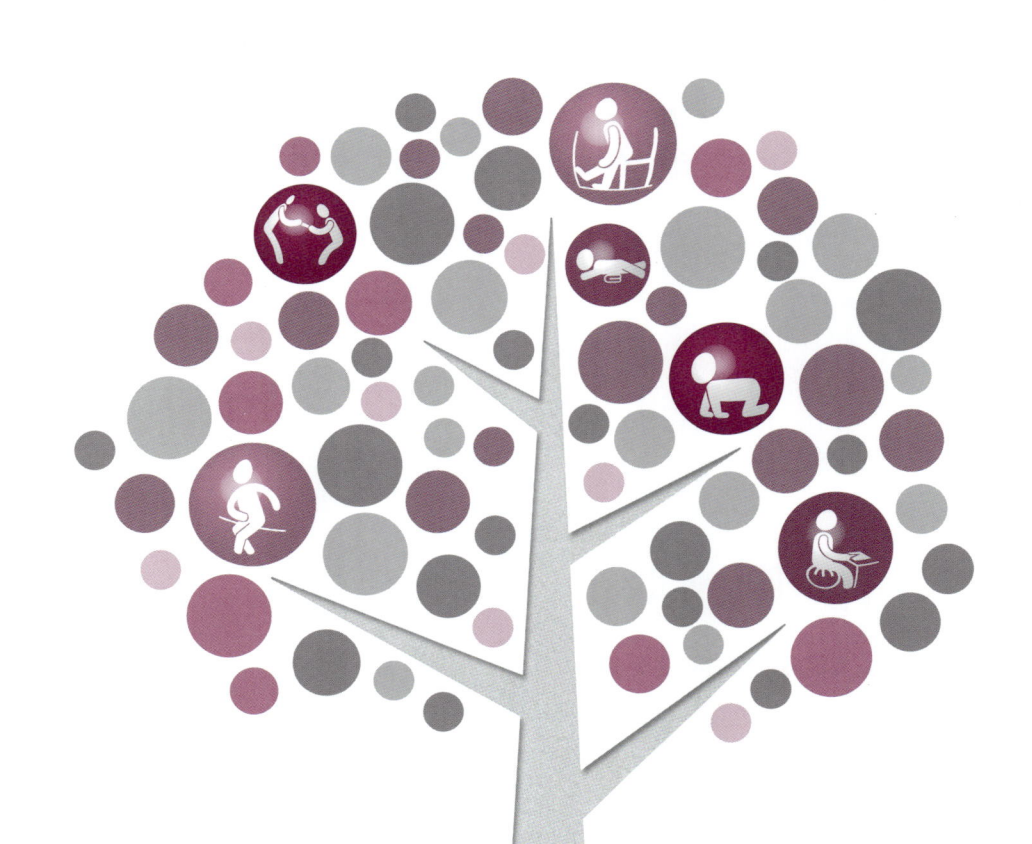

医歯薬出版株式会社

執筆者一覧

監修者
上杉　雅之（うえすぎ　まさゆき）　神戸国際大学リハビリテーション学部理学療法学科

執筆者（50音順）および担当章
上杉　雅之　前掲（第10章）
烏山　亜紀（からすやま　あき）　杏林大学保健学部リハビリテーション学科理学療法学専攻（第2章）
久保　温子（くぼ　あつこ）　西九州大学リハビリテーション学部リハビリテーション学科（第7章）
倉本アフジャ亜美（くらもと　あふじゃ　つぐみ）　国際医療福祉リハビリテーションセンター（第11章）
中野　尚子（なかの　ひさこ）　東京大学大学院教育学研究科（第12章）
浪本　正晴（なみもと　まさはる）　熊本託麻台リハビリテーション病院小児リハビリテーションセンター（第14章）
成瀬　進（なるせ　すすむ）　神戸国際大学リハビリテーション学部理学療法学科（第13章）
野村　優子（のむら　ゆうこ）　北里大学病院リハビリテーション部（第1章）
濱岸　利夫（はまぎし　としお）　中部学院大学看護リハビリテーション学部理学療法学科（第8章）
森田　正治（もりた　まさはる）　福岡国際医療福祉大学医療学部理学療法学科（第5, 6章）
藪中　良彦（やぶなか　よしひこ）　大阪保健医療大学保健医療学部リハビリテーション学科（第3章）
山川　友康（やまかわ　ともやす）　大阪人間科学大学保健医療学部理学療法学科（第4章）
横山美佐子（よこやま　みさこ）　北里大学医療衛生学部リハビリテーション学科理学療法学専攻（第1章）
吉田　勇一（よしだ　ゆういち）　九州看護福祉大学看護福祉学部リハビリテーション学科（第9章）

This book is originally published in Japanese
under the title of :

Irasuto-de Wakaru Shounirigaku Ryouhou

(pediatric Physical Therapy to understand by Illustration)

Editor :
Uesugi Masayuki
　Professor, Faculty of Rehabilitation, Kobe International University

Ⓒ 2013　1st ed.

ISHIYAKU PUBLISHERS, INC.
　7-10, Honkomagome 1 chome, Bunkyo-ku,
　Tokyo 113-8612, Japan

監修者の序

　監修者の学生時代には「小児理学療法」に関する講義内容といえば「脳性麻痺」と「運動発達」のみでしたが，その後，「NICU」や「発達障害」などが加わって多岐にわたるようになりました．さらに，「内部障害」や「地域理学療法」などの新しい講義科目も加わり，学生にとってたいへんな状況になってきているように思います．そのせいか私の目から見たら，少し大げさですが，何冊も教科書を抱えた学生が校舎をさまよっているような印象を受けます．

　本書は，「わかりやすい」・「興味がもてる」・「ポイントを絞った」を目標に企画しました．著者としては，大学・養成校で小児理学療法の講義を担当されている先生方にお願いし，イラスト・写真等を豊富に掲載して理解を促し，具体的な理学療法を紹介して読者の興味を引き，国試の出題範囲を押さえつつもコンパクトにすることを目指しました．読者はきっと本書を通じて「小児理学療法」をより身近なものとして感じていただけることでしょう．

　本書では，各章の冒頭に「エッセンス」を配置し，読者に全体のイメージ作りを促しています．次に本文では，単に疾患等の解説にとどまらず，学生や新人理学療法士にとって必要な項目を記載しています．また，「先輩からのアドバイス」，「トピックス」などの囲みコラムを配置して具体的な介入や最新の情報を得るようにしています．そして，末尾には「確認してみよう！」を掲載して簡単に知識の整理ができるように構成しました．

　本書の対象はおもに理学療法士養成校の学生ですが，卒業後に，患児のみならず，その保護者への具体的な介入ができるように，「ホームプログラム」や「理学療法」を紹介していますので，きっと初めての患児を目の前にしても本書はやさしく後押ししてくれることでしょう．ただ，理学療法はあくまで一例ですので，担当する患児に合った介入を提供するようにお願いしたいと思います．最後に，「小児は苦手」という学生諸君が少しでも「面白そうだな！」と興味をもち，あなたを必要とする患児やその保護者に還元していただければ監修者にとりたいへんうれしく思います．

　監修にあたりできるだけ読みやすさを心がけました．また，不適切な用語がありましたらご教授いただければうれしく思います．最後に，ご多忙のところ監修者のいろいろなお願いをこころやすくお聞き入れてくださいました著者の先生方，および出版に労をいとわずにご尽力くださった医歯薬出版株式会社編集部担当者に深くお礼申し上げます．

2013 年 4 月

監修者　上杉　雅之

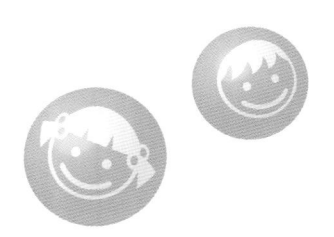

目次 イラストでわかる 小児理学療法

執筆者一覧 ･･･ ii　　監修者の序 ･･･ iii

第1章　人間発達（運動発達）　横山美佐子・野村優子　1

- エッセンス ･･･ 1
- 運動発達とは？ ･･･ 2
- 胎児期（在胎） ･･･ 2
- 新生児期（生後4週まで） ･･･ 2
- 1カ月 ･･･ 6
- 2カ月 ･･･ 7
- 3カ月 ･･･ 8
- 4カ月 ･･･ 10
- 5カ月 ･･･ 11
- 6カ月 ･･･ 12
- 7カ月 ･･･ 14
- 8カ月 ･･･ 15
- 9カ月 ･･･ 15
- 10カ月 ･･･ 16
- 11カ月 ･･･ 16
- 12〜15カ月 ･･･ 16
- 確認してみよう！・解答 ･･･ 19
- ●先輩からのアドバイス／2　トピックス／5

第2章　人間発達（上肢・摂食・反射と姿勢反応の発達など）　烏山亜紀　21

- エッセンス ･･･ 21
- 上肢の発達 ･･･ 22
  - 姿勢・感覚機能と上肢の発達 ･･･ 22
  - 把握（grasp）の発達 ･･･ 23
  - リリース（release）の発達 ･･･ 24
  - 両手動作の発達 ･･･ 24
- 摂食の発達 ･･･ 25
  - 摂食の発達に必要な要素 ･･･ 25
  - 食べる機能の発達過程 ･･･ 25
- 反射と姿勢反応の発達 ･･･ 26
- 原始反射（primitive reflex） ･･･ 26
- 姿勢反応 ･･･ 28
- 平衡反応（equilibrium reaction） ･･･ 29
- 精神発達（知的・認知機能の発達） ･･･ 30
  - ピアジェによる発達理論 ･･･ 30
  - 感覚運動期（0〜2歳） ･･･ 31
- 発達検査法 ･･･ 34
- 確認してみよう！・解答 ･･･ 39
- ●先輩からのアドバイス／38　トピックス／38

第3章　脳性麻痺・脳性麻痺の概略　藪中良彦　41

- エッセンス ･･･ 41
- 定義 ･･･ 42
- 分類 ･･･ 42
  - 運動障害のタイプ ･･･ 42
  - 障害部位 ･･･ 43
  - 重症度 ･･･ 44
  - 総合分類 ･･･ 44
- 発生率 ･･･ 44
- 原因 ･･･ 44
- 合併症 ･･･ 47
- 整形外科的問題（二次的障害） ･･･ 48
- 経過 ･･･ 48
- 評価 ･･･ 49
  - 心身機能／身体構造レベル ･･･ 49
  - 活動・参加レベル ･･･ 52
- 介入 ･･･ 54
- 確認してみよう！・解答 ･･･ 61
- ●先輩からのアドバイス／42, 58　トピックス／59

第4章 痙直型脳性麻痺―両麻痺　山川友康 ……… 63

- エッセンス …………………………… 63
- 痙直型両麻痺とは？ ………………… 64
- 分類 …………………………………… 64
- 障害構造 ……………………………… 64
- 病態 …………………………………… 65
- 乳幼児期における各姿勢の臨床像 … 65
  - 背臥位 ……………………………… 65
  - 腹臥位 ……………………………… 66
  - 座位 ………………………………… 67
  - 立位 ………………………………… 68
  - 歩行 ………………………………… 68
- 評価 …………………………………… 69
  - 各ライフステージの理学療法目標 … 69
  - 理学療法ポイント ………………… 70
- 理学療法 ……………………………… 70
  - 乳児期・幼児期前半における理学療法；運動発達課題に対するアプローチ ……… 70
  - 幼児期後半における理学療法；就学に向けた課題に対するアプローチ ………… 72
  - 学齢期・成人期における理学療法；教育・生活課題に対するアプローチ ……… 72
- 補装具と歩行補助具 ………………… 73
- 注意点 ………………………………… 74
- ホームプログラム …………………… 74
- 確認してみよう！・解答 …………… 76
- ●先輩からのアドバイス／75　トピックス／74

第5章 痙直型脳性麻痺―四肢麻痺　森田正治 ……… 79

- エッセンス …………………………… 79
- 痙直型四肢麻痺とは？ ……………… 80
- 原因 …………………………………… 80
- 乳幼児期から学童期における各姿勢の全体像 ………………………………… 80
  - 背臥位 ……………………………… 80
  - 腹臥位 ……………………………… 81
  - 床上座位 …………………………… 81
  - 椅子座位 …………………………… 83
  - 立位 ………………………………… 83
  - 寝返り ……………………………… 84
  - 腹這い ……………………………… 84
  - 座り上がり ………………………… 84
  - 四つ這い移動 ……………………… 84
  - 歩行 ………………………………… 85
  - 変形・拘縮 ………………………… 85
- 評価 …………………………………… 85
- 理学療法 ……………………………… 87
  - 背臥位 ……………………………… 87
  - 腹臥位 ……………………………… 87
  - 床上座位 …………………………… 87
  - 椅子座位 …………………………… 88
  - 立位 ………………………………… 88
  - 寝返り ……………………………… 88
  - 腹這い ……………………………… 88
  - 起き上がり ………………………… 88
  - 四つ這い移動 ……………………… 88
  - 歩行 ………………………………… 90
- ホームプログラム …………………… 90
- 確認してみよう！・解答 …………… 91
- ●先輩からのアドバイス／85, 87　トピックス／82

第6章 痙直型脳性麻痺―片麻痺　森田正治 ……… 93

- エッセンス …………………………… 93
- 痙直型片麻痺とは？ ………………… 94
- 原因 …………………………………… 94
- 全体像 ………………………………… 94
  - 背臥位 ……………………………… 94
  - 腹臥位 ……………………………… 95
  - 床上座位 …………………………… 95
  - 椅子座位 …………………………… 95
  - 立位 ………………………………… 95
  - 寝返り ……………………………… 95

腹這い	96	理学療法	99
起き上がり	96	背臥位	99
四つ這い移動	97	腹臥位	99
殿部を床につけた移動	97	側臥位	100
立ち上がり	97	座位	100
歩行	97	立位・歩行	101
上肢機能	98	ホームプログラム	102
変形・拘縮	98	確認してみよう！・解答	104
評価	98	●先輩からのアドバイス／94, 99　トピックス／102	

第7章　脳性麻痺─アテトーゼ型脳性麻痺　●久保温子　107

エッセンス	107	各ライフステージの理学療法目標	114
脳性麻痺−AT 型脳性麻痺とは？	108	理学療法ポイント	114
分類	108	理学療法	115
AT 型脳性麻痺児の臨床像	108	乳幼児期における理学療法	115
病態	109	学童期における理学療法	118
発生頻度	109	成人期以降における理学療法	119
乳幼児期における各姿勢の全体像	109	注意点　予後予測	121
背臥位・腹臥位	110	ホームプログラム	121
座位への引き起こし・座位	110	確認してみよう！・解答	123
立ち上がり・立位	111	●先輩からのアドバイス／114, 118, 120　トピックス／122	
歩行	111		
評価	112		

第8章　重症心身障害（重度脳性麻痺）　●濱岸利夫　125

エッセンス	125	ウインドスエプト変形（windswept deformity）	134
重症心身障害と重症心身障害児施設とは？	126	呼吸障害	135
原因	126	摂食・嚥下障害	138
全体像	126	コミュニケーション	139
特徴	126	座位保持装置	141
一次障害	126	特徴	141
二次障害	127	車いす	142
評価	127	歩行器	143
評価項目	127	確認してみよう！・解答	144
理学療法	130	●先輩からのアドバイス／134, 135　トピックス／142	
運動療法（ポジショニング）	130		
大島の分類	134		

第9章 小児整形疾患　●吉田勇一 …… 147

エッセンス …… 147

1. 二分脊椎 …… 148
二分脊椎とは？ …… 148
疫学 …… 148
原因 …… 148
分類 …… 148
合併症 …… 148
　水頭症 …… 148
　キアリ奇形 …… 148
　脊髄空洞症 …… 149
　排尿障害 …… 149
　排便障害 …… 151
　脊髄係留症候群 …… 151
　変形・拘縮 …… 151
　褥瘡 …… 151
全体像 …… 151
経過 …… 152
　新生児期 …… 152
　乳児期 …… 152
　幼児期から学童期 …… 152
　就学後 …… 153
評価 …… 153
　新生児の発達評価 …… 153
　感覚検査 …… 153
　ROM測定 …… 153
　関節の変形や脱臼，脊柱変形の評価 …… 153
　下肢長・周径の測定 …… 154
　上下肢，体幹の残存筋の筋力評価 …… 154
　筋緊張の検査 …… 154
　各姿勢・動作の評価 …… 154
　日常生活活動 …… 154
　移動，麻痺レベル …… 154
理学療法 …… 154
　新生児期 …… 155
　乳児期 …… 156
　幼児期 …… 157
　学童期 …… 158
　青年期，就職，結婚 …… 159
ホームプログラム …… 159

2. ペルテス病 …… 160
ペルテス病とは？ …… 160
疫学 …… 160
原因 …… 160
全体像 …… 160
X線による病期分類 …… 161
壊死範囲の分類 …… 161
評価 …… 163
治療原則 …… 163
理学療法 …… 163
ホームプログラム …… 166
手術療法 …… 167

3. 骨形成不全症 …… 167
骨形成不全症とは？ …… 167
病態 …… 167
全体像 …… 168
分類 …… 168
評価と治療 …… 168
整形外科的治療 …… 170
薬物治療 …… 170
ホームプログラム …… 170

4. 先天性多発性関節拘縮症 …… 170
先天性多発性関節拘縮症とは？ …… 170
病態 …… 170
全体像 …… 170
理学療法 …… 171
手術 …… 171
ホームプログラム …… 171

5. その他の小児整形疾患 …… 171
確認してみよう！・解答 …… 173

●先輩からのアドバイス／172　トピックス／171

第10章 デュシャンヌ型筋ジストロフィー ●上杉雅之 ……… 175

エッセンス ……… 175	歩行期（0〜11歳ごろ Stage Ⅰ〜Ⅳ）……… 180
筋ジストロフィーとは？ ……… 176	車いす期（11〜17歳ごろ Stage Ⅴ〜Ⅶ）…… 180
筋ジストロフィー ……… 176	臥床期（17歳ごろ以降 Stage Ⅷ）……… 181
遺伝について ……… 176	装具療法 ……… 181
病態 ……… 176	地域でのサポート ……… 182
全体像 ……… 176	注意点 ……… 182
分類 ……… 178	ホームプログラム ……… 183
理学療法 ……… 178	確認してみよう！・解答 ……… 184
筋力維持 ……… 178	●先輩からのアドバイス／177　トピックス／183
関節可動域運動（ROM$_{ex.}$）とストレッチ …… 179	

第11章 ダウン症候群 ●倉本アフジャ亜美 ……… 187

エッセンス ……… 187	膝蓋骨脱臼 ……… 192
ダウン症候群とは？ ……… 188	理学療法 ……… 192
染色体異常 ……… 188	誕生から独歩開始まで ……… 192
病態 ……… 188	独歩開始から小学校入学まで ……… 196
全体像 ……… 188	小学校入学以降 ……… 197
関節弛緩性 ……… 190	注意点 ……… 197
環軸椎脱臼 ……… 190	ホームプログラム ……… 197
足部変形 ……… 191	確認してみよう！・解答 ……… 198
脊柱側弯症 ……… 192	●先輩からのアドバイス／194, 196　トピックス／197
股関節脱臼 ……… 192	

第12章 低出生体重児・ハイリスク児 ●中野尚子 ……… 201

エッセンス ……… 201	神経運動発達評価 ……… 205
全体像 ……… 202	新生児の神経行動発達 ……… 209
ハイリスク新生児とは？　低出生体重児とは？	理学療法 ……… 210
早産児とは？ ……… 202	発達ケア ……… 210
ハイリスクに伴う疾患 ……… 202	呼吸理学療法 ……… 214
新生児集中治療室とは？ ……… 203	運動発達の促進 ……… 214
評価 ……… 203	発達フォロー ……… 215
アプガースコア ……… 204	確認してみよう！・解答 ……… 219
新生児の意識状態（ステート state）……… 204	●先輩からのアドバイス／211　トピックス／218

第13章　発達障害　●成瀬　進 ……223

- エッセンス …… 223
- 発達障害とは？ …… 224
- 発達障害の範囲とその特徴 …… 224
- 広汎性発達障害 …… 224
  - PDDの運動特性 …… 225
  - PDDと原因 …… 227
  - 遺伝 …… 227
  - 脳容積 …… 227
- 注意欠陥・多動性障害 …… 227
  - AD/HDの運動特性 …… 228
  - AD/HDの原因 …… 229
- 学習障害 …… 229
  - LD児の運動特性 …… 229
  - LDの原因 …… 230
- 発達性協調運動障害 …… 230
  - DCD児の運動特性 …… 230
  - DCDの原因 …… 231
  - 発達障害における運動障害とその対応 …… 231
- 確認してみよう！・解答 …… 236
- 先輩からのアドバイス／235　トピックス／227, 229, 235

第14章　小児理学療法の特殊性　●浪本正晴 ……239

- エッセンス …… 239
- 小児理学療法の特殊性 …… 240
  - 成長と発達 …… 240
  - 遊び …… 241
  - 母子関係 …… 243
  - 療育 …… 244
  - ライフステージ …… 247
  - 小児理学療法評価 …… 249
- ADL …… 251
- 補足 …… 251
- 確認してみよう！・解答 …… 252
- ●先輩からのアドバイス／244, 246, 251　トピックス／242, 243, 247, 250

索引 …… 262

カバー・表紙・本扉・目次デザイン／三宅正登
イラスト／花輪泰憲

第 1 章 人間発達（運動発達）

人間発達（運動発達）

エッセンス

- 正常な**運動発達**は，中枢神経系の成熟と骨格筋の発達により獲得されていきます．
- 運動発達は，胎児期の 9 週目から**自発運動**が始まります．自発運動は，重力の影響を受けない子宮内で発達し，さらに自動運動は，出生後の重力下において，**原始反射**や**立ち直り反応**などを利用しながら抗重力運動を行うことで発達していきます．また，大脳皮質の発達とともに随意的な運動が主体となるため原始反射は統合されて，立ち直り反応や平衡反応が出現し，重力に抗した姿勢保持や運動が可能となります．
- **運動発達の法則**には特徴があります．**方向性**として，①**頭部から尾部へ**，②**体幹部から末梢へ**，③**粗大から微細へ**と獲得されていきます．また，**順序性**として，定頸 3 カ月，座位と寝返り 6 カ月，四つ這い移動 10 カ月，立位 11 カ月，歩行 12 カ月の順に獲得します．
- 中枢神経系では，脳重量は，在胎 20 週より 1 歳半にかけて加速度的に増加がみられます．大脳皮質でのシナプス形成は生後まもなくから起こり，生後 7 〜 8 カ月で最大のシナプス密度に達したのち，8 カ月を境に減少し始めます．また，骨格筋の多くは在胎 30 週までは未分化です．筋線維の分化は在胎 30 週から始まり，Type Ⅰ 線維および Type Ⅱ 線維の割合は在胎 30 週から増え続け，1 歳までには成人とほぼ同様になるといわれています．

運動発達とは？

成長に伴って児の運動行動が変化していく過程を運動発達（motor development）といいます．

運動発達の法則性には特徴があります．**方向性**として，①**頭部から尾部へ**［たとえば定頸（頸）から立位（足）］，②**体幹部から末梢へ**（たとえば腕から指），③**粗大から微細へ**（たとえば手掌で握る手掌把握から指先把握）と獲得されていきます．

順序性は，歩行にいたるまでの経過として，定頸，座位，立位，歩行という順をたどります．

運動発達のまとめを**表1**に，運動発達と反射・反応の関係を**表2**に示します．

胎児期（在胎）

ヒトは胎児期から自発運動が始まります．受胎後7週目に頸部の横紋筋への運動神経支配が現れ，さらに四肢や体幹部の筋群の神経支配が完成します．8週目には反射運動に必要な解剖学的構造ができあがります．その結果，摂食，圧迫，振動などの機械的刺激に対して胎児は反射的な動きを起こすようになります．それ以後，中枢神経系の構造と機能の成熟につれて反射運動も多様化し，9週目に自発運動が出現します．初めに現れる運動は，呼吸，摂食，排泄などの生命維持に必要な自律機能として役立つもので，その後に屈曲反射などの防御機能に反応するもの，さらに把握や表情，姿勢支持の立ち直りの運動が発達してきます．概して原始反射は在胎28週に出現し，生後4〜6カ月で統合されます．

脳重量は，在胎20週より加速度的に増加がみられ，1歳半から増加の速度が鈍ります．

骨格筋の筋線維の多くは，在胎30週までは未分化です．

筋線維の割合は，持続的な収縮の可能な遅筋線維であるTypeⅠ線維（赤筋）は在胎30週から出生まで増え，出生時には全筋線維の40%となります．また，瞬発的な収縮の可能な速筋線維であるTypeⅡ線維（白筋）は在胎30週前後で現れ，31〜37週では筋線維の25%，出生時には45%を占め，TypeⅠ線維と合わせて85%を占めます．その他15%は未分化の線維となっています．出生後1年間は，TypeⅠ線維とTypeⅡ線維の数が次第に増加し，未分化の線維の割合が低下します．骨格筋の筋線維組成は，1歳までには成人とほぼ同様になるといわれています．

新生児期（生後4週まで）

出生後の運動発達は，胎生後期に引き続き，自律機能，表情，発声，防御反応，把握反射で始まります．原始反射により誘発される運動の反復や抗重力位での自動運動により筋のコントロールが可能となり運動機能は発達していきます．生後のヒトの脳の発達はニューロンの産生ではなく，シナプス形成，樹状突起の枝分かれ，ミエリン形成です．生後まもなく大脳皮質のいたるところでシナプス形成が起こるため運動も発達します．

新生児の背臥位では，頭部は，正中位に保持す

先輩からのアドバイス

運動発達において，反射の評価は，中枢神経系の成熟を理解するうえで大切であり，発達の指標ともなります．また，原始反射の統合，出現すべき反応は，自動運動に影響を与えるため，月齢とともに，背臥位，腹臥位，座位，立位において抗重力姿勢を保持することが可能になります．

運動発達は，抗重力位での自動運動の反復により筋も発達していきますので，各姿勢の特徴，筋力の発達など，全体的な視点をもって患児の運動発達の評価を行っていくことが重要です．

表1 運動発達

発達項目\生後	1カ月	2カ月	3カ月	4カ月	5カ月	6カ月	7カ月	8カ月	9カ月	10カ月	11カ月	12カ月
腹臥位		45°	前腕部体重支持 正中位指向	L 90°	手掌体重支持		腹這い	四つ這い位		四つ這い移動		
背臥位	自動歩行	頭部挙上も非対称	手を口に運ぶ	手を膝へ	ブリッジ	ピボットターン						
座位			支えがないと座位不可	引き起こし反射される	手で支えられない後方に倒れる	支えあり座位	片手を離すことができる	支えなし座位 closed kinetic	座位安定（起座動作）			
立位・歩行		失立：astasia 失歩行：abasia			支えられて少しの時間起立位可能		Jumping stage	つかまり立ち	スムーズなつかまり立ち	伝い歩き	立位可能	始歩
原始反射	ガラント反射 引き起こし反射 吸啜・嚥下反射	モロー反射	ATNR	足底把握反射	緊張性迷路反射	STNR					立位	
姿勢反応	保護伸展反応 傾斜反応			下方		前方・腹・背臥・座位	側方		後方 四つ這い位			
手指機能	手は少し握っているか軽く握っている	手を口にもっていく(mouthing)	頬にふれたものを取ろうとして手を動かす	物に手を伸ばす・近くのものにリーチし、手・上肢の動きは随意的	リーチして、ほしい物をつかむ・手掌握り・落としたおもちゃをつかむ	積み木を持ちかえる 熊手型でつかむ	玩具を持ちかえる 母指・示指・中指で物をつかむ	2つの積み木を持てるという 母指と示指で遊ぶ	親指を使ってつかむ・小さいものをつかむ	両手の積み木を打ち合わせる・箱のふたを開けたり閉めたりする・玩具を放す・母指と示指でつかむ		
移動					横向けに寝返りをする	寝返りをする		腹這い	四つ這いで後ろに進む	四つ這い移動、母親の後を追う伝い歩き		歩行
言語	大きな音に反応・声を出す	喃語の出現	声を出して笑う	かん高い声を出す・あやされると声を出して笑う	声の方に振り向く・人を見ると笑いかける・母の声と他人の声を聞き分ける	人に向かって声を出す	親の話した方に感情を聞きわける	マ・パ・バなどの発声	ダ・チャなどの発声・自分の名前がわかる	意味なくバ、マ、タとラという発声の模倣	発声を真似る	有意語を話す・名前を呼ぶと振り向く
摂食・嚥下				スプーンから飲むことができる		ビスケットなどを自分で食べる	コップから飲む		コップから両手で口に持っていく	コップなどを持って飲む、哺乳瓶を持つ	自分でコップを持って飲む・哺乳瓶を持つ	着衣に参加
社会性	顔を見つめる	反応微笑	見て笑いかける・あやすと笑う	あやされると声を出して笑う	玩具を見ると動きが活発になる・人を見ると笑いかける	玩具を取ろうとする・人に抱かれて笑いかける	いない人がいないばあを喜ぶ・玩具を人に握らせて引っ張る反応・人見知りが始まる	頭を見せて笑いかけると笑う	コップなどを両手で口に持っていく怒る	バイバイをする・知らない人がいるとうち意識する身振りを真似る	ちょうだいと催促すると相手に物を渡す（手放さない）・バイバイと反応	玩具を差し出し渡そうとする・名前を呼ぶと振り向く

表2　運動発達と反射・反応の関係

運動発達	月齢	反射・反応		出現	消失*（統合）
定頸前	1～2カ月	交叉伸展反射		妊娠28週	1～2カ月
		屈筋（屈曲）逃避反射		妊娠28週	1～2カ月
		ガラント反射		妊娠32週	2カ月
		陽性支持反射		妊娠35週	3～8カ月
		台のせ反射		妊娠35週	2カ月
		自動歩行		妊娠37週	2カ月
		立ち直り反応	頭に働く体の立ち直り反応	出生時～2カ月	5歳
			迷路性立ち直り反応	腹臥位・背臥位：3～5カ月）座位・立位：6～7カ月	持続
			視覚性立ち直り反応	腹臥位・背臥位：3カ月 座位・立位：5～6カ月	持続
定頸	3～4カ月	探索反射		妊娠28週	2～3カ月
		吸啜-嚥下反射		妊娠28週	4～6カ月
		引き起こし反射		妊娠28週	2～5カ月
寝返り	5～6カ月	緊張性迷路反射		出生時	5～6カ月
		非対称性緊張性頸反射		出生時	4～6カ月
		ランドウ反応		3～4カ月	12～24カ月
		立ち直り反応	体に働く体の立ち直り反応	4～6カ月	5歳
			体に働く頸の立ち直り反応	4～6カ月	5歳
		下肢保護伸展反応	下方	4カ月	持続
座位	6～7カ月	手掌把握反射		出生時	4～6カ月
		モロー反射		妊娠28週	5～6カ月
		上肢保護伸展反応	前方	6～9カ月	持続
			側方	7カ月	持続
			後方	9～10カ月	持続
		傾斜反応	背臥位 腹臥位	6～8カ月	持続
			座位	6～8カ月	持続
四つ這い	8～9カ月	対称性緊張性頸反射		4～6カ月	8～12カ月
		傾斜反応	四つ這い位	9～12カ月	持続
つかまり立ち	10カ月	足底把握反射		妊娠28週	9～10カ月
立位・伝い歩き	11カ月				
歩行	12～15カ月	傾斜反応	立位	12～24カ月	持続
	15～18カ月	ステッピング反応	下肢	15～18カ月	持続
		シーソー反応	下肢	15～18カ月	持続

*出現していた反射が一定期間ののちにみられなくなる場合に「消失」という用語が使用されますが，反射が完全に消えてしまうわけではなく，「隠れている」というほうが実態に近い表現です．

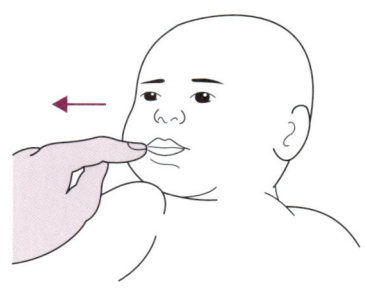

図1　探索反射

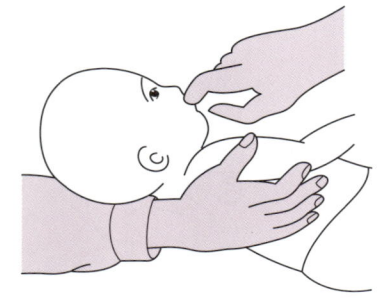

図2　吸啜-嚥下反射

るための十分な筋のコントロールが不足しているため，わずかに側方へ回旋しています．また，四肢は，とくに肘・股・膝・足関節で屈曲優位になっていますが，四肢の屈伸の自動運動がわずかにみられます．

探索反射（図1）は，頭部を回旋するための最初の刺激の1つです．探索反射により乳首を探し哺乳することで，頭部の回旋運動が誘発されます．探索反射は，哺乳という目的のほかに運動発達にも役立っているといえます．空腹によって促される自発的な頭部の回旋運動の繰り返しは，定頸を促します．吸啜-嚥下反射（図2）は，児の口の中へ乳首や手指などを置くことによって自動的に口唇を閉じ律動的に吸い，飲み込みが誘発される反射です．この反射の役割は食物を得ることで，生後4〜6カ月で消失します．この活動で，口腔周辺のみならず，呼吸運動を活性化させます．

モロー反射（図3）（Moro reflex）の検査方法としては次の3つがあります．①背臥位で寝ている新生児の枕許で大きな音を立てます（別名びっくり反射といいます）．②背臥位から，新生児の前腕をつかんで引き起こした位置から，後頭部付

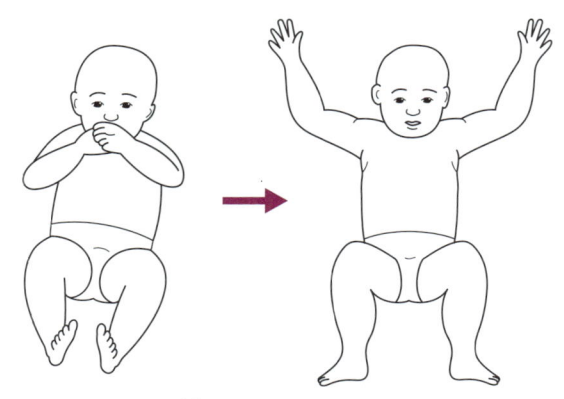

図3　モロー反射

近に置いた検者の手に15cm落下させます．③新生児の頭部と体幹部を支えて抱き上げ，この状態で手に乗せた新生児の頭を15cm検者の手に落下させます．

いずれも，上肢を伸展・外転させ，手掌を開大させたあとに，ゆっくりと抱え込むように上肢を屈曲，内転させる反射です．残存すると，頭部の立ち直り反応や，ランドウ反応，平衡反応などの姿勢反応の獲得を阻害します．

腹臥位では，頭部を側方に回旋して横たわっていますが，生後4週では少し挙上して回旋するこ

トピックス

・早期新生児死亡率はこの10年で減少しています．2006〜2007年の日本における在胎22週出生児の予後としては，生存退院に対する正常発達の見込みは64％となっています（山口，2011）[5]．また，日本は海外と比べるとNICUの入院率の高いことが知られており，運動発達については早産児の特徴を明確にする必要があるといえます．

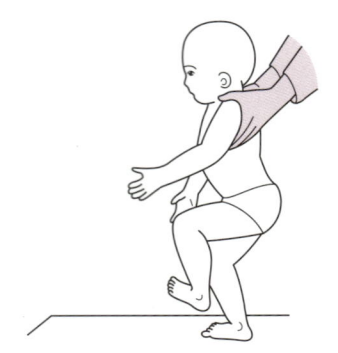

図4　自動歩行（原始歩行）

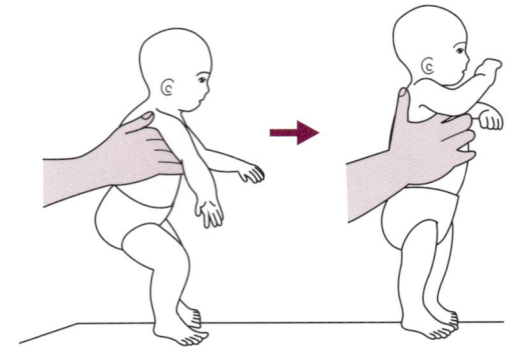

図5　陽性支持反射（反応）

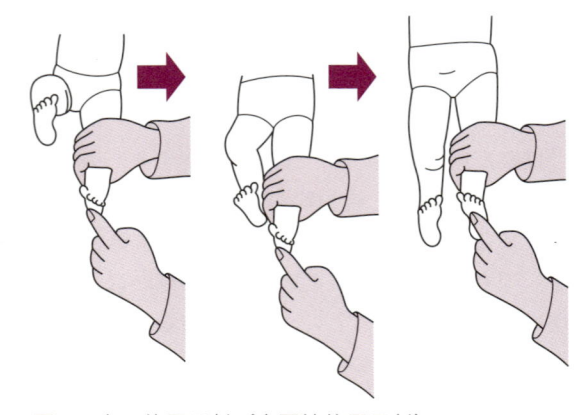

図6　交叉伸展反射（交互性伸展反射）

とが可能になります．上肢では，肩・肘関節が屈曲し，下肢では，股・膝関節は屈曲し，足関節は背屈しています．重力に抗して最初に賦活される筋群は，頭部の伸筋群であり，それは新生児が頭部から尾部の順に重力に対応していくのに一致しています．したがって，頭部の伸展は，抗重力における姿勢コントロールの最初の要素になります．頭部の挙上は，頭部の伸筋群を働かせ，下位脊柱の伸筋群を賦活し，わずかな後方への体重移動を引き起こし，頭部の回旋は体幹部における側方への体重移動を引き起こします．

座位では，姿勢保持が困難で頭部は前屈し，脊柱は屈曲し，前傾位をとります．

立位では，児の腋窩を支えて立位をとらせると両下肢で支持する初期起立がみられ，また垂直位に支えた立位で前方へ傾けると，原始反射の自動歩行（図4）がみられます．正期産児においては，3週ごろに最も強く出現し，以降減少します．自動歩行は，新生児が垂直位に保持され，足部が床に触れると2つの反射が生じます．最初に新生児の陽性支持反射（図5）が誘発されます．その後に新生児を前傾させ足踏みが続くように前方へゆっくり動かすと，交互に両下肢で足踏みをします．

1カ月

1カ月児の背臥位は，対称性の頸部のコントロール不足により，頭部は側方に回旋したままです．四肢を屈曲した状態ですが，上肢では，肩関節の運動性と肘・膝関節の伸展が増大し，下肢では，両側性対称性のキッキングを示します．手掌把握反射では，検者の指を握らせると腕や手すべての関節の共同的な屈曲を促します．下肢では，屈筋の緊張が軽減し始めます．活動的な膝関節の屈伸が頻繁に起こります．また，この時期には，交叉（交互性）伸展反射（図6），屈筋逃避反射（図7），台のせ反射（図8）が徐々に消失しますが，これらの反射は，有害刺激からの防御として働きます．

腹臥位では，生理的に屈曲しており，肘は肩より後方に位置します．上肢の外旋，外転と股・膝関節の伸展の増大によって，四肢は体幹部から離れて運動することで脊柱はより伸展します．頭部のわずかな挙上や回旋が可能になりますが，それは伸展とともに行われており，それはまだ頭部の

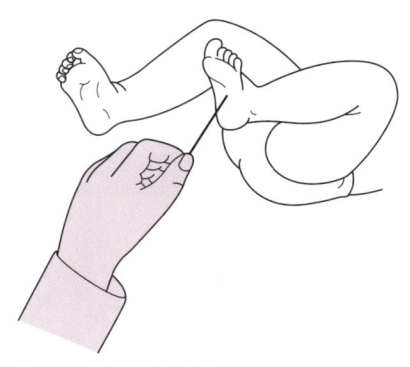

図7　屈筋逃避反射

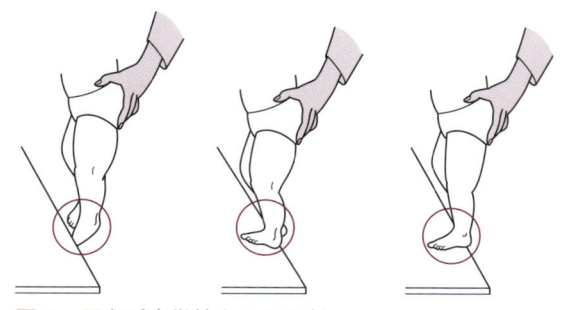

図8　固有受容覚性台のせ反射

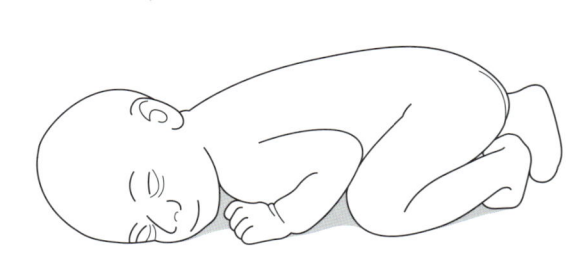

図9　1カ月児

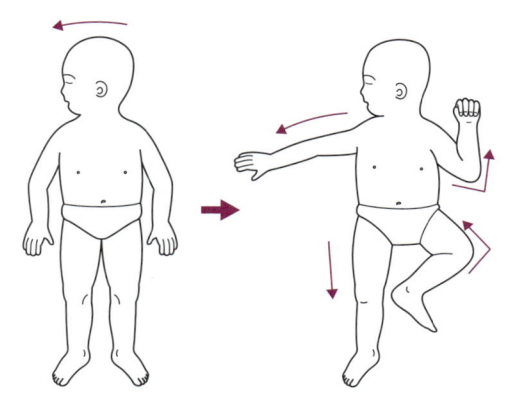

図10　非対称性緊張性頸反射

伸筋群を使っていることを示しています．

　安静時において，上肢が体幹部から離れて働き，骨盤は低くなり，前方への体重移動の量が減少します．下肢では，股関節の屈曲は減少し，股関節屈筋群（腸腰筋，大腿直筋）の伸張を示します．また，膝関節の伸展が増大し，股関節屈筋群（腸腰筋，大腿直筋）と膝関節屈筋群（ハムストリングス）の伸張や膝関節伸筋群（大腿四頭筋）の活動が増大してきます．足関節の背屈には変化はありません（図9）．

　座位では，介助がないと頭部と体幹部は前屈します．立位は，1カ月児は新生児と大きく変わりません．1カ月児の直立姿勢の特徴は，頭部挙上（立ち直り）を増強するような伸筋の緊張が増大していることです．頭部の伸筋活動が増大することによって，新生児よりも頭部挙上を頻繁に，また持続的に行うことが可能となります．

2カ月

　2カ月児は，運動の質は修正されてきますが，機能的には変化がみられません．生理的な屈筋緊張は，重力や非対称性伸筋活動の増大によって減少しますが，抗重力活動はあまりみられません．

　背臥位では，頭部の回旋が可能となります．そして，少し正中位保持が可能となります．正中線を越えて追視し始めます．頭部の運動と視覚の関係はとくに重要です．頭部の回旋は，非対称性緊張性頸反射（asymmetrical tonic neck reflex：ATNR・図10）を起こす頸部の受容器を刺激し，顔面側上下肢においては伸筋緊張を，後頭側上下肢においては屈筋緊張を増大させ，四肢の活動範囲を拡大させていきます．ATNRは健常児において必ず現れるものではありませんが，生後2カ月間に最も顕著となり4〜6カ月で消失します．

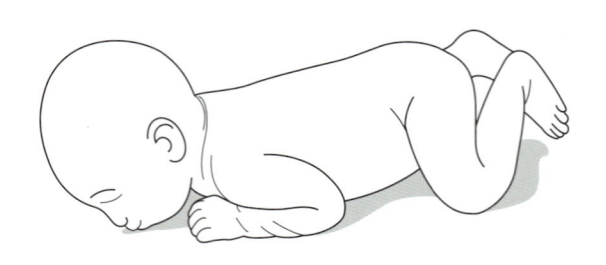

図11　2カ月児

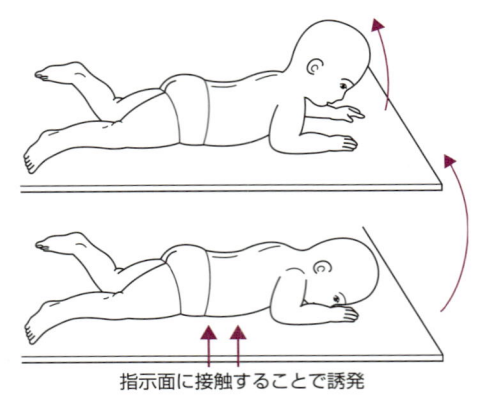

図12　頭に働く体の立ち直り反応

指示面に接触することで誘発

図13　ガラント反射

刺激

上肢は，肩より下方に位置することが多くなり，さまざまに動きます．肘関節の屈筋群（上腕二頭筋，腕橈骨筋，上腕筋）が肘関節の伸筋群（上腕三頭筋）の活動性の増大によって伸張されるにつれ，肘関節の運動は増大します．しかし，2カ月児では，まだ肘関節は屈曲優位の肢位です．

下肢では，肢位やキッキングが変化してきます．この多様性は，正常運動発達における重要な要素の1つです．両下肢では，股関節や膝関節の屈筋群の緊張が軽減され，股関節の伸展，外旋，膝関節の伸展が増大します．

腹臥位でも，体幹部の伸展は増加していますが，頭部の挙上・回旋に必要な抗重力伸展活動は不足しています（図11）．そのため，運動は**上肢は肩より後方に位置し頭部を側方に回旋したまま45°まで挙上**します．**頭に働く体の立ち直り反応**が働き（図12）腹臥位での頭部の挙上と脊柱の伸展は，体幹部前面の筋群（腹直筋，腸腰筋）を伸張させます．この時期の体幹部前面の筋群（腹直筋，腸腰筋）は，まだ十分に伸張されないので，体幹部前面の筋群の刺激により，股関節の屈曲を起こします．この時期の**ガラント反射**（図13）の消失は，座位，立位，歩行のための体幹部の対称的な安定性ばかりでなく，頭部の独立した運動に不可欠です．

座位では，**頭部と体幹部は前方へ倒れますが1カ月児ほどではありません**．しかし，下肢は，支持やバランスを取るなど座位の支持性や安定性としては機能していません．

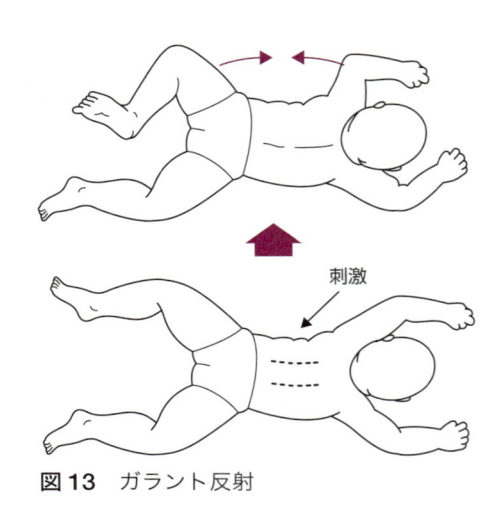

立位では，**失立，失歩行**となり，初期起立や自律歩行は1カ月児に比べて減少しています．

3カ月

3カ月児（図14）の運動能力としては，対称的な正中位指向が始まります．対称性の活動や抗重力屈筋コントロールが著しく増大していきますが，非対称的な動きも残存します．

背臥位では，頭部は伸展を伴って，回旋できます．また，頭部の屈筋群の両側性の収縮によって，**頭部を正中に保持する定頸や顎を引くことが**可能となります．この屈筋群の発達に伴い，下方への追視が可能となります．上肢は肩より下，あるいは体側に位置するようになって運動はより対称的になり，頭部の位置や運動に反応します．頭

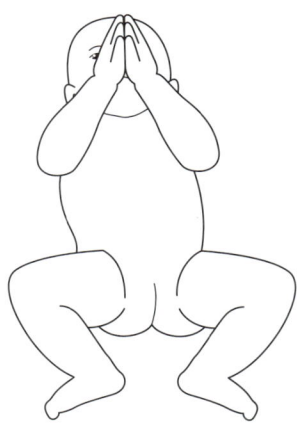

図14　3カ月児

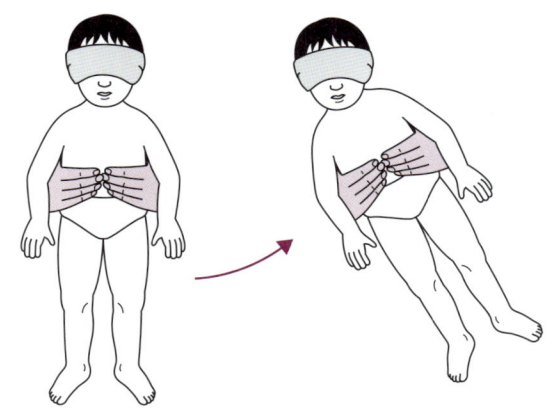

図15　迷路性立ち直り反応

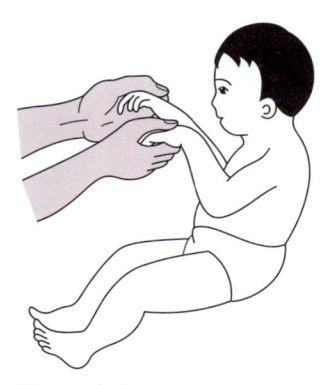

図16　視覚性立ち直り反応

部の正中位指向（定頸）は上肢の両側性対称性を可能にしています．

　下肢の活動的なキッキングは対称性の運動様式を伴って，空間や床面を押す動作でよくみられます．床面を押すことで脊柱の伸展や側方への体重移動を促しますが，股関節の屈筋群の緊張のため完全な伸展はまだみられません．股・膝関節の屈曲，股関節の外旋を伴って挙上し，両下肢を合わせる動きがより頻繁にみられます．

　腹臥位において，頭部の運動は，前庭系の興奮を促し，腹臥位における頭部の挙上を促す刺激になります．これは迷路性立ち直り反応（図15）とよばれます．迷路性または前庭系の刺激は，重力に抗して頭部を適切な位置に定めようと頸部の筋収縮をもたらします．頭部の挙上や立ち直りは，視覚を通した刺激による視覚性立ち直り反応（図16）を通しても促されます．頭部と肩のコントロールが上達して脊柱の伸展が増大し，肘を肩の下に置き，前腕体重支持で頭部を正中位で45°挙上することが可能になり，下肢では骨盤や股関節の体重支持点が尾側方向に移動します．足関節の運動はより容易になり，足関節の底屈，背屈がみられるようになります．前腕で支持し，腰椎を伸展させることによって促される頸部筋のコントロールや安定性の増大に伴い，視覚はより安定し，頭部の動きを導き，続いて微妙な体重移動を頻繁に経験するようになります．また，胸郭を接地面から離すようになり，乳頭レベルに支持点が

移動します．

　座位では介助しなければ姿勢保持ができませんが，座位時の頭部は頭部コントロールの増大により挙上したまま保持が可能となります．背臥位から座位への引き起こし反射は，迷路（前庭）性や視覚性の立ち直り反応と筋のコントロールはより統合されたものとなり，運動を開始するときの頭部の遅れは減少します．

　立位ではふたたび下肢に体重を受けます．足趾の屈曲は立位姿勢では頻繁に起こります．これは，母指球に圧が加えられたときに引き起こされる足底把握反射（図17）の結果です．足趾の屈曲は，触覚や固有受容覚の刺激に対する反応として生じますが，立位姿勢をより安定させようと試みるときにも生じます．

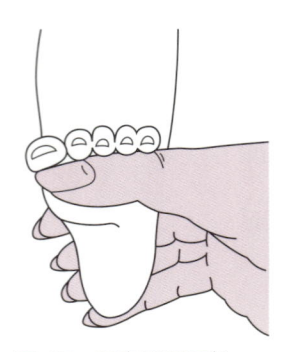

図17　足底把握反射

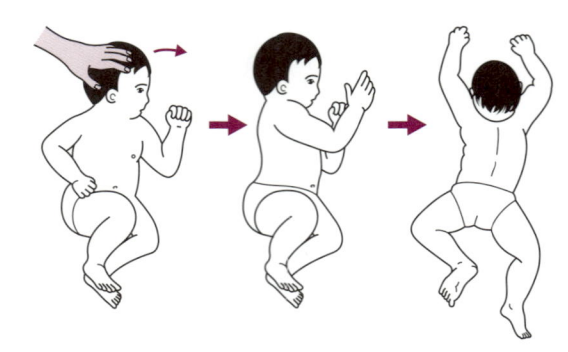

図18　体に働く頸の立ち直り反応

4カ月

　4カ月児における特徴は，コントロールされた目的のある運動や交互性の協調運動が始まることです．頭部と体幹部の対称性，正中位指向，四肢の対称性の運動が優位です．伸筋や屈筋群の交互性の対称性の賦活作用により，対称性と正中位指向の発達が可能となります．正中位指向は，頭部と体幹部の対称性とともに，身体両側間の協調性の発達を可能にします．

　背臥位においては，正中線上で顎を引いて頭部を保持することができます．頭部の正中線での定位は，迷路（前庭）性や視覚性の立ち直り反応が成熟してきていることを示しています．体幹部は，対称的にわずかに屈曲か伸展するかのどちらかで（矢状面上での運動），一体となって運動します．腹筋群や腰椎伸筋群が交互に活動することで，体幹筋を活動的に使い始めます．しかし，この時期には，体幹部の側方（前額面）や回旋（横断面）はみられません．活動的な骨盤の前・後傾は，矢状面上での体幹活動の明確な指標です．骨盤後傾は股関節の屈筋群や腹筋群，とくに腹直筋の収縮により生じ，恥骨を挙上させ**手を膝に運ぶことが可能**となります．骨盤前傾は，股関節の伸展運動に，腰椎の伸筋群の収縮と腸腰筋の伸張を伴うことによって起こります．骨盤の前-後傾運動（矢状面）は骨盤の運動の正常発達における1つの重要な段階です．

　頭部の回旋はわずかな体重移動を起こし，**体に働く頸の立ち直り反応**（図18）を引き起こし，体幹部全体の回旋または**体が一体となった寝返り**（体軸回旋がみられない）へと続きます．この時期にみられる体が一体となった寝返りは，のちに脊柱の運動性が増大するにつれて分節的な寝返り（いわゆる寝返り）になってきます

　上肢の粗大運動のコントロールは向上し，両肩関節のコントロールが現れ始め向上するので，上腕や肘関節の運動は多様性を増し，リーチが可能となります．また，この向上した運動と視覚を使い，より多くの身体部分にリーチし，手を顔にもっていったり，胸部上で両手を合わせたり，両手を両股関節や屈曲した両膝にリーチが可能となります．

　下肢は，交互性対称性運動や，体幹部の伸筋群や屈筋群の交互性賦活作用によって骨盤の前傾や後傾が促されます．こうした骨盤の運動は，のちに下肢における正常な運動発達の基盤となります（図19）．

　腹臥位では対称的に伸展がみられることが特徴です．頭部の伸展（頭部の立ち直り），脊柱の伸展，股関節の伸展は著しく増大し，肘は肩の下になり，**前腕体重支持で頭部が正中位での90°挙上**が可能となります．頭部と脊柱の伸展の発達は，伸展を促す前庭系や迷路性の立ち直り反応の成熟に影響されています．頭部の挙上と伸展は，後方（尾部）への体重移動を起こし，体重を下部肋骨や腹部へ移すことが可能となります．腹臥位で水

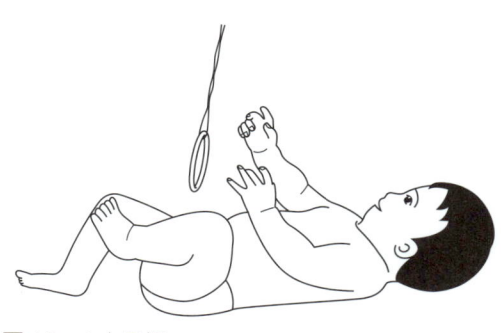

図19 4カ月児

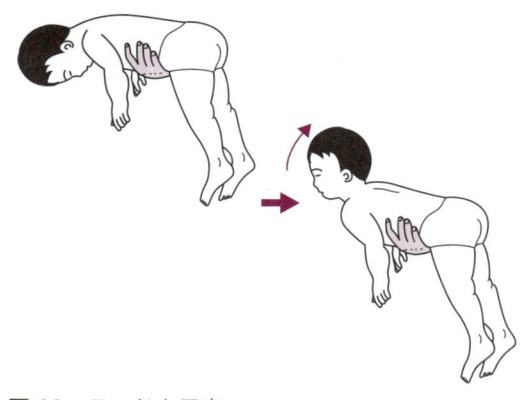

図20 ランドウ反応

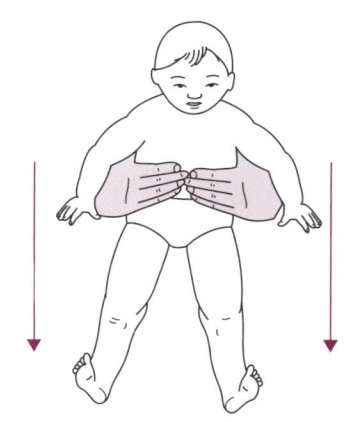

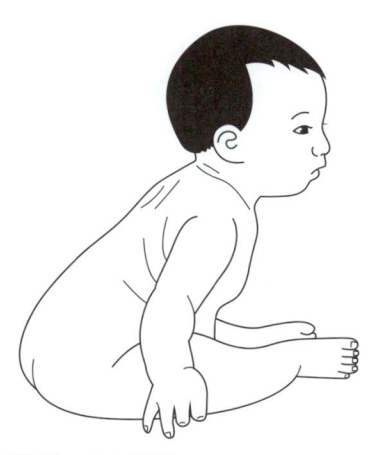

図21 下肢保護伸展反応（下方）

図22 5カ月児

平面上に吊り下げられると，頭部の挙上や体幹部の伸展を引き起こします（**ランドウ反応・図20**）．このランドウ反応は，対称的な脊柱起立筋の作用を賦活します．また，迷路性立ち直り反応，頭に働く体の立ち直り反応，視覚性立ち直り反応が複合されたものと考えられています．上肢では，肩甲帯周囲筋（ローテーターカフ筋群，前鋸筋，大胸筋）が強くなり，協調性が増します．両腕を内転することで胸郭を床から挙上させます．

座位では，**引き起こし反射**で頭部がついてくることが可能となります．また，介助座位では頭部を空間で保持することが可能となります．

立位では，伸展した両下肢で体重を受けます．体重をコントロールして受けており，**両脇を支え**るだけで立位を保持することが可能です．**下肢保護伸展反応（下方）**（**図21**）は最初に出現する保護伸展反応です．この出現により膝関節が伸展し，股関節外転や外旋に足関節の背屈を伴います．

5カ月

5カ月児（**図22**）の特徴は，生後4カ月のあいだに発達した対称性，正中線定位，身体両側の協調性を用いて，随意性，非対称性，分離性，相反性の運動がもたらされることです．

背臥位において，抗重力屈曲が顕著に増えます．骨盤を後傾させ，足部が胸部に近づくと，一側の足部を両手でリーチし，活動的に足部を口に

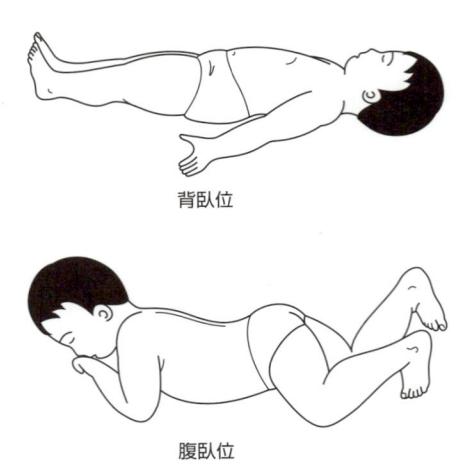

図23　緊張性迷路反射（背臥位／腹臥位）

図24　6カ月児

運び，骨盤を挙上する**ボトムリフティング**や，反対に，体幹部を伸展させて殿部を挙上する**ブリッジ**をします．これは身体の探索や触覚刺激を通して身体意識を発達させることも可能になったことを表します．

活動的に背臥位から側臥位へ**姿勢変換**が可能となります．これは，腹臥位で屈曲優位，背臥位で伸展優位となる**緊張性迷路反射**（図23）の消失と関連しています．視覚的な興味により側方に頭部を回旋させると，体全体が対称性の一体となって続きます．側臥位に達したときに，対称性が非対称性に変化します．下側は伸展しますが，上側の下肢は屈曲し，瞬間的に頭部を側方に立ち直らせます（抗重力側屈）．

非対称な側臥位がとれるという能力は，6カ月で起こる背臥位から腹臥位への連続的な寝返りの前兆です．寝返りは，ヒトが初めて獲得する姿勢変換の手段であり，移動手段でもあります．

腹臥位においては，体幹部の伸筋の活動性が増大し，迷路性立ち直り反応，視覚性立ち直り反応，ランドウ反応の成熟によって誇張されます．その結果，頭部のコントロール，脊柱の伸展力，関節可動域（range of motion：ROM），股関節の伸筋の活動が増大し，腹部を支点として四肢を挙上する**飛行機肢位（エアプレーン）**をとります．腹臥位における伸筋の活動は，肩甲帯と上肢のコントロールが増大したことによって**手掌体重支持**が可能となり，肩甲帯の下制が増大し，頭部挙上

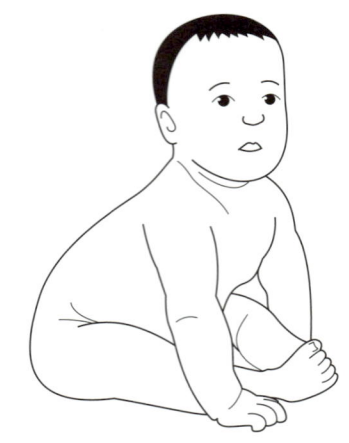

が安定します．これは僧帽筋下部線維が活躍していることを示しています．

座位の保持は，支持基底面を大きくした肢位的な安定性を用い，**手や体幹部を介助されたときにのみ座位**は可能です．

立位では，頭部と体幹部のコントロールが上達し，下肢で体重を受けるようになり，**両手や体幹部を保持されたときにのみ立位**は可能となります．

移動では，横向きに寝かせると寝返りをします．

6カ月

6カ月児（図24）の特徴は，発達してきた運動の要素を協調・統合させ，さらに，随意的に対称性や分離性，交互性の運動を発達させます．**寝返り**が獲得されるこの時期には，原始反射である手掌把握反射，非対称性緊張性頸反射，モロー反射が消失することにより頭部と四肢の運動の分離が可能となります．

背臥位において，平衡反応（傾斜反応）を発達させます．この平衡反応は，自動運動における抗重力コントロールを必要とします．

頭部挙上は体幹部から分離して遂行できるようになります．体幹部の屈曲では，腹筋群（腹直筋，内外腹斜筋）が活動します．腹斜筋の収縮は，胸郭や骨盤の安定性をもたらし，これにより，上肢の内転，下肢の屈曲が可能となります．

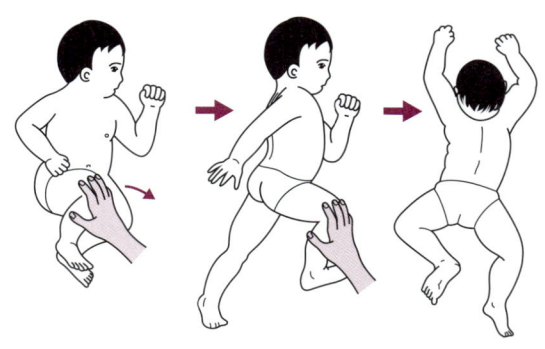

図25　体に働く体の立ち直り反応

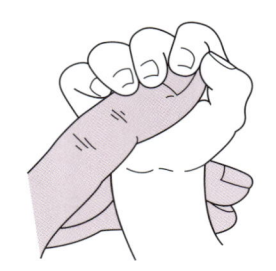

図26　手掌把握反射

背臥位　　　　　　　腹臥位　　　　　　　座位

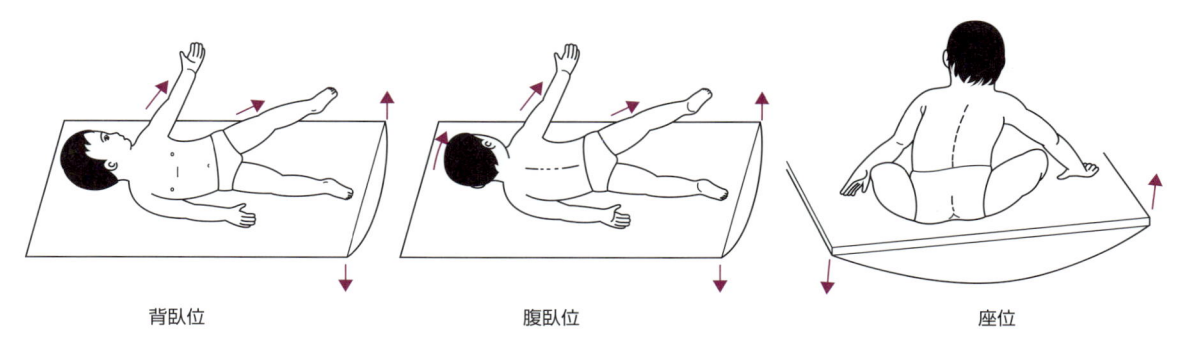

図27　傾斜反応

　腹筋群の発達は，骨盤の回旋の発達，上下肢の動的な安定性や交互性運動，平衡反応の発達，呼吸運動に関与するリブゲージ（肋骨形状）の発達などに重要です．胸郭や骨盤の安定により，上肢では，より安定した肩甲帯の動きが獲得され，肘関節の伸展（上腕三頭筋）が可能になります．これにより，正中線を越えたリーチが可能となります．

　下肢では，背臥位での下肢の分離運動が可能となり，足を口に運ぶことや，伸展した足を身体の上方に保持します．手-足部の遊びのために，股関節の屈筋群と伸筋群の相互作用が発達し，中間位で保持することが可能となります．

　背臥位から腹臥位への寝返りが可能になります．背臥位から側臥位は5カ月児と同様です．側臥位から腹臥位への姿勢変換は，活動的な側屈を通し，伸展を伴った運動で完成されます．側臥位からは立ち直り反応（**体に働く体の立ち直り反応**）（図25），によりさらに回旋運動が生じ，腹臥位へと変換されます．このとき，側臥位では，下側の上下肢は屈曲位，上側は伸展位の動きをします．腹臥位をとったあとは，体幹部の支持としての上下肢屈曲位となり，腹臥位を安定させます．

　腹臥位では，5カ月児に比べて，より機能的でより自由に動きます．また，抗重力コントロール，ランドウ反応が成熟し，頭部の伸展は脊柱の伸展や股関節の伸展を増強させます．上肢では，肩甲帯のコントロールが上達し，両腕は体重を支え，多様に体重を支える肢位をとることで，目的物に対し腹部を支点として方向転換する**ピボットターン**が可能となります．寝返りにより腹臥位で多くの時間を過ごします．これは，四つ這い移動，よじ登りのための準備となります．

　上肢を支持することで**座位の保持**が可能となる段階です．

　座位の獲得には，**手掌把握反射**（図26），モロー反射の消失，および**傾斜反応（背臥位，腹臥位，座位）**（図27），**上肢保護伸展反応（前方，側方，後方）**（図28）の出現が不可欠です．

前方　　　　　　　　　側方　　　　　　　　　後方

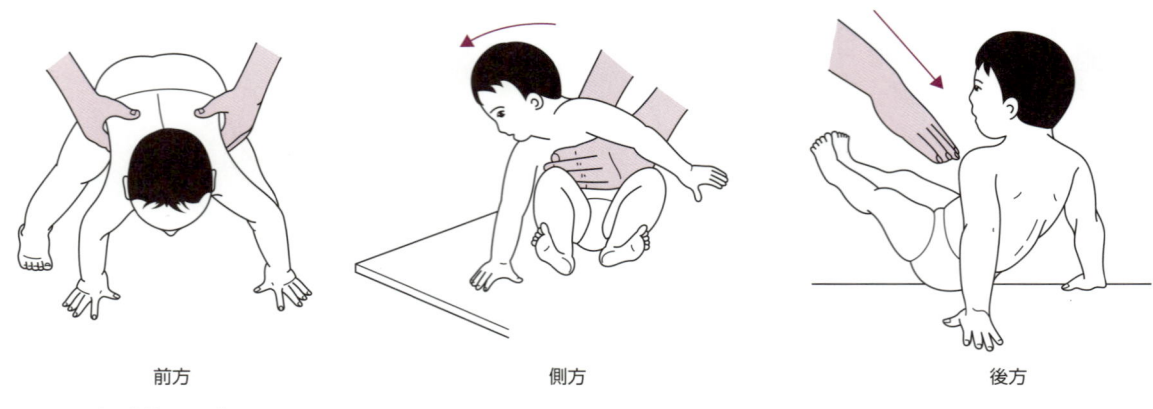

図28　保護伸展反応

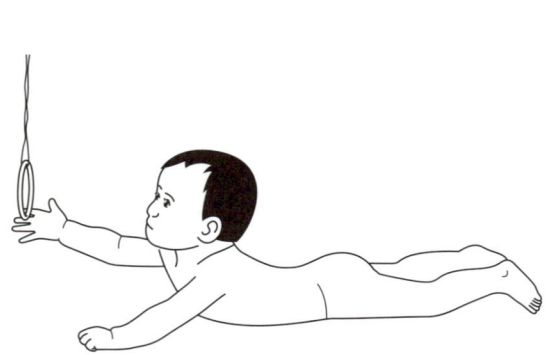

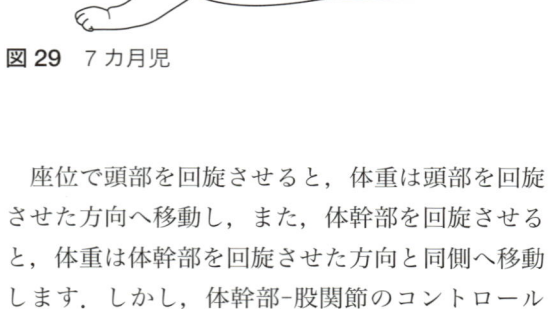

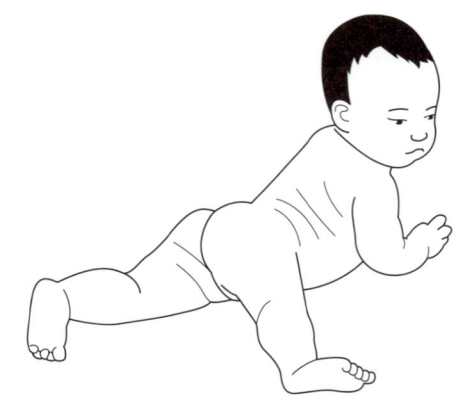

図29　7カ月児

図30　8カ月児

　座位で頭部を回旋させると，体重は頭部を回旋させた方向へ移動し，また，体幹部を回旋させると，体重は体幹部を回旋させた方向と同側へ移動します．しかし，体幹部-股関節のコントロールが，体重の移動とバランスをとるのに十分に発達していないために，しばしば側方へ倒れます．

　立位においてはまだ静的な姿勢です．頭部，体幹部，股関節における筋のコントロールは増していますが，介助立位姿勢から動くことはできません．**伸展した下肢に体重を完全に載せます**．しかし，股関節の伸筋群は，まだ，股関節を完全に伸展させるには十分に活動していないため，脊柱の伸筋群や膝関節の伸展（大腿四頭筋）と共同して働いています．上肢の支えが少ないときは，股関節の伸筋群が，垂直位を維持するのを助けます．

7カ月

　7カ月児（図29）では，抗重力の上肢・体幹運動が活発になります．生後7～8カ月で最大のシナプス密度に達します．シナプス形成は8カ月を境に減少し始めます．

　背臥位では寝返りが獲得されており，腹臥位で多くの時間を過ごします．

　腹臥位では，玩具にリーチするために，あらゆる方向へ体幹部をコントロールすることが可能になり，側方へ移動した非対称的な姿勢でいることがより一般的です．そして**腹這い**が可能となります．

　座位においては，**片手を離すこと**が可能になり，より姿勢の安定性を確立しています．完全な

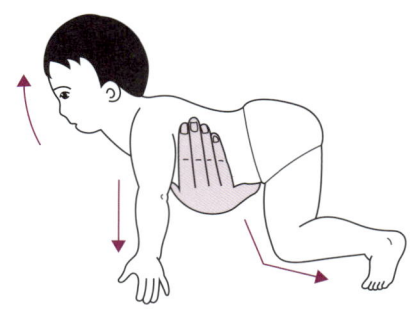

図31　対称性緊張性頸反射

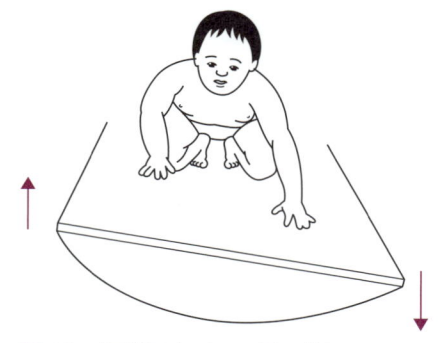

図32　傾斜反応（四つ這い位）

傾斜反応（腹臥位・背臥位）と初期の傾斜反応（座位）は，支えなし座位に必要です．

立位ではjumping stageで児を介助して立位にすると両下肢を屈伸し上下にジャンプします．

8カ月

8カ月児（図30）は，環境を探索するのに忙しく活発です（生理的多動）．8カ月児は，多くの姿勢に変換し，1つの姿勢に長くはとどまりません．

背臥位で過ごすことは多くありません．この時期に背臥位で多くを過ごす児は発達に障害のある可能性が高くなります．

寝返りで背臥位から腹臥位へ姿勢変換をし，頭部を挙上させ，腹臥位から四肢の伸展により四つ這い位の姿勢が可能となります．対称性緊張性頸反射（symmetrical tonic neck reflex：STNR）（図31）の消失により四つ這い位が可能となります．また，完全な傾斜反応（座位）の獲得と初期の傾斜反応（四つ這い位）（図32）は四つ這い移動に必要です．また，四つ這い位で体を前後左右に体重移動し，移動の準備をします．STNRにおける四肢の肢位は，ATNRと同じように頭の位置により変わります．頭部が伸展されると，上肢は伸展優位，下肢は屈曲優位になります．頭部が屈曲されると，上肢は屈曲優位，下肢は伸展優位になります．STNRは，6カ月までに顕著に発達する伸筋姿勢を壊すことによって，発達段階での四つ這いを促進させます．一般的に，歩行獲得後は上肢を支持に使うことはありませんが，四つ這い移動するときや，あるいは歩行中に平衡を失ったときにはふたたび出現します．これらは成人においても同様です．

座位においては平衡反応と側方への保護伸展反応が存在し，支えなし座位が可能となります．

立位においては，つかまり立ちが可能となります．体重移動によって，股関節や膝関節の屈曲，伸展，股関節の回旋，外転，内転が可能となります．

9カ月

9カ月児の大半が，粗大動作と巧緻運動スキルを獲得しています．

腹臥位では四つ這い位をとることが可能になります．四つ這い位から座位への姿勢変換が可能となります．

座位でも多様性があり，両手で巧緻活動に従事しているあいだにも多くの座位をとり，座り上りも可能になります．玩具を把持しながら座位になることや，自在に長座位，横座りなどに姿勢変換することが可能になります．9～10カ月で保護伸展反応（後方）が出現し，生涯持続します．3つの上肢保護伸展反応（前方・側方・後方）により，座位保持や起き上がり，四つ這い移動，高這い，立位の獲得を可能にします．

立位では，つかまって床から立ち上がることがスムーズになります（図33）．足底把握反射は，立位可能になる前に消失する必要があります．

腹這いはおもな移動手段です．

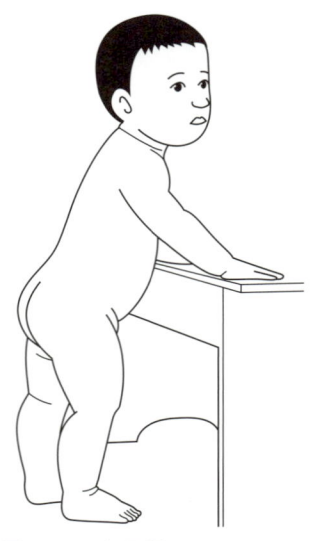

図33　9カ月児

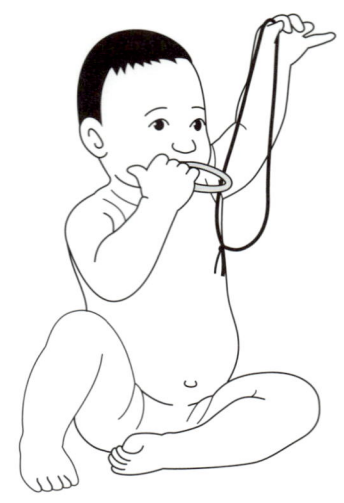

図34　10カ月児

10カ月

10カ月児（図34）の腹臥位では**四つ這い移動**や**高這い**が可能になります．常に動き回る時期なので，座位を持続的に取ることはまれです．

立位では，**伝い歩き**が可能となります．

11カ月

11カ月では，**支えなし立位**（図35）が可能となります．両下肢の広い外転は，広く安定した支持基底面を保証します．また，上肢はバランスをとるために働きますが，両手で物を把持している場合は，下肢のみでバランスを取ります．

移動は伝い歩きが主です．

12〜15カ月

12カ月児の多くはとても活発です．基本的な運動スキルはすべて出現しています．また，骨格筋の筋線維組成は，1歳までには成人とほぼ同様になります．

座位では，**さまざまな姿勢に変換**が可能です．立位では，より高度なバランスを必要とするしゃ

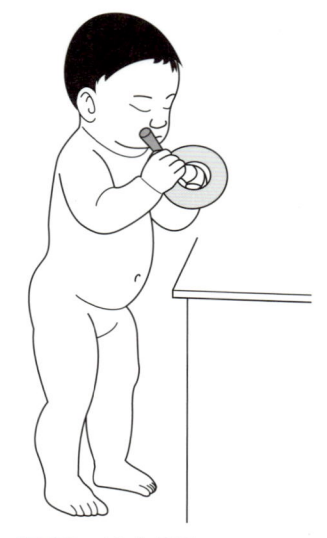

図35　11カ月児

がみ位（図36）や支えなしに独力で立ち上がる（図37）ことが可能となります．生後12〜24カ月に**傾斜反応**（**立位**・図38）が出現し，生涯持続します．

ステッピング反応（図39）は，立位にした児を前後左右に急激に引く（倒す）ことで，前後では，どちらかの下肢が引かれた側に1歩出て体重の移動をスムーズにし，左右では，反対側の下肢が倒れた側に交差して体重を支える反応です．こ

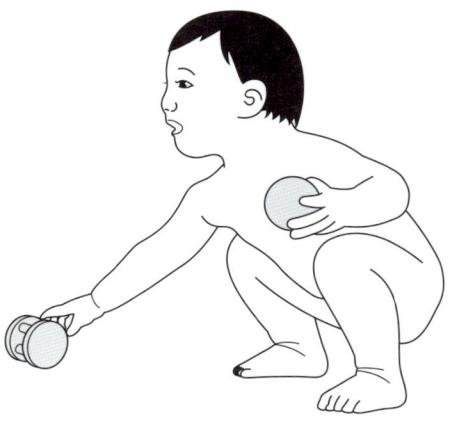

図36 しゃがみ位

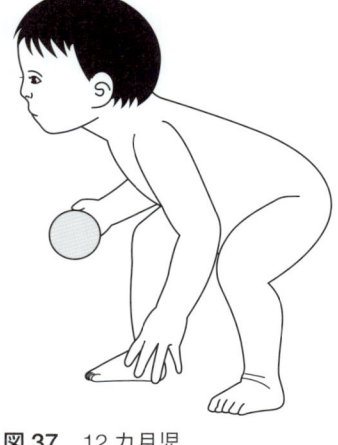

図37 12カ月児

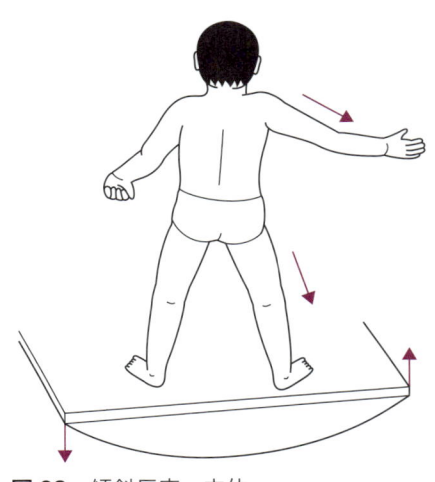

図38 傾斜反応 立位

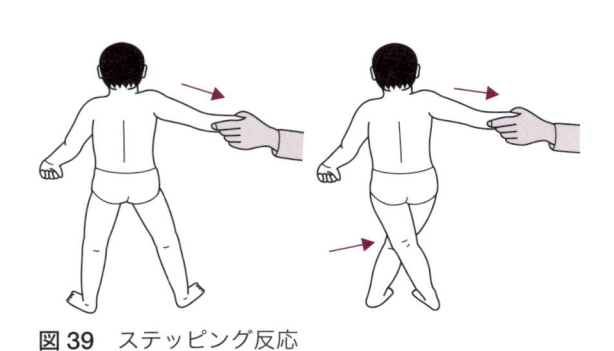

図39 ステッピング反応

れにより第1歩が生じます．下肢の交互運動により左右の足が前に出ることで歩行を獲得していきます（始歩）．そして，12〜15カ月までに**歩行が可能**となります．

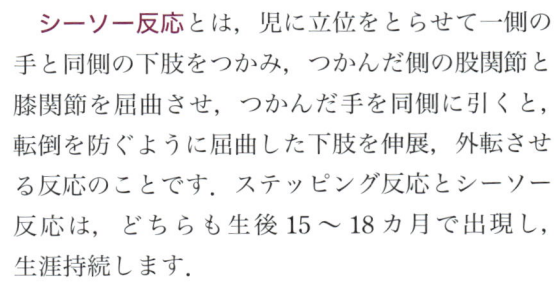

　シーソー反応とは，児に立位をとらせて一側の手と同側の下肢をつかみ，つかんだ側の股関節と膝関節を屈曲させ，つかんだ手を同側に引くと，転倒を防ぐように屈曲した下肢を伸展，外転させる反応のことです．ステッピング反応とシーソー反応は，どちらも生後15〜18カ月で出現し，生涯持続します．

　歩行獲得の初めの**両上肢は挙上した肢位**（high

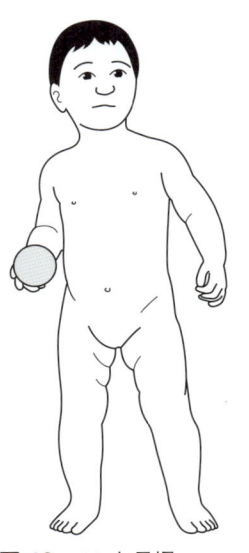

図40 14カ月児

第1章 人間発達（運動発達）

17

guard）をとります．バランスが増すに従い，挙上した両上肢は徐々に降下し，上肢が肩の高さになる中等度の挙上（medium guard）になり，さらに上肢が肩の高さより下がった位置（no guard）（図 40）へ移行します．両下肢も初めは基底面を広くとる**ワイドベース**（wide base）を示し，全身の筋を過剰に働かせてぎこちなく歩きますが，発達とともにワイドベースは狭くなり，滑らかな歩行が可能となります．

確認してみよう！

- 運動発達の法則性には特徴があり，方向性として，（ ① ）から（ ② ）へ，（ ③ ）から（ ④ ）へ，（ ⑤ ）から（ ⑥ ）へと獲得されていきます．
- 自動運動は，在胎（ ⑦ ）週から出現します．初めに現れる運動は，呼吸，摂食，排泄などの自律機能として役立つもので，その後に，屈曲反射などの防御機能に反応するもの，さらに把握や表情，姿勢支持の立ち直り反応の機能が発達します．概して原始反射は妊娠（ ⑧ ）週に出現し，生後（ ⑨ ）カ月で統合されます．
- 定頸は（ ⑩ ）カ月で獲得され，定頸獲得において消失されるべき原始反射は，探索反射，吸啜-嚥下反射，（ ⑪ ）反射，ガラント反射です．
- 寝返りは（ ⑫ ）カ月で獲得され，寝返り獲得において消失されるべき原始反射は，緊張性迷路反射，（ ⑬ ）反射です．また，出現すべき反応は，体に働く体の立ち直り反応です
- 座位は（ ⑭ ）カ月で獲得され，座位獲得において消失されるべき原始反射は，手掌把握反射，モロー反射です．
- 四つ這い移動は（ ⑮ ）カ月で獲得され，四つ這い移動獲得において消失されるべき原始反射は（ ⑯ ）反射です．
- 高這い，つかまり立ちは（ ⑰ ）カ月で獲得され，つかまり立ち獲得において消失されるべき原始反射は，（ ⑱ ）反射です．伝い歩きは（ ⑲ ）カ月で獲得されます．歩行は（ ⑳ ）カ月で獲得されます．

解答

①頭部　②尾部　③体幹部　④末梢　⑤粗大　⑥微細　⑦9　⑧28　⑨4～6　⑩3
⑪引き起こし　⑫6　⑬非対称性緊張性頸　⑭6　⑮10　⑯対称性緊張性頸　⑰10
⑱足底把持　⑲10　⑳12～15

（横山美佐子，野村　優子）

引用・参考文献

1) 中村隆一ほか：基礎運動学．第 6 版，医歯薬出版，2003．
2) 大城昌平：リハビリテーションのための人間発達学．メディカルプレス，2010．
3) 眞野行生：運動発達と反射―反射検査の手技と評価―．医歯薬出版，2011．
4) Lois Bly：写真でみる乳児の運動発達．協同医書出版社，1998．
5) 山口文佳：わが国における在胎週数 22 週出生時への対応．近畿新生児研究会会誌 20：1-7，2011．
6) 上田礼子：子どもの発達のみかたと支援．中外医学社，2001．
7) 上杉雅之ほか監訳：乳幼児の運動発達検査　AIMS アルバータ乳幼児運動発達検査法．医歯薬出版，2010．

第2章 人間発達（上肢・摂食・反射と姿勢反応の発達など）

人間発達（上肢・摂食・反射と姿勢反応の発達など）

エッセンス

- 発達（development）とは**質的・機能的変化**を指し，**運動行動**が変化していく過程を運動発達，精神的（心的・知的）に行動が変化していく過程を精神発達とよびます[1]．
- 発達は，一定の規則性，方向性に従って連続的に進行する変化であり，その進行の変化や速さは，遺伝や性差，環境などによる個人差があります．また，運動，行動，感覚などの各要素が相互作用しながら進んでいくことを理解する必要があります．
- 上肢の発達には，姿勢の安定，感覚の発達が深くかかわり，**原始反射**での未熟な把持から探索的な遊びを通して成熟していきます．両手を協調させて使えるようになると，遊びや環境のなかでの相互作用において，道具の操作などより高い能力を身につけていきます．
- 摂食機能の発達．生後間もなくは，**探索反射，吸啜−嚥下反射**など**原始反射**を利用して栄養をとります．成長とともに原始反射は統合され，口の形態的変化が進む過程で，口唇や舌の動きを協調させながら食べることを学習していきます．
- 新生児期にみられる原始反射は，**胎外環境（重力環境）への適応**に利用され，自発的な動きの増加とともに，身体の位置変化に対応しながら**姿勢反応**を成熟させ，立位・歩行などの高度な動きを獲得していきます．
- 人の知的機能は，人が外界に働きかけ，その結果，返ってくる刺激によって発達するといわれています（ピアジェの発生的認知理論）．知的機能を発達段階でとらえることは治療を進めるうえでとても重要です．とくに，発達初期の感覚に働きかける活動から運動につながっていくという相互作用は，運動発達を促進させるために必要な要素となります．

上肢の発達 [1)~3)]

上肢の発達には，姿勢の安定と感覚機能の発達（触覚，視覚，固有受容覚など）が重要な役割を果たしています．

この項では，姿勢・感覚機能と上肢の発達について，**把握機能**と**リリース**，両手動作を中心に解説します．

●姿勢・感覚機能と上肢の発達

新生児期（0～1カ月）

この時期での安定した姿勢は背臥位であり，**非対称性緊張性頸反射**による非対称姿勢は，伸展した上肢に顔が向くことで，上肢を視覚的に認識しやすくします．これにより，手や手の中の物を見るという状況におかれます．

生後3カ月～

背臥位で手の**正中位指向（midline orientation）**が始まり，頭部や肩の安定性が高まることで，物への**リーチ**の出現がみられます（まだ目的はありません）．また，頭部の安定性により目の運動のコントロールが始まり，物をじっと見る（**注視**），追いかける（**追視**）ことが増え，このことがリーチを増やすというように相互作用して進んでいきます．

生後4～6カ月

頭部の安定性向上，**正中位指向**の始まりにより，対称的姿勢が取れるようになります（図1）．それまでの触覚での認識から，視覚での両手の認識につながり，両手遊び，手で把持したものを口に運ぶ動き（mouthing：図2）がさらに増加していきます．また上肢を空間で保持することも可能となります．

腹臥位では，肘や手掌で体重を支持する（**前腕体重支持，手掌体重支持**）ことで，上肢の筋が強化されます．また，手の知覚的発達に重要な触覚的固有感覚の入力が始まります．

生後6カ月～

背臥位では，手で足を把持するなど四肢の抗重力活動が盛んになります．体幹部の安定により，玩具を両手で把持するようになり，これ以降，持ち替えもみられるようになります．

腹臥位では**手掌体重支持**（on hands position：図3）が盛んとなり，とくに**手掌部への固有感覚入力**が増えます．また腹臥位でのリーチも不十分ながらみられるようになります．

探索活動は触覚・mouthingが中心でしたが，両手で物を把持することにより，手指を使った**触覚的探索，視覚的探索**が中心となっていきます．

生後7カ月～

支えなし座位が可能となりますが，座位バランスは不安定でバランスを崩すと手をつきます．このことにより，上肢が姿勢保持から解放され，手指のスキルがさらに発達していきます．また，**リーチ**も前方・側方と空間的な広がりをもつよう

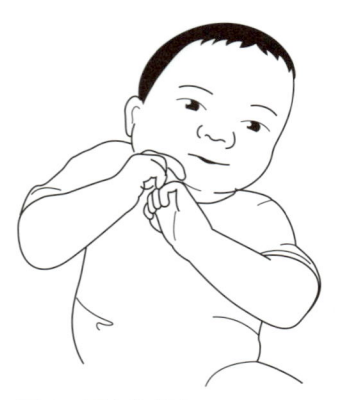

図1　正中位指向
両手を胸の前で握ります．

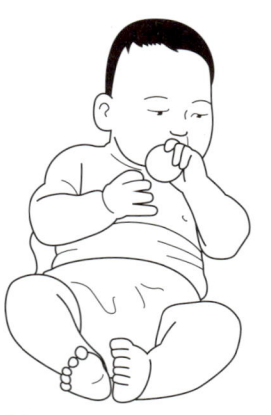

図2　mouthing
物の探索．

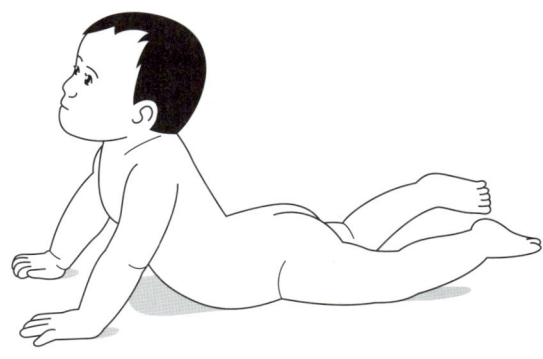

図3　手掌体重支持

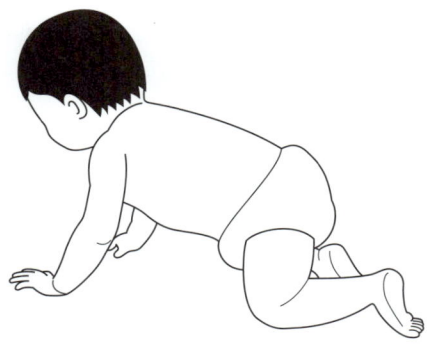

図4　四つ這い位

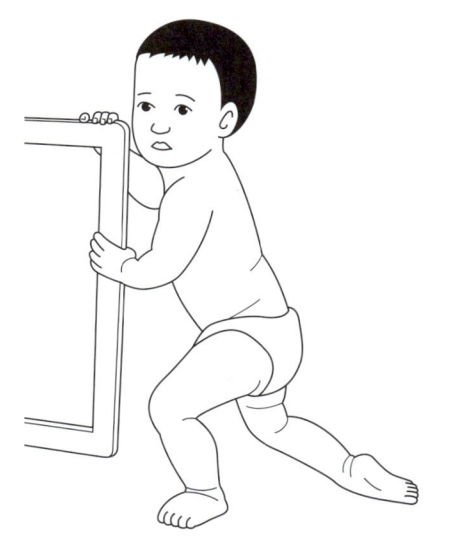

図5　つかまり立ち

になってきます．

生後 8 カ月〜

　四つ這い位が可能になると，手掌へのダイナミックな固有感覚刺激が入力されるようになります（図4）．また，立つために手で身体を引き上げることでさらに上肢の筋は強化されていきます（図5）．座位での上肢操作が増えることで，視覚的探索活動が中心となっていきます．リーチはさらに上方へ可能となり，空間的にさらに広がっていきます．

生後 12 カ月〜

　座位バランスが完成し，支えなし座位をとるようになると，空間での上肢操作が可能となります．これ以降，上肢の姿勢保持や体重支持の役割は少なくなり，手指操作の巧緻性が向上していきます．

ます．

● 把握（grasp）の発達

新生児期〜生後 3 カ月

　原始反射の1つである把握反射により，手掌への触覚・圧力刺激によって手指を強く屈曲させます．随意的に握ることはまだできませんが，人から与えられたものをときどき口や体の正中線上に運ぶこと，あるいは両手で一時的に把持することが可能となります．

生後 4 カ月〜

　把握反射は次第に消失し，リーチの出現とともに，徐々に随意的に物を把持しようとします．しかし，手指の分離した動きはまだみられず，リーチがみられても物に触れる程度です．

生後 5 カ月〜

　この時期は，物の周囲に指や手掌を密着させて，手掌を押し付けるようにして握る圧搾握り，握り込み把握（squeeze grasp）がみられます．物をひっかくような動きもみられるようになります．

生後 6〜7 カ月

　6カ月を過ぎると，回内した手と物の周りをすべての指が取り巻いて受動的に屈曲するようになります．また，7カ月にかけて母指と示指が掌側で対立することで，手掌握り（palm grasp）がみられるようになります（図6）．このことにより，口へ物を運ぶ，物と物をぶつける，持ち替える動作が成熟していきます．

生後 8〜10 カ月

　この時期になると，橈側の手指と母指の対立が

23

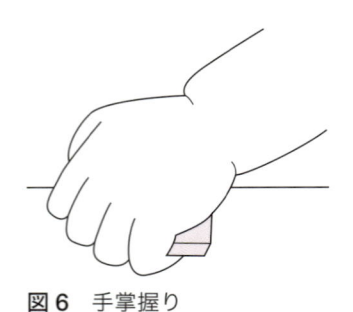

図6　手掌握り

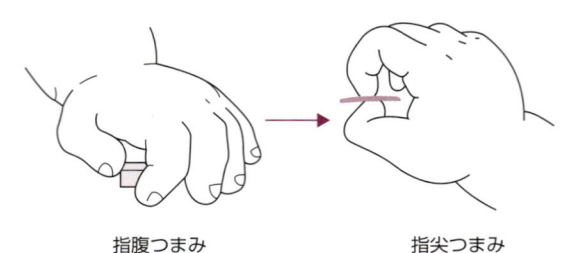

図7　3点つまみの変化
指腹つまみ　　　　　指尖つまみ

増し，手指と母指の近位で把握する**橈側手掌握り**（radial-palm grasp）がみられます．このとき，尺側の手指は握り運動の安定のため，橈側の手指は物の把持のために働くようになります．これらの動きが成熟してくると，より指先で物を把持しようとする遠位での**橈側手指握り**（radial-finger grasp）がみられるようになり，生後10カ月を過ぎると，物を意図的に指先で操作するようになります．

生後11〜12カ月

指先での操作が向上してくると，示指と中指と母指の指腹で対立して物を把握する**3点つまみ**がみられるようになります（図7）．ただし，このとき前腕をテーブルや台に固定して安定させた状態で遂行されることが多くみられるようになります．

生後12カ月以降

3点つまみは，指腹での把握から，さらに指尖での把握に成熟し，前腕を固定することなく可能となります．また，物の大きさと重さにより力を調節する，把持したものをほかの物の中に入れる，あるいは，載せることも可能となります．

●リリース（release）の発達

リリースは，把握と同様に，手指の細かい操作に不可欠な動作です．

生後0〜4カ月

初期には，手背に触れると，手指が，外転，伸展または回内の動きを伴う逃避反応を起こします．**把握反射**と相反して，手を開くこと，手指の伸展を促すための役割を果たしています．

生後5〜6カ月

反射的な動きから目的のあるリリースへと移行

し始めます．不随意的に，手に触覚刺激があったときやほかの物の面に接触することでリリースを示します．このことは，物を口で固定すると手が離れる，両手で物を把持したときに片手が離れることでみられます．

生後7カ月

持ち替えがみられる時期でもあり，一方の手を引き抜く，または引き込むことでリリースが達成される場面がみられます．

生後8カ月〜

目的のあるリリースは，遊びの場面では，意図的に物を投げる，あるいは落とす様子がみられます．このことは，物の位置が変化し，聴覚的・視覚的結果が起こることで頻度が増え，リリースがさらに強化されていきます．

生後13カ月以降

リリースはさらに成熟し，手指の伸展制御が可能となります．物の上に物を載せる，あるいは中に入れることが把握の成熟とともに可能となっていきます．

●両手動作の発達

生後0〜4カ月

非対称性緊張性頸反射の影響により，上肢は一側ずつランダムに動いているようにみえます．4カ月ごろから**正中位指向**により正中線上での対称的な両手の運動が徐々にみられるようになります（図8）が，まだ両手を協調的に動かすことはとても難しい時期です．

生後5〜6カ月

両上肢の対称的な動きが増えてくると，物へ両手で**リーチ**するようになってきます．実際に物を把持するときは片手になりますが，口へ運んで両

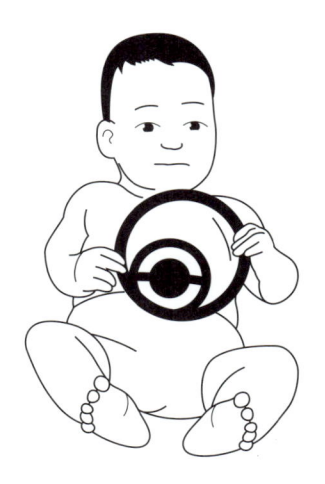

図8 4カ月児 対称的な両手の運動

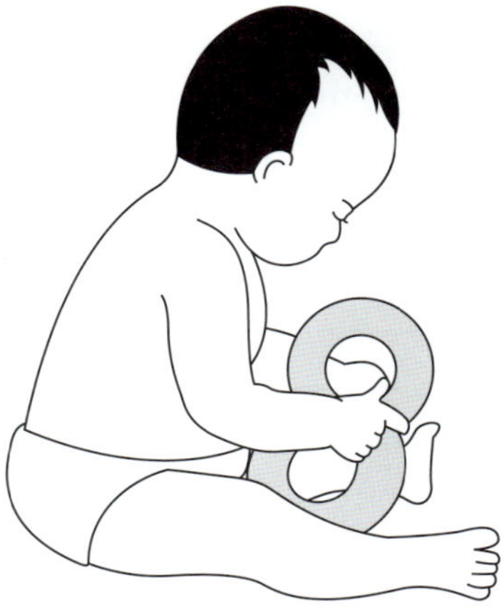

図9 7カ月児 両手操作
手は物を把持するために使われ，支持から解放されます．

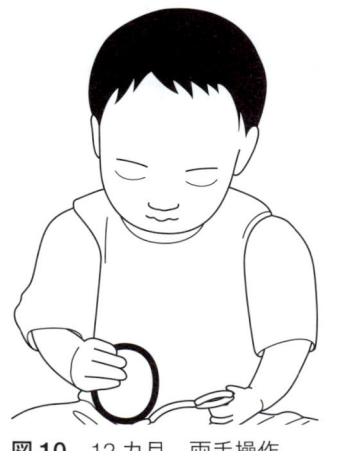

図10 12カ月 両手操作
物を視覚的に探索する．

手で把持します．あるいは把持する動作が慣れてくると持ち替えが可能になってくる時期でもあります．

生後7カ月～

両手間で積極的な物の移動をするようになります．また，視覚的に認識しようとしてさらに盛んに行うようになります．この時期から，2つの玩具を両手に把持する，あるいは手指での操作が向上します（図9）．

生後12カ月以降

両手での物の操作はさらに成熟し，一側ずつが非対称的な役割を果たしながら，協調的に動かすことが可能となります．片手で物を固定させ，もう片方では積極的に物を操作する，というように相補的な機能も確立していきます（図10）．

摂食の発達

食べる機能は生まれながらに備わっているものではなく，生まれて間もない赤ちゃんは，まず探索反射，吸啜反射，嚥下反射など元々備わった反射に頼りなが乳首を吸うことで栄養を取ります．その後，離乳の過程で食べることを「学習」することによって発達していきます．ここでは，食べる機能の発達の順序や機能獲得の過程について解説します．

●摂食の発達に必要な要素

他の発達と同様に，食べる機能も外部環境との相互作用で発達していきます．食べる機能を学習するうえでの外部環境とは，
・食物の形態，味，量，温度
・姿勢（頭部・体幹部の安定性）
・与え方
・雰囲気
・食具や食器

などを指しています[4]．

発達段階に合わせて適切な設定をすることが必要です．食べることは学習なので，保護者には教えるという役割が求められます．

●食べる機能の発達過程[4,5]

離乳開始の目安

安定した定頸と哺乳反射の消失後，活発な口の動きがみられることが重要です．そのほかに，次のような条件が整うことが1つの目安となります．

1) 口を使って食べながら鼻で息ができるように呼吸と嚥下を協調できます．
2) 口腔内や口腔周囲への刺激を受け入れられます．
3) 定頸し，嚥下時に頸部が安定します．
4) 原始反射（哺乳反射）が消失します．

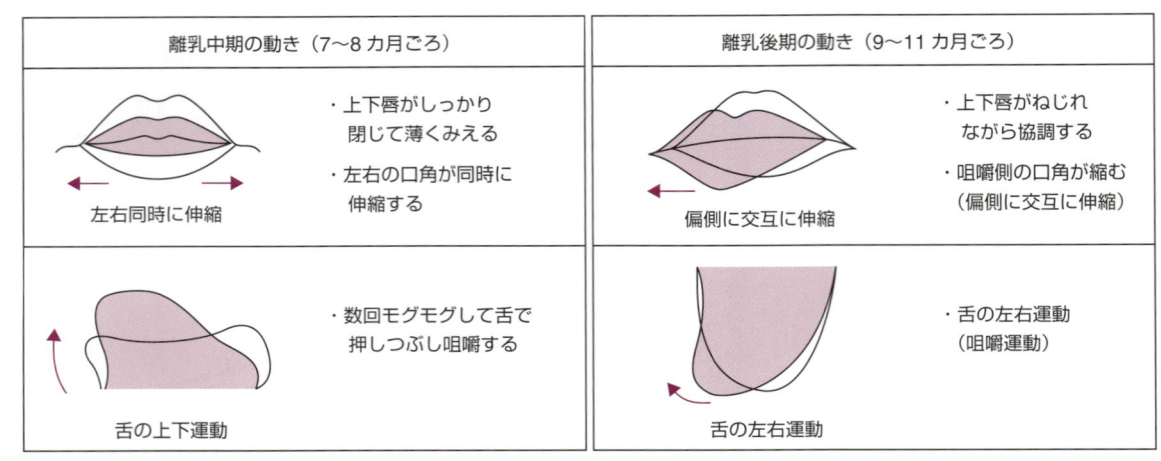

離乳中期の動き（7〜8カ月ごろ）	離乳後期の動き（9〜11カ月ごろ）
・上下唇がしっかり閉じて薄くみえる ・左右の口角が同時に伸縮する（左右同時に伸縮）	・上下唇がねじれながら協調する ・咀嚼側の口角が縮む（偏側に交互に伸縮）
・数回モグモグして舌で押しつぶし咀嚼する（舌の上下運動）	・舌の左右運動（咀嚼運動）

図11 咀嚼機能の発達[6]

生後5〜6カ月

この時期は自分の指をなめたり，タオルを口に入れたりする行為がよくみられますが，いろいろな刺激を口で受け取ることで，離乳に向けてスプーンやペースト食を口に入れる準備を進めています．

離乳食開始直後は，顎の開閉に合わせるような舌の突出が多く見受けられます．スプーンに慣れることで，徐々に舌の突出が減少し，下唇が内側に入り込むようにして嚥下する動きがみられます．また，上下の口唇を閉鎖しながらスプーン上の離乳食を上唇で擦り取るようにして食物を取り込むことが可能となります．

生後7〜8カ月

このころまでに，獲得した飲み込む動きに加えて，軟固形食品を押しつぶして唾液を混ぜ，味を引き出しながら味わって食べる動きが可能となります．

軟固形の離乳食を舌前方部とのあいだで押しつぶす動きがみられるようになります．液状食品では，スプーンを横向きにして下唇の上に置き，閉口させて上唇を液状食品に触れさせ，すする動きを引き出させながら口腔内へ取り込ませると水分摂取の動きが促されます．

生後9〜11カ月

口腔機能の中心である咀嚼機能を獲得する時期です．上下に顎が開閉する動きに舌と頬，口唇が協調して動くことが可能となり，軟固形の離乳食を上下の歯槽提間ですりつぶす咀嚼の動きが発達します（図11）[6]．また，食行動として児自身の手を使って食べようとする活発な動きがみられるようになります．手づかみ食べは，食具を使って食べるという食事の自立に向けての第一歩であり，種々の食物の形や物性の感覚を手づかみし，手掌や手指によって覚えていきます．

生後12カ月〜1歳6カ月

口腔領域の摂食機能が固形食を咀嚼できるまでに獲得されたのちには，食事の自立に向けて，上肢と手指を使った手づかみ食べの完成と，スプーンなどの食具を使った食べ方の発達が始まっていきます．また，手づかみで大きな食物を前歯でかじり取らせることによって，一口量の調節と歯を使う感覚を覚え始めます．このように自食（自分で食べること）の動きが活発な割には一口量の調節などの協調動作の獲得に時間を要するため，「こぼす」頻度と量が多くなりますが，機能獲得に必要な過程です．前歯による咬断の機会を多く与えることによって，硬さに応じた歯根膜感覚と咀嚼筋の力の程度などの学習と，一口量の感覚が獲得されていきます．

反射と姿勢反応の発達

●原始反射（primitive reflex）[7, 8]

新生児期にみられる**原始反射**は，胎内にいるときから始まり，胎外に出てすぐに出現するものも

あれば，胎外環境へ適応するために，感覚刺激や身体各部分の動きのなかで出現するものもあります．

原始反射とは随意的に動かされるものではなく，刺激に対する定型的な運動反応であり，個々の発生学的な意味は必ずしも明らかではありませんが，栄養摂取や危険回避など生存に直結する保護的な意義があり，生物学的に生存が主要な課題となる時期を有利に過ごすための規制であることは間違いありません[9]．

これら原始反射は児が環境と相互に作用し合うことで，徐々に適応する方向へ修正されていきます．その結果，一見すると反応がみられなくなるため，消失する，あるいは統合される（より高次の中枢により抑制されること）と表現されます．正常では**生後4～6カ月で統合**されます．

原始反射の中枢は，脊髄・橋・中脳レベルと高位になるにつれて反射のもつ意味も異なってきます．反射の発達とともに，**自動運動**（automatism）による反応から，大脳皮質を中枢とする**随意運動**（voluntary movement）へ置き換わっていきます．（図12）

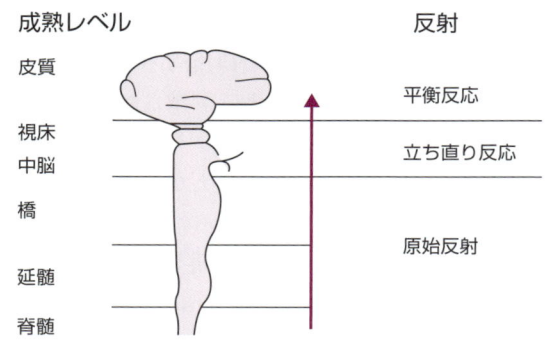

図12 中枢神経系の成熟レベルと反射

脊髄レベル

脊髄内に反射中枢をもつものです．手掌・足底把握反射を除いて，**出生後2カ月以内に消失**します．出現時期に反射の減弱や消失がみられる場合は脊髄障害や末梢神経障害が疑われます．

①**手掌把握反射**（palmar grasp reflex）

検者の指を尺骨側から手の中に入れ手掌を圧迫すると，全指が屈曲し，検者の指を握りしめます．手背に触れると手指が伸展するので触れないようにします．

随意的な握りの出現する3カ月ごろより消失し始め，6カ月までには消失します．残存すると物の随意的な握りを阻害します．

②**足底把握反射**（plantar grasp reflex）

足底の母趾球を検者の母指で圧迫すると全指が屈曲します．**手掌把握反射**と同様に，足背に触れると足趾が伸展するので触れないようにします．

立位が取れるようになる9～10カ月ごろに消失するといわれていますが，また小さい足底で体重負荷するために，反射というより，床面を把持するために随意的に足趾が屈曲していることもあり，区別が容易ではありません．残存すると，立位や歩行を阻害します．

③**交叉伸展反射**（crossed extension reflex）

検者の一方の手で児の膝を押さえて下肢を伸展させ，他方の手で同側の足底部に爪の先でこすって刺激を与えると，児の反対側の下肢が，最初，屈曲したのちに，刺激を与えている検者の手を払いのけるように伸展，交差（内転）します．残存すると立位保持や歩行を阻害します．

④**屈筋逃避反射**（flexor withdrawal reflex）

児の足底を針で軽く刺激すると両側の下肢が屈曲し，足を引っ込める反射です．残存すると立位保持や歩行を阻害します．

⑤**歩行反射または自動歩行**（walking reflex, automatic reflex）

児の腋下を支えて，足底を床につけて起立した状態で身体を前傾すると，自動的に下肢を振り出し歩行する反射です．下肢の変形がある場合は容易には出現しません．脳機能障害があると減弱または消失します．

橋・延髄レベル

橋を中心とする脳幹部の反応で，頭部の位置変化や重力により全身の筋緊張の変化が起こる反射です．一般的に，生後4～6カ月ごろに消失するとされています．

また，姿勢筋緊張以外にも，**探索反射，吸啜-嚥下反射**は，顔面の触覚にて引き起こされるため，**橋・延髄に反射中枢が存在**します．

①**探索反射**（rooting reflex）

　検者の示指で，児の一方の口角周囲（または上唇・下唇）の皮膚をこすると，刺激されたほうへ頭部を回旋します．この反射により，母親の乳首や哺乳瓶を口で探索し，吸うことができるようになります．生後2～3カ月ごろ消失しますが，残存すると舌の多様な動きや咀嚼を阻害します．

②**吸啜-嚥下反射**（sucking-swallowing reflex）

　検者の示指を児の口の中へ置くと，強い律動的な吸う運動を感じることができます．

　生後4～6カ月で消失しますが，残存すると舌の動きや正常な口腔感覚刺激を受けることを妨げることになります．

③**非対称性緊張性頸反射**（asymmetrical tonic neck reflex：ATNR）

　背臥位にした児の頭部を他動的に一方へ回旋すると，顔の向いている側の上下肢が伸展し，後頭側の上下肢が屈曲する反射です．残存すると対称的な姿勢獲得や平衡反応の出現を阻害します．

④**対称性緊張性頸反射**（symmetrical tonic neck reflex：STNR）

　腹臥位のまま児を水平に抱きます．頭部が重力により屈曲すると上肢が屈曲し，下肢が伸展する反射です．緊張性迷路反射の存在があり，判断が難しいことがあります．残存すると立位や歩行を阻害します．

⑤**緊張性迷路反射**（tonic labyrinthine reflex：TLR）

　背臥位にすると四肢が伸展し，腹臥位にすると四肢が屈曲する反射です．頭部の動きにより緊張性頸反射（ATNR，STNR）が起こるので，判断が難しいことがあります．残存すると寝返りや座位の獲得を阻害します．

⑥**引き起こし反射**（traction reflex）

　背臥位から，児の前腕をつかんで座位へ引き起こすと，肩，肘，手関節，手指が全体的に屈曲する反射です．残存すると手の随意的な握りを阻害します．

⑦**モロー反射**（Moro reflex）

　検査方法としては次の3つがあります．

・背臥位で寝ている児の枕許で大きな音を立てます（別名びっくり反射といいます）．

・背臥位から，児の前腕をつかんで引き起こした位置から，後頭部付近に置いた検者の手に15 cmほど落下させます．

・児の頭部と体幹部を支えて抱き上げ，この状態で手に載せた児の頭部を15 cmほど検者の手に落下させます．

　いずれも，上肢を伸展・外転させ，手掌を開大させたあとに，ゆっくりと抱え込むように上肢を屈曲・内転させる反射です．残存すると，頭部の立ち直り反応や，**ランドウ反応**，**平衡反応**などの姿勢反応の獲得を阻害します．

●**姿勢反応**[7,8,10]

　生存するために必要であった原始反射の影響が少なくなり，随意運動が増えてくると，運動発達は随意運動を中心に広がりをみせます．中脳に中枢をもつ反応を基盤とした自動運動は，身体の位置が空間において変化したときに，自然とその姿勢をとることから姿勢反応といわれ，**立ち直り反応**（righting reaction）が主となります．立ち直り反応とは，身体が空間で位置を変えたときに，アライメントを正しく保つために（垂直に），自動的に身体が立ち直る反応をいいます．立ち直り反応には，**頭に働く体の立ち直り反応**（body righting reaction acting on the head：BOH），**体に働く頸の立ち直り反応**（neck righting reaction acting on the body：NOB），**体に働く体の立ち直り反応**（body righting reaction acting on the body），**迷路性立ち直り反応**（labyrinthine righting reaction），**視覚性立ち直り反応**（optical righting reaction．この反応の中枢は大脳皮質です），の5つがあります．これらは**出生～3カ月ごろより出現**し，生後7～12カ月で最高となり，その後，**迷路性・視覚性立ち直り反応**は生涯持続しますが，その他の立ち直り反応は大脳皮質からの影響を受けながら随意運動の発達に伴い影をひそめていきます．

　ランドウ反応は，いくつかの立ち直り反応の影響が複合された形で出現しますので，立ち直り反応のあとで解説します．

　保護伸展反応（protective extension reaction：**パラシュート反応**ともいいます）は，大脳皮質が

関与する平衡反応としてまとめられています．
①頭に働く体の立ち直り反応
　頭部と体幹部のアライメントを正しく保つ姿勢反応の1つで頭部のコントロールと深くかかわっています．
　背臥位で児の両下肢を屈曲位に保持し，骨盤を顔面側へ近づけるように体幹部を側屈します．児は，側屈した方向と反対側に頭部を回旋させ，体幹部の側屈を弱めようと反応します．頭部・体幹部の捻じれを打ち消すように体が動くため，減捻性立ち直り反応ともよばれ，出生～生後2カ月（あるいは4～6カ月）ごろより出現します．

②体に働く頸の立ち直り反応
　頭部と体幹部のアライメントを正しく保つ姿勢反応の1つです．
　背臥位で児の頭部を持ち，一方の肩を軽く固定します．他動的に頭部を回旋させると，捻じれを打ち消すように，体幹部が一体となって肩と骨盤を同一直線状に回旋します．頸部と体幹部にできた捻じれを打ち消すように体幹部が動くため，減捻性立ち直り反応ともよばれ，出生～生後2カ月（あるいは4～6カ月）ごろより出現します．

③体に働く体の立ち直り反応
　背臥位から，寝返りのように一側下肢を屈曲させながら体を横切るように回旋させると，最初に骨盤，それに続いて胸郭の回旋運動が起こります．4～6カ月ごろより出現します．

④迷路性立ち直り反応
　目隠しをした（視覚を遮断した）児の体幹部を空間で支えながら前後左右方向に身体を傾けると頭が垂直方向に立ち直る反応です．肢位により反応の出現に差があります．腹臥位・背臥位での出現は早く，生後3～5カ月（あるいは出生時～2カ月）ごろより出現します．座位・立位では生後6～7カ月ごろより出現します．

⑤視覚性立ち直り反応
　開眼している児の体幹部を支え，抱き上げた状態もしくは座位の状態で前後左右に体を傾けると頭が垂直方向に立ち直る反応です．迷路性立ち直り反応と同様に肢位により出現に差があります．腹臥位・背臥位では生後3カ月（あるいは出生時～2カ月）から，座位・立位では生後5～6カ月ごろより出現します．

⑥ランドウ反応
　腹臥位で児の体幹部を支え，空間で水平に保持すると，頭部の伸展に続いて脊柱が伸展します．また，両股関節と両肩関節が伸展し，それに伴い肩甲骨は後方へ引かれます．この反応ではまず，生後3カ月ごろより，頭部の伸展がみられるようになり，生後6カ月にかけて，脊柱伸展，股関節・肩関節の伸展がみられるようになっていきます．

●平衡反応（equilibrium reaction）
　大脳皮質が関与する反応であり，歩行，片足立ちなどの高度の動作を可能とします．大脳皮質のほかに，基底核，小脳も関与しています．そのため，大脳皮質以下の基底核，中脳，橋，脊髄，小脳が正常であることが必須です．平衡反応は獲得後，生涯持続します．

①保護伸展反応
　身体が床へ向かってバランスを崩すとき，転倒を防ぐために働く反応です．転倒から身を守る以外にも，姿勢の保持や立位・歩行獲得のために重要な要素となっています．上肢と下肢で起こる反応であり，上肢保護伸展反応は，上肢の陽性支持反応と協調することで，腹臥位や背臥位から座位へ起き上がることを可能にします．下肢保護伸展反応（下方）は立位での平衡の基礎となり，ステッピング反応獲得に重要な要素です．

・下肢保護伸展反応（下方）
　児の体幹部を支え，空間で垂直に保持します．その後，床へ向かって落下させます．股関節が外転・外旋し，膝関節が伸展し，足関節の背屈が起こり，足底部を床につき体を支える反応です．生後4カ月ごろより出現し，生涯持続します．

・上肢保護伸展反応（前方）
　腹臥位で児の体幹部を持ち，空間で水平に支えます．その後，頭部と体幹を床に向かって倒すと，肩関節が屈曲して肘関節が伸展し，手指に伸展・外転が起こり，手掌を床につき体を支える反応です．生後6カ月ごろより出現し，生涯持続します．

・上肢保護伸展反応（側方）

　座位で児を側方へ倒すと，倒されたほうの肩関節が外転して肘関節が伸展し，手指に伸展・外転が起こり，手掌を床につき体を支える反応です．生後7〜8カ月ごろより出現し，生涯持続します．

・上肢保護伸展反応（後方）

　座位で児を後方へ倒すと，肩関節・肘関節が伸展し，手指に伸展・外転が起こり，手掌を床につき体を支える反応です．生後9〜10カ月ごろより出現し，生涯持続します．

②傾斜反応（tilt a board reaction）

　児をバランスボードの上に四肢を伸展位にして寝かせ，一方の端を上げて板を傾斜させると，頭の立ち直りと同時に，上側の上下肢が伸展し，下側の上下肢が保護伸展反応で伸展します．背臥位，腹臥位の両方で検査します．この反応は，生後6カ月ごろより出現します．

③四つ這い位と座位における平衡反応

　四つ這い位，あるいは座位の児を一側に傾けると，頭が立ち直り，上側の上下肢が平衡反応で外転・伸展し，下側の上下肢が防御的に支えようとする反応です．

・ステッピング反応（stepping reaction）

　立位にした児を前後左右に倒すと，前後では，どちらかの下肢が倒された側に一歩出て体重の移動をスムーズにし，左右では，反対側の下肢が倒された側に交差して体重を支えます．

精神発達（知的・認知機能の発達）

　ヒトの知的機能は，生まれた瞬間から脳の成熟に伴って発達を始めます．それは脳の成熟に応じた刺激により発達し，外界のより複雑な刺激を処理することができるように育まれます[11]．ピアジェ（Piaget）は，発達とは，ヒトが外界に働きかけることにより，その結果，返ってくる刺激によってその環境へ適応していくこと，ととらえています．

　認知機能（cognitive function）とは，外界へ適応するためにその環境を知ろうとする機能ということができます．ピアジェは，児の言語，思考，知能に，独自の実験的観察を通して次の5段階に分け，発生的認知理論を提唱しました（表1）[9]．

　この項ではおもにピアジェの発達理論，とくに感覚運動期について解説します．

●ピアジェによる発達理論[11]

　ピアジェは，認知の過程は，次に述べる4つの基本的機能（①〜④）が形成され相互作用しながら高次の状態に変化していくこと，と述べています．

①シェーマ（scheme）

　児の環境に対する対処の仕方や行動の枠組みのことです．たとえば乳児が母乳を飲むときに，口唇に乳首が触れると母乳を吸うという探索反射が起こりますが，この口への刺激と頭の回旋運動の組合せをシェーマという枠組みで考えます．

②同化（assimilation）

　外界の新しい刺激に対して，児がすでに形成しているシェーマに当てはめて，その状況を理解し，解決しようとすることです．探索反射で考えると，乳首ではなく，指や他の物が口唇に触れても吸ってしまうという動きは，同化によって生じたと考えられます．

③調節（accommodation）

　同化できない対象や物事について，それまで形成されたシェーマを変化させることで適応しようとすることです．乳児が空腹のとき，毛布が口に触れ，同化によってそれを吸う動きが生じます．しかし，毛布を吸っても空腹は解決できません．そこで，口を毛布から離して，新たに母親の乳首を探したり，泣いたりという行動を起こします．その結果，空腹が解決されると，探索する，あるいは泣くという行動が新たなシェーマとなります．

④均衡化（equilibration）

　新しい刺激や環境に対して，このような同化と調節を繰り返しながら適応していくことで，より安定した高いレベルへと知的機能を発達させていく過程のことをいいます．

表1　ピアジェによる認知発達段階（文献9より一部引用）

	年齢	特徴	使う手段	扱える対象
第1段階：感覚運動期	0～2歳	見ること触れることによって物の存在を知る時期	動作・知覚	現実（見かけ）
第2段階：前操作期（象徴的思考段階）	2～4歳	象徴（イメージや概念）が出現し，物を心に思い浮かべることができる時期	言葉・心象	現実（見かけ）
第3段階：前操作期（直感的思考段階）	4～7, 8歳	思考が見かけから切り離されておらず，外界のとらえ方は常に自己中心性である時期	言葉・心象	現実（見かけ）
第4段階：具体的操作期	7, 8～11, 12歳	論理的な思考ができるようにはなるが，実際に物を動かしたり，指で数えるなど具体的な行動や操作が必要な時期	言葉・概念	現実（見かけ）
第5段階：形式的操作期	12～15歳	現実的な物事や事象に縛られることなく，抽象的・形式的に考えることができるようになる．抽象的な問題解決や推論も可能になる時期	言葉・概念	非現実（推測）

●感覚運動期（0～2歳）（表2）[9]
①第1段階：反射の使用（0～1カ月）
・乳児が環境に適応するために，本来もっている反射を利用する時期です．どのような刺激に対しても同じ動作になるためこの時期は同化のみの反応となります．
②第2段階：第一次循環反応（primary circular response）（1～4カ月）
・口唇に触れたものを吸うという行動から，環境の変化（母親の乳首，哺乳瓶の乳首など）に合わせて吸いやすように修正していくという調節行動がみられるようになります．また，刺激がなくても自分から乳首を求めるという能動的な行動も出現します．そのほかにも，抱かれやすいように姿勢を調節する，あるいは指を吸いやすいように手首の角度を調節する，いい音が出るように声を調節するような行動がみられます．このような行動の調節作用は，動機と結果が同一なので，効果的な刺激が続くかぎり，行為は止むことがありません．つまり，乳児が疲れるまで繰り返されるということになります．このような動作を循環反応とよび，この段階では循環の要因が身体そのものにあるため第一次循環反応とよびます（図13）．

・この時期の知的機能は，感覚による運動が中心になりますが，頭部の安定性の向上に伴い，人の顔や物をじっと見つめるなど主体的に眺めるようになってきます．また，音のするほうへ顔を向けたり，玩具を握らせると握ったり，自分から玩具に手を伸ばすといった反応もみられるようになってきます．しかし，自分の視野から人や物が消えると探さない傾向があり，対象の永続性についてはまだ理解できていません．また，一番身近な人は母親ですが，母親は栄養を与えてくれる乳房という理解であり，あくまで自己の延長線上の存在であるという認識です．
③第3段階：第二次循環反応（secondary circular response）（5～7カ月）
・この時期の特徴は，乳児にとって感覚運動中心だった世界に"物"が登場することです．自分の身体だけを使って遊ぶことから，"物（玩具など）"を使うことで遊びを持続させる手段を得ることができます．
・手に持ったガラガラを振ると音が出ます．するとその音を楽しむためにガラガラを振り続けるようになります．このように偶然引き起こされた"物"の変化を維持・再生しようとして行われる行動を第二次循環反応といいます．

表2 ピアジェによる感覚運動期の発達段階表[9]

ピアジェの段階区分	適応＝知能（同化＝調節）				模倣（同化＜調節）		遊び（調節＜同化）
	自己	人・物・環境	時・空間関係	因果関係	発声模倣	動作模倣	遊び
第1段階 （0～1カ月） 反射：生得性シェーマ	刺激に反射する自己				発声感染	共鳴動作	
第2段階 （1～4カ月） 第一次循環反応．獲得性シェーマの形成	感覚運動の主体	自主的な「見る」「聞く」 親しんだ物の見分け	手の及ぶ範囲の空間の理解	吸啜⇒乳汁の理解 口による手の発見	循環模倣	循環模倣	第一次循環反応
第3段階 （5～7カ月） 第二次循環反応．外界の興味ある事象を持続させる手法	甘える自己 遊ぶ自己	見て楽しむ 物：にぎりやすい物，口当たりのよい物 相手を意識した動作，表情 人への期待と予測	姿勢変換空間 這い移動空間（遠近，奥行） 時間的前後の理解	引く動作と動くおもちゃの関係 泣くと近づく母親	レパートリー内の音声模倣	レパートリー内の動作模倣	物遊び 第二次循環反応 遊びのための遊び
第4段階 （8～10カ月） 目的シェーマと手段シェーマの協調	左右の協調 意図の出現	物調べ 物の永続性 インデックスの成立 三頂関係：やり取り	物の前後 出来事の順序 内外（出し入れ）	大人の手の誘導	音声の模倣	新しい動作の模倣	物調べ 1人遊び やり取り遊び
第5段階 （11～18カ月） 第三次循環反応．試行錯誤による新しい手段の探索	身体部位の理解	対象の属性の総合	開閉 予期的追視 上下	人と物との関係の理解	言語の模倣	身辺処理動作の模倣 なぐり描き	第三次循環反応
第6段階 （19～24カ月） 洞察（見通し）表象の出現	シェーマの内面化，心内実験，洞察，予想の成立（いちいち試さなくてもわかる）	見えない置き換えに対して隠された物を捜し出す．イメージの形成	物と物，自分と物の空間関係を理解する	結果が与えられれば原因が推測できる．原因が与えられれば結果が見通せる	複雑な音声を模倣する．すでに聴いたことのある音声や言葉を記憶から再生する．延滞模倣（表象レベルの模倣）	複雑な動作を模倣する．以前観察した活動を記憶によって再生する	象徴遊び：ある物をシンボルとして使う（箱を車に見立てる）．ふりをする

- 手を使った"物"への働きかけが頻繁にみられるようになってくることから，第二次循環反応には手の動作が基盤となっています．また，ガラガラへ手を伸ばして把持するというように，動作が目によって誘導され，見つめ続けるということも可能になります．目で見たものに頻繁に手を伸ばすようになってくる時期でもあります（図14）．
- "物"を扱うことで，自己の動作のなかで，身体と異なる"物"であることを理解し始めるようになります．遊びのなかでは，より握りやすいものや，光る，揺れる，音が出るなど変化があるものなどを好むようになります．また，大

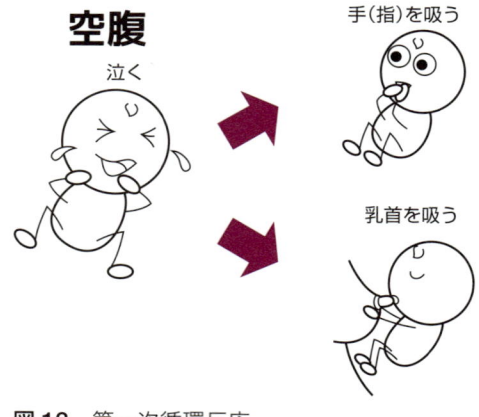

図13 第一次循環反応
例：口に触れたものを吸う．空腹が満たされるまで，もしくは乳児が疲れるまで繰り返される．

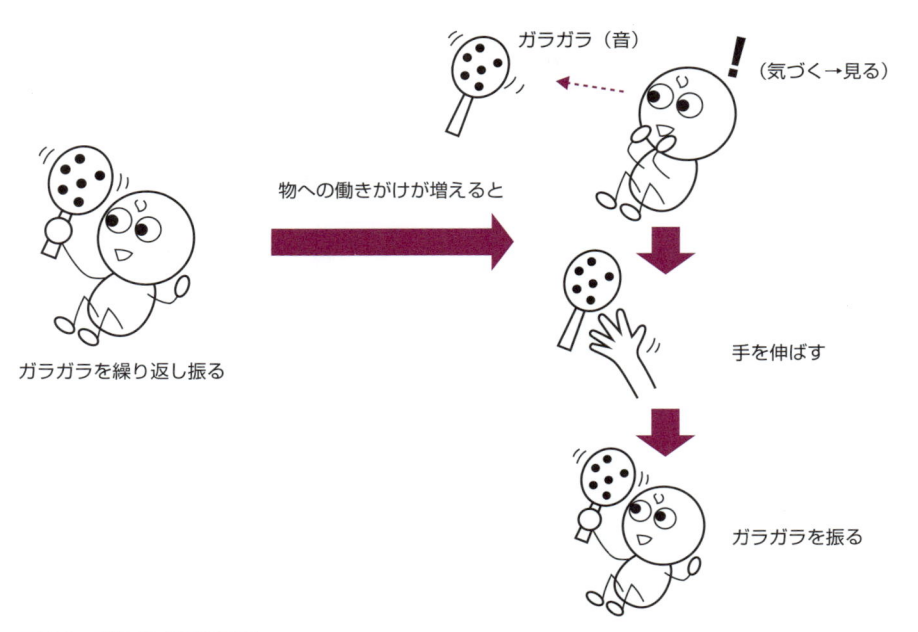

図14　第二次循環反応
第二次循環反応から目と手の協応動作が成立．

人からの働きかけに注意を向けるようになり，親しみ・怒りの表情や簡単な禁止の口調も理解するようになります．そうなると，泣き方や笑い方にも変化が出るようになり，相手を意識した表情・動作をみせるようになります．

・**身体理解**は，手を中心に位置関係の理解が正確になってきますが，鏡に映った自己はまだ認識することができません．

④**第4段階：目的と手段の分化（8〜10カ月）**

・手の動きのレパートリーがさらに広がり，片手で瓶のフタを取り，もう片方で瓶の中にある"物"を取り出す，という2つの動作を協調・関連づけて行えるようになります．このように，手の動きのレパートリーが増えることで，これまで獲得したシェーマを使って目的を達成するということが可能になる時期です．

・"物"をさまざまな角度から調べ，機能的に使用するようになるのもこの時期です．物調べを繰り返すうちに，見慣れたものだと，その一部を見てそれが何かわかるようになります．また，"物"が見えなくなっても存在していることを確信するようになり，"物"の永続性が成立してくる時期です．そのため，遊びとして「いない，いないバー」を好む時期でもあります．

・"**物**"**の永続性**の理解から，"物"を隠しても"物"の動きを予測して**追視**することが可能となります．また，こうした予測は児のなかに意図を生むことになります．そのため，声を出して不快や要求を表す，あるいは人に頼まれたことを拒否することも可能となります．

・また，遊びの基盤であった母親とのやりとりに"物"を介して遊べるようになります（**三項関係の成立**）．

⑤**第5段階：第三次循環反応（tertiary circular response）（11〜18カ月）**

・歩行可能な時期となり行動範囲も広がることで，それまで獲得したシェーマや手段では目的の達成が難しくなってきます．いろいろ試行錯誤しながら，それまでに試さなかったような新しい方法を探せるようになることを**第三次循環反応**といいます（**図15**）．

・新しく発見した手段を駆使して遊びを広げていきますが，対象としては，テレビのスイッチ，戸の開け閉めなど，働きかけたことに対して一定の結果が得られるもののほうが特徴を理解し

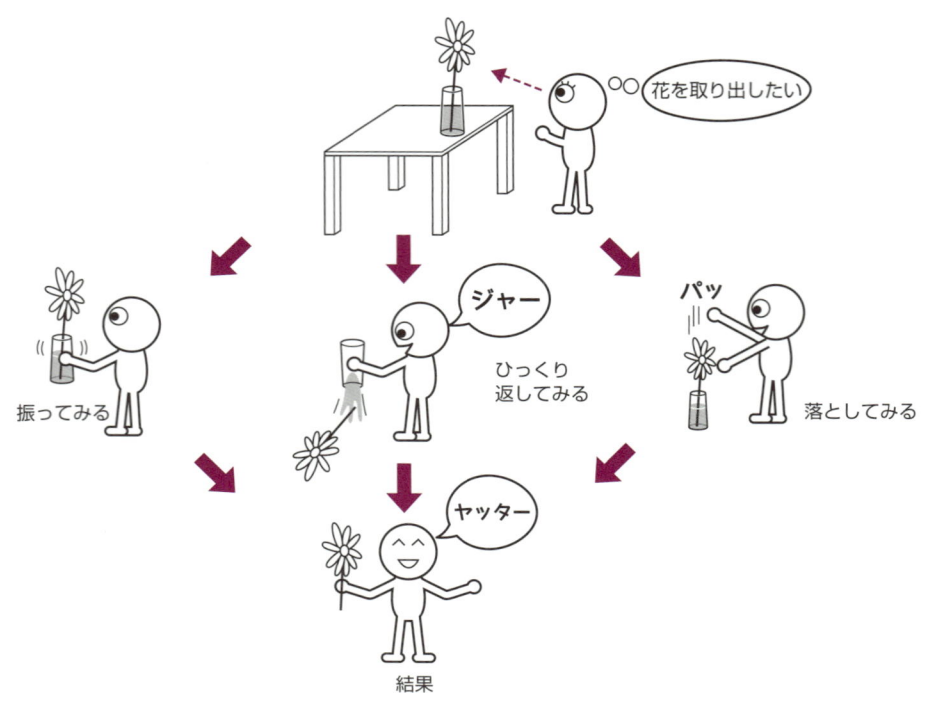

図15　第三次循環反応
自分の活動の変化に伴う外界（人・物）の変化に関心をもち，実験的，創造的な活動を繰り返す時期．

やすくなります．空間の理解では，容器への物の出し入れ，容器に入った水を別の容器に移すなど，2つのものを結合したり分離したりすることを好むようになります．このことから，身体運動の広がりとともに，垂直方向の空間概念を身につけるようになります．また，自分の行動が直接関与しない場合の因果関係も理解するようになります．

・聞かれると自己の身体部位を指させるようになり，身体図式がはっきりしてきます．また，保護者など身近な大人に対して，自分の欲求をみたし，援助してくれる存在として認識するようになります．そのため，この時期には，後追いや，保護者の顔を伺いながらいたずらをする，褒められると同じ動作を繰り返すという行動がみられます．

発達検査法

小児の発達は，**一定の規則性・方向性**をもって機能を獲得していきます．1人ひとり体格や性格が異なるのと同様に，発達には個人差があります．その特徴を理解するために発達検査が用いられます．発達検査には多くの検査法があり，年齢や目的により適切な検査方法を選択します．また，どの領域にどの程度の遅れがあるかを特定し，各発達領域との関連や将来を予測する，あるいは，治療効果の判定や，治療に必要な観点を予測するためにも用いられています．

乳幼児期に用いられるおもな発達・知能検査を**表3**[12)]に示します．ここでは，よく用いられる検査法を取り上げて解説します．

1）遠城寺式・乳幼児分析的発達検査法[1)]（**表4**[13)]）

①特色
乳幼児のもっている能力を，**運動，社会性，言語の領域**にわたって，項目別に，短時間に測定でき，その発達状況を分析的に評価できます．乳幼児の健康診断において，一般的な診察や身体計測と併せて使用されています．

②内容
適応年齢は0〜4歳7カ月です．

検査項目は，運動，社会性，言語の3領域と

表3 乳幼児期に用いられるおもな発達・知能検査 [12]

検査方法	対象年齢	検査時間	特徴
遠城寺式・乳幼児分析的発達検査法	0～4歳7カ月	15分前後	運動，社会性，言語の領域からなり，短時間で比較的手軽に行なえることもあり，スクリーニング的な発達評価法として用いられることが多い．
津守・稲毛式乳幼児精神発達診断法※	0～7歳	20～30分	運動，探索操作，社会，食事排泄生活習慣，理解言語の領域からなり，養育者が日ごろの観察に基づいて質問紙の項目に答える形式で行えるため，特別な設備や用具は不要．
日本版デンバー式発達スクリーニング検査	0～6歳	10～20分	個人-社会，微細運動-適応，言語，粗大運動の領域からなり，各発達項目ごとに通過率が25，50，75，90％になる月齢・年齢が読み取れる．
新版K式発達検査	3カ月～13歳	30～60分	姿勢・運動，認知・適応，言語・社会の各領域からなり，実際に小児の観察をしたり，所定の検査用具を用いて課題を与えて検査を行う．
日本版ミラー幼児発達スクリーニング検査	2歳9カ月～5歳8カ月	30～40分	感覚運動，協応性，言語，非言語（視知覚），複合能力の領域で評価を行い，そのパターンにより発達の問題点を明らかにし治療計画に資することを目的にしており，DQ・IQ値は算出しない．
ウェクスラー系知能検査	3歳10カ月～	60分前後	幼児期にはWPPSI，それ以降はWISC Ⅲが用いられる．言語性IQと動作性IQに分かれ，その下位検査項目により発達プロフィール分析が可能である．偏差値IQを用いている．
田中・ビネー式知能検査	2歳～	30～60分	知能を個々の因子に分析せず，包括的に確定し，精神年齢をを算出し，歴年齢で除することによりIQを算出する．

※3～7歳は津守・磯辺式

なっています．運動の領域には移動運動（64項目）と手の運動（51項目），社会性の領域には基本的習慣（48項目）と対人関係（53項目），言語の領域には発語（46項目）と言語理解（31項目）が含まれています．

③実施方法

発達の遅れがみられる場合は，適切と思われる段階の問題から観察もしくは聞き取りをします．その項目を獲得していれば○を，獲得していなければ×をつけます．獲得していない項目が3つ続いたら検査を終了します．

④解釈

項目の通過（獲得）状況により発達年齢が表され，発達グラフの各点を結ぶと全体的発達状況が一見してわかるようになっています．この線が生活年齢より下にあれば発達が遅れていることになります．折れ線グラフが横に直線的であれば，全体的な発達のバランスがとれており，凹凸，あるいは傾斜していれば，発達が不均衡であることを示します．

2）日本版デンバー式発達スクリーニング検査 [14]（表5 [15]）

①特色

児の行動を4領域に分類し，各観察項目について，対象となる患児が同年齢の児と同様の発達段階にあるかどうかを判定し，発達に問題のある患児を早期に発見して，対応を検討するための発達スクリーニング法です．また，検査の信頼性についても検討され標準化された方法で，実施はマニュアルに従って実施します．

②内容

適応年齢は0～6歳です．

個人-社会，微細運動-適応，言語，粗大運動の4領域からなり，観察項目は125項目，言語観察

表4 遠城寺式・乳幼児分析的発達検査表（九州大学小児科改訂版）[13]

項目が39項目となっています．

③実施方法

記録票には，上下に0～6歳までの年月齢の尺度があり，縦には，4領域の観察項目が90%達成率を示す年月齢順に階段状に配列されており，各観察項目は，児の25%，50%，75%，90%が行うことのできる年月齢を図示した標準枠が示されています．観察項目ができるかどうかで判定します．結果は，各項目について合格の場合は「P」，不合格の場合「F」，その項目を経験したことがない，あるいは保護者がさせない場合には「No」，拒否の場合は「R」を標準枠に記載します．具体的な実施方法はマニュアルに従って実施します．

表5 日本版デンバー式発達スクリーニング検査[15]

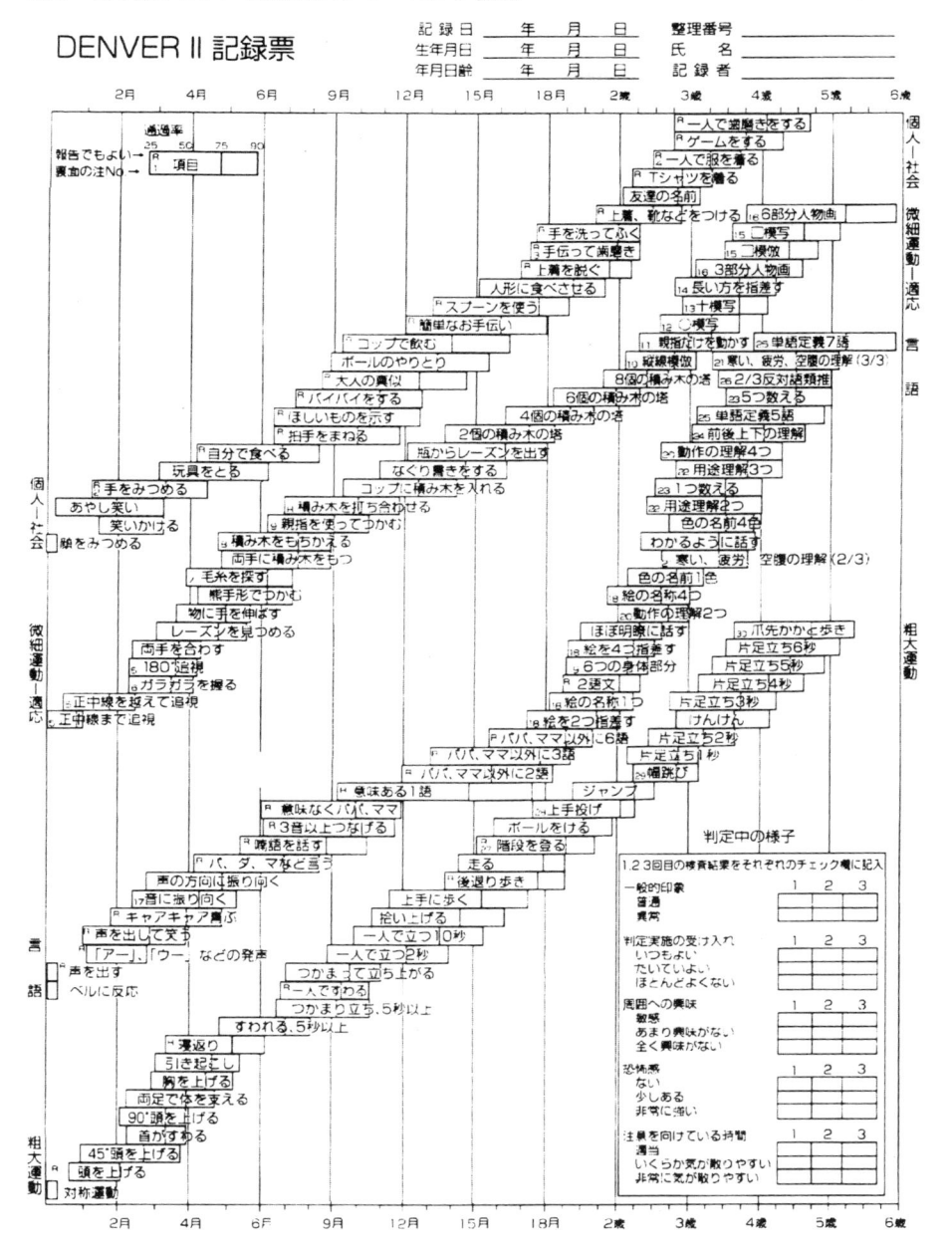

④解釈

観察月齢線が標準枠の75〜90％達成率のあいだを通過する観察項目ができない場合は，その観察項目について「要注意」と判定されます．年月齢線の左側にある標準枠の項目ができない場合には「遅れ」と判定します．

総合判断として「正常：遅れが1つもなく，要注意が1項目以下の場合」，「疑い：要注意が2つ以上，および／または遅れが1つ以上の場合」，「判定不能：年月齢線より完全に左側にある項目，あるいは75〜90％の間に年月齢線がある項目のうち1つ以上拒否がある場合」に分類されます．判定結果が「疑い」あるいは「判定不能」であるときには，専門機関に紹介する等の対応をするよ

うに記載されています．

3）新版 K 式発達検査[1]

①特色
京都児童院で開発され標準化された発達検査法で，発達スクリーニング検査ではなく，発達過程の精密観察を行い，全体像をとらえる検査方法です．

②内容
適応年齢は 0 〜 13 歳です．

324 項目にわたる検査項目は，年齢的に平均しては分布せず，年齢級によって配分された検査項目の数が異なります．検査項目は，姿勢・運動領域 postural-motor area（P—M），認知・適応領域 cognitive-adaptive area（C—A），言語・社会領域 language-social area（L—S）の 3 領域と全領域のそれぞれについて，発達年齢，発達指数を求めることができます．新版 K 式発達検査 2001 は成人まで対象となります．

③実施方法
検査は，児の生活年齢を算出し，原則的には生活年齢に該当する検査項目から実施します．検査項目に対する児の反応は合格（＋）か不合格（−）かに分けられます．合格項目から不合格項目へ移行する境界を調べて，境界を 1 本の線でつないでプロフィールを示します．

④解釈方法
児の発達が全体として到達している年齢段階を判定します．3 領域と全領域の得点を求めて，独自の換算表に従って発達年齢に換算したのち，生活年齢を求めて発達指数を計算します．算出した発達年齢からは標準と比較はできますが，内容の理解のための情報は得られにくく，プロフィールや反応態度，発達年齢が援助方針にとって重要な情報を提供します．

Topics トピックス

・近年，乳児の自発運動を観察し，運動の質的変化を把握することで神経学的予後を予測する方法が研究されています．その変化の仕方から，乳児の運動行動を単なる反射・反応行動としてとらえるのではなく，神経系や筋，骨，関節，知覚などの身体構成要素や，重力や課題などの外界の環境要因の相互作用と，乳児の能動的な感覚経験を重視することの必要性が示唆されています（儀間ら，2011）[16]．

先輩からのアドバイス

発達上の問題を抱えた患児に対する理学療法士の役割は，的確な発達評価とそれに基づいた個別性をもった介入の実施です．発達は，粗大運動，微細運動（上肢，手指の動き），言語（コミュニケーション含む）などが，順序性，方向性，相互作用性をもって進んでいきます．的確な評価・介入を実施するためには，運動・移動能力だけに目を向けず，目と手の発達の協調や摂食機能，認知機能についても時系列として総合的に理解する必要があります．発達検査表を調査し，各領域を月齢ごとに並べて関連について考えてみると全体的な発達の流れが理解しやすくなります．

確認してみよう！

- 発達とは（　①　）であり，（　②　）が変化していく過程を運動発達，精神的（心的・知的）に行動が変化していく過程を精神発達とよびます．
- 上肢の発達では，生後4～6カ月より触覚での認識から（　③　）での両手の認識につながり，両手遊び，（　④　）（mouthing）が増加していきます．
- 生後5～6カ月ごろから，両上肢の対称的な動きが増え，物へ両手で（　⑤　）するようになります．また，持ち替えが可能となる時期でもあります．
- 生後8～10カ月では，橈側の手指と母指の（　⑥　）が増し，手指と母指の近位で把握する（　⑦　）握りがみられます．
- 摂食機能を獲得するためには，安定した（　⑧　），（　⑨　）の消失，活発な口の動きが必要です．
- （　⑩　）反射は，児の頭部と体幹部を支えて抱き上げ，この状態で手に載せた児の頭を15cmほど検者の手に落下させると，上肢を伸展・（　⑪　）し，手掌を開大させたあとに，ゆっくり上肢を屈曲，内転させる反射です．生後（　⑫　）カ月で消失します．
- （　⑬　）反応（後方）は，座位をとらせて後方に傾けたとき，上肢を伸展させて転倒を避けようとするもので，生後（　⑭　）カ月に出現し，生涯持続します．
- （　⑮　）発達検査法は，運動・社会性・言語の領域にわたっており，発達状況を分析的に評価できます．乳幼児の健康診断において，一般的な診察や身体計測と併せて使用されています．
- （　⑯　）検査は，児の行動を4領域に分類し，対象となる患児が同年齢の児と同様の発達段階にあるかどうかを判定し，発達に問題のある患児を早期に発見するための発達スクリーニング法です．

解答

①質的・機能的変化　②運動行動　③視覚　④手でつかんだものを口にもっていく動き　⑤リーチ　⑥対立　⑦橈側手掌　⑧定頸　⑨哺乳反射　⑩モロー　⑪外転　⑫6　⑬上肢保護伸展　⑭9～10カ月　⑮遠城寺式・乳幼児分析的　⑯日本版デンバー式発達スクリーニング

（烏山　亜紀）

引用・参考文献

1) 福田恵美子編集：人間発達学，第2版．中外医学社，2009．
2) 園田 徹，岩城哲監訳：子どもの手の機能と発達－治療的介入の基礎－原著第2版．医歯薬出版，2010．
3) 上田礼子：生涯人間発達学，改訂第2版増補版．三輪書店，2012，70-74．
4) 冨田かをり：食べる機能の発達．臨床栄養（臨時増刊号）111(4)：434-441，2007．
5) 向井美惠：食べる機能の発達とその獲得－手づかみ食べの重要性を含めて．臨床栄養 111(1)：33-36，2007．
6) 向井美惠：特集今，改めて食育を考える3．咀嚼機能の発達と食育．チャイルドヘルス 12(1)：17-19，2009．
7) 前川喜平：改訂第3版小児の神経と発達の診かた．新興医学出版社，2003．
8) 真野行生：運動発達と反射－反射検査の手技と評価－．医歯薬出版，2011．
9) 岩崎清隆ほか：人間発達学（奈良 勲，鎌倉矩子編：標準理学療法学・作業療法学）．医学書院，2010，30-31，81-91．
10) 河村光俊：PTマニュアル小児の理学療法．医歯薬出版，2002．
11) 菅野 敦：特集発達という視点～さまざまな能力の発達について～5．知的能力の発達．チャイルドヘルス 13(12)：28-31，2010．
12) 川上 義：特集小児外来の育児相談 総論1小児の精神発達．小児科臨床 56(4)：450-456，2003．
13) 遠城寺宗徳，合屋長英：遠城寺式・乳幼児分析的発達検査法．慶應義塾大学出版会，1983．
14) 大城昌平：リハにおけるアウトカム評価尺度第26回 Johnson 運動年齢テスト，デンバー発達判定法．臨床リハ 16(3)：294-299，2007．
15) Frankenburg WK 著，日本小児保健協会編：DENVER Ⅱ―デンバー発達判定法．日本小児医事出版社，2003．
16) 儀間裕貴ほか：乳児の自発運動発達の特性．脳と発達 43：19-23，2011．

第3章 脳性麻痺・脳性麻痺の概略

脳性麻痺・脳性麻痺の概略

エッセンス

- 脳性麻痺（cerebral palsy：CP）児は，肢体不自由児の47.5%を占め[1]，患児にかかわる理学療法士（physical therapist：PT）が治療を提供する機会が**最も多い疾患**です．その原因はさまざまで不明なことが多いのですが，基本的に**生後4週までに生じ，一生涯続きます**．その重症度は，寝たきりから日常生活にほとんど支障のない程度まで幅広く，重症度，運動障害のタイプ，障害部位，年齢に応じて治療を実施していかなければなりません．**運動障害**だけでなく，**聴覚障害**，**視覚障害**，**知的障害**，**知覚障害**，**てんかん発作**，さまざまな**健康障害**などの合併症とともに，股関節脱臼などの二次的な**整形外科的問題**が生じます．
- 粗大運動能力の発達は，6～7歳でピークを迎えますが[2]，手順を覚えたり器具・道具を適切に操作することが可能となり，日常生活活動（activities of daily living：ADL）や巧緻運動能力は学童期になっても向上します．第二次性徴期になると，中等度から重度の脳性麻痺児は，身体が大きく重くなる，あるいは，関節可動域（range of motion：ROM）制限の増加につれて粗大運動能力が低下する傾向があります．そのため，ROM制限を予防するように楽な動き方の練習や定期的なストレッチや筋力強化が必要です．また，介助方法の検討も必要になります．成人期になると，ROM制限や努力性の動作によって痛みが生じ，運動機能が低下する傾向があり，歩くことができていた脳性麻痺児が車いす生活になってしまうことがあります．
- 理学療法は，評価として，ROM，筋緊張，筋力，神経学的評価，動作分析，粗大・巧緻運動能力評価，発達評価，ADL評価，活動・参加の評価などを行います．治療としては，運動発達の促進，ROM ex（ストレッチ），筋力強化，動作練習，姿勢設定・環境調整，ホームプログラム指導などを行います．脳性麻痺児は成長・発達するので，できるかぎり先を見通して「今，何をする必要があるのか？」を常に考えて治療を行うことが必要です．また，理学療法では，脳性麻痺児だけでなく保護者の支援も重要です．

定義

　日本で現在一般的に使用されているCPの定義は，1968年に厚生省脳性麻痺研究班会議で策定された「受胎から新生児期（生後4週間以内）までのあいだに生じた，脳の非進行性病変に基づく，永続的な，しかし変化しうる運動及び姿勢の異常である．その症状は満2歳までに発現する．進行性疾患や一過性運動障害，または，将来，正常化するであろうと思われる運動発達遅延は除外する．」です．

　国際的には，2004年に開催されたWorkshop in Bethesdaで策定された「脳性麻痺の言葉の意味するところは，運動と姿勢の発達の異常の1つの集まりを説明するものであり，活動の制限を引き起こすが，それは発生・発達しつつある胎児または乳児の脳の中で起こった非進行性の障害に起因すると考えられる．脳性麻痺の運動障害には，感覚，認知，コミュニケーション，認識，それと／または行動，さらに／または発作性疾患が加わる．」[3]という定義が使用されるようになっています．

分類

　CP児は，運動障害のタイプ，障害部位，重症度で分類されます．

●運動障害のタイプ

　運動障害のタイプは，1990年のBrioniの会議で提唱された分類[4]を基に，痙直型，アテトーゼ型（異常運動型），失調型に分類されさらに低緊張型を加えることがあります．

1）痙直型（spastic type）

　痙直型は，痙性（spasticity）が特徴的なタイプであり，最も多いタイプです．痙性は上位運動神経症候群の症状の1つとして現れ，CPの75～88%に存在します[5]．痙直型のCP児は，筋の固さやレパートリーの少ない定型的で全体的な運動様式を示します．一般的に，中枢部（体幹部）が低緊張で，末梢部（四肢）に過緊張を示します．

2）アテトーゼ型（athetoid type）または異常運動型（dyskinetic type）

　日本ではアテトーゼ型といわれることが多いのですが，国際的には異常運動型とよばれるようになっています．持続的あるいは間欠的な不随意運動，非対称的な姿勢，段階的な筋収縮コントロールの難しさなどが特徴です．アテトーゼ型は，筋緊張が高まる緊張型アテトーゼ［ジストニック型（dystonic）］と，あまり筋緊張が高くなく持続的な不随意運動が目立つ非緊張型アテトーゼ［舞踏病様アテトーゼ型（choreo-athetosis）］に分かれます．また，臨床的には，治療原則の違いがあるため，緊張型アテトーゼを，過緊張から低緊張まで筋緊張の変動が激しいジストニック型と，過緊張から中等度の筋緊張を示す痙性を伴うアテトーゼ型に分類することが多くなっています．

3）失調型（ataxic type）

　錐体外路障害や小脳障害が原因です．運動を細かくスムーズにコントロールすることが難しく，過度な動きや突発的な動きになりバランス障害を示します．また，振戦や測定障害も特徴です．

4）低緊張型（low-tone type）

　自発運動が低下し低緊張状態を示すCP児です．低緊張が持続する場合と，アテトーゼ型や失

先輩からのアドバイス

　アテトーゼ型と失調型の不随意運動の揺れには違いがあります．失調型の揺れは測定障害が原因になっているので，中心があってその周りでの揺れのため，姿勢は基本的に対称的です．それに対して，アテトーゼ型の揺れには中心がなく，関節運動の最終域までの揺れになりやすく，非対称的な姿勢につながります．

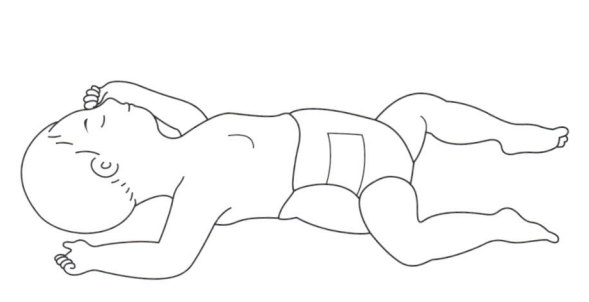

背臥位で四肢を挙上できない，広く外転・外旋した股関節
蛙様肢位

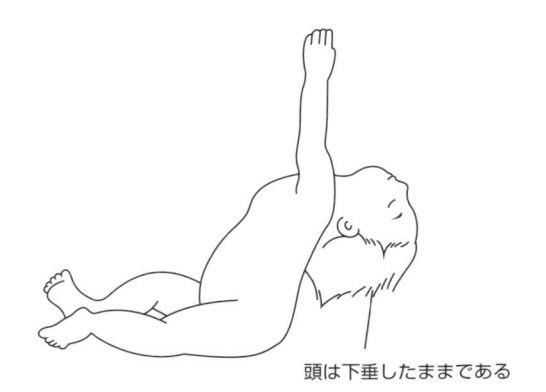

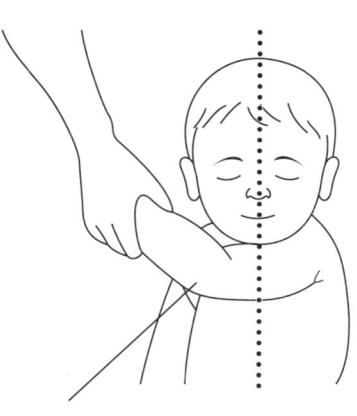

手を引くと，肘が正中線を越える．正常では正中線までで，頸部との間に隙間ができない．
スカーフ徴候

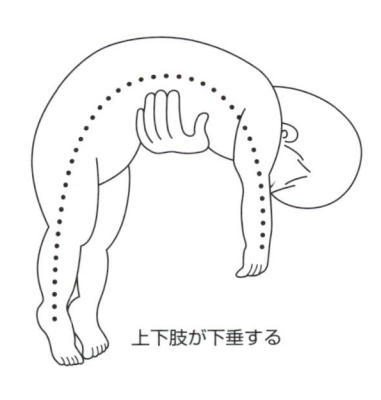

頭は下垂したままである
引き起こし反射欠如

上下肢が下垂する
逆U字徴候

図1 低緊張状態で示される徴候

調型や痙直型に移行する場合があります．**蛙様肢位・スカーフ徴候・引き起こし反射欠如，逆U字徴候**が特徴です．（図1）

● 障害部位[4,5]（図2）

基本的にCP児は四肢麻痺ですが，障害の程度の部位による違いにより，**四肢麻痺，両麻痺，片麻痺**に分類されます．

1) 四肢麻痺（quadriplegia）

四肢に麻痺が出現し，体幹部のコントロールも乏しくなります．

2) 両麻痺（diplegia）

両側に麻痺が出現しており，多くの場合，麻痺の程度は上肢に比べ下肢が重度です．診断においては四肢麻痺と重度両麻痺の意見の相違がみられ

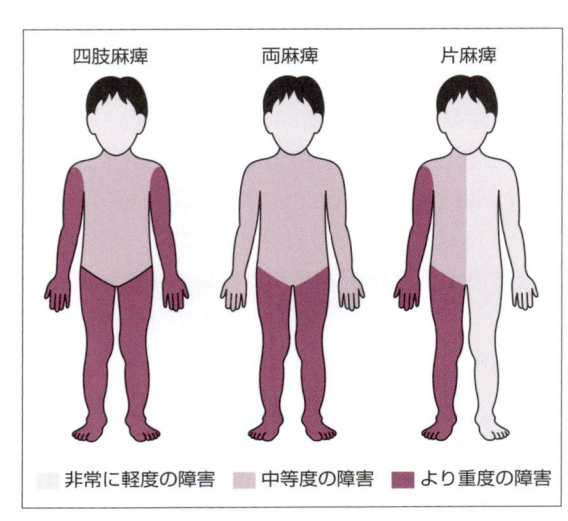

図2 障害別部位別分類
（非常に軽度の障害／中等度の障害／より重度の障害）
四肢麻痺　両麻痺　片麻痺

ることがしばしばあります．

3）片麻痺（hemiplegia）

一側の上下肢により重度の麻痺が出現している状態であり，下肢よりも上肢に麻痺の程度の重いことが多く見受けられます．

その他，三肢麻痺や単麻痺と分類されることもありますが，少数です．また，対麻痺は，上半身が正常なことを意味するため CP では使用せず脊髄損傷などで使用します．

国際的には Surveillance of Cerebral Palsy in Europe（SCPE）の分類に従い，両麻痺と四肢麻痺を合わせて両側性（bilateral），片麻痺を一側性（unilateral）と記載するようになってきています（http://www-rheop.ujf-grenoble.fr/scpe2/site_scpe/decisiontree.php）．

● 重症度

1）**粗大運動能力分類システム**（gross motor function classification system：**GMFCS**）

18 歳までの CP 児の粗大運動能力障害の重症度を分類するシステムです．寝返りをする，座る，立つ，歩く，走るなどの基本的な全身運動の能力と必要な援助量と使用する器具類（杖や車いすなど）の違いによって 5 つのレベルに分類します．図3[5]は，12 ～ 18 歳における各 GMFCS レベルの CP 児の粗大運動能力の概観を示しています．GMFCS を使用すると，18 歳までの粗大運動能力に関する予後予想が可能です（http://motorgrowth.canchild.ca/en/GMFCS/resources/GMFCSER_J.pdf）．

2）**脳性麻痺児の手指操作能力分類システム**（manual ability classification system for children with cerebral palsy：**MACS**）（図4）[5]

4 ～ 18 歳の CP 児の日常生活における物・道具などの手指操作能力を 5 つのレベルに分類するためのシステムです．日常生活場面（遊び，学習，余暇活動，食事，更衣など）で年齢相応の物や道具を扱う能力と自立している場面動作の援助量や必要な環境調整を知ることが可能です（http://www.macs.nu/files/MACS_Japanese_2010.pdf）．

● 総合分類（図5）

痙直型四肢麻痺，痙直型両麻痺，痙直型片麻痺，緊張型アテトーゼ（ジストニック型，痙性を伴うアテトーゼ型），非緊張型アテトーゼ（舞踏病様アテトーゼ型），失調型という分類に，GMFCS レベルと MACS レベルを加えて分類します．

発生率 [6, 7]

先進国での CP の発生率は，1950 年代後半に死産を除く出生 1,000 名あたり約 2 名だったものが徐々に減少し，60 年代後半には約 1.5 名に減少しました．その後，周産期医療の進歩による早産児の救命率の増加に伴い CP 児の発生率が増加し，**現在は約 2 ～ 2.5 名**になっています．運動障害・障害部位別でみると，文献によって違いはありますが，痙直型両麻痺 36％，痙直型片麻痺 27％，痙直型四肢麻痺 21％，異常運動型 12％，失調型 4％となっています．

原因

超音波や MRI などの画像解析の進歩により，いままで原因不明と思われていた CP の原因の解明が進んでいますが，多くのケースにおいてはよくわかっていません．約 70％のケースにおいては脳の損傷が出産前に起こりますが，少数のケースでは出産前後または生後 1 カ月以内に起こります．現在知られている原因には以下のものがあります．

- 脳形成異常，脳出血または虚血性損傷，水頭症など
- 妊娠中の感染：風疹，サイトメガロウイルス（ウイルス感染），トキソプラズマ症（寄生性感染），羊水・胎盤・尿路を含む母体の感染など
- 胎児期の低酸素症，栄養障害
- 未熟性：1,500 g 以下の未熟児（出生時体重 2,500 g 以下，妊娠期間 37 週未満の両方，あるいは一方を示す乳児）は，満期産児に比べ CP を患うリスクが 30 ～ 40 倍あります．また，

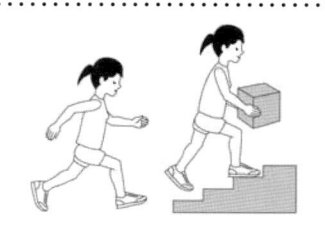

GMFCS レベルⅠ
家庭，学校，屋外，地域で歩行し，身体的援助や手すりなしで階段を上る．走行やジャンプのような粗大運動技術を発揮するが，スピード，バランス，および運動協調性は制限されている．

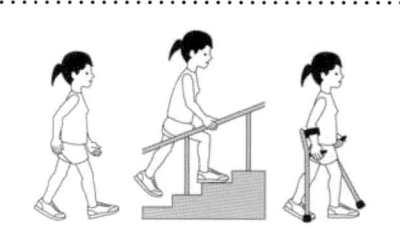

GMFCS レベルⅡ
多くの状況で歩行するが，環境的な要因や個人的な選択が移動方法に影響する．学校や職場で，安全のため，手でつかまるような歩行補助具を用いたり，手すりにつかまって階段を上ったりする．屋外や地域での長距離を移動するときには車いすを用いることもある．

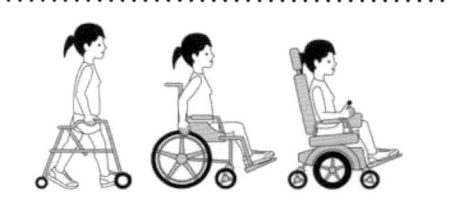

GMFCS レベルⅢ
手でつかまるような歩行補助具を用いて移動する能力がある．監視または介助下で手すりにつかまって階段を上る．学校では自走式の車いすを使うか，電動車いすを用いるかもしれない．屋外と地域では車いすで移送されるか，電動車いすを用いる．

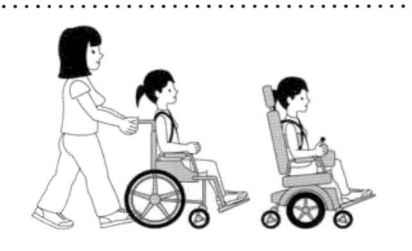

GMFCS レベルⅣ
多くの場合，車いすを用いる．移乗の際に，1〜2名の介助が必要になる．屋内では，介助下にて短距離を歩行するか，多くの場面で車いすを用いるか，準備してもらえば身体を支える歩行器を用いる場合がある．電動車いすを用いるほかは，車いすで移送される．

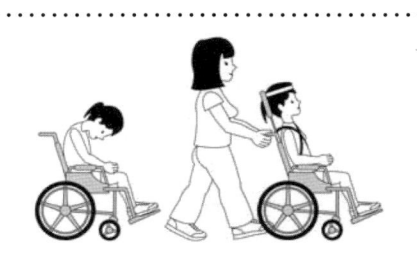

GMFCS レベルⅤ
すべての場合，車いすで移送される．頸部や体幹を抗重力位に保持することおよび四肢を動かす能力は制限される．自分で移動する能力は，支援技術を用いても重度に制限される．

図3 12〜18歳におけるCP児のGMFCSの5つのレベル[5]

MACS

MACSを用いるために何を知らないければならないか？

重要な日常生活動作中、子どもが手で対象物を取り扱う能力。たとえば遊びや余暇活動、食事や更衣などの場面。

どのような場面で子どもは自立して行うことができるか、またはどの程度のどのような援助や環境調節が必要か？

I 対象物をうまく簡単に手で扱える。スピードや正確さや求められる手を使う課題では制限がある場合があるが、日常生活の自立を制約するほどの制限はない。

II ほとんどの対象物を手で扱えるが、それを達成する動きの質やスピードが劣る。課題によっては避けたり、困難を伴う場合があり、代替的な方法を使う場合があるが、通常、日常生活の自立を制限するほどではない。

III 対象物を手で扱うことが困難になる。動作は遅く、質的にも量的にもうまく達成することに制限がある。準備や環境調整で自立ができる場合がある。

IV 手で扱う能力がかなり環境調整した状況で簡単に取り扱えるものに制限されている。部分的な動作の実行に努力と困難を伴うことさえ、持続的な支援や介助や環境調整が必要。

V 簡単な動作でも対象物を手で取り扱うことができない。全面的な介助が必要。

レベルⅠとⅡの相違点

レベルⅠの子どもは両手に巧緻性と効率的な協調性を必要とする際には制限を取り扱う際には制限があるかもしれない。非常に重いもの、非常に壊れやすいものや慣れていない課題も制限されるかもしれない。レベルⅡの子どもはレベルⅠの子どもとほぼ同等の能力をもつが、上手さやスピードが劣る。手の機能には左右差があり、動作の効果や実行が制限される。レベルⅡの子どもは両手で扱う代わりにテーブルなどを使って動作を単純にすることが多い。

レベルⅡとレベルⅢの相違点

レベルⅡの子どもは上手さとスピードはレベルⅢの子どもよりほとんどの物を取り扱うことができる。レベルⅢの子どもは、リーチ動作や手で物を取り扱う能力が制限されているので、活動するための準備や／もしくは環境調整を必要とすることが多い。彼らは特定の動作しかできず、自立の程度は環境支援の援助量に左右される。

レベルⅢとレベルⅣの相違点

レベルⅢの子どもは、場面が準備されたり、監視と十分な時間があればいくつかの動作ができる。レベルⅣの子どもは、最もよい状況では活動の一部分にのみ参加することができるが日常的には援助が必要である。

レベルⅣとレベルⅤの相違点

レベルⅣの子どもは日常生活の活動の一部を行うことができるが、常に援助が必要である。レベルⅤの子どもは、最もよい状況では、たとえばボタンを押すというような単純な運動を行うことができる。

図4 4〜18歳の患児や青年に対するManual Ability Classification System（MACS）[5]

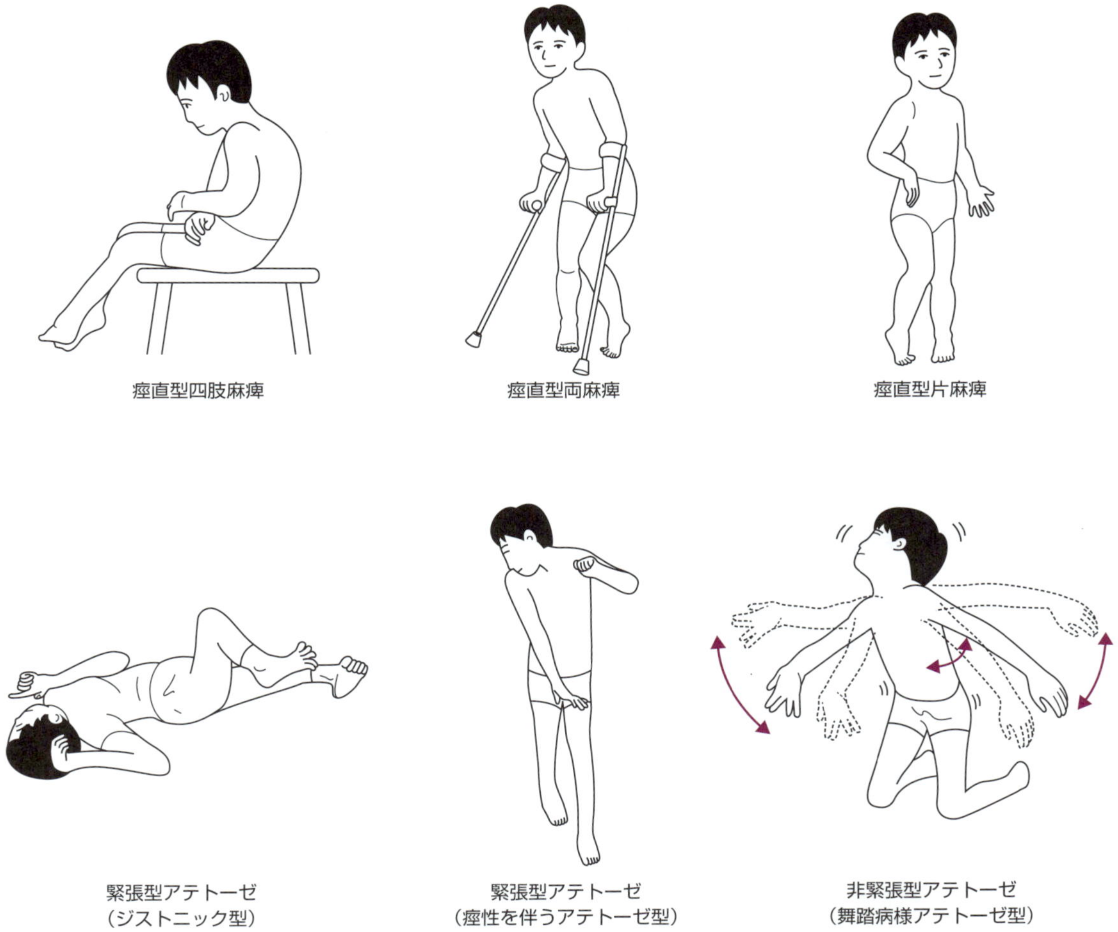

痙直型四肢麻痺　　痙直型両麻痺　　痙直型片麻痺

緊張型アテトーゼ　　　緊張型アテトーゼ　　　非緊張型アテトーゼ
（ジストニック型）　　（痙性を伴うアテトーゼ型）　　（舞踏病様アテトーゼ型）

図5　各タイプの特徴的な姿勢の例

PVL（脳室周囲白質軟化症）が生じやすくなります．
- 出産時の仮死：アプガースコア（表1）が6点以下の場合が仮死とされます．CPの原因の10％程度です．
- 血液型不適合：1970年代までは，アテトーゼ型（異常運動型）CP児の主要原因の1つでしたが，現在は予防できます．
- その他：脳形成不全，多くの遺伝疾患，染色体異常など．
- 後天的CP：CP児の約10％は，生後2年間に起こった脳損傷によるCPです．最も一般的な原因は，脳の感染（髄膜炎）と頭部外傷です．

合併症[5, 6)]

- 聴覚障害：8％以下です．
- 視覚障害：重度の視覚障害は10～12％ですが，70％以上に視力の問題があります．また，早産低出生体重の痙直型児では，図地判別や上下・左右や奥行きなどの視空間認知の難しさが問題となることがあります．
- 知的障害：45％前後で，25％が重症であるといわれています．早産低出生体重の痙直型児では，動作性IQが言語性IQよりも低いことが特徴です．
- 知覚障害：50％以上で，触覚，固有覚，二点識別覚に障害があります．

表1 アプガースコア（Apgar score）

症状	点数		
	0	1	2
心拍数	なし	100/分以下	100/分以上
呼吸	なし	弱く，不規則	良好，号泣
筋緊張	ぐったりする	四肢やや屈曲	四肢屈曲
刺激に対する反応 鼻腔へカテーテル挿入，あるいは足の裏を叩く	反応なし	顔をしかめる	咳嗽あるいはくしゃみ
皮膚の色	蒼白	チアノーゼ	全身ピンク色

10点満点．6点以下（7点以下の説もあり）が仮死とされる．最近では5分後の値がとくに重要視される．

- **てんかん発作**：30%以上です．片麻痺と四肢麻痺で多く認められます．
- **健康障害**：低栄養，肥満，便秘，**胃食道逆流症**，繰り返す呼吸感染症，慢性肺疾患，歯科的問題，**骨粗鬆症**などが問題になることがあります．

整形外科的問題（二次的障害）

- **股関節脱臼**：成人CPの15〜50%以上に股関節脱臼または亜脱臼があります[8]．発生率は，GMFCSレベルの増加に伴い直線的に増加します[5]．
- **側弯**：痙直型四肢麻痺児の約65%にみられます[9]．また，一側の股関節脱臼の悪化が側弯の悪化につながります．
- **頸椎症（上位頸椎症性脊髄症）**：アテトーゼ型（異常運動型）の成人の40〜50%にみられます[8]．
- **膝関節屈曲拘縮・尖足拘縮**：多くの痙直型児で問題になります．

経過

CP児の粗大運動発達

2〜21歳までのGMFCSレベルごとの粗大運動能力の発達曲線が発表されています（**図6**）[2]．GMFCSレベルⅢでは7歳11カ月，レベルⅣ，Ⅴでは，6歳11カ月で粗大運動能力がピークに

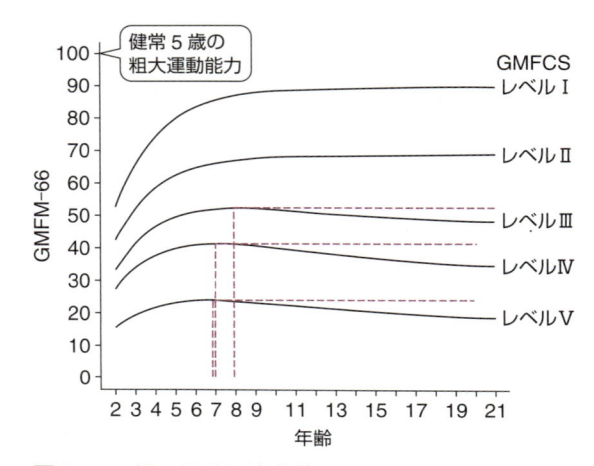

図6 CP児の運動発達曲線
（文献2を一部改編）

なり，成人になるにつれ能力低下が生じます．

乳児期（1歳まで）

以前は，片麻痺など左右の障害の差が大きなCP児は早期に障害が見つかっていましたが，多くの場合，生後8カ月以降になって座位や寝返り，つかまり立ちが難しいことで障害に気づく状況でした．しかし，現在では早産児など出生時のリスクが高かったCP児の脳画像から異常が見つかり，早期から治療を受けることが多くなっています．このころは，保護者が患児の障害を理解し前向きに取り組みながら育児できるように援助することが重要です．

幼児期前期（2〜4歳）

障害が顕著になるとともに，障害をもちながらも急激な成長と発達を遂げる時期です．**運動発達**

をできるだけ促すとともに，豊富な感覚運動経験を提供することが重要です．また，手や目が使いやすいように座位保持装置や歩行器の準備などの各CP児に合わせた環境調整が必要になります．

幼児期後期（5～6歳）
粗大運動に関してはピークまで可能なかぎり能力を伸ばす必要のある時期です．また，就学に向けて，できるかぎり日常生活で可能なことを増やすために，移動方法やADLの方法，介助方法の工夫が必要な時期です．加えて，痙性によるROM制限の悪化の防止も必要です．

小学校期
粗大運動能力の大きな向上はありませんが，巧緻運動能力は向上し，手順を覚えたり適切な道具の操作方法を学習することによって，日常生活で可能になることが増える時期です．また，視知覚障害や学習障害により学習の難しさが目立つ患児が顕著になる時期です．一方で健常児についていくために過剰に努力し，痙性が強まって筋が短縮し，ROM制限が現れるなど二次的障害が徐々に顕著になる時期でもあります．過介助にも過剰努力にもならずに自分のできることは自分で遂行し，学校生活に適応できるように，教員や保護者と協力して取り組むことが重要です．

中学校期
第二次性徴によって身体が急に大きくなり，身体が支えられなくなったり，ROM制限が増加することで，GMFCSレベルⅢ～VのCP児において粗大運動機能が低下したりしやすい時期です．二次的障害の悪化を防止する時期ですが，自分の障害と向き合うことを避けたり反抗期のために治療を拒否したりするCP児も多く，精神的なケアをしながら治療することが重要です．

高等学校期
精神的にはある程度落ち着きますが，二次的障害のために活動量が減少し，肥満が問題になるCP児が増えます．これ以降，成人期を通して，CP者のフィットネスを援助していくことが重要です．また，二次的障害に対処しながら生活するための将来の生活設計の準備をPTとして援助することが必要です．

成人期
筋の柔軟性やROMを維持し，活動量を確保して肥満を予防する必要があります．そのために自分の身体を自分で管理するように援助することが重要です．また，痛みが生じることが多いため，痛み軽減のためのアプローチを実施するとともに，痛みが生じている原因を見つけ原因を取り除くための方策を立てることが必要です．アテトーゼ型（異常運動型）では，頸椎症（上位頸椎症性脊髄症）が大きな問題になります．

中高齢期
健常者よりも老化が早期より進行しやすく，身体の状況に合わせて生活を変えていく援助が必要です．また，頸椎症（上位頸椎症性脊髄症），痛みの増加，筋の柔軟性の低下，ROM制限の増加などをできるだけ予防することが重要です．加えて，重度CP者の場合，保護者の高齢化に伴う家族介護の負担増に対する援助も重要になります．

評価

●心身機能／身体構造レベル
ROM：CP児に対する角度計を使用したROM測定の信頼性が報告されています[7]．

筋力：GMFCSレベルⅠとⅡのCP児は，ある程度共同運動に影響されずに徒手筋力検査（MMT）が可能です．しかし，GMFCSレベルⅢとⅣの患児たちは，共同運動を使わないと筋力を発揮できないため，共同運動を使用したときの筋力とある1つの関節の動きだけを実施したときの筋力の両方を検査する必要があります．また，粗大運動能力（たとえば，四つ這い位で上肢の伸展の維持が可能，手すりを持って階段を1段昇ることが可能など）から筋力を評価することもあります．その他，1RM（repetition maximum）や10RMの重さで評価をすることもあります．また，正確な筋力測定にはハンドヘルドダイナモメーターが使用されます．GMFCSレベルⅣやVで筋力測定が難しい場合は，超音波による筋の厚さの測定により筋の状態を評価することも行われています[10]．

痙性：痙性は，「上位運動神経症候群の1つの症

状であり，伸張反射の速度依存性の亢進」と定義されています．痙性の被動抵抗は，速度を増したときに増加し，動きの方向によって変化します．痙性が持続すると，軟部組織を変化させ，筋の硬さや拘縮，萎縮をもたらし，痙性とともに「過緊張」を生じます．そのため，筋の「過緊張」状態を，痙性が原因の部分と軟部組織が原因の部分に分けて分析する必要があります．痙性の評価には，一般的に修正アシュワーススケール（modified Ashworth scale：MAS）と修正ターデュースケール（modified Tardieu scale：MTS）が使用されます．

- MAS：四肢に与えた他動運動に対する抵抗感によって，6段階に序列化された痙性の評価指標で，スコアが大きくなるほど痙性が強いことを示します（表2）．
- MTS[11, 12]：四肢を異なる速さ（V1＝緩徐，V2＝重力速度，V3＝より速く）で動かし，5段階の筋の反応の質と，V1とV3の他動運動で抵抗を感じる角度R2とR1から算出したR2－R1値により痙性の程度を示す指標です．値が大きいほど痙性が強いことを示します．（図7）

筋緊張：筋緊張は，異常低緊張（弛緩），正常，異常過緊張（痙性・固縮）に大きく分類されます．痙性（痙縮）は錐体路障害により，固縮は錐体外路障害により出現します．筋緊張は，安静時と運動時の両方で評価します．安静時には，視診，触診，被動性検査（MAS，MTS，振り子テスト），姿勢による筋緊張の変化，伸展性検査，頭落下試験，深部腱反射，クローヌスなどを検査します．運動時には，視診，触診，姿勢・肢位，共同運動，連合反応，同時収縮，相反神経抑制，体重移動に伴う筋緊張の変化，プレーシング・ホールディング（四肢を空間のいろいろな位置で止め，保持する能力）などを評価します．アト

表2 修正アシュワーススケール

0	筋緊張の亢進はない
1	軽度の筋緊張亢進があり，屈曲・伸展の最終域でわずかな抵抗がある
1.5	軽度の筋緊張亢進がある．明らかな引っ掛かりがあり，それに続くわずかな抵抗をROMの1/2以下で認める
2	よりはっきりした筋緊張亢進を全ROMで認める．しかし，運動は容易に可能
3	かなりの筋緊張亢進がある．他動運動は困難
4	患部は固まり，屈曲・伸展は困難

筋の伸張速度
 V1：できるだけゆっくり（対象とする体節が重力で自然に落下する速度よりも遅く）
 V2：対象とする体節が重力で自然に落下する速度
 V3：できるだけ速く（対象とする体節が重力で自然に落下する速度よりも速く）
ある測定で用いた伸張速度は，その後の測定も同一の速度を用いる

筋の反応の質
 0：他動運動中の抵抗を感じない
 1：他動運動中のわずかな抵抗を感じるが，明らかな引っ掛かりはない
 2：他動運動に対する明らかな引っ掛かりがある
 3：持続しない（伸張し続けた場合に10秒に満たない）クローヌスがある
 4：持続する（伸長し続けた場合に10秒以上の）クローヌスがある

R1：V3の速い他動的ストレッチで最初に抵抗を感じたROM
R2：V1のゆっくりとした他動的ストレッチでの最大ROM
R2－R1：痙性の程度を示す指標

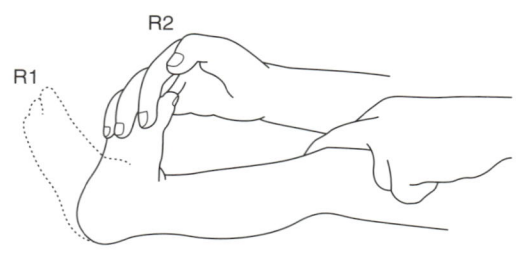

図7 修正ターデュースケール

表3　共同運動

上肢の屈筋共同運動	上肢の伸筋共同運動
1. 肘の鋭角度の屈曲 2. 前腕の回外 3. 肩関節の90°外転 4. 肩関節の外旋 5. 肩甲帯の後退と，または挙上	1. 肘の伸展 2. 前腕の回内 3. 身体の前面での上腕の内転 4. 上腕の内旋 5. 肩甲帯のやや前方突出した位置での固定
下位の屈筋共同運動	下肢の伸筋共同運動
1. 足趾の背屈 2. 足関節の背屈と内反 3. 膝の約90°の屈曲 4. 股関節の屈曲 5. 股関節の外転と外旋	1. 足趾の底屈（逆に母趾は伸展） 2. 足関節の底屈と内反 3. 膝の伸展 4. 股関節の伸展方向の動き 5. 股関節の内転と内旋

テーゼ型や失調型で筋緊張の変動がある場合は，①筋緊張の変動の範囲（低緊張から正常など），②変動が規則的か，不規則か，③筋緊張の変動が起こる身体部位とその方向，④どのようなときに変動が起こるのか，強くなるのかを評価します．

姿勢・肢位：習慣的な姿勢・肢位やそのレパートリーを評価します．また，どの姿勢でどのようなADLを行っているのかも評価します．

運動様式：どの程度共同運動（全体的な動き）（表3）に影響されているのかと，運動様式のレパートリーを評価します．また，共同運動からどの程度独立して各関節を分離的に動かすことが可能かを評価します．加えて，股関節屈曲可動域範囲内であってもどの程度伸展方向の動きが可能かなどの動きの評価を行います．

原始反射・姿勢反射・立ち直り反応・平衡反応：陽性支持反射，ガラント反射，足底把握反射，非対称性緊張性頸反射（ATNR），緊張性迷路反射（TLR），対称性緊張性頸反射（STNR），連合反応，ランドウ反応，5つの立ち直り反応（頭に働く体の立ち直り反応，体に働く体の立ち直り反応，体に働く頸の立ち直り反応，迷路性立ち直り反応，視覚性立ち直り反応），保護伸展反応，傾斜反応を評価します．とくに各姿勢における動作のなかで，頭と体に働く立ち直り反応がどの程度生じるか，左右差はないかを分析することは重要です．

病的反射：バビンスキー反射などで錐体路障害の評価を行います．

深部腱反射：錐体路障害（痙性・痙縮）や末梢神経障害の評価を行います．錐体路障害で痙性がある場合は亢進し，錐体外路障害で固縮がある場合は正常または軽度亢進します．

連合反応：身体の一部が随意的な努力または反射による刺激によって動作を行おうとすると身体の他の部分の肢位が変化したり固定したりする自動的な動作が生じる反応です．対側性と同側性の連合反応があります．連合反応の程度を視診と触診から分析します．また，安静時と連合反応時の筋緊張の変化を評価します．連合反応によってどの動作，ADLが困難かを評価することが重要です．

触覚・圧覚：デルマトーム（皮膚分節知覚帯や末梢感覚神経支配領域）に沿って評価を行うとともに，座位や立位で支持面となる殿部や足底の触覚・圧覚について評価することが重要です．

位置覚・運動覚：口頭指示が理解できる場合は検査を実施します．

眼球運動：見やすい距離，各方向への追視能力，輻輳反射を評価します．また，単眼視か両眼視かを評価します．

視覚認知：図地判別や奥行き知覚を評価します．

バランステスト：保護伸展反応，ロンベルグ徴候検査，Mann肢位保持，片脚立位，ステップ反応，ファンクショナルリーチテストなどを実施します．

X線所見：股関節脱臼に対しては，骨頭の側方偏移率（migration percentage），臼蓋骨頭指数（acetabular head index：AHI），CE角（center-edge angle）/OE角，臼蓋傾斜角／シャープ

(Sharp) 角，シェントン (shenton) 線などを評価します（図8）．側弯に対しては，Cobb角を評価します（図9）．Cobb角が15°以上で経過観察の必要性があり，20°以上で装具が推奨され，35〜40°以上で観血的整復の適応になります[9]．

エネルギー消費：歩行可能なCP児においては，エネルギー消費効率を生理学的コスト指標（physiological cost index：PCI または energy expenditure index：EEI）で評価します．これは，歩行中1mあたりの心拍数で表され（拍/m），歩行中の心拍数（拍/分）から安静時心拍数（拍/分）を引き，歩行速度（m/分）で割ることによって計算されます．最近，CP児に対しては，運動中の心拍数のみを基にした修正EEI値がよりよい指標である可能性があると提案されています[7]．

発達検査：遠城寺式・乳幼児分析的発達検査法[13]（0〜4歳）（p36参照）を使用すると，乳幼児のもっている能力を，運動，社会性，言語の領域にわたって項目別に短時間に測定でき，その発達状況を分析的に評価できます．その他，改訂日本版デンバー式発達スクリーニング検査（0〜6歳），津守式乳幼児精神発達質問紙（0〜7歳），新版K式発達検査（0〜14歳）も使用されます．各検査の適応年齢レベルに発達が達していない場合は，適応年齢を超えても使用できます．

アルバータ乳幼児運動発達検査法（Alberta Infant Motor Scale：AIMS）[14]：1歳6カ月までの乳幼児の運動発達をイラストを見ながら簡便に調べることができる検査法です．

チェイリー姿勢能力発達レベル（Chailey levels of ability）[9]：体重負荷・運動・対称性という要素を基盤として姿勢能力の発達を分類した評価法です．背臥位（6レベル），腹臥位（6レベル）（図10）[9]，床上座位（7レベル），椅子座位（7レベル），立位（8レベル）に分類されます．姿勢能力の評価，治療計画の立案，治療効果の判定，姿勢支持器具および姿勢制御器具の設計，姿勢ケア器具の処方の目的で使用されます．

● 活動・参加レベル

自発的な自然動作の姿勢・動作分析：背臥位，腹臥位，側臥位，寝返り，起き上がり，ずり這い，四つ這い，座位，立ち上がり，伝い歩き，立位保持，介助歩行，歩行器歩行，杖歩行，独歩，階段昇降，屋外歩行 などを分析します．

特定の操作条件下での動作分析：ハンドリング（対象者の身体の一部を持って動作を誘導・介助すること）を加えたり物理的環境を変更したりして，対象者の動作能力を分析します．たとえば，立脚中期に骨盤が側方に過剰に偏移してしまう場合，どの程度骨盤を介助すれば偏移が生じないかを評価します．また，椅子の高さを変えて立ち上がり動作を行って対象者の能力を評価します．この評価は，評価と治療を結び付けるために非常に重要です．

粗大運動：GMFCSレベルⅠ〜ⅡレベルのCP児においては，静止立位保持，歩行，走行，片脚立位，ジャンプ，けんけん，スキップ，ボールキャッチ・投げ・蹴りなどを分析します．

粗大運動能力尺度（gross motor function measure：GMFM）[15]：CP児のための標準化された粗大運動の評価的尺度です．順序尺度であるGMFM-88と間隔尺度として使用できるGMFM-66に分類されます．GMFM-88は，健常5歳児であれば達成可能な粗大運動課題88項目から構成されています．表4は，項目57の例です．0〜3の4段階の判定基準と開始肢位と指示事項が明記されています．GMFM-88のなかの66項目の結果をGross Motor Ability Estimatorとよばれるコンピュータソフトに入力すると，各CP児の総合的な粗大運動能力を表すGMFM-66得点とItem Map（項目難易度マップ）（図11）[16]を獲得できます．Item Mapの使用により，GMFM測定結果を治療に効率的に利用できます．Item Mapの使用方法については，文献16で詳しく述べられています．

歩行能力テスト：6分間歩行テスト（歩行持久力），10m快適速度歩行や10m最高速度歩行（歩行スピード），Timed Up and Go Test（歩行能力や動的バランスや敏捷性などを総合した機能的移動能力）などを使用して評価を行います．

巧緻運動：把持方法の発達レベルを評価するとともに，積み木や書字や描画を観察して巧緻運動能

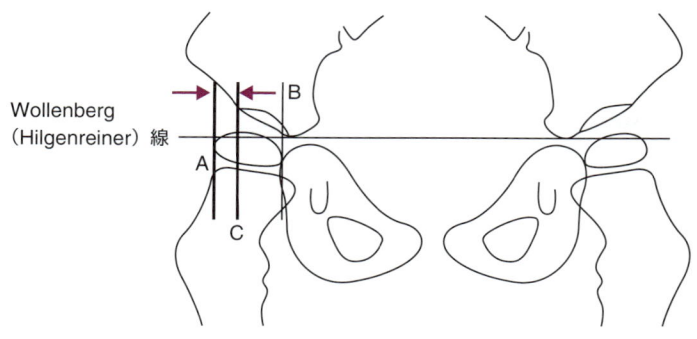

骨頭の側方偏移率（migration percentage）＝AC/AB×100

骨頭の側方偏移率が
　33%以上：股関節亜脱臼
　75～100%：股関節脱臼
偏移率が年間で7%以上増加：
　　股関節が危険な状態
2歳半で
　15%以上：5歳時に25～54%
　　　　　の確率で股関節に問
　　　　　題が生じる
　33%以上：5歳時に100%の確
　　　　　率で股関節に問題が
　　　　　生じる[9]

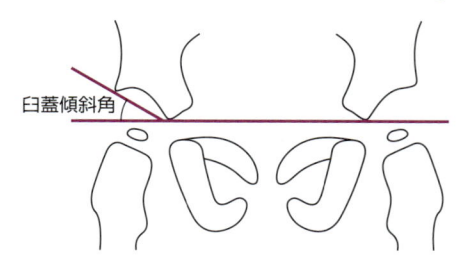

臼蓋傾斜角

臼蓋嘴とY軟骨上部を結ぶ直線と，両側のY軟骨を結ぶ線のなす角度．
乳児期（30～35°以下），10歳（15°前後）で正常．

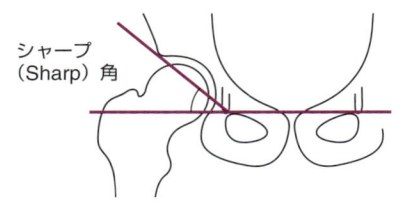

シャープ（Sharp）角

Y軟骨消失後の臼蓋嘴と涙痕を結ぶ線と左右の涙痕を結ぶ線のなす角度．
14歳以上（33～38°）で正常．

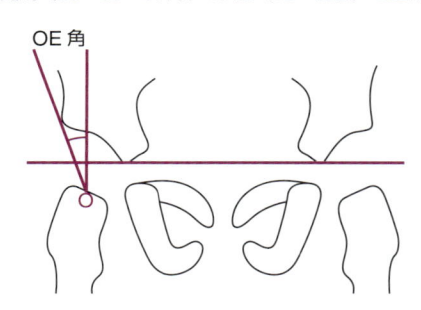

OE角

大腿骨近位骨端上縁中央をOとして臼蓋嘴を結ぶ線と垂直線のなす角度．
1歳未満（5°以上），3歳（15°以上）で正常．

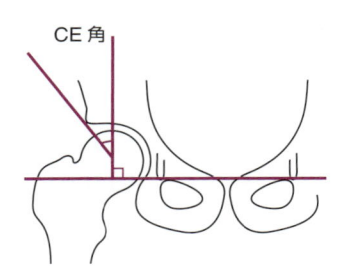

CE角

大腿骨頭中心と臼蓋嘴を結ぶ線と垂直線のなす角度．
成人（30°以上）で正常．

臼蓋骨頭指数（AHI）

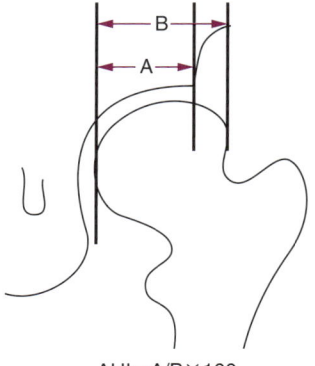

AHI＝A/B×100
80%以上で正常．

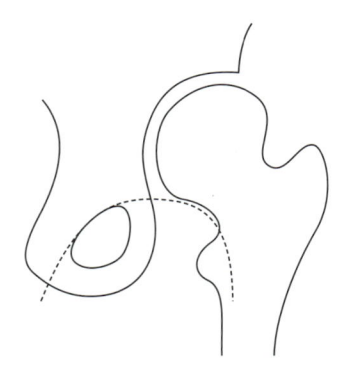

シェントン（Shenton）線：閉鎖孔の上線をなす曲線の延長で，大腿骨頸部とほぼ連続すると正常．

図8　股関節脱臼に対するX線所見（図式化）

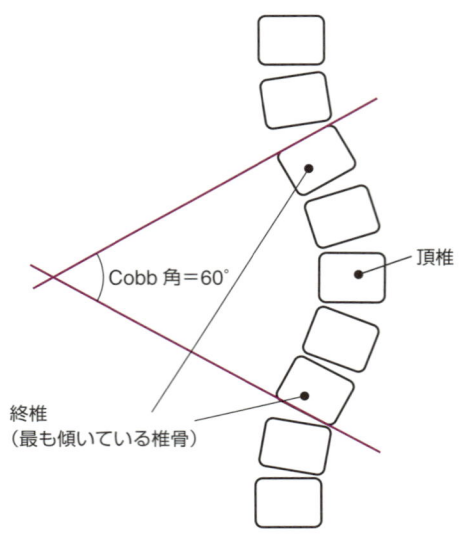

図9 Cobb角

力を評価します．

ADL：食事，更衣，排泄，入浴，移動，遊び，保育所や通園施設や学校での活動，コミュニケーション，睡眠などについてインタビューを実施します．また，標準化された評価法である「**リハビリテーションのための子どもの能力低下評価法**（Pediatric Evaluation of Disability Inventory：**PEDI**）」[17]や「**子どものための機能的自立度評価法**（Functional Independence Measure for Children：**WeeFIM**）」[18]を使用して評価を実施します．

- **PEDI**：6カ月〜7.5歳の患児のADLの評価法です．セルフケアと移動と社会的機能における，患児の能力と援助の必要量と環境調整と補助具の使用の頻度を，インタビューを通して評価します．マニュアル表を使用して算出される基準値標準スコアによって同年齢の健常児の能力との相対的な比較が可能であるとともに，尺度化スコアによってセルフケアと移動と社会的機能における各患児の能力の絶対的な変化を評価できます．また，Item Map（項目難易度マップ）を作成でき，評価結果を効率的に治療に反映できます．
- **WeeFIM**：成人用のFIMをモデルとして作られた6カ月〜7歳未満の患児のADLの評価法です．セルフケア，排泄，移乗，移動，コミュニケーション，社会認知の領域の18項目を7段階の尺度で評価します．

遊び・趣味・レジャー・スポーツ：余暇活動について情報を収集します．

カナダ作業遂行測定（Canadian Occupational Performance Measure：**COPM**）[19]：セルフケア，仕事，レジャーのなかから本人あるいは代理人（母親など）が重要だと考える活動を選んで優先順位をつけ，上位5つの活動についてその満足度と達成度を評価します．

ゴール達成スケーリング（Goal Attainment Scaling：**GAS**）[20]：GASでは，1つひとつのゴールについて，−2（現在のレベル以下），−1（現在のレベル），0（予想到達レベル），1（予想到達レベル以上），2（十分に予想到達レベルを超えている）の5段階の到達レベルを決めて評価を行います．各患児の各目標に対して評価基準を独自に作成するので，個別的な評価が可能で，重度の患児の評価にも使用することができます．

介入

運動発達の促進：運動発達の促進は，正常発達の順序で促すわけではありません．たとえば，座位保持や四つ這いができなくても，立位保持や介助歩行や歩行器歩行が目標になればそれらの練習を行います．また，座位でのリーチや歩行中の体軸内回旋を促したいときに，それを促しやすい寝返り動作のなかで練習を行うことがあります．同様に座位姿勢で体幹部の伸展活動を向上したいときに，準備として，全身の伸展活動を促しやすい立位姿勢で体幹部の伸展を練習することがあります．一方で，原始反射の統合，姿勢反応の発達，体の成長，臥位・座位・立位での感覚運動経験，認知・コミュニケーション機能の発達などがどのように関連することによって，乳幼児が歩行までの運動を獲得するのかを知ることは必須です．それらを知ることにより，ある運動ができないCP児に足りない要素を明確化し，それをどのように促すかのヒントを得ることができます．運動学習を実施するためにはCP児が自発的に動くことが

レベル1
- 頭部が重たく非対称的姿勢
- 顔面，胸部，肩，前腕，膝，足部で体重負荷する
- 骨盤後傾位
- 股関節と膝関節は屈曲位をとる
- 頭部は一側に旋回している
- 下顎前突位
- 肩甲帯は後退し，肩関節は屈曲内転位をとっている
- 背中は平らに押しつぶされている
- この姿勢で手のおしゃぶりができる

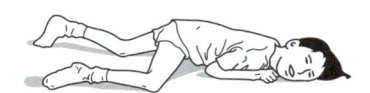

レベル2
- 非対称的姿勢
- 腹臥位をとらせると安定する
- 顔面，胸部，上腹部，前腕，膝，足部でより広く体重負荷する
- 骨盤後傾位
- 肩甲帯後退位
- 肩関節は屈曲・内転位で，肘関節は屈曲位で体側につけている
- 上肢は体側にあり，股関節と膝関節は軽度屈曲位
- 頭部は一側に回旋している
- 下顎前突位
- 頭部を拳上しはじめる．しかし，背中は平らに押しつぶされたままで，骨盤の側方への動きを伴う

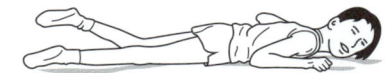

レベル3
- 対称的姿勢
- 下胸部，腹部，大腿，膝，前腕で体重負荷する
- 骨盤と肩甲帯は中間位
- 両前腕で体重を支持する
- 脊柱は緩やかな伸展位をとり，大きな弧を描く
- 頭部と脊柱は一直線にある
- 下顎を引いている
- 側方への体重移動は不安定なため，背臥位にひっくり返ることもある

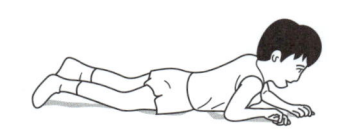

レベル4
- 腹部，大腿，足部で体重負荷し，一側上肢（手または前腕）で支持する
- 骨盤は前傾位だが，体重支持は不十分
- 肩甲帯は前突位をとる
- 脊柱は，上部体幹と下部体幹の分節間で伸展する
- 下顎を強く引くことができる
- 頭部を自由に動かせる
- 下部体幹から分離して頭部と上部体幹を動かせるため，体幹の軸回旋が可能となる
- 正中線上で手と足の遊びができる

レベル5
- 腸骨稜，大腿，下腹部で体重負荷し，on-hands（肘関節伸展位での手掌部支持）となる
- 骨盤は前傾位，後傾位または中間位をとる
- 肩甲帯は前突位をとる
- 骨盤・下部体幹・上部体幹・頭部の各分節間で角度をつけて脊柱を伸展する
- 下顎を強く引くことができる
- 頭部を自由に動かせる
- 骨盤で十分に体重支持ができるため，軸回旋や後方への移動ができる
- 背臥位への寝返りが可能となる

レベル6
- 骨盤と肩甲帯を自由に動かすことができる
- 両手と両膝で体重負荷をはじめる
- 四つ這いで前後に揺れる（ロッキングする）

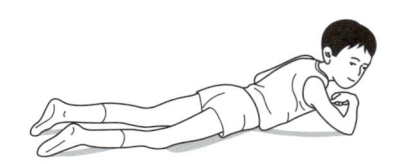

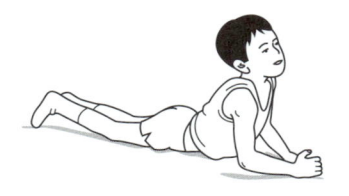

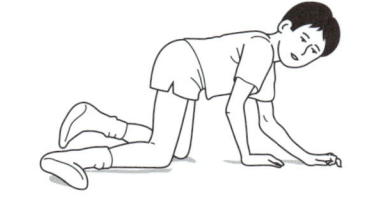

図10　チェイリー姿勢能力発達レベル：腹臥位[9]

必要ですが，CP児の場合，口頭指示だけで練習をしてくれることが少ないため，遊びを使用して動きたいと思うモーティベーションを高めながら練習する必要があります．運動発達を促すためのアプローチとして，**ボバースアプローチ／神経発達学的治療**（neuro-developmental treatment：NDT）や**ボイタ法，麻痺側上肢に対するCI運動療法**（Constraint-induced Movement Therapy）などが有名です．

- NDT：異常な姿勢反射や姿勢・運動様式を抑制し，筋緊張を正常に近づけ，効率的な運動の基礎となるバランス反応と分離（選択的）運動を改善し，機能を向上することを目標にしています．そのために，ハンドリングを多用するとともにポジショニング等の環境設定とホームプログラム指導を行います．

- ボイタ法：7つの姿勢反応（図12）[21]を使用して評価を行い，いくつかの誘発帯を刺激することによって正常の運動の要素が含まれていると考える反射性腹這いと反射性寝返りを賦活して運動発達を促すことを目的としています．

- 麻痺側上肢に対するCI運動療法：成人で使用されるCI療法を患児用に修正したアプローチです．障害がより軽度な上肢の拘束とより重度

表4 粗大運動能力尺度（GMFM）項目57[15]

57. 立位：左足をもち上げ，上肢の支えなしで，10秒間 0. 上肢の支えなしでは左足をもち上げられない 1. 上肢の支えなしで左足をもち上げて3秒未満 2. 上肢の支えなしで左足をもち上げて3〜10秒未満 3. 肢の支えなしで左足をもち上げて10秒間 開始肢位 　子どもに上肢の支えなしで立たせ，楽な姿勢をとらせる．子どもは床に立たせたほうがよい．転倒による負傷の可能性を減らすためにマットが代用されるかもしれないが，そうすると，この項目はより困難になる（用語の説明のなかの"立位"と"上肢の支えなしで"を参照する）． 指示事項 　子どもに10秒過ぎるまで右片脚起立位を保持し，左足を床から完全に離してもち上げているように話す 　年長の子どもは，時間の経過を彼らに知らせ，できるだけ長く肢位を保持させることができる．年少の子どもは，彼らがこの項目を確実に理解するのに，実演（視覚的にか，"手をかける"ことによる）を必要とする場合がある．そして，そのうえで，できるかぎり長く肢位を保持させるためには，なおいっそうの励ましが必要とされるだろう．

な上肢の集中練習（使用）が治療の原則です．上肢の拘束は，ギプス，三角巾，ミトン・手袋，スプリント，セラピストなどによって実施されます．

筋力強化：1990年代前半までは筋力強化によって痙性が高まると考えられ，CP児には適応されませんでした．しかし，1990年代後半より筋力強化によって痙性が高まる事実がないこと，緊張性に筋が硬く収縮することはあっても相動性（筋収縮に強弱の相があり必要なタイミングで筋収縮が起こる）に筋収縮が生じにくく筋力の弱化があること，筋力増強がADLの改善につながることがわかり，2000年以降筋力強化が見直されています．GMFCSレベルⅠ〜Ⅱ（Ⅲ）のCP児は，一般的な漸増抵抗運動が可能ですが，器具が必要なこともあり，器具なしで階段昇りなどのADLを使って筋力強化を実施していくことも重要です．GMFCSレベルⅣとⅤのCP児の筋力強化に対しては，その方法や効果について指針は示されていません．

ストレッチ：ストレッチによりROMや痙性や歩行効率が改善する可能性があることと，持続的なストレッチが徒手的なストレッチより効果的である可能性のあることが明らかになっていますが，まだ結論にはいたっていません[22]．また，下肢屈筋の拘縮予防のために毎日2〜3回45分間，あるいは，骨成長を促すために週に4〜5回60分間，立位保持装置に立つことが推奨されていますが，それに対する確たるエビデンスはありません[23]．

呼吸理学療法：成人とは違う患児の呼吸機能と呼吸機能障害について理解したうえで呼吸理学療法を実施する必要があります．また，重症児では，変形による呼吸機能への影響を考慮する必要があります．近年，重症児の無気肺の予防・改善のために，陽圧換気により肺胞と胸郭を拡張させる方法が普及してきています．人工換気法である**非侵襲的陽圧換気療法**（non-invasive positive pressure ventilation：**NPPV**）や**気管切開下陽圧換気法**（tracheostomy positive pressure ventilation：**TPPV**），器械的排痰法で使用する**カフマシーン**や**カフアシスト**，最大強制吸気量の練習で使用する**蘇生バック（アンビューバック）**などがあります．

姿勢設定・環境調整：適切な姿勢設定（ポジショニング）によって目や手が使いやすくなったり（機能的活動の向上），痙性が強まりにくくなって変形や拘縮が予防されたり，立位保持装置で骨への体重負荷を促すことによって骨粗鬆症を予防したりできます．また，手すりやスロープを設置したり，鉛筆にグリップを付けたり，リハビリテーション用の食器や箸を使用したり，服を工夫したり，コミュニケーション代替器具を使用したりして環境調整を実施することで，自分で可能なことが増えたり楽に遂行しやすくなります．

課題・目的指向型機能療法：CP児が日常生活で必要な機能的な課題や目標を適切に選択し，実際に必要な場面で繰り返し十分な量の練習を行う介

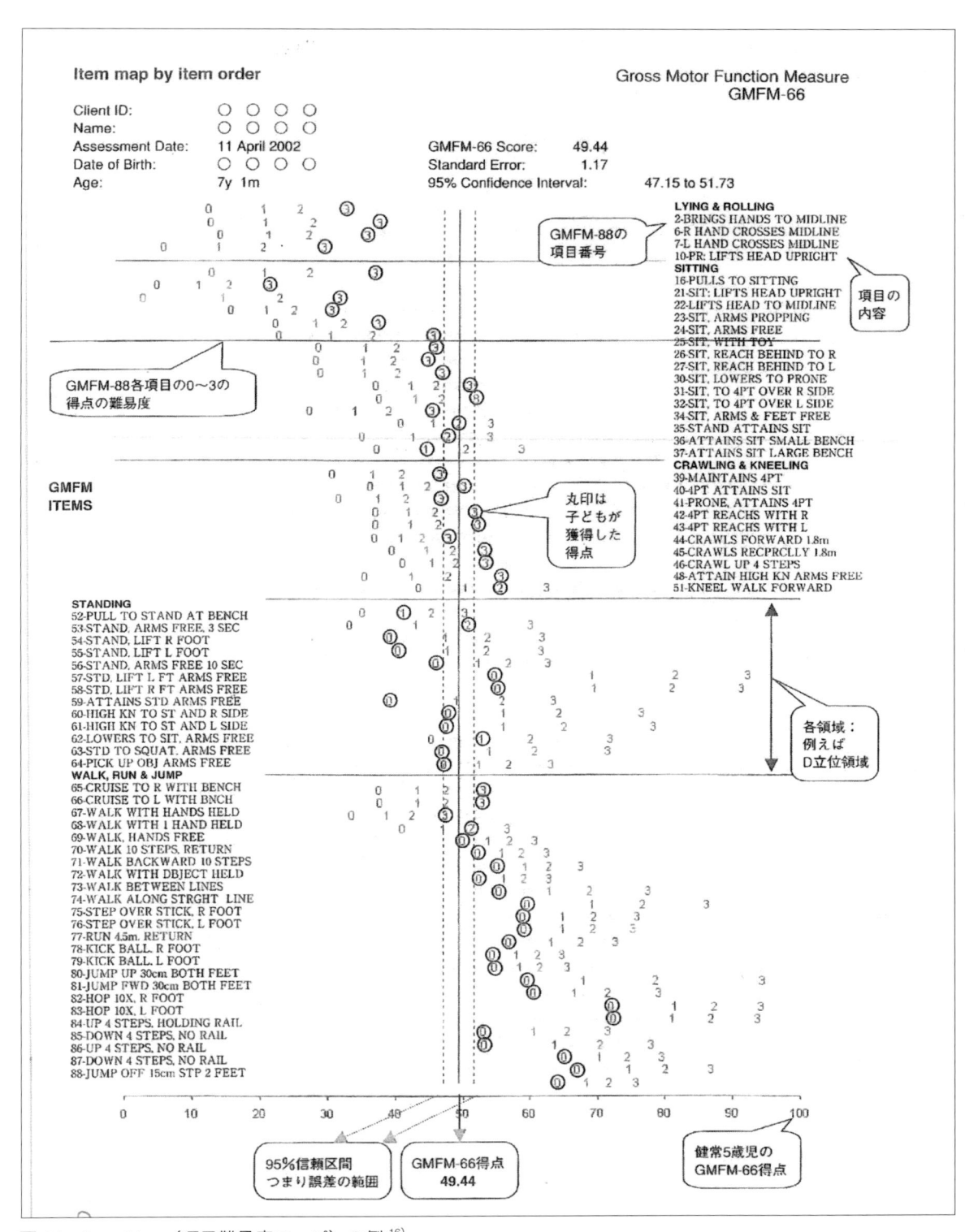

図 11　Item Map（項目難易度マップ）の例 [16]

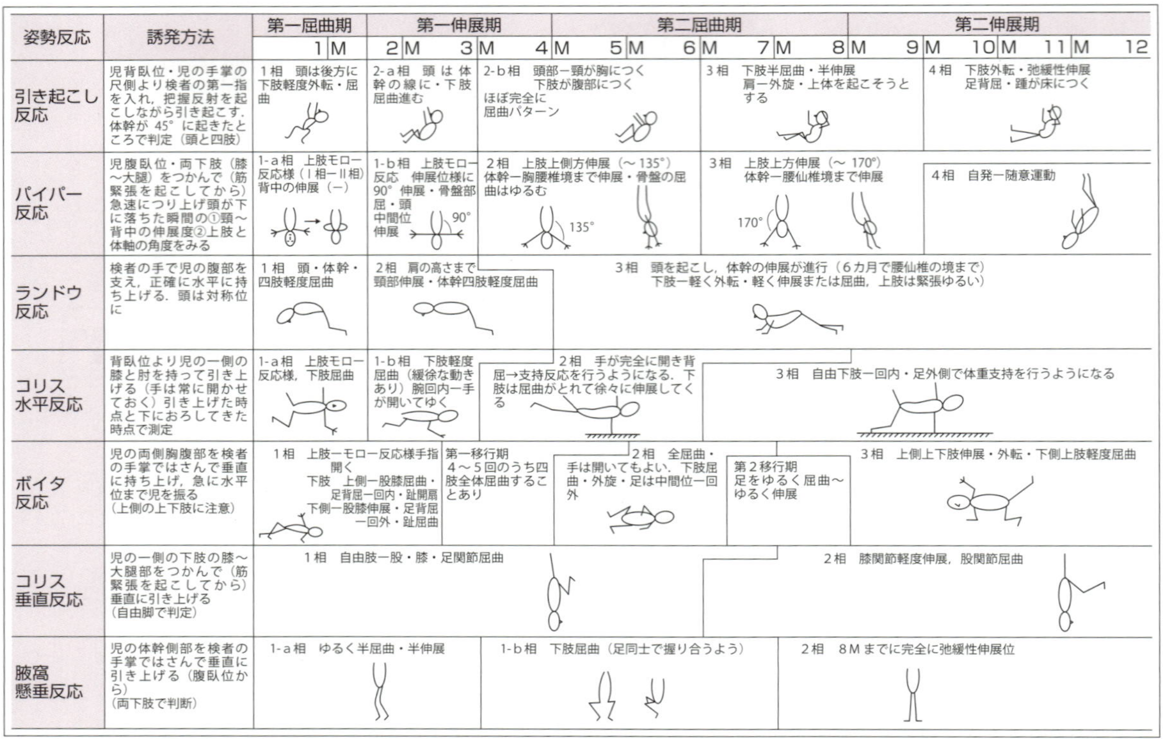

姿勢反応	誘発方法	第一屈曲期 1M–2M	第一伸展期 2M–3M–4M	第二屈曲期 4M–5M–6M–7M	第二伸展期 7M–8M–9M–10M–11M–12
引き起こし反応	児背臥位・児の手掌の尺側より検者の第一指を入れ，把握反射を起こしながら引き起こす．体幹が45°に起きたところで判定（頭と四肢）	1相 頭は後方に 下肢軽度外転・屈曲	2-a相 頭は体幹の線に・下肢屈曲進む / 2-b相 頭部-頭が胸につく 下肢が腹部につく ほぼ完全に屈曲パターン	3相 下肢半屈曲・半伸展 肩-外旋・上体を起こそうとする	4相 下肢外転・弛緩性伸展 足背屈・踵が床につく
バイパー反応	児腹臥位・両下肢（膝～大腿）をつかんで（筋緊張を起こしてから）急速につり上げ頭が下に落ちた瞬間の①頭-背中の伸展度②上肢と体軸の角度をみる	1-a相 上肢モロー様（I相–II相）背中の伸展（−）	1-b相 上肢モロー反応，伸展位様に 90°伸展・骨盤部屈，頭中間位，伸展 90° / 2相 上肢上側方伸展（～135°）体幹-胸腰椎境まで伸展・骨盤の屈曲はゆるむ 135°	3相 上肢上方伸展（～170°）体幹-腰仙椎境まで伸展 170°	4相 自発-随意運動
ランドウ反応	検者の手で児の腹部を支え，正確に水平に持ち上げる．頭は対称位に	1相 頭・体幹・四肢軽度屈曲	2相 肩の高さまで頸部伸展・体幹四肢軽度屈曲	3相 頭を起こし，体幹の伸展が進行（6カ月で腰仙椎の境まで）下肢一軽く外転・軽く伸展または屈曲，上肢は緊張ゆるい	
コリス水平反応	背臥位より児の一側の膝と肘を持って引き上げる（手は常に開かせておく）引き上げた時点と下におろしてきた時点で測定	1-a相 上肢モロー様，下肢屈曲	1-b相 下肢軽度屈曲（緩徐な動きあり）胸回内-手が開いてゆく / 2相 手が完全に開き背屈-支持反応を行うようになる．下肢は屈曲がとれて徐々に伸展してくる	3相 自由下肢-回内・足外側で体重支持を行うようになる	
ボイタ反応	児の両側胸腹部を検者の手掌ではさんで垂直に持ち上げ，急に水平位まで児を振る（上側の上下肢に注意）	1相 上肢-モロー反応様手指開く 下肢 上側-股関節屈曲・足背屈-回内・趾関屈 下側-股関節伸展・足背屈-回外・趾関屈	第一移行期 4～5回のうち四肢全体屈曲することあり / 2相 全屈曲・手は開いてもよい．下肢屈・外旋・足は中間位-回外	第2移行期 足をゆるく屈曲～ゆるく伸展 / 3相 上側上下肢伸展・外転・下側上肢軽度屈曲	
コリス垂直反応	児の一側の下肢の膝～大腿部をつかんで（筋緊張を起こしてから）垂直に引き上げる（自由脚で判定）	1相 自由肢-股・膝・足関節屈曲		2相 膝関節軽度伸展，股関節屈曲	
腋窩懸垂反応	児の体幹頸部を検者の手掌ではさんで垂直に引き上げる（腹臥位から）（両下肢で判断）	1-a相 ゆるく半屈曲・半伸展	1-b相 下肢屈曲（足同士で握り合うよう）	2相 8Mまでに完全に弛緩性伸展位	

図12 ボイタの7つの姿勢反応[21)]

入方法です．この介入方法の基本的な考え方は，①動作の練習だけでは生活のなかで必要な課題の遂行が効率的に援助できません，②治療目標・課題はCP児の生活に意味のある機能的なものでなければなりません，③適切な意味のある課題・目標設定により運動学習・遂行が向上します，④ある課題を実施するためには実際に課題を実施する環境で情報を収集し，その場の物を使用する必要があります，⑤実際の場面で繰り返して課題を練習する量を確保する必要があります，などです．

整形外科的手術[5)]：CP児への整形外科的手術は骨切り術もありますが，股関節屈筋・内転筋，膝関節屈筋，足関節底屈筋に対する**複数個所同時手術**が主流です．手術によってROM制限を改善した状態で，手術後に集中的なリハビリテーション介入を実施し，機能改善を図ることが必要です．GMFCSレベルⅡ～Ⅲ（Ⅳ）のCP児に対して，運動療法，姿勢管理，ボツリヌス療法（BOTOX®）

先輩からのアドバイス

患児の障害を生活障害ととらえます．患児や保護者，患児とかかわる人たちが抱える日常生活の問題点の把握と改善のためにPTとしてできることを探すことが大切です．理学療法室での治療だけで患児の生活の質の改善は難しいことが多く，患児にかかわる人たちと連絡を密にすることが重要です．また，運動障害の改善を，運動の質と量の両面から考える必要があります．理学療法で獲得した動作を日常生活でも遂行できるように，ストレッチの時間や，一定の運動量を毎日確保します．以上のようにPTは，24時間，365日の生活のマネジメントをしていくことが重要です．

座位保持装置　　　立位保時装置　　　　PCW　　　　SRCウォーカー
　　　　　　　　　（プローンボード）

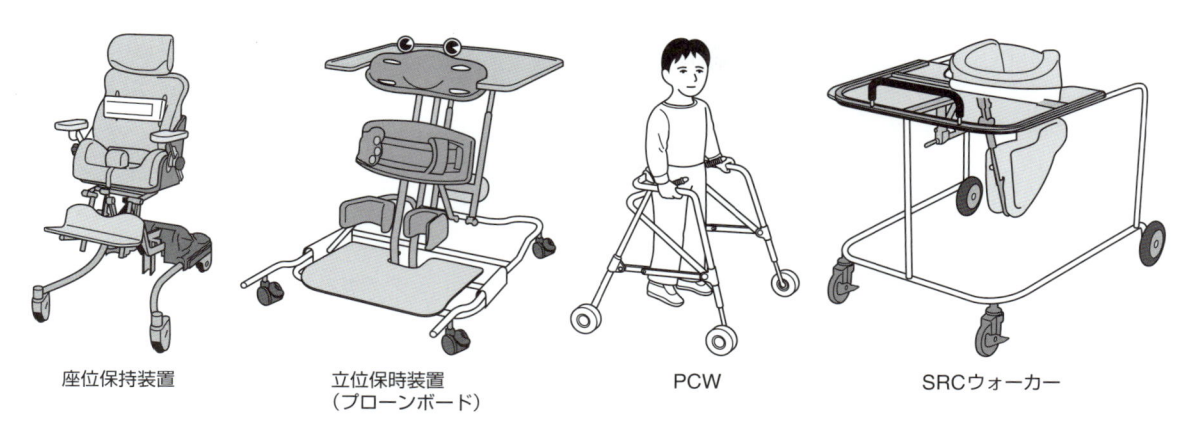

図13　CP児が使用する器具・歩行器の例

などで幼児期の痙性管理を行い，学童期に複数個所同時手術を実施することが効果的です．

ボツリヌス療法（BOTOX®）[12]：神経伝達物質である**アセチルコリン**の**神経筋接合部**での放出を抑制する効果のあるA型ボツリヌス毒素を目的の筋に注射することにより筋活動を減少させる痙性の局所治療法です．**1～7日後から効果が出現し，12～16週間持続します**．機能向上の目的で使用する場合は，この筋緊張が低下している期間に集中的に運動学習を促します．ROMの維持拡大が目的の場合は，この期間にROMの拡大を実施します．以前は，毒素に対する抗体産生のために繰り返しの投与によって効果の減弱がありましたが，現在は製剤が改善され，適切な間隔をあけることで繰り返し投与も可能になっています．

しかし，繰り返し投与による筋萎縮の問題も指摘されています．

装具・器具・歩行器：短下肢装具，座位保持装置，**ロフストランドクラッチ**，立位保持装置（プローンボード，スーパインボード），**PCW**（postural control walker），**SRCウォーカー**（子ども用座付歩行器：SRC walker），改造三輪自転車などが使用されます．（図13）

ホームプログラム指導：家族中心アプローチに基づいて目標を絞り適切に計画・再評価されるホームプログラムは有効です[24]．簡潔に実施内容が記入され実施記録が記入できる用紙を作成して手渡し，毎回の理学療法時にその用紙で実施状況を把握することで，実施頻度が改善されます．

フィットネストレーニング[5]：不活動によるCP

トピックス

- 筋力トレーニングは，ROMの減少や痙性のような否定的な影響を与えずに，筋力を向上させることができます．また，歩行などの活動を改善できる可能性があります（Dodd Kら，2002）[25]．
- 歩行可能なCP児／者において，筋力トレーニングは，筋力増強と歩行スピードに関して統計的に有意な効果はなく，GMFM得点は有意に向上したが臨床的に意味のある向上ではありませんでした（Scianni Aら，2009）[26]．
- 歩行可能なCP児に対する4週間のサーキットトレーニングは，筋力と機能遂行を改善し，その効果はトレーニング終了後8週間以上維持されました（Blundell SWら，2003）[27]．
- 14名の5～14歳のCP児（GMFCSレベルⅢ～Ⅳ）に対して，体重免荷式トレッドミルトレーニングを，週2回，6週間にわたって行った結果，歩行速度と10分間歩行距離の増加が認められました（Dodd Kら，2007）[28]．

児／者の健康障害を予防するために，心肺機能，筋量と筋力，骨量，体力・持久力の維持・改善，生活習慣病の予防，体重のコントロールなどが目的です．フィットネストレーニングは，生理学的変化を生じるに十分なレベルまで心拍数を増大するすべての活動と定義されています．近年，日常的なCP児／者に対するフィットネストレーニングの重要性が強調されるようになっています．

障害児スポーツ：健康の維持・向上および社会参加の面から，障害児スポーツの重要性が認められ始めています．障害児スポーツには，水泳，陸上，車いすバスケットボール（車いすツインバスケットボール），車いすハンドボール，風船バレーボール，ボッチャなどの競技があります．コンディショニングやパフォーマンス向上への理学療法士のかかわりが期待されています．

確認してみよう！

- 脳性麻痺は，受胎から（　①　）までのあいだに生じた，脳の（　②　）に基づく，永続的な，しかし変化しうる（　③　）の異常です．運動タイプ別に，（　④　），（　⑤　）（異常運動型），失調型，障害部位別に，四肢麻痺，（　⑥　），片麻痺に分類されます．粗大運動の重症度は，（　⑦　），（　⑧　）によって，手指操作能力は脳性麻痺児の手指操作能力分類システム（　⑨　）によって分類されます．
- 合併症には，聴覚障害，視覚障害，知的障害，知覚障害，（　⑩　），胃食道逆流症などの健康障害，（　⑪　）や（　⑫　），（　⑬　）などの二次的障害などがあります．
- 痙性の評価には，（　⑭　）（MAS）と（　⑮　）（MTS）が使用されます．
- 標準化された評価方法として，（　⑯　）（GMFM）とADLの評価法である（　⑰　）（PEDI）と子どものための機能的自立度評価法（　⑱　）があります．
- 運動発達を促すためのアプローチとして，（　⑲　）（NDT），（　⑳　），麻痺側上肢に対する（　㉑　）が有名です．
- （　㉒　）での神経伝達物質の（　㉓　）の放出を抑制する効果のあるA型ボツリヌス毒素を目的の筋に注射することにより筋活動を減少させる痙性の局所治療法である（　㉔　）が近年使用されるようになっています．

解答

①生後4週間　②非進行性病変　③運動および姿勢　④痙直型　⑤アテトーゼ型　⑥両麻痺　⑦粗大運動能力分類システム　⑧GMFCS　⑨MACS　⑩てんかん発作　⑪股関節脱臼　⑫側弯　⑬頚椎症　⑭修正アシュワーススケール　⑮修正Tardieu Scale　⑯粗大運動能力尺度　⑰リハビリテーションのための子どもの能力低下評価法　⑱WeeFIM　⑲ボバースアプローチ／神経発達学的治療　⑳ボイタ法　㉑CI運動療法　㉒神経筋接合部　㉓アセチルコリン　㉔ボツリヌス療法（BOTOX®）

※⑦と⑧，⑪〜⑬はそれぞれ順不同

（藪中　良彦）

引用・参考文献

1) 厚生労働省社会・援護局障害保健福祉部企画課：平成18年身体障害児・者実態調査結果．平成20年3月24日．
2) Hanna S, Rosenbaum P, et al.：Stability and decline in gross motor function among children and youth with cerebral palsy aged 2 to 21 years. Dev Med Child Neurol 51：295-302, 2009.
3) 近藤和泉：脳性麻痺の診断にあたり，どのような定義にしたがえばよいか？ 脳性麻痺リハビリテーションガイドライン（社団法人 日本リハビリテーション医学会監修），医学書院，2009, 34-36.
4) Mutch L, Alberman E, Hagberg B, Kodama K, Perat MV：Cerebral palsy epidemiology：where are we now and where are we going? Dev Med Child Neurol. 34：547-51, 1992.
5) 上杉雅之，成瀬 進監訳：脳性麻痺のクリニカルリーズニングアプローチ．医歯薬出版，2011.
6) 日本聴能言語士協会講習会実行委員会編集：アドバンスシリーズ コミュニケーション障害の臨床．脳性麻痺，共同医書出版社，2002.
7) 理学療法診療ガイドライン部会編集：脳性麻痺．理学療法診療ガイドライン，第1版，公益法人日本理学療法士協会，2011.
8) 細田多穂監修：小児理学療法学テキスト．南江堂，2010, 63-64.
9) 今川忠男監訳：脳性麻痺児の24時間姿勢ケア．三輪書店，2006, 77-84, 112.
10) Ohata K, Tsuboyama T, Ichihashi N, et al.：Measurement of muscle thickness as quantitative muscle evaluation for adults with severe cerebral palsy. Phys Ther 86：1231-1239, 2006.
11) Boyd R, Graham HK：Objective measurement of clinical findings in the use of Botulinum toxine type A for the management of children with CP. Eur J Neurol 6：S23-S35, 1999.
12) 梶龍兒総監修，根津敦夫編集：小児脳性麻痺のボツリヌス治療．診断と治療社，2008, 26-27.
13) 遠城寺宗徳，合屋長英：遠城寺式・乳幼児分析的発達検査法．慶応義塾大学出版会，1983.
14) 上杉雅之，嶋田智明，武政誠一監訳：乳幼児の運動発達検査―AIMSアルバータ乳幼児運動発達検査法．医歯薬出版，2010.
15) 近藤和泉，福田道隆監訳：GMFM 粗大運動能力尺度．医学書院，2000.
16) 藪中良彦：粗大運動能力尺度（GMFM）（EBOT時代の評価法 厳選25）．OTジャーナル 38(7)：603-612, 2004.
17) 里宇明元，問川博之，近藤和泉監訳：PEDI―リハビリテーションのための子どもの能力低下評価法．医歯薬出版，2003.
18) 問川博之，里宇明元，髙橋秀寿：ADL評価．総合リハ 34：523-532, 2006.
19) 吉川ひろみ訳：COPM―カナダ作業遂行測定，第4版．大学教育出版，2006.
20) 原田千佳子：ゴール達成スケーリング．OTジャーナル 38：591-595, 2004.
21) 児玉和夫ほか：ボイタ法による診断と治療．脳と発達 11：190, 1979.
22) Pin T, Dyke P, Chan M：The effectiveness of passive stretching in children with cerebral palsy, Dev Med Child Neurol 48：855-862, 2006.
23) Stuberg WA：Considerations related to weight-bearing programs in children with developmental disabilities. Physical Therapy, 72：35-40, 1992.
24) Novak I, Cusick A, Lannin N：Occupational therapy home programs for cerebral palsy：double-blind, randomized, controlled trial. Pediatrics, 124：e606-14. 2009.
25) Dodd KJ, Taylor NF, Damiano DL：A systematic review of the effectiveness of strength-training programs for people with cerebral palsy. Arch Phys Med Rehabil 83：1157-1164, 2002.
26) Scianni A, Butler JM, Ada L, et al.：Muscle strengthening is not effective in children and adolescents with cerebral palsy：a systematic review. Aust J Physiother 55：81-87, 2009.
27) Blundell SW, Shepherd RB, Dean CM：Functional strength training in cerebral palsy：a pilot study of a group circuit training class for children aged 4-8 years. Clin Rehabil 17：48-57, 2003.
28) Dodd KJ, Foley S：Partial body-weight-supported treadmill training can improve walking in children with cerebral palsy：a clinical controlled trial. Dev Med Child Neurol 49：101-105, 2007.

第4章　痙直型脳性麻痺—両麻痺

痙直型脳性麻痺—両麻痺

エッセンス

- 痙直型脳性麻痺－両麻痺（cerebral palsy-spastic diplegia）では脳の障害から生じる**痙性麻痺**が出現します。体幹部は低緊張ですが骨盤帯と下肢には中等度から重度の痙性が，上肢においても軽度の痙性が分布して痙性の強さは左右差がみられます。これらの痙性が出現すると，乳幼児期の運動発達が阻害されて伝い歩きや歩行など，運動機能の獲得が遅滞または停滞します。

- 両麻痺児は痙性が分布する骨盤帯や下肢の障害による動きにくさを代償するために，比較的動かしやすい上肢や体幹部を過度に使用するのが特徴です。上肢や体幹部の過用により，下肢の痙性が増強して運動を遂行することがさらに困難になります。寝返りや起き上がり動作，腹這い，四つ這い移動，立ち上がり動作，歩行などで，特有な**代償運動**を伴う異常な動き方がみられます。すなわち，股関節の屈筋群，内転筋・内旋筋群，ハムストリングス，下腿三頭筋の痙性により両下肢は交差して，**はさみ脚肢位**（scissors position）をとります（**図1**）。股関節の外転方向に関節可動域（range of motion：ROM）および運動の制限があり，下肢の**交互運動**が困難になります。

- 肩関節や肘関節，手・手指の関節に軽度の痙性麻痺によるROM制限が生じると，上肢の外側方向や後方，挙上方向へのリーチ範囲が制限されて，手指の使い方にも不器用さや機能の左右差がみられます。

- 理学療法（pysical therapy）は運動発達の促進，移動能力の獲得，ROMの維持・改善，手指・上肢機能の向上，日常生活活動（activities of daily living：ADL）の獲得，下肢の手術後療法，**装具療法**を実施します。学齢期以降では腰痛や足部変形などの**二次障害**を予防し，学校生活や社会生活におけるさまざまな課題が円滑に遂行できるように援助します。

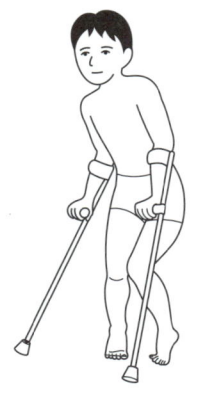

図1　痙直型両麻痺

痙直型両麻痺とは？

　脳性麻痺は大別して，痙直型，アテトーゼ型（異常運動型），失調型，弛緩型に分けることができます．さらに痙直型は，痙直型四肢麻痺，痙直型片麻痺，痙直型両麻痺（spastic diplegia：SD）に分類されます．SD児の86～90％は，何らかの方法を使って歩行を獲得します[1]．粗大運動能力分類システム（gross motor function classification system：GMFCS，p44参照）では，SD児はレベルⅠ～Ⅳと幅広く分布しますが，約92％はレベルⅠ～Ⅲに含まれます（図2）[2]．レベルⅠは制約なしに歩くことができますが，運動の協調性が制限されます．レベルⅡは歩行補助具を使わないで歩くことができますが，屋外や人混みで困難さがみられます．レベルⅢは屋内では歩行補助具を使用して歩くことができますが，長距離移動では車いすを使用します．

　粗大運動能力尺度（gross motor function measure：GMFM）のスコアは，「四つ這いと膝立ち」領域，「立位」領域，「歩行，走行とジャンプ」領域で得点が減少します．SD児は四つ這い位・移動や膝立ち，立位，歩行など重心の高位化や支持面の狭小化に伴って，動作を円滑に遂行することが困難になります．

　SD児では，小学校に就学する前後に，下肢の手術を施行する者が多くなります．SD児の手術は歩行能力を獲得させること，歩行の安定性や歩行速度などの歩行能力を高めること，股関節の変形矯正などを目的に実施されます．手術部位は足関節が多く，尖足変形を矯正するためにアキレス腱延長術などが実施されます．股関節に脱臼や亜脱臼を発症したSD児には，股関節周囲筋解離術などが施行されます[3]．

分類

　SDの歩容から2つのタイプに分けることができます[4]．

1）歩行時に体幹部の側方運動がみられるタイプ

　胸椎は伸展位で腰椎前弯が強いSD児は，固く突っ張っている下肢を前方にステップするために，体幹部を支持下肢側に側屈させて代償的に体重を移動して対側の下肢を前方に振り出します．歩行時に両下肢を交互にステップするために，支持下肢側の体幹部を交互に側屈して過剰に体幹部を側方に動かしながら歩行を続けます．

2）歩行時に体幹部の前後運動がみられるタイプ（鳩様歩行）

　胸椎が強度に屈曲して，骨盤が前傾，股・膝関節が屈曲するSD児は，体幹部を後方に傾けて一側下肢をステップします．ステップした前方の下肢に体重を移動する際には，体幹部を前方に投げ出す動きとなります．下肢を交互にステップする際の代償的な体幹部の前後運動が，このSD児の特徴的な歩容です．青年期や成人期まで歩行能力をかろうじて維持しますが，加齢とともに下肢の抗重力伸展活動が低下するケースでみられます．

障害構造

　世界保健機関（WHO）による国際障害分類（international classification of impairments, disabilities and handicaps：ICIDH）に基づいたSD児の障害構造は，図3に示すとおりです．

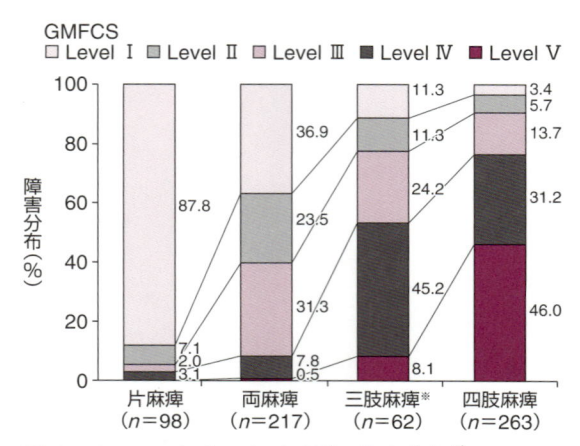

図2　GMFCSによるタイプ別の障害分布[2]
＊合計が100.1になるが，原著のまま記載する．

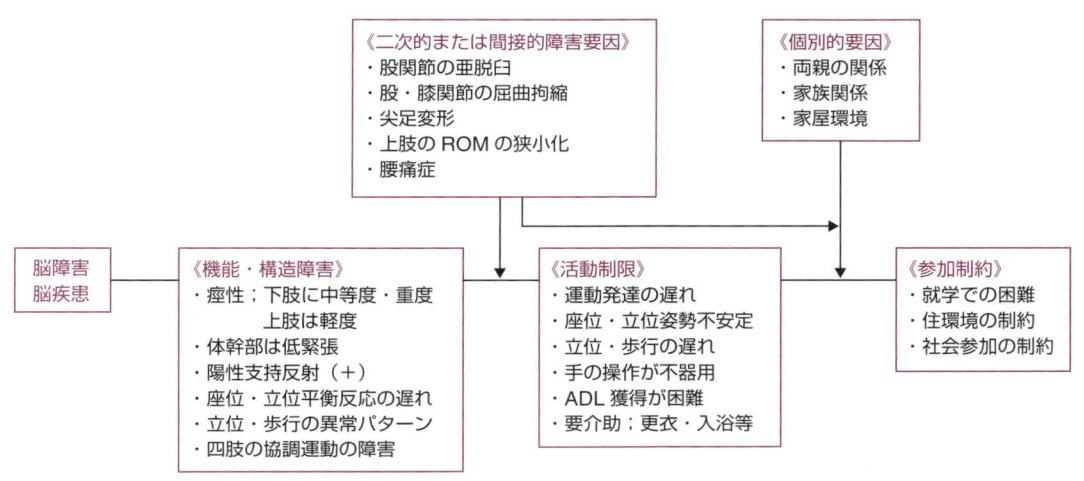

図3 痙直型両麻痺の障害構造

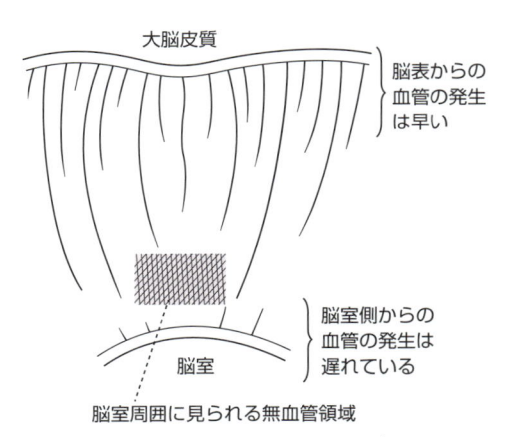

図4 脳室周囲白質軟化症の好発部位[5]

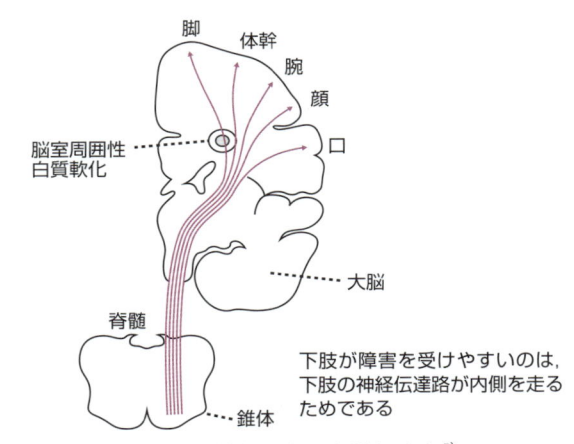

図5 脳室周囲白質軟化症と皮質脊髄路[5]

病態

　脳性麻痺発生の三大要因は，従来は**仮死産，核黄疸，未熟児**といわれていましたが，最近の傾向としては早産・低出生体重による脳性麻痺が増加しています．SD児における中枢神経系の病変部位は，脳室上衣下出血，脳室内出血，虚血性脳症として起こる**脳室周囲白質軟化症**（periventricular leukomalacia：**PVL**）が多いとされています．脳室周囲白質軟化症の好発部位は錐体路の内側を走る下肢の神経伝達路であるために，両下肢には痙性麻痺が出現して両下肢の交互運動が困難になります（図4，5）[5]．

乳幼児期における各姿勢の臨床像

●背臥位

　SD児では頭部と目の協調動作や**目と手の協調動作**，視覚に誘導された手のリーチ，両手による操作，**持ち替え動作**は，健常児の発達から多少の遅れを伴いながらも獲得していきます．他方，体幹部と下肢の発達では新生児期から下肢の蹴りの動きが量的に少なく，さらに左右の分離した動きがみられません．下肢の**分離運動**の難しさは，膝関節を伸展したときに股関節は内転・内旋し，足関節は底屈位になることです．

　とくに4カ月以降は，健常児が獲得する**正中位**

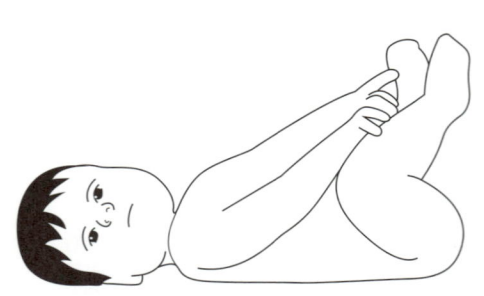

図6　5カ月の健常児の背臥位

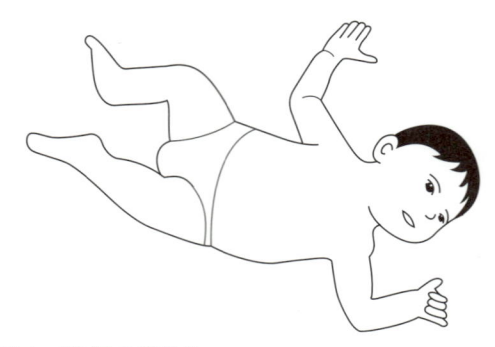

図7　SD児の背臥位

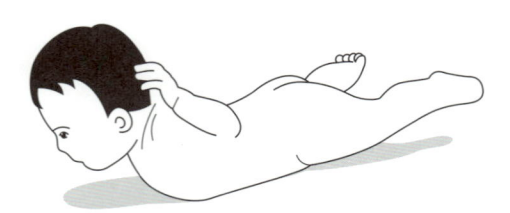

図8　4カ月の健常児の腹臥位

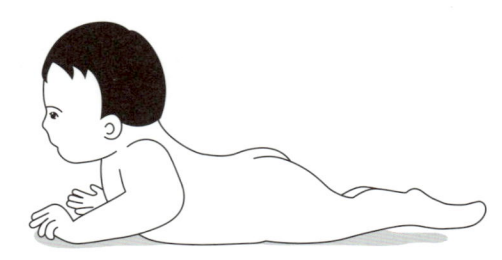

図9　SD児の腹臥位

指向（midline orientation）の発達において多くの困難が生じます．たとえば，両足をこすり合わせることや，骨盤を後傾したまま殿部を床から持ち上げて両手で大腿部に触れる動作を経験することができません．また，5カ月の健常児でみられる両下肢を腹部上に持ち上げて両手で足趾を触って遊ぶこと（図6）は，SD児では経験することがありません．両膝関節を曲げて両足で床を支えて殿部を挙上するブリッジも，SD児は経験しないで発達していきます．足趾を口に運んで舐めたり，口の中に足趾を入れたりする動作もSD児ではみられません．

背臥位（図7）から腹臥位への寝返りは，痙性が軽度である上半身を過剰に活動させながら行います．頭部や体幹部，上肢の屈曲を強めながら背臥位から側臥位に移行し，側臥位から腹臥位へは頭部と体幹部を伸展して移行します．姿勢を変換する間も連合反応により下肢の痙性は増強する結果になります．

●腹臥位

SD児は3カ月レベルの前腕体重支持（On Elbows）で頭部を90°まで挙上する活動は獲得しますが，4カ月以降の発達で困難さが顕著になります．4カ月レベルの対称性両側活動（symmetrical bilateral activity）（図8）では，体幹部から下肢にかけ伸展姿勢が出現して，頸部や脊柱の伸展活動に股関節の内転・内旋，足部の尖足を伴います（図9）．

5カ月レベルの健常児が両前腕で支持しながら，前腕回外の動きを使って玩具の側面や裏面を観察するような動作はSD児では困難です．また，下肢の痙性による影響を受けるために，体幹部を回旋しながら骨盤を側方に回旋して，重心を側方に移すことが困難になります．骨盤回旋を伴う重心の側方移動ができないと，玩具に手を伸ばすリーチの範囲が制限されます．

6〜7カ月の健常児が獲得する手掌体重支持による姿勢保持やバランス反応を，SD児は獲得することが困難です．健常児は一側上肢と骨盤に体重を移動した側臥位で，非対称姿勢を保持しながら他側の上肢を体重支持から解放して自由に玩具で遊ぶことができます（図10）．このようなダイナミックな姿勢コントロールをSD児は獲得することができません．健常児のピボットターンや腹

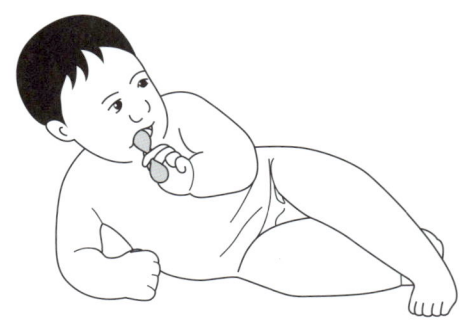

図10　7カ月の健常児の前腕体重支持

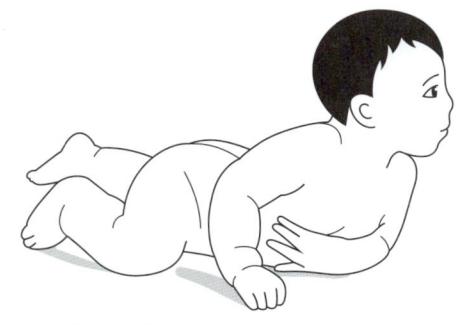

図11　健常児の腹這い

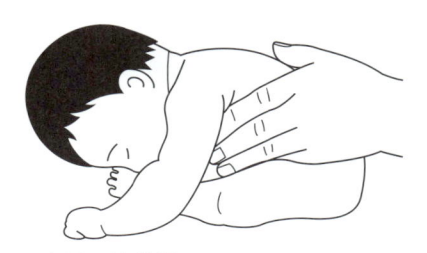

図12　2カ月の健常児

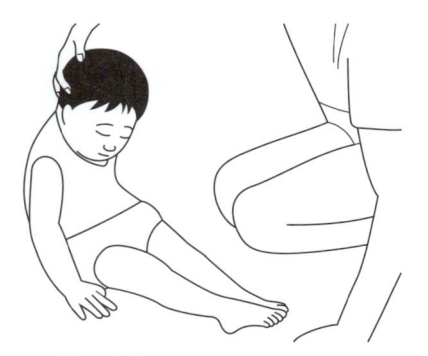

図13　SD児の座位

這い（腹部を床につけた移動）は，体幹部と骨盤の円滑な側方回旋が特徴です（図11）．しかし，SD児はピボットターンを経験できません．腹這いは上肢の過剰な代償動作を使って行い，交互運動が欠如した下肢を伸展したまま，全身を引きずりながら動作を遂行します．

●座位

健常児の座位は前傾姿勢から始まります．股関節を屈曲した骨盤前傾位で，脊柱の抗重力伸展活動が不十分なために頭部は下垂したまま介助者に支えられながら前傾姿勢を保ちます（図12）．一方，SD児の座位は下肢の痙性の影響を受けて，股関節は伸展位でねじれを伴った骨盤が後傾し，後ろにもたれた姿勢から始まります（図13）．

臥位から座位に姿勢を変換するときは，**割り座（Heel sitting, W-sitting）**に移行します（図14）．SD児は体幹部や骨盤の回旋を伴う長座位や胡坐座りには移行できません．割り座の利点は，安定した座位が保証されるために両手が使用できることです．長座位や胡坐座りは，下肢の痙性の影響を受けて座位の支持基底面が狭くなるために不安定になり，一側または両側の上肢は姿勢を支えるために必要になります．

SD児に長座位を他動的に取らせると，骨盤は後傾，下肢は股関節内転・屈曲，膝関節屈曲になります．重心が後方に移動して脊柱は円背となり，仙骨部で体重支持する**仙骨座り**をとります（図13）．体重支持面が狭小になるために，不安定ながら両手を支持して姿勢を保ちます．支持している上肢を床面から離すことが困難になるので，両手の活動や片手の操作も正確性や巧緻性を欠くことになります．

端座位も長座位と同じように，骨盤が後傾した仙骨座りで脊柱は円背になり，頸椎や腰椎を伸展して姿勢を保持することができません．股関節は内転・内旋位，膝関節が伸展して足部は床面から挙上するか前足部のみ接地します．両足底部を接地した体重支持面を確保することができずに姿勢が不安定になるので，両手または片手を姿勢保持のために使用することになり，両手を遊びや操作

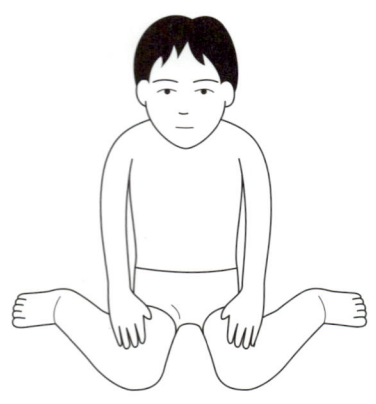

図14　SD児の割り座

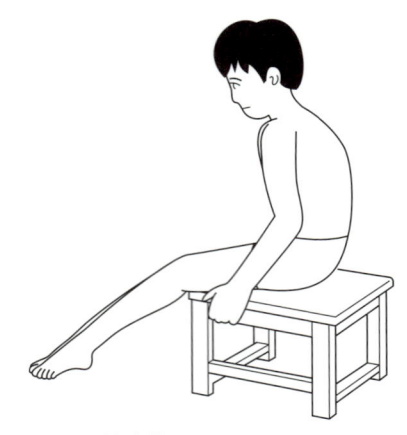

図15　SD児の端座位

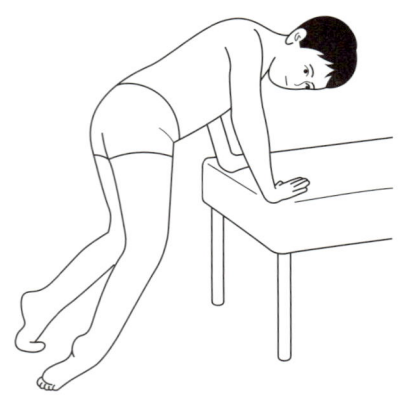

図16　SD児の立ち上がり動作

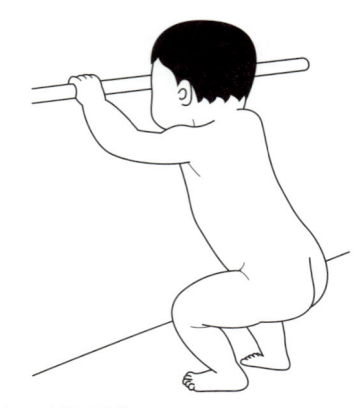

図17　しゃがむ動作

などの活動に使用することが制限されます（図15）．

●立位

　立ち上がり動作では，上肢の支持機能を利用して両下肢を突っ張って立ち上がるため，尖足痙性が強まり，両足の全足底接地が困難になります（図16）．上肢に依存した立ち上がり動作から立位に移行しても，健常児が7～8カ月ごろに盛んに運動学習する両側方への伝い歩きや立位バランスを経験学習する機会をもつことはできません．また，SD児はバランスを求められる場面になると下肢の痙性を強め，立位アライメントが崩れるので立位バランスをとることが難しくなります．

　大腿四頭筋の遠心性収縮による膝関節の段階的な屈曲制御（図17）ができないために，立位からのしゃがみ座りや立位での軽度膝関節屈曲位を保持することができません．立位での側方体重移動やステップ肢位における前後の体重移動は，下肢に分布する痙性の影響を受けて，骨盤および下肢で円滑に遂行できないために，代償的に頭部や体幹部を過剰に動かすことによって重心移動に対処します．

●歩行

　歩行能力のレベルは年齢や下肢における筋緊張の強さ，歩行の経験年数によってそれぞれ異なります．SD児の歩行は歩行器を使用することから始まることが一般的です．尖足痙性が強い場合は，短下肢装具（ankle foot orthosis：AFO）を装着して歩行器を操作すれば，多くのSD児は実用的な歩行能力を獲得することが可能となります．

評価

SD児の理学療法評価において実施する評価の項目および内容は以下のとおりです．

1）情報収集

医師やケースワーカー，心理療法士，作業療法士，保育士らが把握しているSD児の家庭環境や健康状態，出生歴や療育歴について，カルテや療育日誌などから確認します．脳波検査や精神発達検査などの各種の検査結果についても把握します．

2）形態計測

両下肢長を計測します．下肢長差の要因となる骨盤の捻れや脊柱側弯，股関節脱臼や亜脱臼が出現していないかを確認します．大腿部や下腿部の周径を計測して，筋の発達の程度や立位・歩行の経験，両下肢の左右差をチェックします．

3）神経学的検査

四肢における痙性の分布状況や筋緊張の性状（固縮，痙性，動揺性，低緊張，弛緩性など），筋緊張の強さについて評価します．痙性の強さはアシュワーススケール（Ashworth scale）で5段階に区分されます．深部腱反射検査および感覚検査を実施します．

4）ROM測定

四肢関節や体幹部のROMを測定しますが，一般的には，上肢および体幹部は自動的ROMを，下肢は他動的ROMを測定します．とくに左右差を把握することが重要です．

5）筋力測定

乳児期や幼児期前半では個々の筋力を測定することは困難であり，SD児が遂行する動作を観察しながら筋力を評価します．幼児期後半から学齢期以降では手術前後の筋力を精細に評価して，手術後の理学療法や治療効果の判定に役立てます．

6）姿勢反射検査

立位姿勢や歩行に影響を与える病的反射，とくに陽性支持反射（positive supporting reflex：PSR）が，動作や姿勢保持にどのような影響を与えているか把握します．バランス反応は，長座位，端座位，胡坐座位，正座などの座位姿勢，および膝立ち，立位，ステップ肢位で重心変化に対応する姿勢調節の能力を評価します．

7）運動発達検査

GMFM[6]およびGMFCS[7]による評価を実施します．GMFMおよびGMGCSの結果から，患児の予後を知ることができます．乳幼児期では，背臥位や腹臥位，座位，立位，上肢機能，反射等の各領域における発達月齢を評価して，各領域において均等な発達がみられているか，どの領域で遅れが強いかを把握します．

8）姿勢・動作の分析

運動発達検査が量的な評価とするなら，動作分析は質的な評価と考えられます．SD児が自らとる姿勢や運動，ADLを観察した結果から動作の分析を行います．正常な動きなのか，健常児ではみられない異常な様式で動いているのか，代償的な動き方なのかを判断するとともに，それらの要因を筋緊張の異常や姿勢反射などの機能・構造障害と関連づけながら解釈します．

9）ADL評価

子どものための機能的自立度評価法（functional independence measure for children：WeeFIM）は，6カ月〜7歳未満の患児の能力低下を評価します．評価の内容はセルフケア，排泄コントロール，移乗，移動，コミュニケーション，社会的認知の6領域18項目からなります[8]．

リハビリテーションのための子どもの能力低下評価法（pediatric evaluation of disability inventory：PEDI）は，特定のスキルを患児が遂行する能力と，機能的活動に必要な介助量の両面を測定します[9]．とくに歩行速度や耐久性などの移動能力，移動動作に使用するPCW（postural control walker）およびクラッチ歩行など歩行補助具の必要性，日常生活のさまざまな場面における移乗動作の能力を評価します．

● 各ライフステージの理学療法目標

各ライフステージに応じて，以下の理学療法を実施します．

①乳児期および幼児期前半では，運動発達年齢に相応した運動発達を獲得させます．

②幼児期後半では，移動能力の獲得など，就学に必要とされる運動課題に取り組みます．
③学齢期では，学校や家庭生活上の課題を解決するための理学療法を展開します．
④成人期では，二次障害の予防と社会生活上の課題の解決に向けた理学療法を実施します．
⑤老年期では，健康増進や，老化による二次障害予防などを目的に実施します．

● 理学療法ポイント
①立位・歩行の獲得に向けた理学療法を進めます．
②体幹部や骨盤，下肢の左右対称性に注意を払います．
③上半身の代償活動を抑制して，骨盤と下肢を使った円滑な体重移動を学習させます．
④健常児の5カ月以降でみられる横座りやリング座位，高這い，片膝立ちなどの，骨盤および下肢を使った多様な分離運動や姿勢変換を学習させます．
⑤SD児の運動発達を促進する治療は6～7歳ごろまでが上限とされています．これ以降は，獲得した運動機能が低下しないように機能を維持することが一般的な目標になります．

理学療法

● 乳児期・幼児期前半における理学療法；運動発達課題に対するアプローチ

1）背臥位

正常発達の3カ月以降の運動発達課題に対してアプローチします．体幹筋の収縮を伴いながら，股・膝関節を対称的に屈曲して腹部上に持ち上げ，両下肢の大腿外側部や下腿の背側に触れたり，足趾で遊んだり，足を口に持っていったりする動作を豊富に経験させます（図18）．また，両下肢のキッキングでは分離運動を経験させます．股関節外転・外旋位，足関節背屈位を保ちながら股・膝関節の伸展活動を学習させることが，将来的に立位や歩行の獲得に結びつきます．

2）腹臥位

SD児は，脊柱から下肢の**抗重力伸展活動**の発達が不十分です．また，骨盤の側方への回旋を伴う両側方への体重移動を十分に経験しないまま運動を積み重ねていきます．両下肢を，外転・外旋位，足部背屈位で対称的な両側性の抗重力伸展活動を促すこと，安定した両手支持による腹臥位姿勢を保持すること（図19），片手支持側に骨盤を回旋して同側に体重を移動し，他側の上肢を支持機能から解放して玩具で自由に遊ぶことを経験させます．腹臥位で**ピボットターン**や腹這いを経験させます．ピボットターンでは，肩関節での外転運動や骨盤回旋を伴う左右両側への重心移動，非

図18 Hands To Feet（両手で足を触る練習）

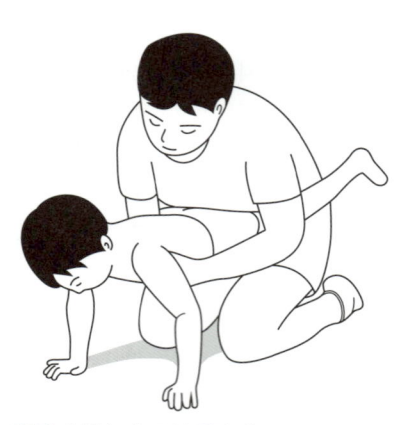

図19 両手支持による抗重力伸展活動

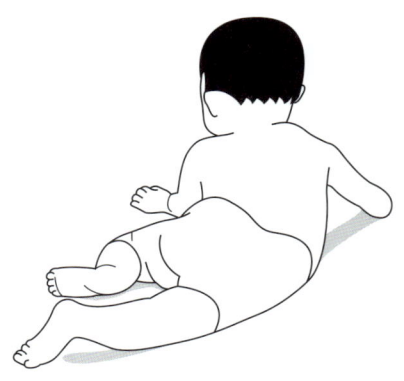

図20　骨盤の右回旋と右側方体重移動

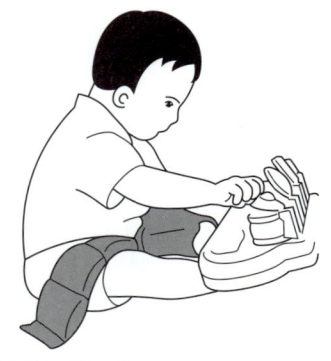

図21　長座位姿勢で遊ぶ

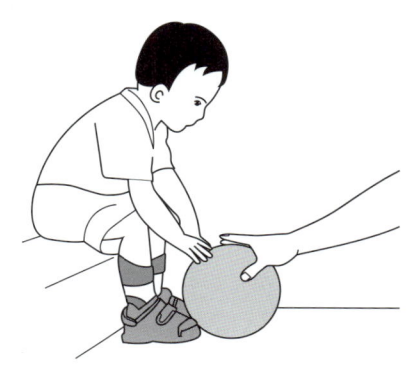

図22　端座位姿勢での重心前方移動

支持側の股関節屈曲・外転・外旋と膝関節屈曲の動きを，左右両側で交互に協調した運動として豊富に経験させます（図20）．

3）座位

SD児は，臥位から起き上がったときや四つ這い移動（腹部が床から離れた移動）に続いて，割り座に移行します．割り座は，長座位や胡坐座りに比べて姿勢が安定するので，機能的に両手を使用することが可能となります．しかし下肢の屈筋緊張や股関節の内転・内旋筋の痙性を強めます．割り座の代わりに，胡坐座位や端座位，長座位を日常的に多く取るようにして，股関節や膝関節に分布する痙性筋を伸張する時間を確保します．安定した座位姿勢を保持させて，巧緻的な手指の操作活動を十分に経験させます（図21）．端座位では短下肢装具を着用して骨盤を垂直位から前傾位に誘導し，足底全体で体重支持するように促します（図22）．

4）立位・歩行

乳幼児期から積極的に立位の姿勢を経験させます．乳幼児期のSD児に立位姿勢を保持させる方法は，立位保持装置を使うこと，足部の痙性を軽減するために短下肢装具を使用することです．立位姿勢を保持する時間は，股関節の臼蓋形成不全や脱臼・亜脱臼予防のために1日1時間以上が適切とされています．歩行も乳幼児期から経験させていきます．SD児の運動機能や歩行能力のレベルに応じて，サークル歩行器やSRCウォーカー（spontaneous reaction control walker）など前方支持型歩行器（anterior walker）またはPCWなどの後方支持型歩行器（posterior walker）を使い分けます．SD児の歩行能力が向上すれば，適用する歩行器や杖などの歩行補助具をレベルアップすることを検討します[10]．

SD児の歩行能力を，歩行器からクラッチ歩行にレベルアップするには，安定しすぎる広い支持基底面が保証される歩行器から，4点支持または3点支持の狭小な支持基底面で立位バランスを習得することが必要です．SD児が独歩を獲得するためには，両手で支持することなく垂直位で立位のアライメントを保ちながら，立位バランスを学習することが重要です．全足底接地して踵部に体重負荷した立位を保ちながら，一側下肢に体重移動して他側下肢を自由に動かすことができる（図23）などの，下肢の分離した運動能力が必要です．さらに歩行ではステップ肢位において，支持下肢から前方にステップした下肢への骨盤の前方への動きを伴う前方重心移動が必要になります

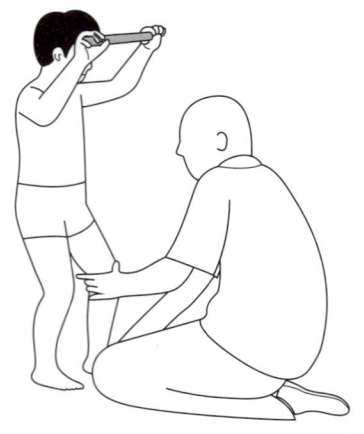

図23　一側下肢への体重移動とバランス練習

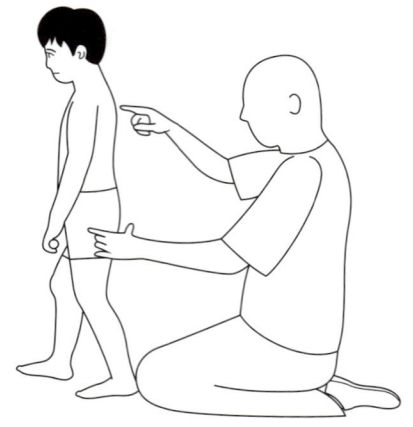

図24　ステップ肢位での体重移動練習

（図24）．これら両下肢の交互の体重移動を連続して行う活動が歩行練習になります．したがって立位や歩行の能力を改善するには，上肢や体幹部の力を借りないで，痙性麻痺のある両下肢で立位の姿勢を保持する能力や，片脚支持の能力を獲得することが重要なポイントです．

●幼児期後半における理学療法；就学に向けた課題に対するアプローチ

　下肢の筋緊張の強さや下肢の分離運動の能力レベル，現在までの治療経過から，就学時期に獲得される実用的な移動手段を幼児期後半には予測することができます．SD児の歩行獲得は3歳がターニングポイントであるといわれます．3歳までに歩行を獲得した場合には，筋骨格系の二次障害を予防して歩行能力を維持することが目標になります．3歳までに四つ這い移動や伝い歩きまでは到達したものの歩行が未獲得の場合は，集中的で長期の理学療法を実施します．下肢の痙性が強いときは，補装具や**ボツリヌス療法（BOTOX®）**などで歩行機能の改善度を把握します．**手術療法**の必要性について整形外科医と意見を交換し，手術療法の実施が望ましいと判断されたときは，手術の時期や術式，術後の理学療法，退院後のフォロー計画を確認する必要があります[11]．また，3歳までに体幹部のコントロールが必要な四つ這い移動などの移動手段を獲得できなかったSD児には自走型車いすなどを使って移動を自立させます．

　歩行器以外のその他の移動手段としては，足蹴り移動車（図25）や改造三輪車，改造自転車（図26）など，両下肢の交互運動を伴うような移動手段が推奨されます[12,13]．また，床から椅子に座る，便器に移る，三輪車や自転車，歩行器の乗り降りを行う，などの移乗動作を習得させます．靴下や装具を履くこと，着衣や脱衣などの更衣動作，洗髪や洗体などの入浴動作など，ADLを獲得させて自立度を高めることは就学を控えたSD児の主要目標です．

●学齢期・成人期における理学療法；教育・生活課題に対するアプローチ

　乳幼児期が発達課題に対応するアプローチと考えるなら，学齢期以降は教育・生活課題に対するアプローチへの転換期と考えることができます．もちろん，幼児期までに獲得した歩行などの移動能力やADLの能力を維持し，さらに向上させるための理学療法を継続することも重要です．

　普通小学校に通学するSD児は健常児と生活の場を共有しますが，運動能力の違いが生じるために学校生活ではさまざまな配慮が必要です．マラソンやドッジボール，水泳等の体育の授業や，音楽会での演奏姿勢や演奏楽器の選択，運動会や遠足，修学旅行などの授業や学校行事では，立位姿勢の保持および立位バランス能力，歩行能力において健常児と明白な差がみられます．理学療法士（physical therapist：PT）はこれらの授業や行事への参加の方法や手段について，教員と意見を交

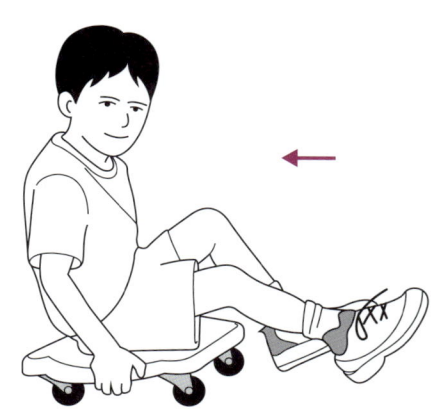

図25　足蹴り移動車での後方移動

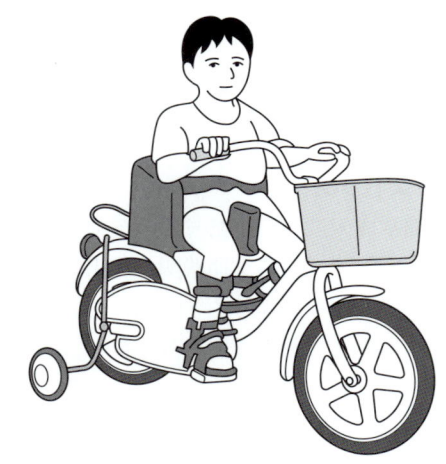

図26　改造自転車

換し工夫することが課題になります．また，放課後に行う友達とのサッカーゲーム，野球や水泳練習の是非，祭りなどの地域行事への参加，遠方への外出や宿泊旅行などの相談に応える必要があります．

学齢期，とくに小学校高学年以降では，下肢の痙性が増強すること，膝・足関節の拘縮や変形が強まること，股関節亜脱臼などの二次障害の問題が急速に増強することなど，これらのリスクに対する二次障害の予防も理学療法の重要な目標になります．青年期や成人期は，下肢の過用症候群による歩行能力の低下や，腰痛症などの慢性的な疼痛を発症することが多いので，定期的な整形外科の診察や理学療法チェックを勧奨します．

SD児の場合は，普通小学校から普通中学校を経て地域の高校に通学するケースが多くなります．高校卒業後も出身地域の大学に進学して，卒業後は地元の企業や官公庁に勤務する場合もみられます．SD者が，成人期以降も生まれ育った地域で普通の生活を送るためには多くの障壁や課題が生じます．仕事の選択，就職先での労働環境，各種のイベントやコンサート，スポーツ活動やスポーツ観戦など，さまざまな社会活動や社会参加における課題への対処方法について，適切な助言と継続的な支援が必要です．また，成人期以降では，健康増進の活動や肥満などの生活習慣病の予防についても，PTの専門的立場から成人期以降

のSD者に指導・助言することが必要になります．

補装具と歩行補助具

1）短下肢装具（AFO）

SD児は長下肢装具よりも短下肢装具を一般的に使用します．足関節の尖足痙性を抑制して，全足底接地および膝関節の軽度屈曲制御が可能になるので，立位の姿勢が安定して，一側下肢から他側への体重移動も円滑になります．足部の痙性が強いときは金属支柱付短下肢装具を，軽度の痙性に対してはプラスチック製短下肢装具（plastic AFO）を使用します．足関節の内外反を矯正するときは内外反矯正ストラップが使用されます．

2）骨盤帯付長下肢装具（hip knee ankle foot orthosis：HKAFO）

手術後に股・膝関節の伸筋活動が不十分なために，立位での体重支持が困難であれば骨盤帯付長下肢装具を使用して立位姿勢を取り，下肢への体重負荷を促すこともあります．

3）歩行器

クラッチ歩行や独歩を習得する前の移動手段として，歩行器歩行はSD児が比較的獲得しやすい移動手段です．SRCウォーカーなどの前方支持型歩行器とPCWなどの後方支持型歩行器があり，前方支持型歩行器は体幹部や骨盤の支持が必要なSD児に適用し，後方支持型歩行器は体幹部

コントロールが獲得されている SD 児に適用されます．また後方支持型歩行器は，立脚相の体幹部と股関節の伸展活動により，垂直姿勢が促通される利点があります[14]．

4）ロフストランド杖

学齢期や成人期の SD 児・者の行動範囲は年齢とともに拡大し，公共交通機関を利用してさまざまな活動場面に参加することが増えてきます．屋外活動が増えると，歩行器よりもロフストランド杖による歩行のほうが実用的な移動手段になります．杖歩行は歩行器歩行よりも，さらに高次の立位や歩行バランスが必要になるので，杖歩行練習は早期から理学療法プログラムに組み入れる必要があります．

注意点

SD 児は，GMFCS レベル I 〜 III までに 92％ の者が含まれます．レベル I は約 37％，レベル II が約 24％，レベル III は約 31％ と報告されています[2]．したがって SD 児の約 9 割は，歩行器などの歩行補助具を使用すれば，移動速度や移動範囲は個々の能力によって違いはありますが移動は自立できます．しかし思春期や青年期以降は，下肢の使い過ぎによる過用症候群，代償的な使い方による誤用症候群，下肢への体重負荷の機会を喪失することによる不活動症候群，肥満，腰痛などの疼痛により，歩行能力を含めた運動機能や ADL の能力において低下がみられます．日常生活では痙性麻痺のある下肢への適度の体重負荷と運動負荷が重要です．具体的には車いすと自立歩行を日常で併用して，できるだけ長期に渡って歩行能力を維持するように指導します[15]．

ホームプログラム

1）下肢の ROM 維持または改善の運動

股関節の屈筋群や内転筋，内旋筋，膝関節屈筋群，下腿三頭筋をストレッチすることで下肢の運動性が維持されます．

2）下肢の自発的な運動を促す機会をもつ

幼児期や学齢期では三輪車や改造自転車を，思春期および成人期以降では足こぎ自転車を使用して，日常的に両下肢を動かす機会を継続することで廃用性萎縮による骨の脆弱性や筋力低下を予防します．

3）立位台などによる下肢への体重負荷の運動

立位の機会を，家庭のみならず保育所や学校などの生活場面に導入して，下肢への体重負荷の機会を増やすことが，股関節の臼蓋形成不全や脱臼・亜脱臼を予防することになります．立位保持装置を使った下肢骨密度低下への体重負荷練習

Topics トピックス

- 選択的後根切断術（selective dorsal rhizotomy）を SD 児らに施行した結果，痙性を軽減し，エネルギー消費の効率化や機能的歩行能力スケール（FAQ）が改善されました（Trost JP ら，2008）[16]．
- 6 〜 14 歳の学齢期の脳性麻痺児 6 名に対して，1 日 2 回，30 分の集中的体重免荷トレッドミル歩行練習（Intensive Body Weight-Supported Treadmill Training）を 2 週間実施した結果，歩行速度やエネルギー消費，GMFM 点数の面で改善され，とくに歩行を獲得している SD 児に対しては，効果的な介入方法であるとわかりました（Provost B ら，2007）[17]．
- 24 〜 76 歳（平均年齢 40 歳 5 カ月）の SD 者および片麻痺者 226 名は，7 年前のアンケート調査時と比較して，歩行能力の低下を訴える者が 39％ から 52％ に増加していました．歩行能力が低下した者は，日常生活への疼痛の影響や身体的疲労，バランス低下も訴えていました（Opheim A ら，2009）[18]．

は，1日1時間以上を目標にSD児や保護者に指導します．

4) ADLの練習

SD児が幼児期前半において獲得しやすい食事動作の練習から始めます．スプーンやフォークから開始して，幼児期後半ではSD児が箸に興味をもちだしたら使用させます．更衣動作は部屋のコーナーなどを利用して安定した座位姿勢の基に練習します．入浴動作も骨盤をしっかりと支えて，全足底接地で座位の姿勢を安定すると洗体や洗髪を練習させることが可能となります．

5) 年齢に応じた移動練習

各年齢に相応する移動手段を家庭で練習します．乳児期ではクリーピングカーや四つ這い器，改造したサークル歩行器を，幼児期前半では足蹴り移動車や三輪車，幼児期後半では自転車や各種の歩行器を練習して，日常的に下肢の交互運動を経験させると同時に，移動に対するSD児の興味や関心を高めていきます．

先輩からのアドバイス

痙直型脳性麻痺−両麻痺のリハビリテーションは，新生児期から乳幼児期，学齢期および青年期を経て成人期，老年期まで，生まれ育った地域で生活するSD児・者をPTの立場から，医療・福祉・教育など多くの療育専門職と連携協力しながら支援を継続していきます．

療育サービスの供給体制は乳幼児期に集中する傾向にあります．各ライフステージにおいてサービス供給の均衡が保たれて，SD児・者の全人生を支援するような理学療法提供のあり方が求められます[19]．

各ライフステージにおける課題は，患児の年齢や運動能力，生活環境，家庭環境，教育環境によって変化し続けます．乳幼児期では主として発達課題に対する理学療法を，学齢期から成人期以降では教育上および生活上の課題に取り組みます．SD児・者やその家族が日常の生活で困っている発達上の課題や運動面における課題，生活能力の維持，健康増進，二次障害による疼痛や運動機能の低下など，それぞれのライフステージで出会う多くの課題を受け止めて，目標指向的に課題が解決するように援助します．

確認してみよう！

- 痙直型両麻痺の病因は，脳室上衣下出血，脳室内出血，虚血性脳症として起こる（　①　）（periventricular leukomalacia：PVL）が多くみられます．多くは下肢を支配する神経線維が通る脳室に近接する部位が障害を受けるために，両下肢に（　②　）が出現します．

- 痙直型両麻痺児の異常な筋緊張は，おもに（　③　）に分布しますが，（　④　）にも軽度の痙性が分布します．さらに痙性の身体分布には，（　⑤　）を伴うことが多く見受けられます．

- 痙直型両麻痺の運動障害は両下肢麻痺が主であり，両下肢の（　⑥　）が困難になり，（　⑦　）（scissors position）をとります．両麻痺児の知的発達や言語発達は，ほぼ正常の範囲にあるが，上下や左右の間違い，模写が苦手などの視空間認知障害がみられます．

- 両麻痺児の腹這い移動は，上下肢の（　⑧　）がみられません．前進するための駆動は，上肢の（　⑨　）と前腕（　⑩　）を強めて，胸の下に引き込みながら進みます．このために潜在的な上肢の痙性を強めて，年齢とともに前腕の（　⑪　）が困難になっていきます．（　⑫　）反応により両下肢の筋緊張が増強して，さらにはさみ脚肢位が強くなっていきます．

解答

①脳室周囲白質軟化症　②痙性麻痺　③骨盤帯から下肢　④体幹部や上肢　⑤左右差　⑥交互運動　⑦はさみ脚肢位　⑧協調した交互運動　⑨屈曲　⑩回内　⑪回外動作　⑫連合

（山川　友康）

引用・参考文献

1) PC. Montgomery：Predicting Potential for Ambulation in Children with Cerebral Palsy. Pediatric Phys Ther；10：148-155, 1998.
2) Gorter jw, et al：Limb distribution, motor impairment, and functional classification of cerebral palsy. Dev Med Child Neurol；46(7)；461-467, 2004.
3) 落合直之ほか編：脳性麻痺と脳血管障害後片麻痺の手術療法．メディカルビュー社，2002.
4) Karel Bobath 著，梶浦一郎ほか監訳：脳性麻痺の運動障害．医歯薬出版，1994.
5) 仁志田博司：新生児学入門，第4版．医学書院，2012.
6) 近藤和泉，福田道隆監訳：GMFM 粗大運動能力尺度 脳性麻痺児のための評価的尺度．医学書院，2000.
7) Palisano R, et al：GMFCS-E&R.Gross Motor Function Classification System Expanded and Revised. Can Child Centre for Childhood Disability Research, McMaster University, 2007.
8) Tecklin, J.S.：Pediatric Physical Therapy. 4th edition, Lippincott Williams & Wilkins, 2008.
9) 里宇明元，近藤和泉，問川博之監訳：PEDI リハビリテーションのための子どもの能力低下評価法．医歯薬出版，2003.
10) Bower E.：Finnie's Handling the Young Child with Cerebral Palsy at Home, 4th e. Butterworth Heinemann, 2009.
11) Karen J.D. 著，上杉雅之，成瀬 進監訳：脳性麻痺のクリニカルリーズニングアプローチ．医歯薬出版，2011.
12) Sieglinde Martin.：Teaching Motor Skills to Children with Cerebral Palsy. Woodbine House, 2006.
13) 紀伊克昌監修：ボバース概念の実践ハンドブック．パシフィックサプライ，2004.
14) Greiner BM, et al：Gait parameters of children with spastic diplegia：a comparison of effects of posterior and anterior walkers. Arch Phys Med Rehabil 74(4)：381-385, 1993.
15) Jahnsen R, et al：Locomotion skills in adults with cerebral palsy. Clinical Rehabilitation 18(3)：309-316, 2004.
16) Trost JP, et al：Comprehensive short-term outcome assessment of selective dorsal rhizotomy. Dev Med Child Neurol 50(10)：765-771, 2008.
17) Provost B. Dieruf K. et al：Endurance and Gait in Children With Cerebral Palsy After Intensive Body Weight-Supported Treadmill Training. Pediatric Physical Therapy 19：2-10, 2007.
18) Opheim A, et al：Walking function, pain, and fatigue in adults with cerebral palsy：a 7-year follow-up study. Dev Med Child Neurol. 51(5)：381-388, 2009.
19) Buttos M, et al：Functional status of adults with cerebral palsy and implications for treatment of children. Dev Med Child Neurol 43：516-528, 2001.

第5章 痙直型脳性麻痺―四肢麻痺

痙直型脳性麻痺―四肢麻痺

エッセンス

- 脳性麻痺のタイプ別発生率では，痙直型がその大半を占めます．運動麻痺の分類別発生率では四肢麻痺が最も多く，運動麻痺の分布・程度はさまざまです．四肢の**痙性**（**spasticity**）は加齢に伴って徐々に増す傾向にあり，欲求，感情の変化，過剰な努力などは痙性を強める要因になります．すべての筋群に痙性がみられるわけではなく，**筋緊張に不均衡**を生じており，四肢に比べて体幹部に硬さを示すことが多くなっています．
- 背臥位で長期間を過ごすことになれば，胸郭は重力方向に引かれるため，横径よりも前後径が短い扁平化をきたします．また，側臥位で過ごすことが長くなれば前後径よりも横径が短くなります．このように臥位を長期間とることにより肋骨の走行も前方が下方傾斜することなく水平化をきたすことになります．
- 痙直型四肢麻痺（spastic quadriplegia：SQ）児では**頭部のコントロールが困難**な場合があります．この場合は腹臥位や背臥位を問わず，どちらか一側に頭部を回旋させたままでいることが多くなります（**図1**)[1]．この頭部の非対称性は脊柱にまで及び，抗重力化での姿勢をとる機会が少ない場合は，脊柱の**側弯変形**を合併する可能性が大きくなります．脊柱の側弯変形は胸郭や骨盤に捻れを生じさせることになり，間接的に**四肢の非対称性**を強める原因となります．
- 痙直型四肢麻痺を粗大運動能力分類システム（gross motor function classification system：GMFCS）で評価すると，70～80%が歩行レベルにいたらないⅣ～Ⅴのレベルに含まれます．

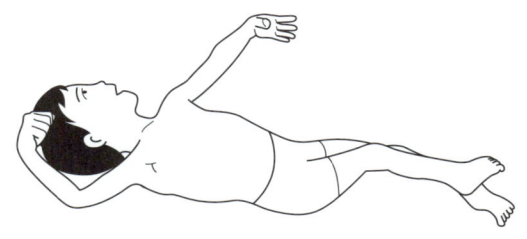

図1 頭部の回旋に伴い非対称性緊張性頸反射が強く出現しています[1]．

痙直型四肢麻痺とは？

　痙直型の患児は，永続的な特徴として，安静時や運動時における筋緊張亢進を示します．さまざまな条件によって筋緊張の程度は変化しますが，筋緊張が重度であれば，肩関節や股関節などの体幹部の近位部に強く現れ，姿勢が固定化され運動性が乏しくなります．痙直型は麻痺の部位により，両麻痺，四肢麻痺，片麻痺に分類されます．SQと痙直型両麻痺は筋緊張の程度の差こそあれ，四肢に運動麻痺を有しているという点では共通しています．SQは脊髄レベルでの相反神経作用の障害として，動筋と拮抗筋が同時に過剰収縮を引き起こす病的な同時収縮や，筋緊張の強い拮抗筋からの過剰な緊張性相反抑制による動筋の機能不全がみられます．

　SQは，筋緊張の亢進と運動性の乏しさにより早期発見は容易ですが，その際，体幹部の筋緊張が低下していることもあります．また，SQは歩行できないことが多く，多くの場合，精神発達（知能面）において痙直型両麻痺や痙直型片麻痺に比べて強く障害を受けます．上下肢の障害の程度は，上肢よりも下肢のほうが顕著であり，下肢全体が伸展位にあるときは，股関節内転・内旋，膝関節伸展，足関節底屈を示すことが多くなります．逆に，股・膝関節が屈曲位となることもありますが，股関節内転・内旋と足関節底屈の緊張亢進の状態が極端に弛緩するなどの変化を示すことはありません．

　筋緊張の出現が明確になると，頭部の立ち直りやさまざまな姿勢での平衡反応が乏しく，上肢や手の使用が困難になります．頸の立ち直りは欠如し，上部体幹と下部体幹の捻れ（**体軸内回旋**）も乏しくなります．また，一側頭部の回旋に伴う四肢や体幹部の非対称性姿勢を顕著に示し，腹臥位や背臥位への寝返りを困難にします．腹臥位では頭部の挙上や上肢・手で支持することができないので起き上がりは困難です．また，一部の軽症例を除き，座位や立位からの移動動作を獲得することはまれです．

　近年，地域社会における療育環境も整備されてきていますが，SQ児は臥位姿勢のままになりがちです．骨や関節の形成を促進する意味でも座位や立位などの機会を提供し，筋萎縮や骨粗鬆症の予防，心肺機能を高めて気管支炎や肺炎の予防に努めることが必要になります．

原因

　出生前の原因としては，遺伝子や染色体の異常，胎生期の感染症（風疹など），放射線，有機水銀，妊娠中毒症，胎盤異常，胎生期の無（低）酸素症などがあげられます．周産期の原因としては，早産児における脳傷害，周産期仮死，呼吸循環障害などがあります．出生後の原因としては，中枢神経系感染症，急性脳症，頭部外傷，呼吸障害，心停止，痙攣重積などがあげられます．

　周産期医療が近代化した1971年以降での脳性麻痺117例を各麻痺群に分け，周産期症候との比較を**表1**[2]に示します．重複片麻痺を含む四肢麻痺群では，有意な相関関係を示す項目が多数みられました．これらの項目は時間的経緯での傾向を顕著に示しています．つまり，四肢麻痺群は，妊娠中毒症を中心とした出生前のリスクでまず発生し，連続する流れのなかで出生時の無（低）酸素症を引き起こしています．

乳幼児期から学童期における各姿勢の全体像

●背臥位

　頭部の回旋に伴う**非対称性緊張性頸反射**（asymmetrical tonic neck reflex：ATNR）が一側で優位になると脊柱の側弯変形や骨盤の捻れを引き起こします（**図1**）[1]．ATNRは**正中位指向**（midline orientation）を妨げ，両手動作を含む**上肢機能の発達**に影響を及ぼします．頭部の伸展が強くなると，頸椎や腰椎に過剰な前弯をきたし，骨盤の前傾，股関節の屈曲が顕著になります．筋緊張が顕著な場合，股関節は経年的に左右差を示します．股関節は**ウインドスエプト変形**

表1 脳性麻痺各型での周産期リスク要因（n=117, 1971～1984年）[2]

	四肢麻痺 （重複片麻痺を含む） (n=37)	両麻痺 (n=39)	対麻痺 (n=16)	片麻痺 (n=25)
過去に妊娠失敗				
経産		＊		
母親年齢36歳以上				
妊娠中毒症	＊＊			
帝王切開		＊		
アプガースコア7点未満	＊＊	＊		
出生時体重　1,999 g未満		＊	＊	
2,499 g未満				
2,500 g以上				
SFD[†]	＊			
無（低）酸素症	＊	＊	＊	＊
機械的人工呼吸	＊			
光線療法	＊			
新生児痙攣	＊＊			

[†] small for date：在胎週数に比して身長・体重ともに小さい
＊< 0.05　　＊＊< 0.01

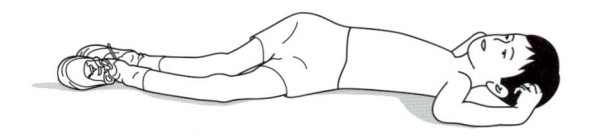

図2　ウインドスエプト変形が股関節にみられます[3].

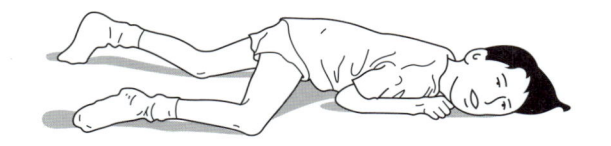

図3　腹臥位における全身の屈曲姿勢[3].

（wind swept deformity）の影響を生じやすくなります（図2）[3].

●腹臥位

　体幹部を含めた異常な屈曲姿勢は，健常児で観察される頭部の挙上に伴う体幹伸展の動きを極端に制限します．肩関節の内転に加え，内旋が加わると，上肢での支えが阻害されやすく，体重は手の橈側寄りにかかり，手は握りしめ尺側偏位を示します．また，手の肢位が変化しなければ，頭部の自由な動きは制限されます（図3）[3]．上肢の支持が得られなければ，骨盤は床から浮き，重心の大部分は前胸部にかかります．こうした重心の偏りは体重移動を妨げ，SQ児の動きをより阻害します（図4）[1]．頭部挙上の努力は，体幹部を含む

下肢の伸展筋緊張を強めます．とくに，股関節の内転・内旋と足関節の内反尖足は顕著になります（図5）[4]．

●床上座位

　股関節外転・外旋位で基底面を確保できれば，座位は比較的安定しますが，多様性をもちません．頭部のコントロールが良好であれば，円背を呈しながらも代償的に後頸部を短縮し，下顎を突き出しながら座位保持が可能となります（図6）[4]．背臥位からの引き起こし時に頭部を持ち上げられない場合，頭部の伸展に伴い，全身が反り返る姿勢が誘発されます（図7）[5]．また，頸部屈筋群の緊張が高い場合，頭部を持ち上げるため，頭部・体幹部・上肢の屈曲筋緊張を強めるの

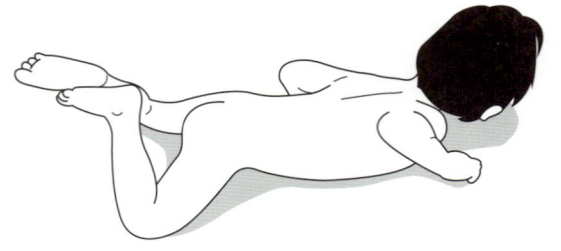

図4 上肢の支持が得られなければ，骨盤は床から浮き，重心の大部分は前胸部にかかります[1].

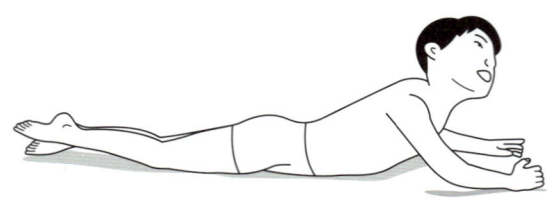

図5 腹臥位の姿勢を保持しようと努力すれば，股関節の内転・内旋と足部の内反尖足は強まります[4].

Topics トピックス

- 1955～1984年までの30年間のわが国における周産期死亡率と早期新生児死亡率の全国平均値の変化と各都道府県の変化はほぼ類似していることを背景に，島根県における同期間内の脳性麻痺の疫学的分析結果が全国の実状を反映するものとした報告が示されています（竹下，1989）[2].
- 1950年代以降，新生児用の抗生物質やポリオウイルスに対する生ワクチンの開発，核黄疸に対する光線療法などの医療の進歩に伴い，脳性麻痺の発生率は1950年代後半に1,000人出生あたり約2.4でしたが，1970年後半には約0.6以下に減少しました（**表2**）（竹下，1989）[2].
- 1980年代以降，さらなる医療技術の進歩（人工呼吸管理と人工肺サーファクタントの補充療法など）によって胎児の救命例が増加し，1,000人出生あたり約0.6以下に下がっていた脳性麻痺の発生率は約1.2に上昇しました．とくに，無（低）酸素症による仮死状態からの蘇生の増加に伴い，その障害も重度・重複化の傾向にあります（竹下，1989）[2].

表2 4期間における症候ごとの発生率（1,000人出生単位）[2]

期間	1956-1959	1971-1974	1975-1980	1981-1984	全体
患者数	98	51	29	37	215
全出生児数	40,532	35,707	50,814	32,180	159,233
四肢麻痺*	0.716	0.504	0.197	0.404	0.44
両麻痺	0.592	0.42	0.197	0.373	0.383
片麻痺	0.518	0.224	0.138	0.28	0.283
対麻痺	0.518	0.252	0.04	0.062	0.214
単麻痺	0.074	0.028	0	0.031	0.031
痙性型	1.604	0.98	0.354	0.932	0.93
異常運動型**	0.395	0.28	0.059	0.062****	0.195
その他	0.419	0.168	0.157	0.155	0.226
重度精神発達遅滞***	0.568	0.364	0.138	0.342	0.339
てんかん	0.543	0.364	0.197	0.249	0.246
全体	2.418	1.428	0.571	1.15	1.35

*四肢麻痺には重複片麻痺も含む
**異常運動型にはアテトーゼ型や緊張型アテトーゼも含む
***重度精神発達遅滞とはIQ50以下を指す

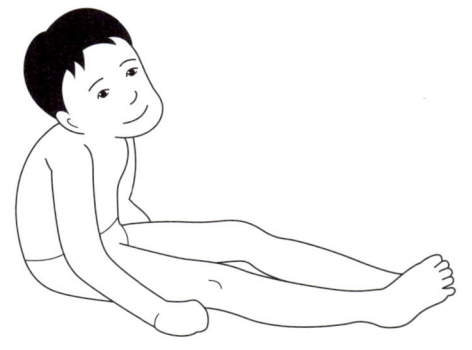

図6 頭部のコントロールが良好であれば，円背を呈しながらでも代償的な座位保持が可能です[4]．

図7 引き起こし時に頭部を持ち上げられない場合，頭部伸展に応じて全身が反り返るような姿勢が誘発されます[5]．

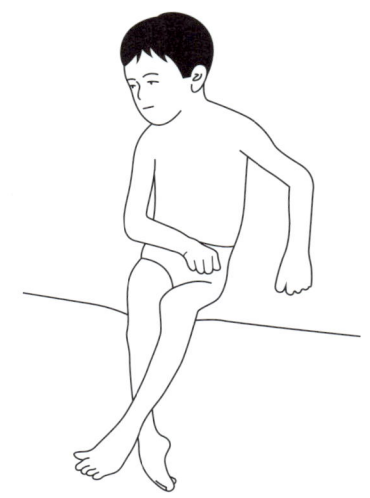

図8 仙骨部で座ると，頭部・体幹部・上肢の筋緊張に加え，股関節内転・内旋，足部の内反尖足が誘発されます[5]．

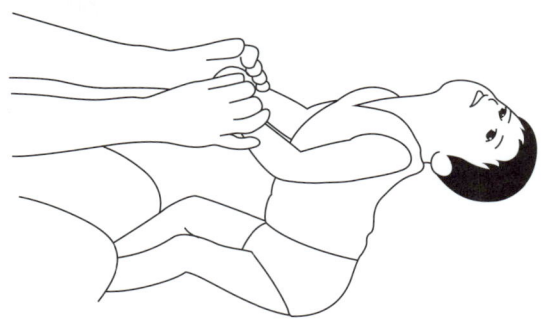

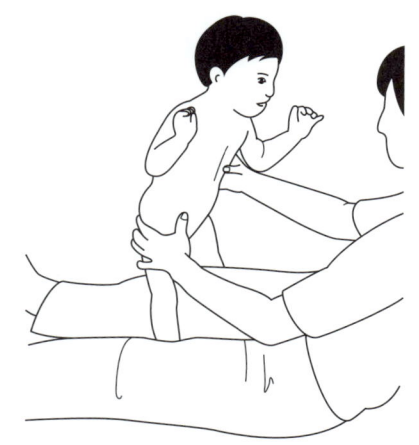

図9 一部の軽度SQにかぎって立位を保持することができます[1]．

で，下肢は伸展した肢位をとる**連合反応**が誘発されます．

● 椅子座位

頭部，体幹部および上肢の運動性が良好な場合，1人で座ることも可能になります．骨盤の捻れは座位姿勢における体重負荷の非対称性の原因となり，座位バランスが悪くなります．座位の安定を図ろうとすれば，代償的に頭部・体幹部・上肢の筋緊張を強め，後頸部短縮を伴う頭部前屈，肩甲帯前突，円背，骨盤後傾に伴う股関節内転・内旋，膝関節伸展，足部の内反尖足を誘発します（図8）[5]．頭部の動きの制限は，体幹部の立ち直りや上肢の保護伸展反応にも影響を及ぼし，座位の獲得が遅れます．上肢の緊張亢進は肩関節屈曲・内転・内旋，肘関節屈曲，前腕回内，手関節掌尺屈，手指屈曲を誘発します．

● 立位

一部の軽度SQにかぎって，立ち上がりや立位保持が可能です（図9）[1]．一般的に，加齢とともに下肢の筋緊張は亢進し，陽性支持反応の影響で尖足傾向が強まります．ハムストリングスの筋緊張が低い場合，反張膝傾向を示します．反張膝による支持の繰り返しは，ハムストリングスの伸張反射を誘発し，加齢とともに膝関節の屈曲拘縮が強まります．その後，骨盤前傾，股関節屈曲・内転・内旋の傾向が強まります（**はさみ脚肢位，scissors position**）（図10）[1]．

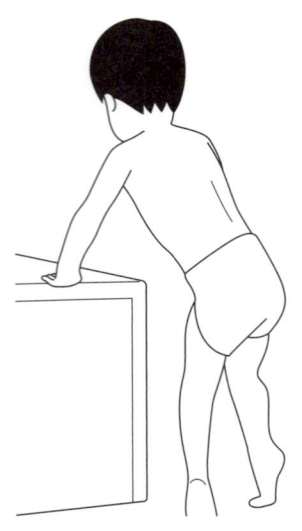

図10　下肢の筋緊張が強まった結果，股関節の屈曲・内転・内旋の傾向を強め，はさみ脚肢位をとります[1]．

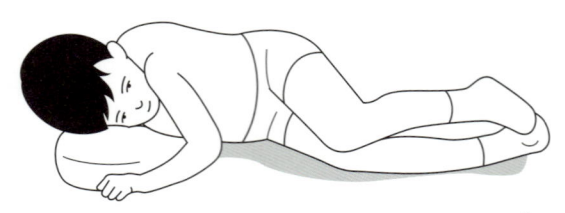

図11　全身の屈曲姿勢を利用して一側へ寝返ります[6]．

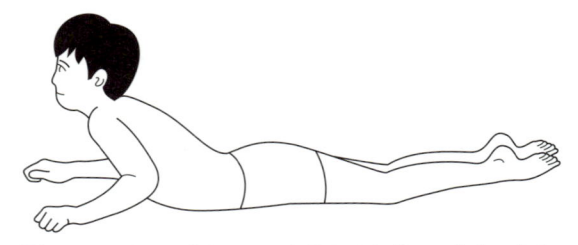

図12　上体の屈曲を強め，身体を引きずって移動します．下肢の筋緊張は亢進し，股関節の内転・内旋，足部の内反尖足は強まります[6]．

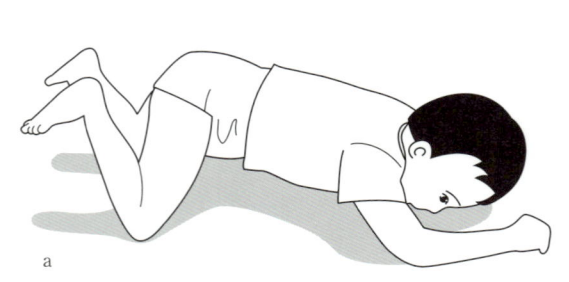

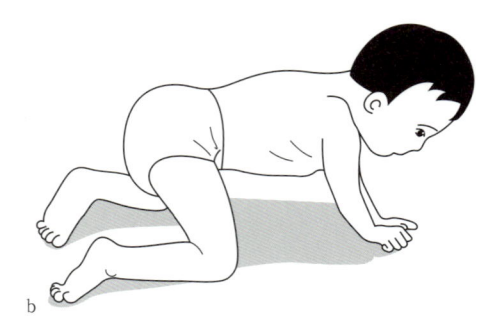

図13　頭部を下げ，屈曲姿勢を利用して両膝を腹部の下に引き込みます．その後，体幹部を持ち上げ，四つ這い位まで起き上がります（a）[6]が，その際，手指は握り込み，肘関節の伸展は十分にはみられません（b）[6]．

● 寝返り

頭部のコントロールが良好の場合，頭部・体幹部・上肢の動きが先行し，体軸内回旋の乏しい全身の屈曲姿勢を利用して一側へ寝返ります（図11）[6]．

● 腹這い

側方への体重移動が困難な場合，上体の屈曲を強め，身体を前方に引きずることを学習します．下肢の動きがないため努力を要し，下肢の筋緊張が亢進し，股関節内転・内旋，足部の内反尖足を示すようになります（図12）[6]．非対称性が顕著になれば，一側上下肢の使用頻度が増し，結果的に，他側の連合反応（骨盤の捻れ，上肢の屈筋と下肢の伸筋）を誘発します．

● 座り上がり

頭部を下げて，体幹部と上肢を屈曲し，両膝を腹部の下に引き込みます．それから上肢で上体を押し上げ，両膝の上に座るように起き上がります（図13a）[6]．その際，手指は握り込み，前腕が回内した橈側寄りの手根部で支持し，肘関節の伸展は十分にはみられません（図13b）[6]．

● 四つ這い移動

四つ這い位がとれる場合，股・膝関節の屈曲を強め，重心を後方に移動させます．その結果，体軸内回旋が阻害され，下肢の交互性や分離性が乏しいバニーホッピングを獲得します（図14）[1]．移動は努力を要し，上肢の筋緊張が亢進し，手関節の背屈に伴い，手指の握り込みが強くなりま

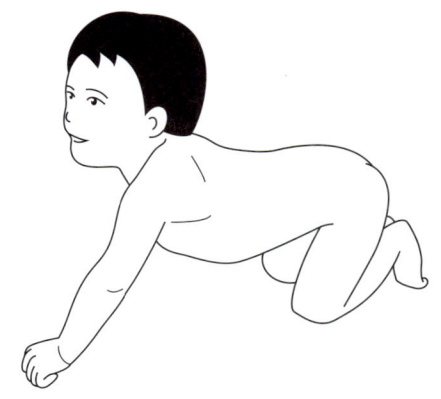

図14 四つ這い位がとれる場合，股・膝関節の屈曲を強め，重心を後方に移動させます[1].

す．また，肩関節内旋や前腕回内方向の緊張も強まるため，手根部の橈側寄りでの支持となります．

● **歩行**

このタイプの多くは歩行が困難です．

● **変形・拘縮**

経年的に非対称性を示しやすく，変形・拘縮は進行します．とくに，抗重力姿勢をとれない場合は下記に示すような部位で変形・拘縮を顕著に示します．

1）頭頸部：頭蓋骨変形，斜頸，後頸部短縮

2）脊柱・胸郭：側弯，後弯，腰椎過前弯，胸郭変形（フレアー変形，漏斗胸）

3）上肢：肩甲帯の前方突出あるいは後方突出，肩関節の屈曲・内転・内旋，肘関節屈曲，前腕回内，手関節掌・尺屈，手指屈曲，母指内転

4）下肢：骨盤の前傾・側方傾斜，股関節の屈曲・内転・内旋，脱臼（亜脱臼），外反股，前捻増強，臼蓋形成不全，ウインドスエプト変形（図2），膝関節の屈曲・反張膝，下腿内捻，足部内反尖足，足部尖足，足部外反扁平，足趾屈曲，外反母趾

評価

1）関連職種からの情報収集

障害像の把握のためには，カルテからの情報に限定することなく，さまざまな検査所見などを含め，SQ児にかかわるすべての職種から情報収集をすることが大切です．

2）形態測定

四肢長は必ず計測する必要があります．また，骨盤から下肢にかけてウインドスエプト変形をきたしている場合は，非対称性を数値化した計測方法である非対称指数計測法を用いると，経時的な

先輩からのアドバイス

SQにおける股関節脱臼は非対称に観察されることが多く，下記に示すような所見がおもな要因となります．

・股関節の屈曲・内転・内旋筋群の緊張亢進および短縮に伴う股関節の伸展・外転・外旋筋群の相対的な活動性の低下
・股関節周囲筋の非対称的な力学的作用に伴う形態発達の左右差
・大腿骨頸部の形成不全（頸体角および前捻角の増加）
・臼蓋に対する大腿骨頭の求心力低下に伴う臼蓋形成不全
・骨盤の捻れに伴う脊柱の側弯変形

また，股関節脱臼は発達過程とともにそのメカニズムを理解することが大切です．新生児の股関節は軟骨性であり，骨盤中では骨核（骨化が始まる部位）はまだほとんど発達していません．大腿骨では骨幹核は頸部の遠位1/2までしかなく，骨頭核はまだ現れていません．頸体角，前捻角，臼蓋傾斜角は，骨頭や臼蓋にかかる荷重により骨成長が促され，成人では新生児期に比べて相対的に小さくなります（頸体角：145 → 130°，前捻角：40 → 10°，臼蓋傾斜角：30 → 10°）．

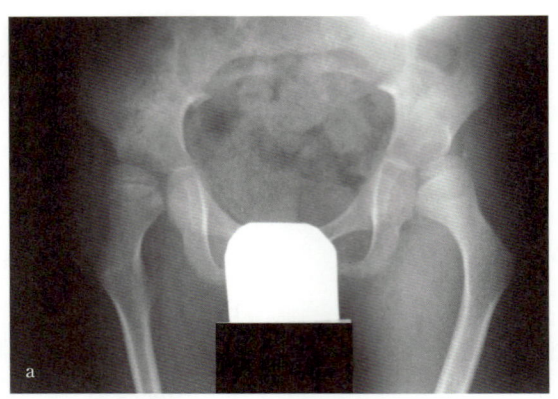

図15　股関節X線像[13]
左股関節の亜脱臼が観察されます．

変化を確認することが可能となります．

3) 神経学的検査

筋緊張の種類（痙性，固縮，弛緩，不随意運動）と筋緊張の程度（正常，亢進，低下，動揺）について，分布状態を踏まえて確認します．また，アシュワーススケールおよび修正アシュワーススケールを用いて，筋緊張の程度を段階づけることが必要になります．

4) 姿勢反射・平衡反応検査

さまざまな動作や姿勢保持に影響を与える可能性のある姿勢反射や平衡反応の程度を確認する必要があります．とくに，乳幼児期には臥位または座位の姿勢保持に影響をきたす緊張性反射の状態を確認します．

5) 関節可動域（range of motion：ROM）検査

体幹部および四肢の可動性を自動運動と他動運動で行い，左右差を確認します．

6) 筋力検査

SQは抗重力姿勢をとることが難しいのですが，姿勢保持のための筋力をさまざまな場面で確認する必要があります．

7) 運動発達検査

座位および移動能力の障害の重症度に関しては，粗大運動能力分類システム（gross motor function classification system：GMFCS）で層別化を行い，粗大運動能力尺度（gross motor function measure：GMFM）で質的な運動機能を評価する必要があります．

8) ADL評価

SQ児の日常生活活動について，加齢に伴う経時的変化や治療効果をみるための指標として信頼性・妥当性の高い評価法に，子どもの能力低下評価法（pediatric evaluation of disability inventory：PEDI）や子どものための機能的自立度評価法（functional independence measure for children：WeeFIM）があります．

9) X線所見（図15）

股関節脱臼の所見としては下記の評価指標が有用なものとなります（p53 図8参照）．

- 臼蓋傾斜角（Sharp角）：臼蓋外上縁（臼蓋嘴）と涙痕を結ぶ線が，左右の涙痕を結ぶ線となす角で示されます．正常では33〜38°であり，40〜45°で臼蓋形成不全と診断されます．
- CE角（center-edge angle of Wiberg）：骨頭中心と臼蓋嘴を結ぶ線とOmbredanne線のなす角で示されます．正常では25〜35°であり，20°以下は臼蓋形成不全あるいは骨頭の偏移を疑います．
- AHI（acetabular-head index）：大腿骨頭内側縁から臼蓋嘴までの距離を，大腿骨頭内側縁から大腿骨頭外側縁までの距離で除したもので表されます．臼蓋の骨頭被覆の程度を表し，正常値は80〜85%です．

理学療法

股関節亜脱臼やウインドスエプト変形の予防に24時間姿勢管理プログラム（chailey adjustable postural support）[3] を行うことの効果が報告され始めており，活動性の乏しいSQにとって乳幼児初期からさまざまな場面での姿勢管理が必要になります．

● 背臥位

フォームラバーをハンモック状にくりぬいたものなどを用いて，背部から包み込むようにすると，頭部を安定させ，正中線上における目と手の協調性を促すことが容易になります（図16）[7]．頭部伸展に伴う全身が伸展した姿勢が顕著な場合，股・膝関節を屈曲位にしたポジショニングにより全身の伸展姿勢を抑制することが可能になります．

● 腹臥位

三角マットやローラー（バスタオルでも可）を利用しながら上肢や前胸部での支持を明確にし，下腹部から下肢の支持機能をサポートすることにより頭部挙上を促すことが容易になります（図17a）[7]．また，母親の大腿部にSQ児の前胸部を置き，上肢支持を免荷すると上肢操作が容易になり，頭部や体幹部の立ち直りを促すことが可能になります（図17b）[7]．

● 床上座位

床上に長座位で座ることが難しいSQ児に対する座位の準備として，バルーン上での座位において股関節の外転・外旋で介助し，頭部や体幹部の立ち直りを促す方法があります（図18）[7]．バ

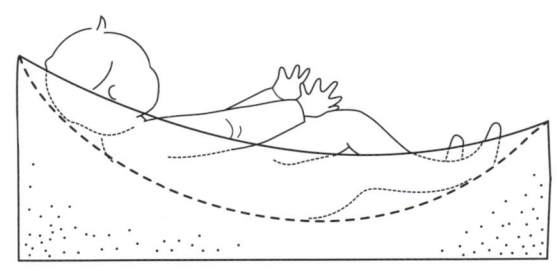

図16 フォームラバーをハンモック状にくりぬいたものを利用すると，両上肢が正中線上であわせやすくなります[7]．

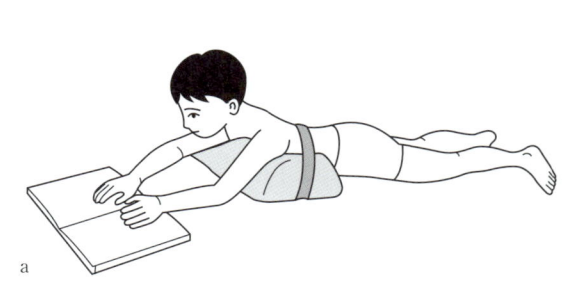

図17a 上肢や前胸部での支持を明確にし，下腹部から下肢の支持機能をサポートすることにより頭部挙上を促すことが容易になります[7]．

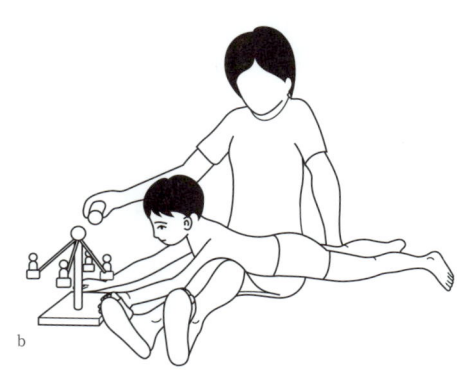

図17b 上肢支持を免荷することでSQ児の上肢操作が容易になり，頭部や体幹部の立ち直りを促すことが可能になります[7]．

先輩からのアドバイス

近年，ボツリヌス療法（BOTOX®），バクロフェン髄腔内投与療法，選択的後根切断術など，痙性に対して確実な効果が期待できる治療が開発され，エビデンスも確立しつつあります．今後，痙性が治療できる状況下でのリハビリテーションの再構築が望まれます．

ンボードやスーパインボードを利用し立位をとらせます（**図 21**）[1]．SQ 児は長期的にみても歩行にまでいたらないことは多いのですが，幼少期から足底への荷重を行い，基底面の安定を図りながら感覚・運動機能を高めることは大切です．

● 寝返り

側臥位をスタートポジションとして，骨盤を前後に操作しながら下側上下肢への体重支持を整えると，頭部・体幹部の立ち直り反応を促し，玩具操作にかかわる上側上肢の運動を引き出しやすくなります（**図 22**）[1]．

● 腹這い

母親の大腿部に SQ 児の腋窩から前胸部をあずけて SQ 児の骨盤を支えると頭部の立ち直りのコントロールが容易になります．その状態から一側上肢を伸ばす際に同側の骨盤の挙上操作により同側下肢の両生類反応（股・膝関節の屈曲運動）を促すことが可能です（**図 23**）[7]．

● 起き上がり

背臥位からの起き上がりを SQ 児が 1 人で遂行することは非常に困難なため，下側にあたる体幹部および腋窩を介助しながら肘や手掌での支持を促し，頭部・体幹部の立ち直りを確認しながら起き上がりを誘導します（**図 24**）[1]．

● 四つ這い移動

前胸部と骨盤を下から支えて手掌および手根部の支持を免荷しながら，体幹部の屈曲・側屈・回旋を伴う頭部と体幹部の立ち直りを促します（**図 25**）[1]．姿勢のコントロールが乏しい SQ 児は，重心を下肢寄りにすることが多いため，体幹

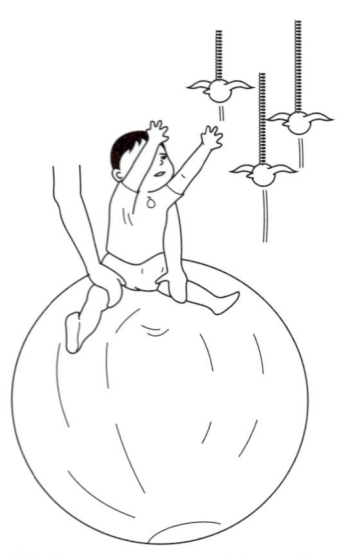

図 18　バルーン上の座位で頭部や体幹部の立ち直りを促します[7]．

ルーンの傾斜が前傾座面となっているため，骨盤前傾がコントロールしやすくなります．

● 椅子座位

足底が接地できる高さの座面を前傾させると骨盤の垂直化をコントロールしやすくなり，体幹部の立ち直りを促し，両上肢の可動域を広げることが容易になります（**図 19**）[7]．座位保持装置上では，膝前面から膝ブロックを取り付けることで，左右差をきたしたウインドスエプト変形を修正し，上体の運動性が促しやすくなります（**図 20**）[3]．

● 立位

1 人で立位がとれない場合でも，下肢に荷重をかけ骨成長を促進する目的で立位保持装置のプロ

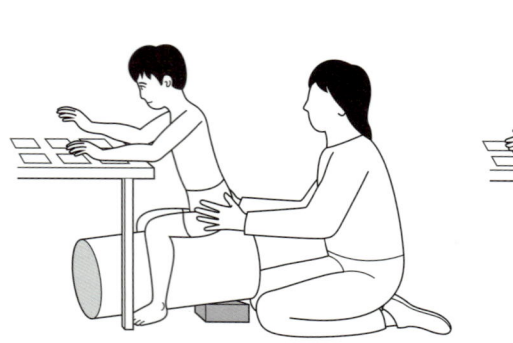

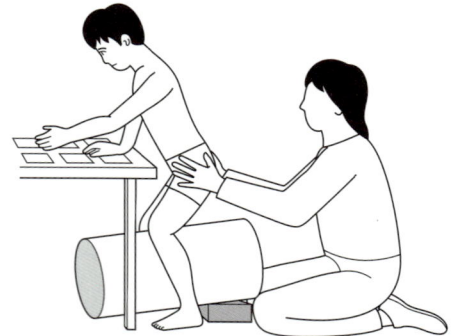

図 19　座面が前傾した座位姿勢を確保すると，頭部や体幹部の伸展を促しやすくなります[7]．

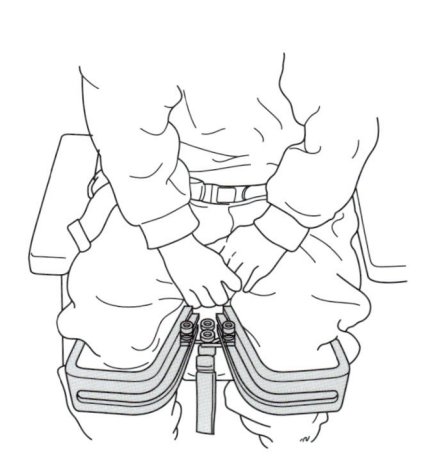

図20 座位保持装置上で膝前面からの膝ブロックを取り付け,座位姿勢の安定を図ります[3].

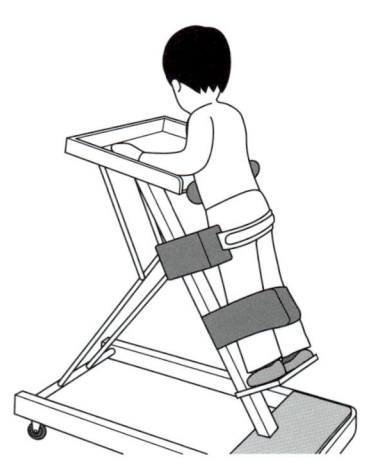

図21a 立位保持装置(プロンボード)[1]

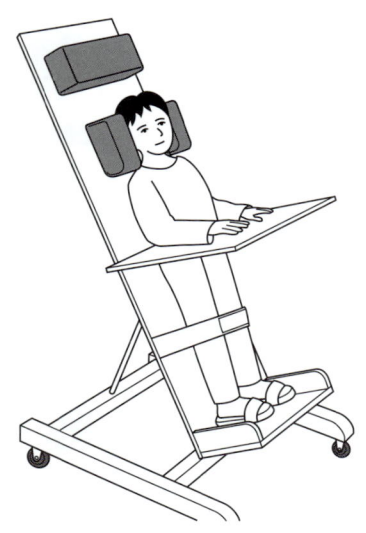

図21b 立位保持装置(スーパインボード)[1]

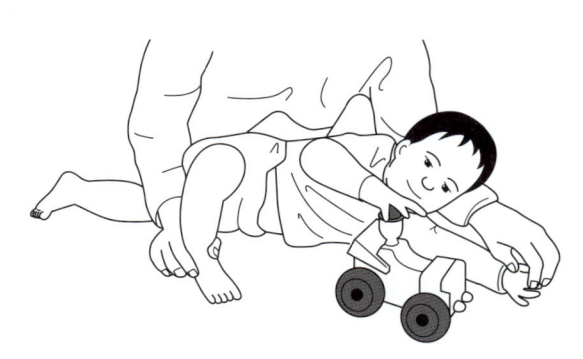

図22 寝返りの準備として,側臥位で上体や下肢への体重支持を整え,頭部や体幹部の立ち直りを促します[1].

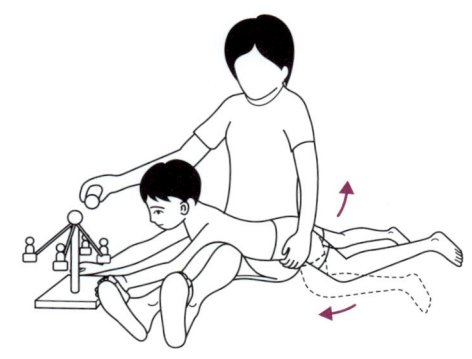

図23 左上肢を伸ばす際に,同側の骨盤を上方に引き上げると両生類反応を誘発できます[7].

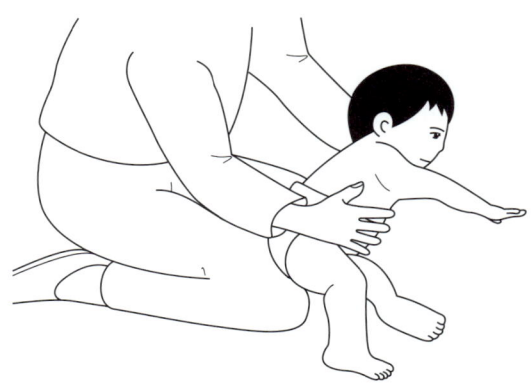

図24 上下肢への体重移動をサポートしながら起き上がりを誘導します[1].

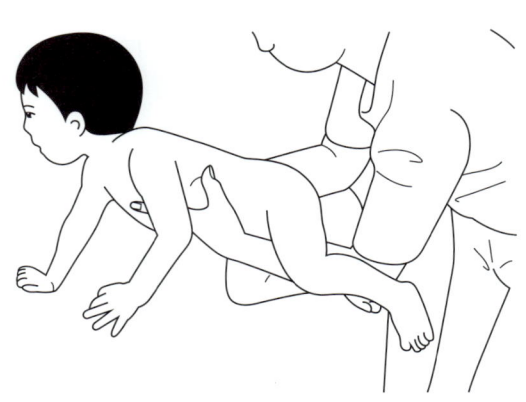

図25 上肢を支持させ,前胸部と骨盤を下から支え,頭部と体幹部の立ち直りを促します[1].

第5章 痙直型脳性麻痺―四肢麻痺

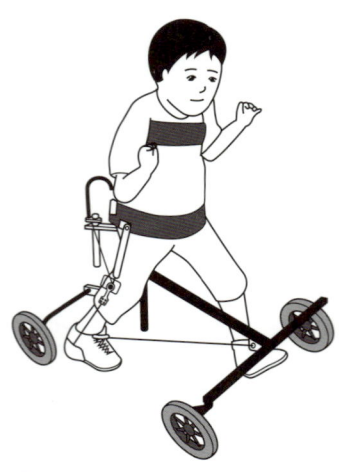

図26　ハートウォーカー

部の捻れを誘導しながら左右への重心移動を促し，下肢の屈曲反応を誘導します．

●歩行

片足を1歩踏み出した状態で重心の前後移動を経験させます．歩行器にはSRCウォーカー（SRC walker），PCW（postual control walker）などさまざまなものが目的に応じて用いられていますが，SRCウォーカーとハートウォーカー（hart walker）であれば免荷されるため，上肢の支えなく，直立姿勢がとれ，下肢の振り出しが容易になります（図26）．

ホームプログラム

1) 四肢・体幹部のROMの確保

SQ児自身で動く機会が乏しくなりやすいため，関節の変形・拘縮をきたさないよう日常生活場面におけるトイレ動作や更衣動作時などを利用して，定期的に該当関節部のROMを維持するように努めます．過剰な運動筋緊張が強まってくると，ROMを広げていく際に伸張痛をきたす恐れがあるため，筋の伸張反射をきたさないようゆっくりとした運動スピードで実施します．

2) 安定した支持基底面を確保し上肢操作の活動性を促通

不安定な姿勢では上肢の操作に制限をきたすため，座位保持装置や立位保持装置により安定した支持基底面を作る必要があります．

3) 口腔運動機能の促通

SQ児の食事の困難性は，家族の毎日の生活に大きな影響を及ぼします．摂食姿勢として，臥位は誤嚥を引き起こしやすいので注意が必要です．SQ児は頭部の伸展により全身の筋緊張が亢進しやすいため，頭部が伸展しにくい姿勢で食事を与える必要があります．

4) 排便機能の促通

臥位姿勢の機会が長期に及ぶと腹圧がかかりにくくなるため便秘を引き起こします．座位や立位姿勢をとる，あるいは，姿勢変換の過程で適度に腹圧がかかると，便秘は解消しますが，SQ児は臥位姿勢でいることが多く，腹圧がかかるための姿勢管理が必要になります．座位保持装置や立位保持装置を使用することも大切ですが，SQ児自身の動きやすい環境を整えると，静的な姿勢保持以上に腹圧がかかりやすくなります．

5) コミュニケーション機能の前提となる相互理解のための環境作り

SQに限ったことではありませんが，知的障害を伴うとコミュニケーションが妨げられやすくなります．簡単な相互の情報伝達だけでなく，感情表現も妨げられていることが多いので，初めて会う人との関係作りが常に問題になります．

SQ児自身が気持ちをうまく表現できなかったり，他人を理解したりすることも困難になります．SQ児が毎日の生活のなかでさまざまなことを経験することは大切ですが，それと同時に不安を経験することになります．そのような状況ではSQ児の周りに母親，保護者，玩具などのなじみのものがあることで不安は解消できます．

本章は『小児理学療法学テキスト』「脳性麻痺①痙直型四肢麻痺」（南江堂）を基に加筆・修正したものです．

確認してみよう！

- 脳性麻痺のタイプ別発生率では，その大半が（ ① ）で占められています．
- （ ② ）は，正中位指向を妨げ，両手動作を含む（ ③ ）に影響を及ぼします．
- 股関節の筋緊張が高まり，左右差が顕著になると（ ④ ）を示すようになります．
- 痙直型四肢麻痺児において，脊柱および股関節周囲の（ ⑤ ）が原因で股関節に（ ⑥ ）をきたす可能性が高くなります．具体的には，大腿骨頸部の形成不全として（ ⑦ ）や（ ⑧ ）は増大し，臼蓋形成不全の結果，（ ⑨ ）も増大します．
- 治療上，全身の筋緊張が強くなりやすいため，さまざまな姿勢における上部体幹と下部体幹の（ ⑩ ）を促通することは必要となります．

解答

①痙直型　②非対称性緊張性頸反射（ATNR）　③上肢機能の発達　④ウインドスエプト変形（wind swept deformity）　⑤筋緊張の不均衡　⑥脱臼　⑦頸体角　⑧前捻角　⑨臼蓋傾斜角　⑩体軸内回旋

※⑦と⑧は順不同

（森田　正治）

引用・参考文献

1) 今川忠男訳：脳性まひ児の早期治療．医学書院，1988．
2) 竹下研三：日本における脳性麻痺の発生－疫学的分析と今後の対策．リハビリテーション研究60：43-48，1989．
3) 今川忠男監訳：脳性まひ児の24時間姿勢ケア．三輪書店，2006．
4) 水上八行：痙直型四肢麻痺児の症例報告．理学療法4(3)：197-204，1987．
5) 寺沢幸一，梶浦一郎監訳：脳性麻痺の運動障害，第2版．医歯薬出版，1999．
6) 梶浦一郎監訳：脳性麻痺の類型別運動発達．医歯薬出版，1999．
7) 梶浦一郎，鈴木恒彦訳：脳性まひ児の家庭療育，原著第3版．医歯薬出版，2006．
8) 五味重春編：リハビリテーション医学講座第11巻　脳性麻痺．医歯薬出版，1990．
9) 石井清一，平澤泰介監修：標準整形外科学，第8版．医学書院，2003．
10) 千住秀明監修：こどもの理学療法，第2版．神陵文庫，2007．
11) 今川忠男著：発達障害児の新しい療育．三輪書店，2000．
12) 紀伊克昌監訳：正常発達　脳性まひ治療への応用．三輪書店，2010．
13) 細田多穂監修：小児理学療法学テキスト．南江堂，2010．
14) 河村光俊著：小児の理学療法．医歯薬出版，2005．
15) 福嶋正和訳：脳性まひ児の診断と訓練．同朋舎，1987．
16) 亀山富太郎，川口幸義編著：脳性麻痺ハンドブック　療育にたずさわる人のために．医歯薬出版，2002．
17) 社団法人日本リハビリテーション医学会監修：脳性麻痺リハビリテーションガイドライン．医学書院，2009．
18) 松尾隆著：脳性麻痺と機能訓練　運動障害の本質と訓練の実際，改訂第2版．南江堂，2010．
19) 上杉雅之，成瀬進監訳：イラストでわかるスペシャルシーティング　姿勢評価アプローチ．医歯薬出版，2012．

第6章　痙直型脳性麻痺―片麻痺

痙直型脳性麻痺―片麻痺

エッセンス

- 痙直型片麻痺（spastic hemiplegia：SH）は，**麻痺側と非麻痺側とで左右差**を示すため，**比較的早期に診断**されます．新生児期には手指の動きが少なく，下肢は未熟な蛙様肢位を示すことが多いため，下肢の障害は顕著ではありません．初期に下肢の痙性が目立たなくても，腹這い，起き上がり，立ち上がり，立位へと抗重力姿勢をとるようになると上下肢の痙性は強まります（**図1**）[1]．痙性が軽度の場合，初期には上肢の自発的な運動がみられますが，通常，3カ月ごろには**麻痺側上肢の動きの乏しさ**に気づくようになります．一般的に，健常児が通過する両手使用の経験が乏しいため，両手の感覚・運動の協調性を育むことができず，利き手の確立に時間を要します．活動性が高まると肩甲帯の後退が徐々に強まって，上肢の前方リーチに制限をきたし，正中位で**両上肢を合わせることが困難**になります．頭部は非麻痺側に向けていることが多いため，**視知覚空間にずれ**を生じ，**目と手の協調性に影響を及ぼす**ことがあります．麻痺の程度にもよりますが，上肢の支持機能の経験の乏しさから，肩甲骨の大きさや両上肢の長さなど形態的にも左右差をきたしやすくなります．

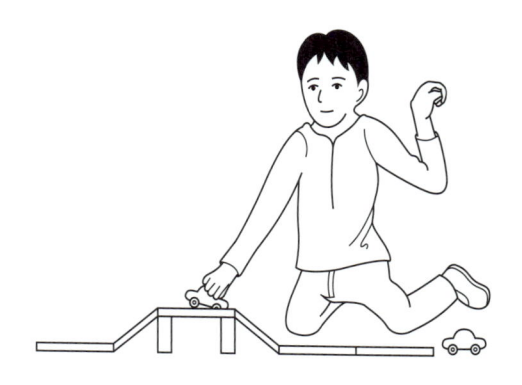

図1　左片麻痺児[1]
非麻痺側寄りの横座りの姿勢．

痙直型片麻痺とは？

SHは，姿勢や運動の非対称性を示すため，痙直型両麻痺児よりも早期に発見されます．一側上下肢の筋緊張が完全に弛緩している場合は出生直後に気づかれますが，ある程度の非対称性は3～4カ月ごろまでは正常発達上でも観察されるため，片手だけで遊ぶことなどによって気づかれます．

通常のことは片手で可能となるため，連合反応の出現により麻痺側の痙性が増強してくると，麻痺側を使用することを嫌い，両手の感覚運動経験に差が生じ始めます．SH児は次第に非麻痺側を向く傾向が強くなり，麻痺側の立ち直り反応や平衡反応の欠如をうまく代償し始めます．遅れながらでも歩けるようになるため，その間のさまざまな姿勢や動作中に生じる片麻痺特有の固有受容感覚の障害は，必ずしも直接的な脳損傷に起因するものではなく，むしろ経験不足によることが多いため，早期から治療介入する意義は大きいものがあります．

原因

周産期医療の進歩に伴い，SHの出現頻度は低くなっています．一般的には，新生児脳梗塞や急性脳症などが原因でSHが出現します．竹下[2]の報告では，SHグループでは，無（低）酸素症と有意な相関があるとしていますが，それ以外の項目はとくに関係を認めていません（p81 表1参照）[2]．

全体像

●背臥位

非麻痺側上肢のみを正中位に運ぶことができます．非麻痺側の活動は麻痺側の潜在的な痙性を強めることになります．非麻痺側への頭部の回旋は，**非対称性緊張性頸反射（asymmetrical tonic neck reflex：ATNR）**を誘発し，後頭側である麻痺側上下肢の屈曲を強めます（**図2**）[1]．本来，両側活動が観察される時期に，玩具に手を伸ばすことができない，指しゃぶりができない，胸の前で手が合わないなどが観察されます．非麻痺側上肢を使用することが多くなると，麻痺側上肢の**連合反応**（肩甲帯後退，肘関節屈曲，前腕回内，手関節掌屈・尺屈，手指屈曲）が誘発され，非対称性が顕著になります．

下肢では，股関節内転・内旋，膝関節伸展，足関節内反尖足の緊張が強まり，股関節の脱臼または亜脱臼を引き起こす危険性があります．

先輩からのアドバイス

患児らに観察される臨床所見のなかで「連合運動」と「連合反応」という類似した用語がありますが，臨床上，区別して使用する必要があります．

「連合運動」は，非常に努力を要する活動や，巧緻性が必要な作業活動の習得初期段階で観察されます．たとえば，初めて健常児が文字を書くとき，努力のあまり顔をゆがめ，しばしば反対の手に鏡運動が現れます．しかし，連合運動は連合反応が示すような定型的なものではなく，その状態からの回避は容易であり多様性をもっています．

一方，「連合反応」は筋の異常緊張により，常に決まった定型的な運動様式を示します．とくに，運動麻痺を有する上肢を努力して用いるほど筋の異常緊張が亢進し，麻痺側と非麻痺側の上下肢に定型的な運動様式を示します．経年的に定型的な運動様式をとり続けると恒久的な変形・拘縮に陥ります．この現象は，痙直型脳性麻痺でもとくにSH児でよく観察されます．

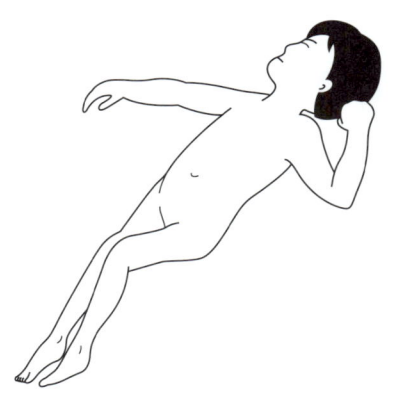

図2　左片麻痺児[1)]
非麻痺側への頭部の回旋は非対称性緊張性頸反射を誘発し、麻痺側上下肢の屈曲傾向を強めています．

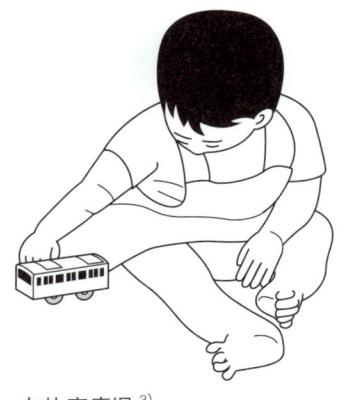

図3　左片麻痺児[3)]
左股関節屈曲・外転位で、膝関節が屈曲位となっています．前足部は鷲指足趾（clawing）を示しています．

● **腹臥位**

前腕体重支持（on elbows, puppy position）では、一側でしか支えられないこともあり、腹臥位を嫌います．麻痺側上肢は身体の下敷きになると引き出すことができません．

● **床上座位**

麻痺側が全体的に後方に引かれたような床上座位姿勢をとりやすくなります．非麻痺側下肢は膝関節伸展位をとりますが、麻痺側下肢は、股・膝関節の分離性に欠けるため、股関節屈曲・外転位で、膝関節が屈曲位のままとなります（**図3**）[3)]．麻痺側上肢で支えられず、非麻痺側上肢の支持が優位となるため、麻痺側の肩甲帯後退に加え、骨盤帯が後方回旋し、麻痺側体幹部が短縮します．非麻痺側上肢の活動性が高まると、麻痺側の連合反応はより顕著になります．上肢では、肘関節屈曲、前腕回内、手関節掌尺屈、手指屈曲、下肢では、股関節屈曲・内転・内旋、膝関節屈曲、足関節内反尖足の痙性が強まります．背臥位からの起き上がりを獲得すると、非麻痺側寄りの横座りを学習します（図1）．

● **椅子座位**

両坐骨での均等な支持はみられず、非麻痺側の坐骨寄りの椅子座位が顕著になるため、麻痺側の坐骨が座面から浮きやすくなります．机上作業では、非麻痺側上肢の使用が多くなるため、座位姿勢の左右差が顕著になります．

● **立位**

非麻痺側上肢で物につかまり、身体を引き上げるように立ち上がり、ほぼ全体重が非麻痺側下肢に載ります．足部の状態は痙性の程度により異なりますが、痙性が弱い場合は、足趾だけは**鷲指足趾（clawing）**を示しながらも、外反扁平足気味に踵が接地し、反張膝傾向になります（**図4**）[3)]．痙性が強い場合は、陽性支持反射の影響で尖足となり、踵が接地しません（**図5**）[4)]．立位姿勢でも非麻痺側上肢で物を操作することが多いため、連合反応が増強し、麻痺側の肩甲帯後退、肩関節外転・外旋、肘関節屈曲、手指屈曲がみられ、骨盤も後方回旋します．麻痺側下肢での体重負荷も少なくなります（**図6**）[3)]．

麻痺側下肢に体重を載せても支持できずに転倒します．また、後方にバランスを崩しても正常であれば観察される足関節の**背屈反応**もみられません（**図7**）[5)]．

● **寝返り**

ATNRの影響もあり、麻痺側の肩甲帯は後退し、麻痺側上肢を前方にもってくることができません．麻痺側上肢が身体の正中線を越えることはほとんどみられませんが、非麻痺側は寝返りをする前から正中位指向の経験は豊富なため、非麻痺側は容易に身体の正中線を越えることが可能です．そのため、非麻痺側上肢の前方突出と肩関節の屈曲を行い、麻痺側に寝返りをすることが多く

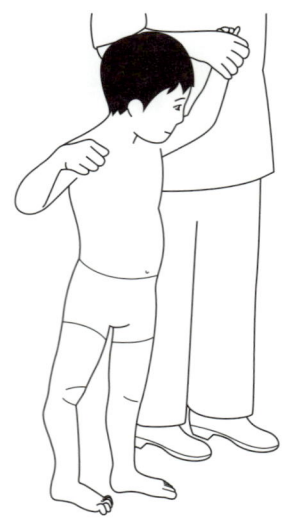

図4 右片麻痺児[3]
足部の痙性がさほど出現していないため、足趾だけは鷲指足趾を示しながらも外反扁平足気味に踵が接地し、反張膝傾向にあります。

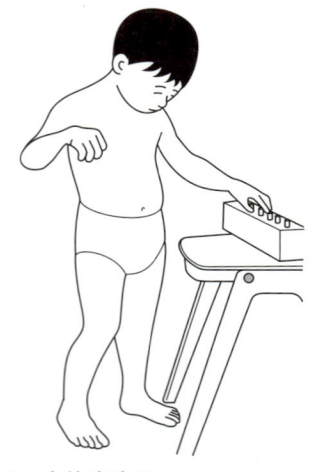

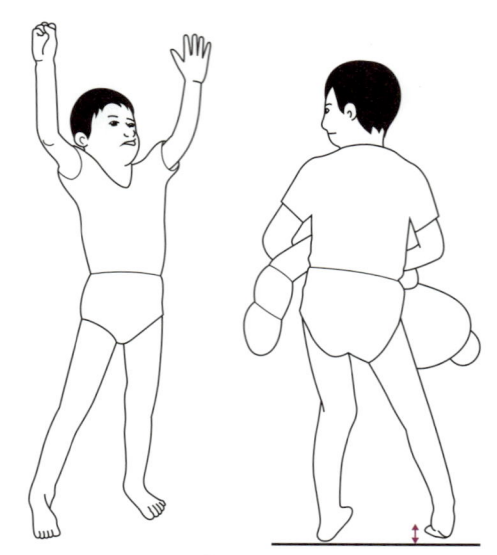

図5 右片麻痺児[4]
右足部の痙性により内反尖足が出現し、踵が接地しません。

図6 右片麻痺児
右側の肩甲帯と骨盤が後方に引かれ、全体重は非麻痺側の左下肢で支えられています[3]。

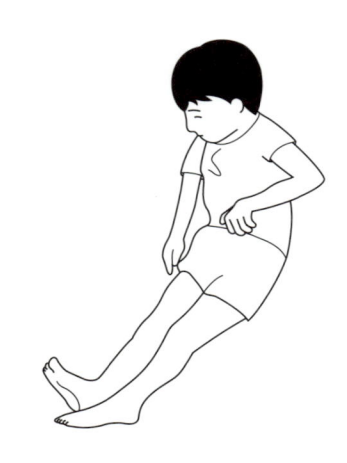

図7 左片麻痺児が後方に傾けられたときの反応[5]

なります。この際、麻痺側の痙性が強まり、連合反応を引き起こす結果となります。

●腹這い

非麻痺側上下肢のみを動かし、麻痺側を引きずるように移動するため、麻痺側上肢では肩甲帯後退、肘関節屈曲、前腕回内、手指屈曲の連合反応が強まります。また、麻痺側体幹部の短縮が生じ、麻痺側の股関節内転・内旋、膝関節伸展、足関節内反尖足、鷲指足趾（clawing）といった連合反応を引き起こします。

●起き上がり

麻痺側上肢の支持が乏しいため、腹臥位から四つ這い位を経由せず、背臥位から上体を非麻痺側に回旋し、非麻痺側上肢の手掌体重支持により身体を押し上げ座位になることが多く見受けられます。この際、連合反応として、麻痺側の肩甲帯後

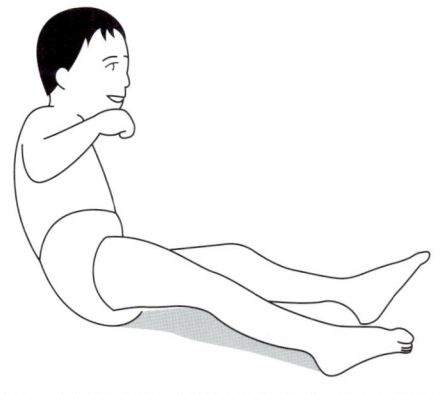

図8　右片麻痺児の背臥位からの起き上がり[3]
起き上がろうとする努力に伴い，右側の肘関節屈曲，前腕回内の連合反応が出現しています．

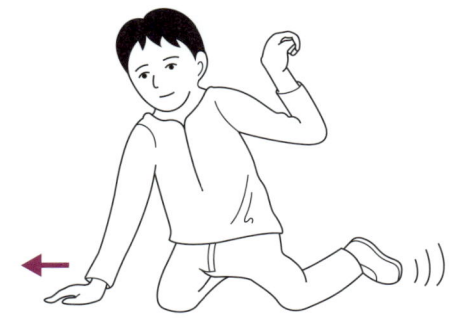

図9　左片麻痺児の殿部を床につけた移動（いざり移動）[1]
頻繁にずり這いを行うようになると，麻痺側の肩甲帯後退，肘関節屈曲，前腕回内，手関節掌尺屈，手指屈曲の連合反応を誘発してしまいます．

退，肘関節屈曲に加え，麻痺側の体幹部短縮や骨盤後方回旋を強めます（図8）[3]．上肢の使用頻度からも上体の回旋は非麻痺側への経験が優先され，麻痺側への体軸内回旋はほとんどみられません．

● 四つ這い移動

　上肢の麻痺が比較的軽い場合にかぎり四つ這い移動をすることがありますが，通常，上肢を体重支持に用いることができないため，四つ這い移動を経験しないことが多くなります．

● 殿部を床につけた移動

　床上で非麻痺側への横座りが可能になると，殿部を床につけて移動する方法（shuffling）をするようになります．殿部を床につけた移動の頻度が高くなると，麻痺側の連合反応として，肩甲帯後退（場合によっては前屈を示すこともある），肘関節屈曲，前腕回内，手関節掌尺屈，手指屈曲が強まり，麻痺側上肢の支持経験がより乏しくなります（図9）[1]．また，麻痺側下肢にも骨盤の後方回旋を伴った連合反応がみられ，股関節内転・内旋，膝関節伸展，足関節底屈の痙性が強まります．非麻痺側への興味や活動性が増すため，頭部は非麻痺側方向へ回旋したままになり，**麻痺側無視**の傾向がより強くなります．

● 立ち上がり

　両膝立ちから片膝立ちになる際，非麻痺側下肢に体重を移し，麻痺側下肢を前に踏み出しますが，

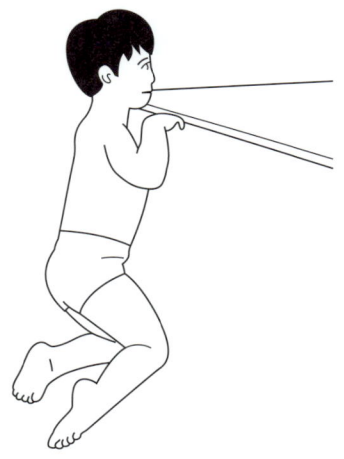

図10　右片麻痺児の立ち上がり[3]
非麻痺側下肢に体重を移し，非麻痺側上肢のみの使用で立ち上がります．右上肢には肘関節屈曲，前腕回内の連合反応が出現しています．

踵接地はみられません．次に，体重をすばやく非麻痺側下肢に移して立ち上がります（図10）[3]．麻痺側下肢の支持性がある場合には，非麻痺側上下肢で麻痺側を引きずるように立ち上がります．

● 歩行

　麻痺側の平衡反応は乏しいのですが，非麻痺側よりで体重支持して歩くようになります．このころになると，麻痺側と非麻痺側に形態的な違い（上下肢の周径差，上下肢長差）を示すことが多くなります．踏み出しの際，股・膝関節を屈曲して下肢を高く持ち上げ，足趾からの接床により，

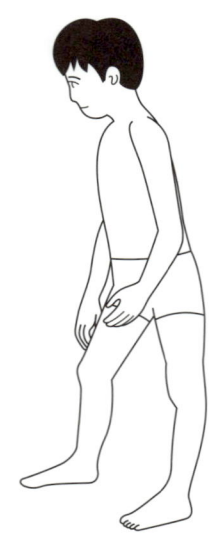

図11 左片麻痺児の立位姿勢
足部の痙性が比較的弱いため，踵接地時に反張膝傾向を示します[3]．

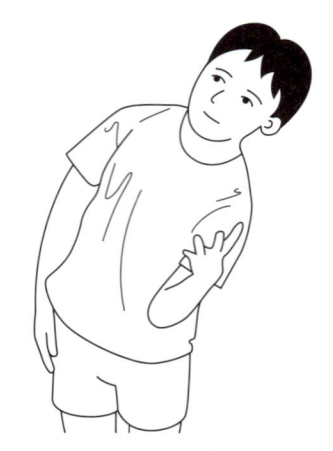

図12 左片麻痺児[6]
左上肢の回外運動に伴い，代償的に頭頸部と体幹部を麻痺側に側屈させています．

陽性支持反射（positive supporting reflex）を誘発して，下肢の伸展が強まります．足部の痙性が比較的弱く，立脚中期に踵接地が容易な時期では，膝関節を過伸展位（反張膝）で支持します（図11）[3]が，足部の痙性が強まり，踵接地が困難になると，股・膝関節を屈曲させたままで歩くようになります．歩くことに努力を要したり，スピードを要求すると，上部体幹にも連合反応（肩甲帯後退，肩関節外転・外旋，肘関節屈曲，前腕回内，手関節掌尺屈）を伴います．倒れそうになったとき，平衡反応（足関節背屈反応，パラシュート反応，ホッピング反応，ステッピング反応）が乏しく，麻痺側上下肢の保護能力に欠けます．

● 上肢機能
非麻痺側上肢：麻痺側上肢が機能的でないため，非麻痺側のみで持てるものを好みます．そのため非麻痺側上肢は粗大な活動レベルに終始しやすく，両手を使用しないとできないような巧緻的な活動にはほとんど参加しなくなります．
麻痺側上肢：麻痺側にある程度の随意性を有している場合，随意性の不足に対して頭頸部や体幹で代償します．麻痺側の肩関節屈曲・外転運動時には，頭頸部と体幹部を麻痺側に側屈させながら伸展します．また，麻痺側の前腕回外では，麻痺側に側屈するなど身体全体を使います（図12）[6]．

● 変形・拘縮
痙直型四肢麻痺ほどではありませんが，変形・拘縮は進行します．上肢では，肘関節屈曲，前腕回内，手関節掌尺屈，母指内転の変形・拘縮が進行しやすく，下肢では，アキレス腱の短縮に伴う足関節内反尖足あるいは外反尖足には注意を要します．また，麻痺側体幹部の短縮に伴い，側弯症をきたすこともあり，呼吸機能との関連で注意が必要です．

評価

1）関連職種からの情報収集
　カルテからの情報に限定することなく，SH児にかかわるすべての職種から情報収集をすることが大切です．また，日常生活は自立したとしても，家庭では経験しない環境下におかれる可能性のある幼稚園や小学校での生活状況は確認したうえで教員と情報を共有することが必要です．

2）形態測定
　左右差を確認するために四肢長は必ず計測します．

3）神経学的検査

麻痺側上下肢の筋緊張の種類（痙性，固縮，弛緩）と筋緊張の程度（正常，亢進，低下）について，分布状態を踏まえて確認します．また，アシュワーススケールおよび修正アシュワーススケールを用いて，筋緊張の程度は左右差を比較しながら段階づける必要があります．

4）姿勢反射・平衡反応検査

麻痺側上下肢の姿勢反射や平衡反応の程度を確認する必要があります．上下肢の保護伸展反応については，単に出現の可否についての確認にとどまらず，麻痺側の運動相と支持相に分けてみていく必要があります．

5）関節可動域（range of motion：ROM）検査

麻痺側上下肢の可動性を自動運動と他動運動で行い，左右差を確認します．

6）筋力検査

SH ではいずれ歩行を獲得することになりますが，姿勢保持に必要な麻痺側上下肢の筋力を確認する必要があります．

7）運動発達検査

麻痺側下肢の障害の程度や発達年齢にもよりますが，粗大運動能力分類システム（gross motor function classification system：GMFCS）で層別化を行い，粗大運動能力尺度（gross motor function measure：GMFM）で質的な運動機能を評価する必要があります．

8）ADL 評価

日常生活は上手に代償を利用して自立することになりますが，加齢に伴う経時的変化や治療効果をみるために，子どもの能力低下評価法（pediatric evaluation of disability inventory：PEDI）や子どものための機能的自立度評価法（functional independence measure for children：WeeFIM）を利用します．

理学療法

理学療法を行う前に家庭環境を調整することが必要になります．SH 児は基本的に歩行を獲得し，日常生活上，一通りのことが可能になるため，保護者が楽観視してしまう傾向にあります．成長過程における姿勢の対称性や麻痺側上肢を含めた**両手使用**の必要性について，認識を高めてもらうような働きかけが必要になります．しかし，麻痺側の末梢部は経験不足に伴い，触覚過敏性をきたしやすく，治療として**表在・深部感覚刺激**を用いますが必要以上の使用を強要することは，SH 児のストレスになりやすいので注意を要します．麻痺側上下肢は使用頻度の乏しさから循環障害をきたしやすいため，とくに，冬場は外気温を考慮した衣類の着用を促します．

●背臥位

頭部の一側への回旋は全身の非対称性を誘発しやすいため，頭部の正中位を保つ必要があります．頭部の回旋を防止する枕を使用し，上部体幹を軽度屈曲位に保ちながら肩甲帯を前突するような姿勢管理をすると，両上肢を前方に運びやすくなります（図 13）[1]．衣服を脱がせるときなど脊柱から股・膝関節にかけて屈曲位をとらせるようにすると麻痺側下肢の伸筋の筋緊張を抑制することができます（図 14）[1]．

●腹臥位

麻痺側上肢の支持が求められるため，麻痺側に

先輩からのアドバイス

SH 児に見過ごされやすいものに，発達過程で形成される問題行動があります．一側上肢での固定を必要とするような作業活動では，麻痺側上肢を上手に使用できないため，日常の遊びや生活において，成功体験の経験が乏しくなります．両手活動ができないことが原因で，集中して 1 つのことをじっくり取り組めません．根気がないため，多動でイライラしやすく，攻撃的な行動を示すことがあります．

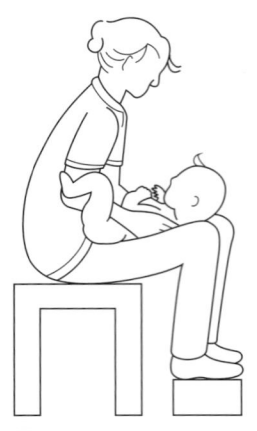

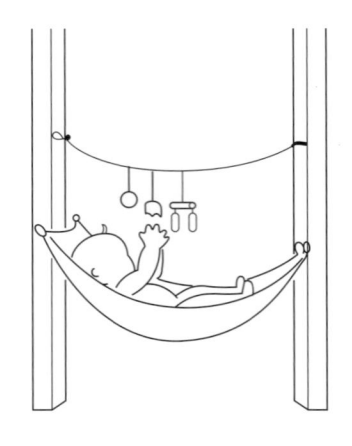

図13
頭部を正中位に保ち，肩甲帯が前突するような姿勢をとらせると両上肢を前方に運びやすくなります[1]．また，ハンモックなどの使用も効果的です．

図14
脊柱から股・膝関節にかけて屈曲位をとらせると麻痺側下肢の伸筋の筋緊張を抑制することができます[1]．

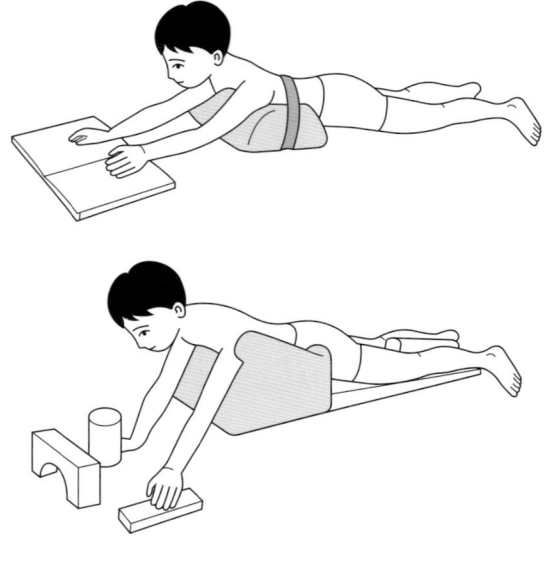

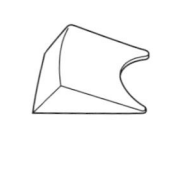

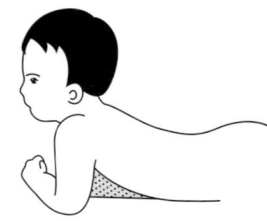

傾いた非対称姿勢をとりやすくなります．上肢を適切な肢位に保つために，ローラーや三角マットなどを腋窩下に設置すると，麻痺側上肢への荷重も免荷でき，脊柱の伸展が容易になります（**図15**）[1]．また，股関節の伸展を保持したまま，骨盤帯を下方に引き下げるように股関節の伸展をサポートすると，さらに安定性が増し，脊柱伸展を含めた頭部の伸展が容易になります．肘や手での体重支持は非常に疲れやすいため，長時間の姿勢保持は避けるべきです．

● 側臥位
　麻痺側を上にした側臥位で，後方に引かれ気味だった SH 児の手を肩甲帯から前方に誘導しながら，前腕の回外運動を含めた肘関節の伸展運動を援助します（**図16**）[7]．また，両手操作が必要な玩具を SH 児の面前に置き，麻痺側上肢の介入のきっかけを作ります．

● 座位
　膝窩部を圧迫しないように足底接地した状態を保ち，両坐骨支持を促すと姿勢が安定します．非麻痺側寄りの体重支持のため麻痺側骨盤が挙上するような場合，タオルやウレタン製の三角マットをその隙間に挿入し，坐骨支持を促すと座位が安定し，骨盤後方回旋，麻痺側の肩甲帯後退，上肢の不良肢位などの連合反応を抑制できます（**図17**）[7]．少し前方に傾斜した座面に座らせる

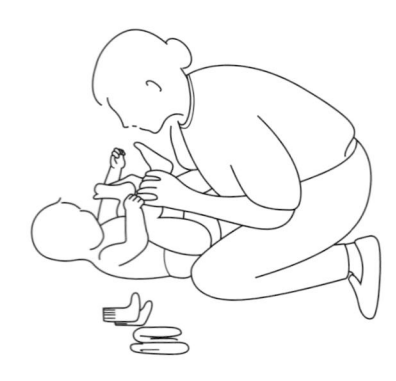

図15
ローラーや三角マットなどを腋窩下に設置すると，麻痺側上肢への荷重を免荷できます．体型によっては，小さな三角マットを使用します[1]．

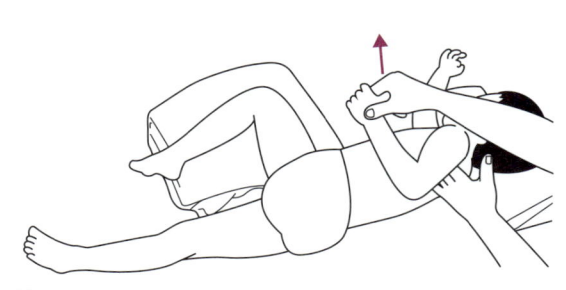

図 16
麻痺側を上側にした側臥位で，両手操作に必要な肘関節の選択的な伸展運動を援助します[7]．

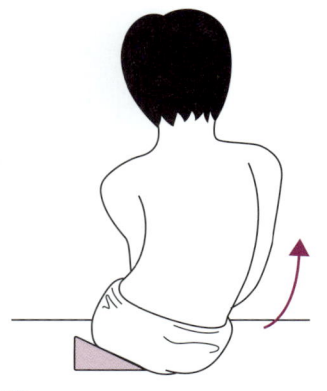

図 17
麻痺側の左坐骨部の隙間を埋めるようにすると座位が安定します[7]．

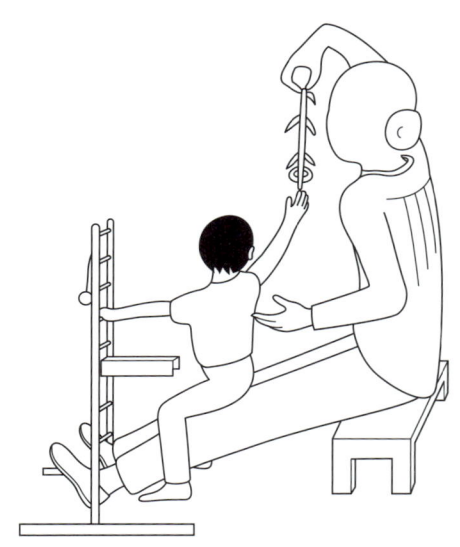

図 18
前方に傾斜した状態で座位をとらせると脊柱の伸展を促すことができます[1]．

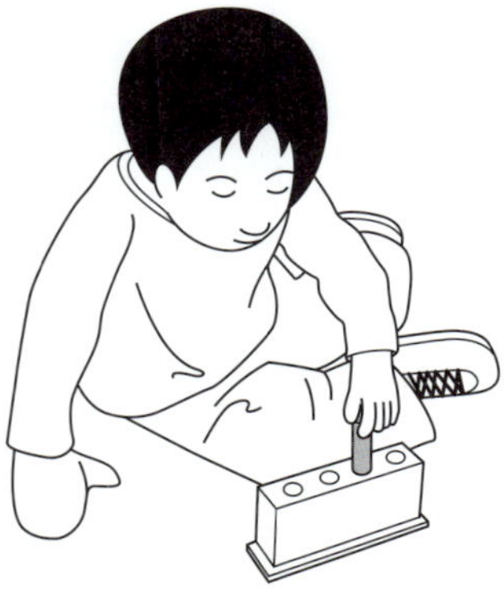

図 19　右片麻痺児
麻痺側上肢の支持機能が高い場合は非麻痺側上肢で遊ぶことができます[8]．

と骨盤が垂直位を保ちやすく，脊柱の伸展も促しやすくなります（**図 18**）[1]．麻痺側上肢の支持機能が高い場合は，非麻痺側上肢で玩具遊びが可能になります（**図 19**）[8]．

● 立位・歩行

立位では体重が局所的にかかるため，麻痺側の踵が浮き，非麻痺側への体重支持が座位よりも顕著になります．歩行を獲得するまでは下肢装具の適用は少ないのですが，歩行スピードが増して，小走りが目立つようになると，下肢の筋緊張が強まり，尖足や内反が目立つようになります．麻痺側の踵が浮くと，支持基底面が狭くなり，立位の不安定性が助長されるため，プラスチック製**短下肢装具**などを適用します（**図 20**）[3]．しかし，必要以上の矯正は，逆に痙性を強めることになるため注意が必要です．理学療法による変形・拘縮の改善には限界があり，徒手的な改善が望めない場合には，整形外科的手術として，アキレス腱延長術などが実施されます．

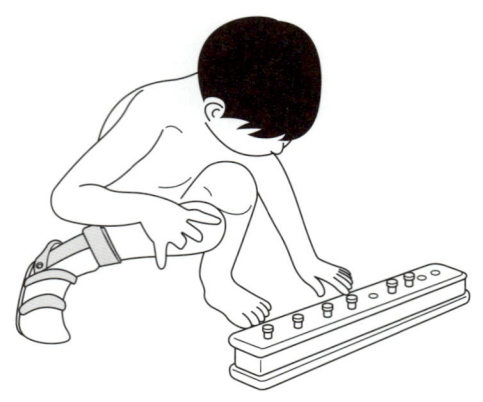

図20　右足部のプラスチック製短下肢装具 AFO を装着する[3]

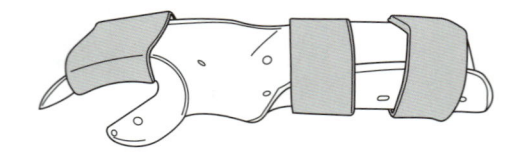

図21　夜間スプリント[8]

ホームプログラム

1）麻痺側上下肢の ROM の確保

母指は手関節掌尺屈位で握り込んでしまいやすいため，手関節を背屈させながら，母指から母指球にかけて外転方向の ROM を確保することが大切です．夏場は指と指のあいだに汗がたまりやすいため，衛生管理上，ROM を確保したうえで乾燥を心がける必要があります．

母指や手指の屈曲を助長させないために，夜間スプリントを適用することは有効です（図21）[8]．

2）対称姿勢の維持・管理

姿勢の左右差は避けられませんが，過剰に麻痺側上肢を使用させる必要性はなく，可能なかぎり対称性を心がけます．しかし，物の受け渡しや話しかけるときなどは，正面よりもやや麻痺側寄りから働きかけることで，麻痺側の介入が期待できるかもしれません．空間での物の操作は非対称性を顕著にする可能性があるため，両手操作を促す場合は，極力，机上での作業を設定し，麻痺側上肢を机上に載せておくと補助手的に麻痺側上肢を使用することができます（図22）[1]．

3）年齢特性を考慮した日常生活場面での留意点

乳児期は麻痺側の異常発達が顕在化していないため，比較的両側の相互活動の場面を設定するよう心がけます．

幼児期では周囲に対して拒否的になる傾向が強いので遊びと探索活動のなかで成功体験が多く得られるような介入が必要になります．

Topics　トピックス

- 「可動式プラットフォーム[9,10]や視覚的バイオフィードバック[11]での動的な体重支持トレーニングにより，主動作筋のすばやい活動，圧中心の動揺幅の減少という改善がみられ，SH 児では，筋収縮[9]やステップ長[11]の非対称性が改善する」という報告があります（Woollacott M et al. 2005）（Shumway-Cook A et al. 2003）（Ledebt A et al. 2005）．
- 「歩行時のエネルギー消費量は健常児よりも脳性麻痺児が高く[12,13]，SH 児よりも両麻痺児のほうが高い[12]」という報告があります（Duffy CM et al. 1996）（Unnithan VB et al. 1996）．
- 「CI 療法の適用は SH 児に限られており，口頭での指示が理解できる必要があります[14-17]．（Taub E et al. 2004）（Charles JR et al. 2006）（Naylor CE et al. 2005）（Willis JK et al. 2002）また，拘束により患児がフラストレーションを感じることがあるため，SH 児の能力と興味に合わせた活動を選択する必要がある[18]」という報告があります（Eliasson AC et al. 2005）．

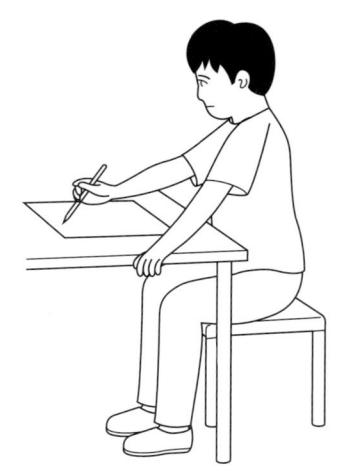

図 22
対称的に座らせると，麻痺側上肢を前方にもってきやすくなります．また，上肢に連合反応が出現する場合，テーブルの端をつかむなどしてその影響を最小限にすることも可能です[1]．

　学童期から思春期にかけて自らの障害を受け止めるようになると，さらに拒否的な傾向が増強する恐れがありますが，保護者以外の友人や学校の教員との関係を通して治療への関心をもってもらうように働きかけます．

確認してみよう！

- 片麻痺児は，(　①　)が動かしづらいため，代償的に(　②　)を使用することで，(　①　)の連合反応が誘発されます．
- 歩行を獲得するころには，上肢の支持機能の経験の乏しさから，肩甲骨の大きさや両上肢の長さなど形態的にも(　③　)をきたしやすくなります．
- 非麻痺側への興味や活動性が増し，頭部が(　④　)へ回旋することが多くなると，(　⑤　)の傾向が強くなります．
- 治療的には早期から麻痺側上下肢への(　⑥　)を用いながら，可能な範囲で日常生活中の正中位を意識した(　⑦　)を促します．
- 頭部は(　⑧　)に向けていることが多いため(　⑨　)にずれを生じ，(　⑩　)と(　⑪　)の協調性に影響を及ぼすことがあります．

解答

①麻痺側　②非麻痺側　③左右差　④非麻痺側方向　⑤麻痺側無視　⑥表在・深部感覚刺激　⑦両手使用　⑧非麻痺側　⑨視知覚空間　⑩目　⑪手

※⑩と⑪は順不同

（森田　正治）

引用・参考文献

1) 梶浦一郎, 鈴木恒彦訳：脳性まひ児の家庭療育, 原著第3版. 医歯薬出版, 1999.
2) 竹下研三：日本における脳性麻痺の発生―疫学的分析と今後の対策. リハビリテーション研究 60：43-48, 1989.
3) 梶浦一郎監訳：脳性麻痺の類型別運動発達. 医歯薬出版, 1978.
4) 福嶋正和訳：脳性まひ児の診断と訓練. 同朋舎, 1987.
5) 寺沢幸一, 梶浦一郎監訳：脳性麻痺の運動障害, 第2版. 医歯薬出版, 1999.
6) 河村光俊著：小児の理学療法. 医歯薬出版, 2005.
7) 紀伊克昌監訳：正常発達 脳性まひ治療への応用. 三輪書店, 2010.
8) 上杉雅之, 成瀬 進監訳：脳性麻痺のクリニカルリーズニングアプローチ. 医歯薬出版, 2011.
9) Woollacott M, Shumway-Cook A, et al：Effect of balance training on muscle activity used in recovery of stability in children with cerebral palsy：a pilot study. Dev Med Child Neurol 47(7)：455-461, 2005.
10) Shumway-Cook A：Effect of balance training on recovery of stability in children with cerebral palsy. Dev Med Child Neurol 45(9)：591-602, 2003.
11) Ledebt A, Becher J, et al：Balance training with visual feedback in children with hemiplegic cerebral palsy：effect on stance and gait. Motor Control 9(4)：459-468, 2005.
12) Duffy CM, Hill AE, et al：Energy consumption in children with spina bifida and cerebral palsy：a comparative study. Dev Med Child Neurol 38(3)：238-243, 1996.
13) Unnithan VB, Dowling JJ, et al：Role of cocontraction in the O2 cost of walking in children with cerebral palsy. Med Sci Sports Exerc 28(12)：1498-1504, 1996.
14) Taub E, Ramey SL, et al：Efficacy of constraint-induced movement therapy for children with cerebral palsy with asymmetric motor impairment. Pediatrics 133(2)：305-312, 2004.
15) Charles JR, Wolf SL, et al：Efficacy of a child-friendly form of constraint-induced movement therapy in hemiplegic cerebral palsy：a randomized control trial. Dev Med Child Neurol 48(8)：635-642, 2006.
16) Naylor CE, Bower E：Modified constraint-induced movement therapy for young children with hemiplegic cerebral palsy：a pilot study. Dev Med Child Neurol 47(6)：365-359, 2005.
17) Willis JK, Morello A, et al：Forced use treatment of childhood hemiparesis. Pediatrics 110(1 Pt 1)：94-96, 2002.
18) Eliasson AC, Krumlinde-Sundholm L, et al：Effects of constraint-induced movement therapy in young children with hemiplegic cerebral palsy：an adapted model. Dev Med Child Neurol 47(4)：266-275, 2005.
19) 五味重春編：リハビリテーション医学講座第11巻 脳性麻痺. 医歯薬出版, 1990.
20) 今川忠男訳：脳性まひ児の早期治療. 医学書院, 1988.
21) 今川忠男監訳：脳性まひ児の24時間姿勢ケア. 三輪書店, 2006.
22) 千住秀明監修：こどもの理学療法, 第2版. 神陵文庫, 2007.
23) 今川忠男著：発達障害児の新しい療育. 三輪書店, 2000.
24) 川村次郎編：義肢装具学. 医学書院, 2005.
25) 細田多穂監修：小児理学療法学テキスト. 南江堂, 2010.
26) 穐山富太郎, 川口幸義編著：脳性麻痺ハンドブック 療育にたずさわる人のために. 医歯薬出版, 2002.
27) 社団法人日本リハビリテーション医学会監修：脳性麻痺リハビリテーションガイドライン. 医学書院, 2009.
28) 松尾 隆著：脳性麻痺と機能訓練 運動障害の本質と訓練の実際, 改訂第2版. 南江堂, 2010.

第7章 脳性麻痺─アテトーゼ型脳性麻痺

脳性麻痺─アテトーゼ型脳性麻痺

エッセンス

- 脳性麻痺は，運動障害のタイプによる分類と障害部位による分類を組み合わせた方法で表します．アテトーゼ（athetosis：AT）型（異常運動型）脳性麻痺は運動障害のタイプによる分類です．アテトーゼ型では，**動揺が特徴**として認められ，**姿勢反応が低下**します．アテトーゼ型の多くが**四肢麻痺**を呈します．

- アテトーゼ型（異常運動型）は，筋緊張が高まる**緊張型アテトーゼ**とあまり筋緊張が高くなく持続的な不随意運動が目立つ**非緊張型アテトーゼ（舞踏病様アトテーゼ型）（図1）**に分かれます．また，臨床的には治療原則の違いがあるため，緊張型アテトーゼは，過緊張から低緊張まで筋緊張の変動が激しい**ジストニック型（図2a）**と過緊張から中等度の筋緊張を示す**痙性を伴うアテトーゼ型（図2b）**に分類します．

- アテトーゼ型脳性麻痺の原因は，周産期医療の進歩に伴い変化がみられます．以前は，母子間の血液型不適合による核黄疸後遺症によるものが多くみられましたが，現在は，36週以上の満期出生のアテトーゼ型脳性麻痺児が増加しています[1]．

- 動揺が顕著になるにつれ，**姿勢のコントロールが困難**になります．頭部のコントロールが不十分なため，視覚的情報を収集することが難しくなります．また，**呼吸機能や摂食機能，言語機能**にも障害が生じます．

- 原始反射が残存し，頭部や体幹部のコントロールを阻害します．また迷路性立ち直り反応や視覚性立ち直り反応の成熟が遅れます．

- 理学療法（physical therapy）は，原則として**中枢部を安定**させ，**アライメント**を整え，**目と手の協調動作**を促進させます．また，発達に応じた**福祉機器を導入**していくことも必要です．

- アテトーゼ型脳性麻痺の二次障害として，頸椎の不随意的回旋運動を長期間続けることによる**上位頸椎症性脊髄症**の危険性があります．また年長児になり**変形性股関節症**を発症することがあります．これらの二次障害は機能低下につながるため注意が必要です．

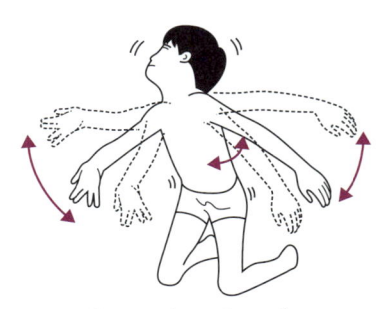

図1 非緊張型アテトーゼ（舞踏病様アテトーゼ型）

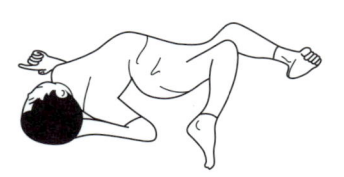

図2a 緊張型アテトーゼ（ジストニック型）

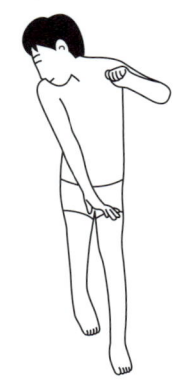

図2b 緊張型アテトーゼ（痙性を伴うアテトーゼ型）

脳性麻痺－AT 型脳性麻痺とは？

AT 型の特徴は，①意図的な姿勢を一定に保てない，②動揺がある，③意図した範囲以上に活動が拡散しやすい，④腱反射の亢進がみられるが著しくはない，⑤原始反射が残存しやすい，と大きく5つあります[2]．また近年，AT 型脳性麻痺では，運動障害が重篤であっても，知的能力は比較的高い AT 児の割合は減少し，運動障害と知的障害がともに重篤な AT 児（重症心身障害児）が増加する傾向にあります[3]．

分類

脳性麻痺は大別して，痙直型，AT 型（異常運動型），失調型，低緊張型に分けることができます．さらに AT 型は，緊張型 AT と非緊張型 AT（舞踏病様 AT 型）に分類されます（図3）[4]．国際的には異常運動型とよばれる運動障害のタイプですが，日本では AT 型とよばれることが多いため，本章では AT 型脳性麻痺として扱うこととします．

非緊張型 AT は，筋緊張亢進を認めず持続的な不随意運動が目立つタイプです．一方，筋緊張亢進を伴う緊張型 AT は，筋緊張の亢進と不随意運動の両方が目立つタイプです．臨床的には，緊張型 AT を，過緊張から低緊張までの動揺が近位部から遠位部まで激しく起こるジストニック型と，過緊張から中等度の筋緊張を示す痙性を伴う AT 型に分類します．ジストニック型は，非対称性緊張性頸反射（asymmetrical tonic neck reflex：ATNR）などの緊張性反射活動が著明に現れ，一過性に非対称な姿勢に固定されますが，姿勢を変えると低緊張になります．立ち直り反応や平衡反応を促すのが非常に難しいタイプです．痙性を伴う AT では，下肢に痙性が目立ち，上肢に不随意運動が目立ちます．下半身よりも上半身に障害の重いのが一般的な特徴です．アテトーゼという言葉の由来にはさまざまな説がありますがギリシャ語の「制止」の否定形であるという説が有力です．

一方で，神経学では，AT やジストニックを違う意味で使用するので，医師とコミュニケーションを取る場合に注意が必要です．神経学的には不随意運動の具体的型として，振戦型，舞踏病型，ヘミバリズム型，ジストニア型，ミオクローヌス型，チック型，AT 型，メージュ（Meige）症候群型が知られています．いずれも大脳深層にある大脳基底核病変によるものとされていますが，不随意運動型の臨床像はそれぞれ異なっています．舞踏病型は踊るような形，ヘミバリズム型は対側四肢を突然投げ出すような激しい動き，ジストニア型は体幹部と四肢をくねらすようにして歩く形，ミオクローヌス型は，てんかんの一形で急に筋が収縮し，手足を投げ出したり転倒したりするものとされます．また，AT 型はゆっくりした，くねくねした動きで虫様と表現されます．

● AT 型脳性麻痺児の臨床像

「緊張型 AT（ジストニック型）」
①姿勢緊張は過緊張から低緊張まで変動し，近位部から遠位部まで激しく起こります．
②基本的な姿勢筋緊張は低いタイプです．
③立ち直り・平衡反応はほとんどみられません．
④姿勢は常に非対称で正中位を保持できません．
⑤言語障害や摂食障害も出現します．
⑥変形の危険性が高いタイプです．

「緊張型 AT（痙性を伴う AT 型）」
①姿勢筋緊張は過緊張から中等度の筋緊張を示します．
②中等度の痙性は中枢部に出現します．
③不随意運動はおもに上肢に出現します．
④立ち直り・平衡反応は痙性の程度によります．
⑤多くは知的に高い意欲をもっています．

「非緊張型 AT（舞踏病様 AT 型）」
①姿勢筋緊張は低緊張から正常まで変動します．

---

1) 緊張型 AT
　a）ジストニック型
　b）痙性を伴う AT 型
2) 非緊張型 AT（舞踏病様 AT 型）

図3　AT 型の分類

②一過性の過緊張と頻回の不随意運動が出現します．
③動揺が激しく，四肢の動きは大きくなります．
④拘縮の危険性は少なく，むしろ亜脱臼の危険性が高くなります．

病態

かつては，Rh式血液型不適合やABO式血液型不適合に対する治療手段が乏しかったため，核黄疸により，神経がとくに豊富な大脳基底核にビリルビンが集積し大脳基底核細胞を壊すとされていました．しかし，神経細胞傷害は大脳基底核だけに止まることはむしろまれであり，多くの症例で大脳皮質や白質にも同傷害が起こります．大脳基底核は錐体外路を支配し，**大脳基底核病変は錐体外路障害**を起こします．しかし，錐体外路疾病の代表であるパーキンソン病にみられるような振戦や固縮と，ATにみられる不随意運動とは病像が異なります．大脳皮質と大脳基底核，橋，小脳，脳幹網様体は常に情報交換しながら運動制御しています．このループは錐体外路系とよばれます．大脳皮質一次運動野から錐体路を経て脊髄にいたるループが「人間の意識した運動」を司っている経路とすると，大脳基底核群ループは錐体外路を経て脊髄にいたり「人間が無意識に起こす合理的な運動」を司っている経路だといえます（図4）．

発生頻度

脳性麻痺児のうち，AT型脳性麻痺は1割程度を占めると報告されています[5, 6]．また，36週以上の満期出生のAT児が増加傾向にあります．満期産児では，周産期トラブルによる仮死から，原因不明や胎生期に生じた複数の問題が要因となるケースが増えています[7]．

乳幼児期における各姿勢の全体像

初診時の主訴は運動発達遅滞であることが多く，保護者から「座れそうで座れない，立てそうで立てない」との訴えが多くみられます．脳性麻痺の評価は四肢の運動様式や運動量について左右差や四肢体幹差を観察することに始まります．AT型は初期には，四肢の随意運動が，量，速さとも良好で，かつ左右差もみられないことが少なくありません．しかし，四肢の良好な動きと比較し，体幹保持能力が非常に劣っているのが特徴的です．**2～3歳まで典型的なAT型の特徴が明らかに出現しないことがあります**．以下に各姿勢の全体像を示します．

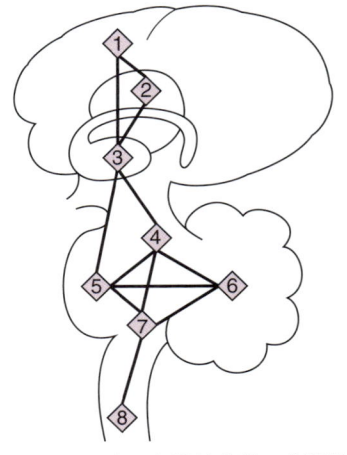

① 一次運動皮質，運動前野，補足運動野
② 視床
③ 尾状核，被殻，淡蒼球いわゆる狭義の大脳基底核
④ 中脳被蓋部や底部の中脳核群
⑤ 橋の核群
⑥ 小脳の核群と3つの脚
⑦ 中脳核群に連続する脳幹網様体
⑧ 脊髄でγ系として出入力される

図4 大脳〜大脳基底核〜中脳核・橋・小脳・脳幹網様体ループの模式図
筋紡錘や腱紡錘を支配するγ系の連絡路である錐体外路系がこれに相当します．このいずれの部位が傷害されるかによって不随意運動の程度とタイプが変化します．

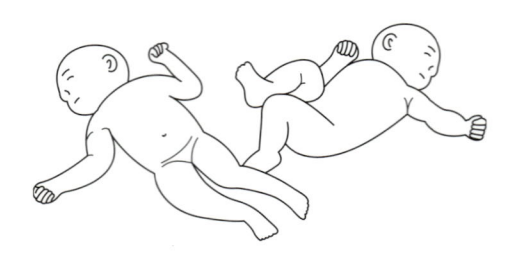

図5　非対称性緊張性頸反射（ATNR）

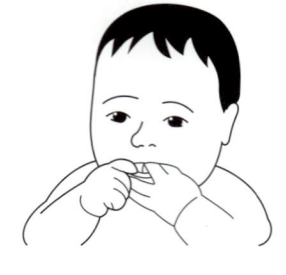

図6　指しゃぶり（健常児）

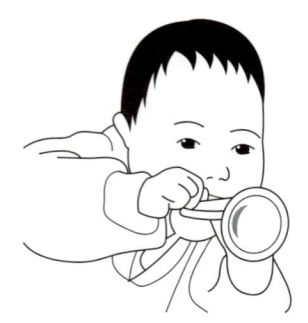

図7　玩具で遊ぶ（健常児）

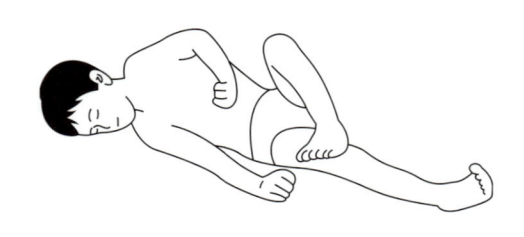

図8　AT児の寝返り

●背臥位・腹臥位

　AT児では，乳児期初期には全身的に低緊張を示します．重力に抗する動きは乏しく，ATNRが残存しています（図5）．しかし，AT児が環境に対して反応するようになると，後頭部や肩を床に押しつけて動揺を止めるように固定し，四肢を非対称的に動かすようになります．

　とくに健常児が3カ月以降に獲得する正中位指向は，**ATNRやガラント反射**の残存により獲得されません．また，原始反射の残存は，両手を合わせる，指しゃぶりをする（図6），玩具で遊ぶ（図7）といった対称性動作の獲得という発達を阻害していきます．頸部の同時収縮の低下により頭部をコントロールできず，左右どちらかに回旋します．そのため，一側の胸鎖乳突筋が筋肥大を起こすことがあります．

　背臥位では，上肢と比較して下肢の障害が軽いAT児であればブリッジの姿勢を取ることができます．この動作はAT児にとって唯一できる動作であり，好んで繰り返し遂行します．しかし，この動作が肩や後頭部の押しつけをより強めてしまう危険性があります．

　背臥位から腹臥位への寝返りは，障害の軽度な一側で遂行します．最初に下半身，次に上半身を動かし上半身は肩や頭部の後退になんとか打ち勝って腹臥位へと寝返ります（図8）．

●座位への引き起こし・座位

　座位への引き起こしでは，頭部がついてこず，むしろ過伸展が起こります．また，持続的な把握ができないため，上肢の協力も得ることができません（図9）．頭部が身体の中心より前方にくると，力が抜けたように頭部が前に崩れます．

　長座位では，全身の伸展した姿勢をコントロールしようと腹直筋を働かせ，両下肢を内転・内旋することで安定を得ようとします．しかし，非常に不安定でリーチや頭部を動かすことはできません．そこで，全身の伸展した姿勢を抑制するために，股関節屈曲・内旋位，膝関節屈曲位に保持した支持面の広い**割り座**（Heel Sitting・W-Sitting）を好むAT児が多く見受けられます（図10）．そして，健常児が経験する四つ這い移動ではなく，割り座から**バニーホッピング**で移動する

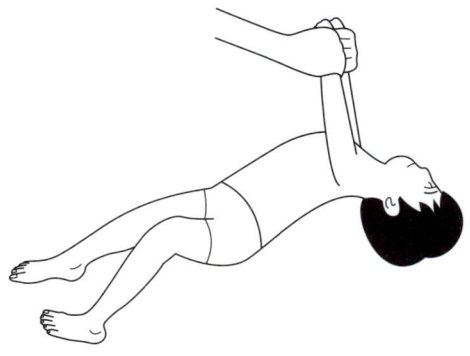

図9　座位への引き起こし

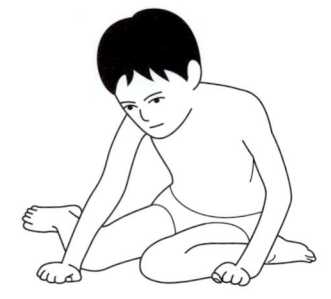

図10　割り座を好む患児

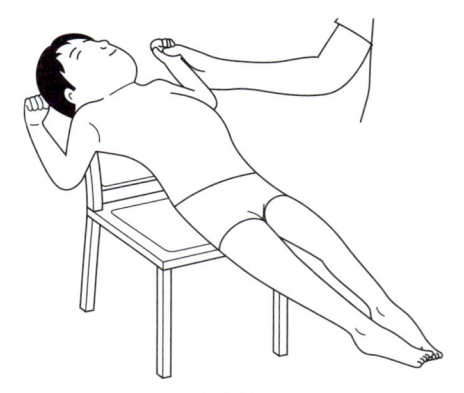

図11　椅子での端座位

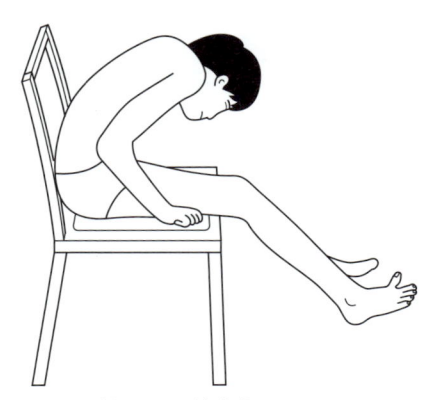

図12　椅子での端座位

ようになります．

　椅子での端座位では，足底を持続的に床につけておくことができません．AT児が頑張って座ろうとすると，下肢が伸展して，椅子の背もたれを押しつけるように前方にずり落ちてしまうか（図11），逆に過度な股関節の屈曲から，全身が屈曲位に崩れてしまうことがあります（図12）．適切な椅子で適切な固定がなければ端座位を保持できず，上肢の使用も困難となります．

● 立ち上がり・立位

　AT児にとって，立ち上がることは難しい動作です．身体を引き上げるために上半身を伸展しようとしてまず頭部を伸展しますが，それに伴って体幹が後方に反り返り，肩と上肢の後退が出現し，上肢の支援が困難となります．膝立ち位から何度か上肢を机などにつき，上肢を内転交差させ，身体を引き上げることが可能なAT児もいま

す（図13）．立位での支持性は低く（図14），股関節と膝関節を過伸展し固定することで体重支持を代償するAT児もいます．また，介助立位では下肢を交互に屈伸して足踏みをするアテトーゼダンスが生じるAT児もいます．

● 歩行

　1人で立ち上がれるAT児であっても，独歩を獲得するのは時間を要し，年長児になってから獲得することがあります．障害が重いと独歩を獲得できないAT児も多く見受けられます．また歩行にも立脚側に頭部を回施させATNRを利用するAT児がいます（図15）．股関節や膝関節の屈曲をコントロールすることは難しく，独歩を獲得できたAT児においても，歩行は非常に不安定でスムーズさに欠けます．歩行中は体幹部の固定を得ようと手を組んだり，顎を胸に押しつけたりすることで頭部の動揺を止めます．歩容は軽度のAT

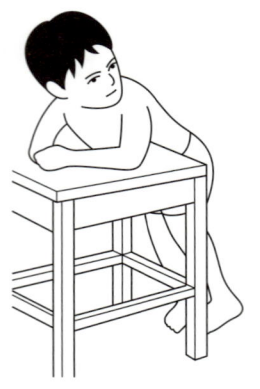

図13 立ち上がり

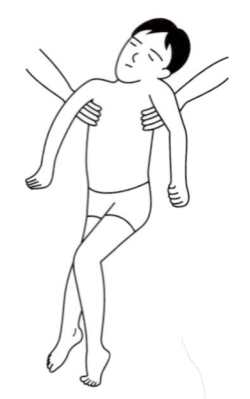

図14 立位
支持性が低く立位不可の症例.

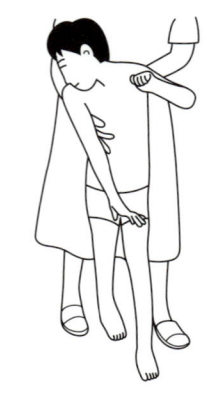

図15 歩行にATNRを利用

児のみが健常児と同様に一側下肢が他側下肢の前方に先行する方法を獲得します.

評価

AT児の理学療法評価の内容は以下のとおりです.

1) 情報収集
医師やケースワーカー,心理療法士,作業療法士,言語聴覚士,保育士らが把握しているAT児の家庭環境や健康状態,出生歴や療育歴について,カルテや療育日誌などから確認します.**脳波検査**や**精神発達検査**などの各種の検査結果についても把握します.

2) 形態計測
左右非対称姿勢や**脊柱側弯,股関節脱臼や亜脱臼**の出現を確認します.大腿部や下腿部の周径を計測して,筋の発達の程度や立位・歩行の経験,両下肢の左右差をチェックします.

3) 筋の性状
四肢における痙性の分布状況や筋緊張の性状(**痙性,動揺性,低緊張,弛緩性**など),筋緊張の強さについて評価します.とくに,過緊張から正常まで,正常から低緊張までなどのように,動揺の幅を評価します.また,どのような動作時に筋緊張が変動するかを確認します.

4) 関節可動域測定
四肢関節や体幹部の関節可動域(range of motion:ROM)を測定します.とくに左右差を把握することが重要です.また,重症児の変形を示す指標として非対称性指数(Goldsmith指数)[8]が利用されています.

5) 筋力測定
AT児では,従来の徒手筋力検査(MMT)により個々の筋力を測定することは困難です.AT児が遂行する動作を観察しながら筋力を評価します.幼児期後半から学齢期以降では手術前後の筋力を精細に評価して,手術後の理学療法や治療効果の判定に役立てます.

6) 反射検査
ATNRやガラント反射などの原始反射の残存を確認します.これらの原始反射の陽性徴候はAT型を疑わせるものです.また姿勢反射を確認します(図16).バランス反応では,各姿勢での調節

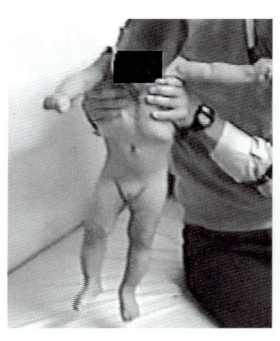

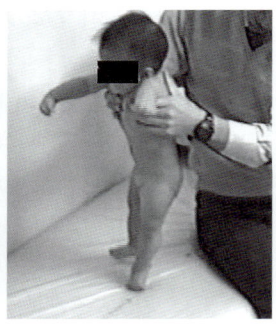

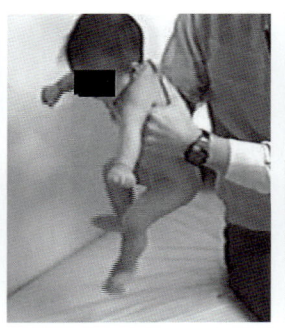

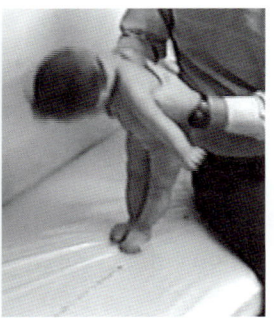

図16　腋窩懸垂テスト
腋窩を把持・懸垂し，下肢に伸展緊張が発生するかどうかを観察します．股関節ならびに膝関節は伸展位，足関節は底屈位で伸展緊張陽性です．また，体幹部を正中に保っていたと思っていると，急にガクッと前方に屈曲し姿勢が崩れています．

能力とバランス調整の際の代償運動についても評価します．触覚・視覚・聴覚などの感覚刺激に対する反応が過敏な場合は，逃避的・防衛的反射についても評価します．

7）運動発達検査

粗大運動能力尺度（gross motor function measure：GMFM）[9]および粗大運動能力分類システム（gross motor function classification system：GMFCS）[10]による評価を実施します．GMFMおよびGMFCSの結果から，AT児の予後予測を行うことがあります．しかし，AT児は年長児になってから機能改善が認められるケースもあり，他の要素も勘案しながら判断することが必要です．またAT児は乳児期には低緊張を示し，運動が活発なるにつれ，動揺が著明になるケースがあります．

8）姿勢・動作の分析

全身を評価することが大切です．たとえば乳児期であれば顔の布を取らせる顔布テストでは，AT児は自発運動が豊富な割に上肢が機能的に働かず手で布を取り除くことができませんが，身体全体を使って布を取り除く運動がみられるかもしれません（図17）．玩具で遊んでいる際に表情や舌の運動などに不随意運動がみられることもあります．

次に不随意運動の確認を行います．新生児期であれば，不随意運動との鑑別が難しい場合もありますが，目的的動作が出現する時期に玩具へのリーチなど遊びのなかで評価を実施します．

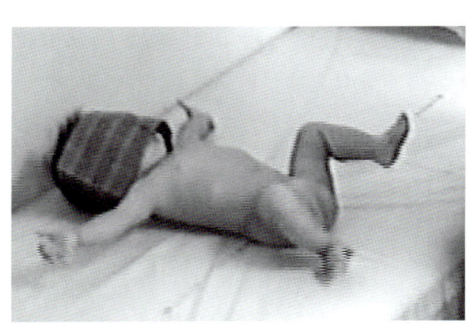

図17　顔布テスト

姿勢の評価には，チェイリー姿勢能力発達レベル[11]を使用すると客観的なデータが得られます．

9）日常生活活動評価

日常生活活動（activities of daily living：ADL）を評価する評価尺度は多くありますが，ここではよく使用されている評価尺度を紹介します．

子どものための機能的自立度評価法（functional independence measure for children：WeeFIM）は，6カ月～7歳未満のAT児の能力低下を評価します．評価の内容は，セルフケア，排泄コントロール，移乗，移動，コミュニケーション，社会的認知の6領域18項目です[12]．

リハビリテーションのための子どもの能力低下評価法（pediatric evaluation of disability inventory：PEDI）は，特定のスキルをAT児が遂行する能力と，機能的活動に必要な介助量の両面を測定します[13]．介助者の援助の状況や使用補装具を把握することが可能になります．ただし，AT児で目標設定に使用する際には知的発達レベルな

どを加味して判断する必要があります．

10）呼吸・嚥下評価

呼吸筋の協調性の不足により規則的な呼吸が遮られます．また呼吸と発声を協調させることが難しく，爆発的で不明瞭な発声になります．発声に伴い，表情筋や下顎の偏位が増強され，涎がコントロールできないこともあります．知的能力が高いAT児にとって，適切にコミュニケーションが取れないことはストレスになります．コミュニケーション能力についても合わせて評価することが必要です．また，AT児では鼻呼吸と口呼吸が分離していないことが多く，摂食と呼吸をうまく連動させることができません．そのため誤嚥の危険性が高くなります．呼吸・嚥下評価については作業療法士，言語聴覚士などとも協力しながら評価を進める必要があります．

●各ライフステージの理学療法目標

各ライフステージに応じて以下の理学療法を実施します．
①乳児期では運動発達年齢に相応した運動発達を獲得させます．
②乳幼児期には，よりよい親子相互関係の構築を援助します
③幼児期には成功体験を多く経験させます．
④学童期には，移動能力の獲得，知識の修得に必要な能力の獲得に取り組みます．
⑤成人期以降は，二次障害の予防と社会生活上の課題の解決に向けた理学療法を実施します．

●理学療法ポイント

「AT全般の治療原則」
①動揺を少なくします．
②持続的な中枢部の同時収縮を促します．
③アライメントを整えます．とくに抗重力姿勢で正中位指向を促し，できるだけ対称的な姿勢の獲得を目指します．
④頭部のコントロールを学習させ，目と手の協応性を高めます．
⑤ROM中間位での運動の段階的なコントロールを促します．
⑥安定した姿勢で手の分離運動と両手動作を促通します．
⑦道具を使用するためだけでなく，姿勢変換時などに使用するために持続的な把持を促します．
⑧ROM最終域での代償的な固定を抑制し，不随意運動を止めるのではなく，その動揺の幅を狭くするように練習します．
⑨動揺が起こる刺激を把握し，リラックスできる姿勢を獲得させます．
⑩呼吸・言語・嚥下障害についてのリハビリテーションも同時に実施します．
⑪二次障害の予防に努めます．
⑫必要に応じて福祉機器を導入します．
⑬同一の運動様式を繰り返し，長期にわたって続けることで，年長児になってからの機能改善を認める場合があります．

「緊張型AT（ジストニック型）の治療原則」
① ATNRや緊張性迷路反射（tonic labyrinthine reflex：TLR）などの緊張性反射活動の影響を受けやすいため，反射活動が生じにくい姿勢を見つけ，治療の開始肢位にすることが必要です．
②緊張性反射活動が生じにくい姿勢で，落ち着くことを促す必要があります．
③対称的な姿勢で，少ない運動範囲内で動く練習が必要です．とくに中枢部（頸部・肩甲帯・骨盤帯）の対称性を促します．
④ROM最終域で非対称な姿勢で固定して手や足を使用するため，変形や拘縮が生じやすいので注意する必要があります．

先輩からのアドバイス

周囲の音や気配により動揺が高まるAT児は，個室または仕切りのある場所での評価・治療を実施します．理学療法士の規則的なゆっくりとした口頭での声かけは運動の早さとリズム調整に有効なことがあります．

「緊張型AT（痙性を伴うアテトーゼ型）の治療原則」
① 体幹部や下肢の痙性（筋の異常な過緊張）を低下させます．
② ROM 最終域での代償的な固定を抑制し，不随意運動を止めるのではなく，その動揺の幅を狭くするように練習することで効果を上げやすいタイプです．
③ 立ち直り反応や平衡反応を促します．
④ 痙性による変形を予防します．

「非緊張型AT（舞踏病様AT型）」
① 基本的に筋緊張が低いため，筋緊張を高めます．とくに体幹部と肩関節と股関節の同時収縮を促します．
② ROM 中間位での運動コントロールを促します．
③ 対称的な姿勢で動くことを練習します．
④ 立ち直り反応や平衡反応のタイミングや反応の大きさを調整できるように促します．
⑤ ROM の拡大による亜脱臼に注意します．

理学療法

●乳幼児期における理学療法

緊張型AT児では，筋緊張の亢進から後弓反張が出現し，抱っこを困難にします．逆に非緊張型AT児では初期には低緊張のため，抱っこが困難になります．また激しい動揺から発汗量が増えるため，とくに夏場は着替えを頻回に必要とします．抱っこや更衣動作の困難さは育児の大きな妨げとなり保護者が養育に自信をなくす原因ともなります．また筋緊張が亢進すると不機嫌になることが多く見受けられます．そのため，乳幼児期にはよりよい親子関係を築けるよう支援することが大切です．

1）座位（抱っこ）

AT児の身体を図18のように包み込むようにして抱きます．持続的な圧迫が加わることでAT児は落ち着きます．その際，両足底を床または介助者の大腿部に接地させ，AT児が自分の身体の位置をしっかり認識できるようにします．

対称性のある姿勢を取らせます．AT児と顔を合わせて接することにより意志の疎通が容易になります．また視線も合いやすくなります．理学療法では，肩から坐骨の方向に圧迫を持続的に加えます．乳児期には自宅でも実施しやすい姿勢です（図19）．

図20では，肩甲帯を前方に出した状態を保ちながら頭部を正中位にコントロールする方法を示します．理学療法士（physical therapist：PT）はAT児の股関節を屈曲させ，片方の足を使って腰背部の伸展を促します．AT児の足部は床接地させます．頭部がコントロールされることにより，AT児は多くの視覚的・聴覚的情報を得やすくなります．ジストニック型など反り返りの強いAT児では，股関節の屈曲を大きくし，体幹前部を支え，反り返らずにリラックスして前方にもたれる練習をすることもあります．

次に，必要に応じて，骨盤と大腿部を対称的に保持しやすい殿部と大腿部の形に掘り込んだ座面や，股関節内転防止パッドが付いた箱椅子などを用いて座位をとらせます（図21）．テーブルを前に置くことで，両手を使った遊びに発展させることも可能です．AT児のレベルに応じて骨盤や胸にベルトを使用します．PTは肩から股関節に同時収縮を加えることで座位が安定します．テーブルの高さもAT児のレベルに合わせ，最初は乳頭付近の高さに設定することで肩の後方への引き込みが抑制されやすくなります．

AT児が落ち着ける抱っこを保護者が可能になることは，今後の育児の自信にもつながります．落ち着いた抱っこができるようになれば，指しゃぶりなどを援助して顔面・口腔の過敏性を減少させます．この口腔の経験学習は，食事の際に食器や食物の舌触りに対する抵抗感を減らすことにつながります．またアライメントを保持することにより正中線上の下方注視や追視を経験させます．視覚的な情報を乳児期から得る機会を作ることで，将来的に電動車いす操作に必要な目と手の協応性の獲得を促します．また，抱っこが落ち着くようになれば，椅子やクッションに移行します．

2）臥位

背臥位では，「自遊自在®」[14]（形を自由に変え

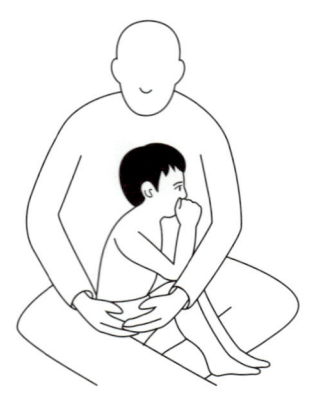

図18 抱っこ

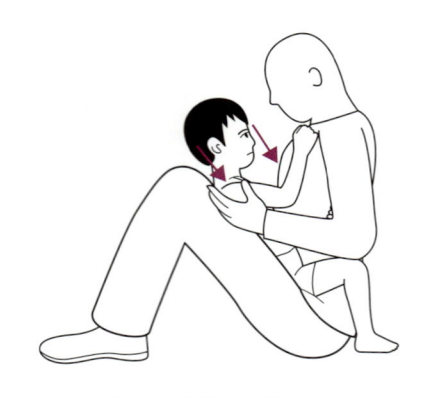

図19 対称的な姿勢での抱っこ

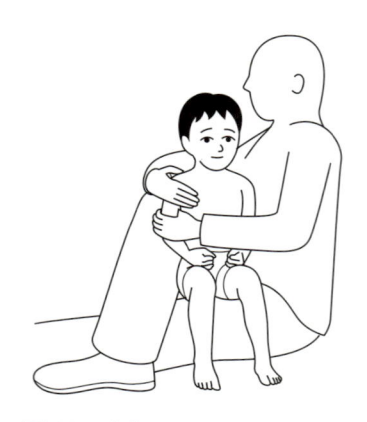

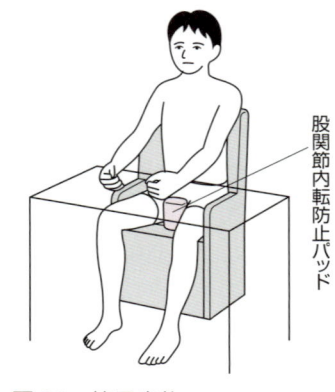

図20 座位

図21 椅子座位
股関節内転防止パッド

ることができる太い針金）にバスタオルを巻いた物や三角マットや枕などを使用して，頭部屈曲，肩前方突出，体幹軽度屈曲，股関節・下肢屈曲位に設定し，体幹部を包み込むようにして**姿勢を対称的**に保ち，正中線上で目と手を協調させて活動することを促します（**図22**）．腹臥位で体重支持を持続的にできないAT児には，PTの大腿部を使い，腹臥位をとらせ上肢伸展位で肩から上肢の長軸方向に圧迫をかけます．この姿勢は両上肢を対称に保持し同時収縮を促すことになります（**図23**）．健常児では生後3カ月でATNRの影響は減少し，頭部は左右への回旋が可能となり，中間位の保持が可能になります．頭部の回旋が可能になると，追視範囲も180°に拡大し，**両眼視機能**も発達し，**正中位指向（midline orientation）**が獲得されていきます．AT児に対しても，対称性に働きかけ，アライメントを整えることが必要で

す．状況に応じて三角マットや側臥位保持装置を利用してもかまいません（**図24，25**）．乳児期から対称的な姿勢をコントロールすることが姿勢や運動のために重要な役割を果たします．

3）立位

知能が高く障害が軽度であっても，自立した立位の獲得は遅れる傾向にあります．しかし，乳幼児期からの積極的な**立位姿勢の経験**は，**寛骨臼の形成を促し，亜脱臼を予防します**．立位姿勢の保持は介助立位または立位保持装置を用います．また，短下肢装具やハイトップシューズを使用することで，下肢や足関節のアライメントを適切に保つことができます．

ROM中間位での運動コントロールが難しいことに加え，持続的な筋収縮が難しいため，立位では反張膝で固定しやすくなります．また，ゆっくりとコントロールして椅子から立ち上がったり

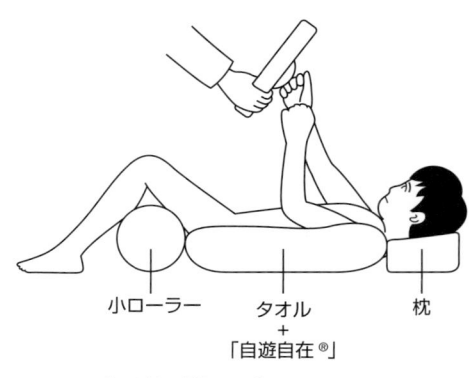

図 22a 背臥位（横から）
布絵本にパーツをつけたり，ぶら下げた玩具に手を伸ばして遊びます．

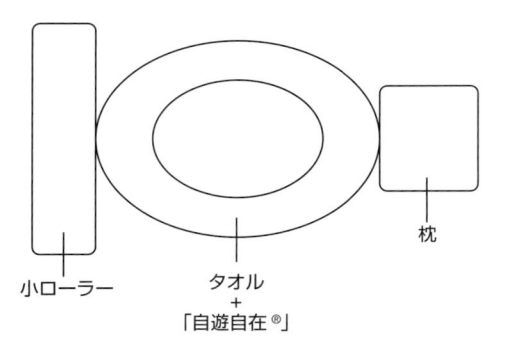

図 22b 背臥位（上から）
※「自遊自在®」[14]とは，針金またはアルミ線をビニール樹脂で被覆したもので，簡単に曲げたりねじったりすることが可能です．長さや太さもさまざまなものが市販されています．

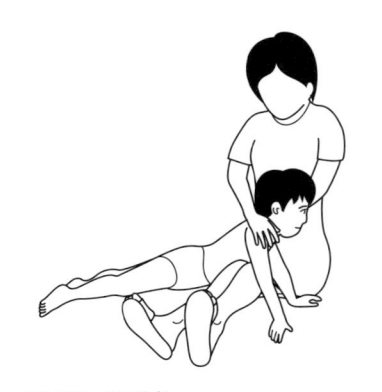

図 23 腹臥位

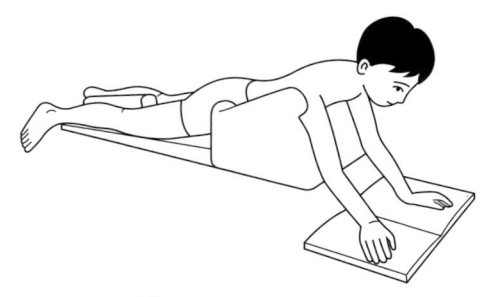

図 24 腹臥位

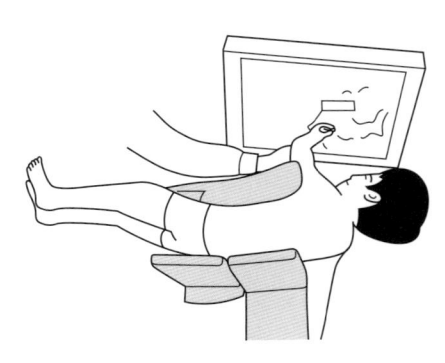

図 25 側臥位保持装置

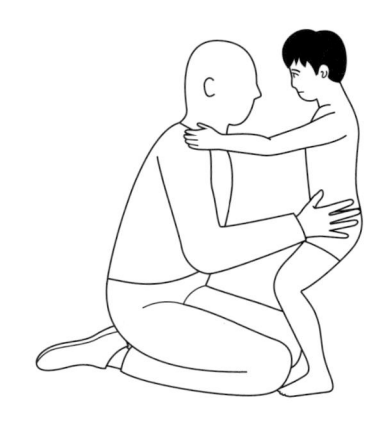

図 26 介助立位

座ったりすることが容易ではありません．そのため，介助立位でPTはAT児の骨盤か肩をコントロールしながら足部に向けて圧迫を加え体幹部と下肢の屈筋と伸筋の同時収縮を促します．その際，AT児にはPTの肩に上肢を置かせ，対称性を保持させます（**図26**）．また，膝屈曲30〜40°くらいになるように高い椅子や台に殿部を載せ，半立位での活動を練習したり，椅子からのゆっくりとした立ち座りの練習を実施します（**図27**）．

第7章 脳性麻痺 — アテトーゼ型脳性麻痺

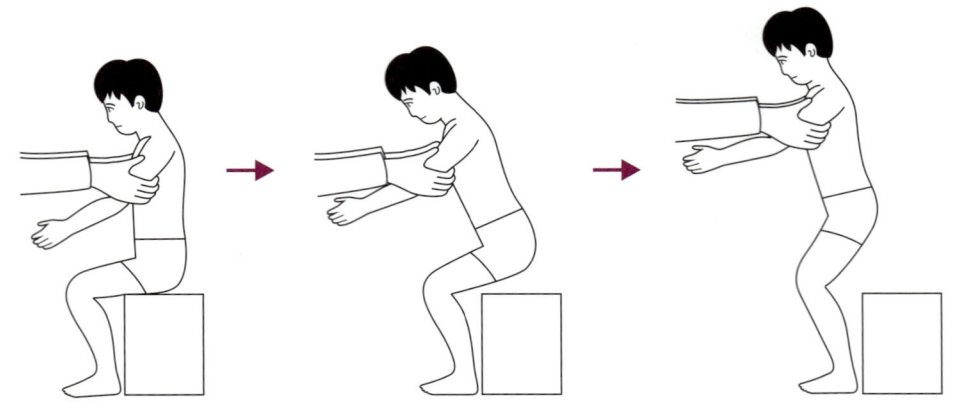

図27　立ち座りの練習

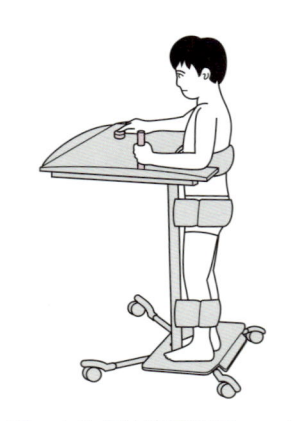

図28　立位保持装置使用での立位

プローンボードやスーパインボードなどの立位保持装置を用いた立位では，立位保持の時間はAT児の様子を見ながら延長していきます．立位保持での荷重経験は寛骨臼の形成を促すため，立位の実用性が見込めないAT児にも取り入れます．図28では左手でテーブル上の握り棒を握らせることで固定点を与え，右手をスイッチ操作に使用させています．このように立位保持装具を用いることで，正中位での遊びの展開を促すことも

可能です．また，スイッチ操作は電動車いす操作やパソコンの導入につながります．

●学童期における理学療法

　生活範囲が家庭内から集団生活の場への拡大する時期です．AT児にかかわる人も増え，多くの新しい場面に遭遇します．AT児にとっても精神的な緊張が増します．家庭だけでなく，学校，社会のなかでの困難なことを評価し，それぞれ改善していく必要があります．PTはAT児が生活する場に出かけ，現場を見ることでAT児の**機能改善**ならびに**環境調整**を適切に援助していきます．

　普通小学校に通学するAT児は健常児と生活の場を共有しますが，運動能力の違いが生じるために学校生活ではさまざまな配慮が必要です．また一般的には外向的といわれますが，感情面で情動が変動しやすい特徴があります．また表情や特異的な動き，姿勢により周囲に受け入れられにくいこともあります．知的能力が高い場合であっても，発語の不明瞭さからコミュニケーションが円滑に行かずにフラストレーションがたまることがあり，周囲の理解と援助が必要です．PTは日々

先輩からのアドバイス

　AT児は，運動や言語レベルよりも高い精神レベルにあることが多々見受けられます．理学療法で使用する玩具や活動が，AT児の精神レベルに合っているのかを考えましょう．

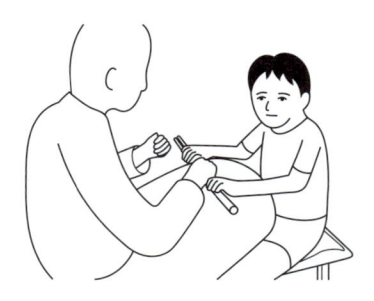

図29　両手を用いた把持練習

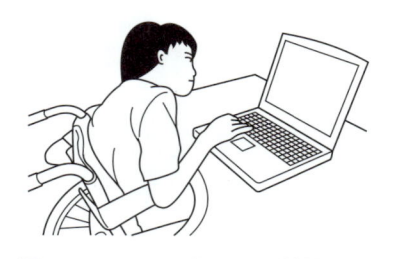

図30　パソコンを用いた学習

の授業や学校行事への参加手段・方法について教員や保護者と意見を交換し，工夫することが必要になります．また，就学前のより自立した移動手段の確保として歩行獲得が困難なAT児に対しては電動車いす導入を検討します．自らの行動によって環境に働きかけ，変化や影響を与えることができないことを経験して無気力な状態になってしまうといわれます[15]．この無力感（自己否定という感覚）は，4歳までに確立します[16]．電動車いすについての早期導入については，関係機関の理解を得ることも重要であり，AT児の知的レベルを考慮しながら導入を検討します．

一方，特別支援学校に通学するAT児も少なくありません．特別支援学校では，教員などの援助協力は比較的受けやすい環境にあります．ただし，特別支援学校に通学しても，地域の健常児とのかかわりを意識して作ることがAT児にとっても刺激となり，また将来，地域で生活する際の周囲の理解にもつながります．特別支援学校では，福祉用具の導入についても多くの場合は容易です．自立した移動手段として電動車いすに加え，SRCウォーカー（SRC Walker）[17]による移動も，大きさなどから家庭内での使用は難しい場面が多いのですが，バリアフリー化されている特別支援学校内だと可能です．AT児は下肢の運動性はあるものの，コントロールと支持性が低下しており歩行を獲得できないことがあります．SRCウォーカーで体幹部などの支持性を補助し，サドルを前傾にすることで下肢の運動を前方への推進力に生かすことができます．また，机上動作についても練習を実施します．初めは物を両手でしっかりと持続的に保持させる練習から，次に前後方向への動き，そして徐々に肩関節・肘関節の動きを加え，正中線を越えた動きを引き出します．また，テーブルの上を滑らせる動きから始め，徐々に空間でのコントロールを練習します．近位関節・中間関節がコントロール可能になれば，手関節などの遠位関節の課題に移り，握る・離すといった練習に移行します（図29）．AT児では，年長になってからも機能改善が認められることも多いことから，繰り返し長期にわたり運動学習を実施することが大切です．書字練習と並行してパソコンなどの電子機器を導入し，知識の学習機会を失わせないよう援助します（図30）．ジストニック型や舞踏病様AT型で上肢の使用が難しい場合は，座位保持装置を使用して非対称姿勢を予防しながら，パソコンや電動車いすを使うために足を使用したスイッチ操作の練習をすることがあります．

● 成人期以降における理学療法

成人期以降は幼児期ならびに学童期までに獲得した歩行などの移動能力やADL能力を維持し，さらに向上させるための理学療法を継続することも重要です．

また，思春期・成人期以降にみられる二次障害に留意する必要があります．

1) 上位頸椎症性脊髄症

不随意運動により，常時，頸部の過伸展や回旋側屈が起こって頸椎の変形（頸椎症）を起こし，その結果，脊髄麻痺（脊柱管狭窄症）を起こす疾病です．健常者に発生する頸椎症性脊髄症は，第6頸椎や第7頸椎など下位頸椎に変形が起こり，正中神経や尺骨神経領域に神経根症状を起こしま

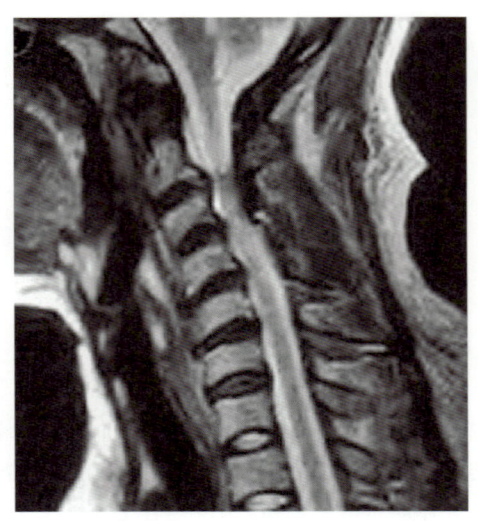

図31 上位頸椎症性脊髄症
第2〜4頸椎間に変形を認め，脊髄を後方へ圧迫しています．

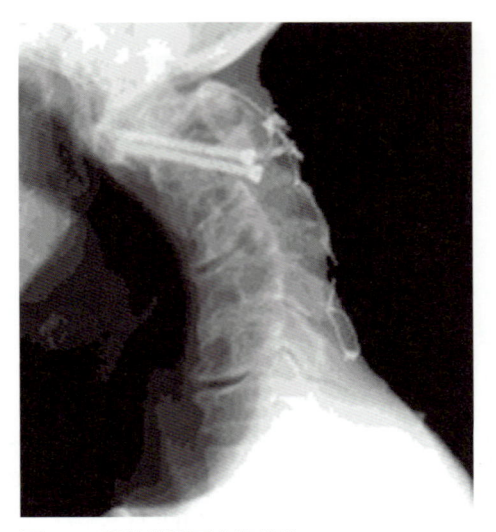

図32 環軸椎間固定術術後

す．さらに進行して脊髄圧迫症状を示しますが，AT型では環軸椎変形や第2〜5など上位頸椎の変形を起こすのが特徴です（図31，32）．上肢の痛みなどの根症状は出にくい反面，脊髄圧迫症状が強く，立てない，座れない，あるいは膀胱障害などをおもに訴えます．元来，自分の不自由な体に慣れているため，新たな麻痺の追加発症に気づくことが難しく，多くの症例では病期進行ののちに受診することが多く見受けられます．また不随意運動を合併するため術後固定が難しく手術方法も制限されます．二次障害の予防も理学療法の重要な目標になります．定期的な整形外科の診察や日ごろの理学療法でのチェックが重要となります．

2）変形性股関節症

痙直型の一部の症例では麻痺性股関節脱臼を発症しますが，幼児期に発症することが大半です．一方，AT型では麻痺性股関節脱臼にいたる症例はまれで，児童期には臼蓋形成不全程度にとどまっています（図33）．これが成人期以降に次第に著明となり，歩行時痛を訴えるようになります．X線撮影の結果，変形性股関節症にいたっていることが判明する症例が多く見受けられます（図34）．治療は健常者と同様に臼蓋移動術の適応となります．

独歩している場合は就労にも影響を与えるので，術前術後の理学療法とともに二次障害の予防も重要です．

先輩からのアドバイス

　AT児は持続した発声が困難であり，爆発的で不明瞭な発声となります．軟口蓋が口腔と鼻腔を遮断できないため開鼻音で過度に口を開き発声するため，涎や下顎の偏位が認められます．社会的には，表情・言語・動揺により受け入れられにくいことがあり，とくに精神能力が高いAT児は，目的を達成できないこと，ならびにコミュニケーションがうまくいかないことが多く，フラストレーションにつながります．AT児の話をじっくり聞く時間も大切です．

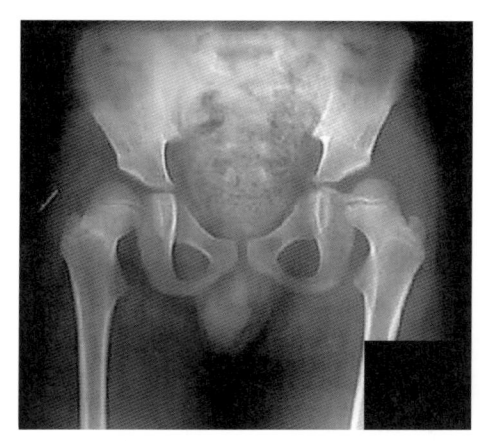

図33 臼蓋形成不全
10歳．右臼蓋形成不全が認められるものの骨頭の被覆度は50％以上です．

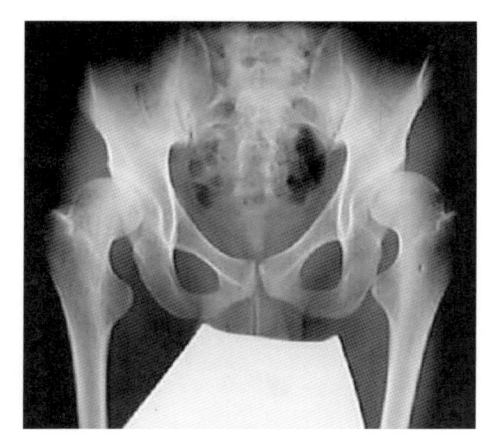

図34 変形性股関節症
23歳．臼蓋形成不全が目立つようになり，痛みを訴えました．

注意点　予後予測

　脳性麻痺児のゴール設定においては予後予測が重要になります．脳性麻痺ではとくにGMFCSの研究データを基に予後予測の行われることが多くなっています．しかし，AT児では年長になってからでも機能改善できる可能性があり，同じ動作学習を繰り返し行うことが重要です．そのため早期から治療を開始することはもちろん，理学療法を継続することが大切です．また二次障害の予測も重要です．AT児では，乳幼児期に変形などを有することは少なく，動揺や努力性の動作による非対称性姿勢の増加により変形が進みます．二次障害は，発声，呼吸，嚥下の問題にもつながるため早期より対処する必要があります．また各成長期において，どのような外的・内的刺激により動揺が認められるのかを把握し，日常的に可能なリラックスできる姿勢を提供することが必要です．

ホームプログラム

1）対称姿勢の保持

　AT児が落ち着ける姿勢を家庭内でも提供します．中枢部である体幹部の過緊張を抑えることで，末梢部である四肢の筋緊張も落ち着いていきます．ライダーチェアなどの座位保持装置や立位保持装置を利用するとよいでしょう（図35）[17]．

2）ADLの練習

　AT児にとって，更衣・食事動作，入浴動作は，動揺をコントロールしなければならない難しい動作です．最初は，介助者が協力することから始めます．毎日の繰り返しが大切です．

3）下肢のROM維持または改善の練習

　緊張型AT児は，股関節の屈筋群や内転筋，内旋筋，膝関節屈筋群，下腿三頭筋をストレッチすることで下肢の運動性が維持されます．

4）福祉機器の利用

　必要に応じて福祉機器を家庭内でも利用します．幼児期であれば，身振りに加えて発声が難しいAT児にはトーキングエイド（図36）[18]などを日常的に使用させます．また書字が難しい場合はパソコンなどを利用しての知識の習得を促します．

5）立位保持装置等による下肢への体重負荷の運動

　立位の機会を家庭のみならず保育所や学校などの生活場面に導入して，下肢への体重負荷の機会を増やすことが股関節の臼蓋形成不全や脱臼・亜脱臼を予防することになります．

6）年齢に応じた移動方法の練習

　各年齢に相応する移動方法を家庭で練習します．乳幼児期は下肢交互性のある四つ這い移動や歩行，また歩行が自立しないAT児には，可能な

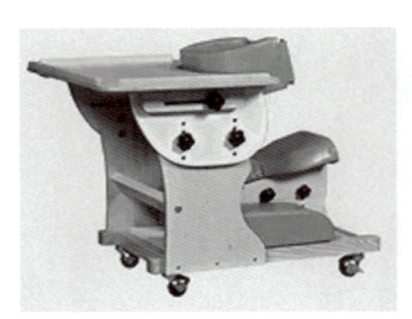

図35　ライダーチェア[17]

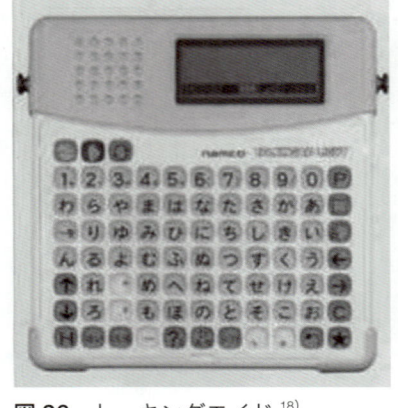

図36　トーキングエイド[18]

かぎり低年齢時期から家庭内でも自立した移動経験を積ませるために電動車いすなどを早期に導入します．

7）情動面のフォロー

不随意運動や動揺は情動の不安定と関連があります．目的とする動作ができないことが多くなるとフラストレーションが溜まり，不随意運動が強く出現することにもなります．姿勢調整などで動作の安定性を改善するとともに，日常的に刺激調整を実施するように心がけます．またコミュニケーションが難しいAT児に代替手段とともに，話を聞く十分な時間を設けることも情動のコントロールには有効です．

Topics トピックス

・北米リハビリテーション工学＆援助技術協会は，電動車いすはAT児の発達に合わせ，早期に導入すべきであると報告しています（Rosen L 2009）[19]．
・ストレッチブロック法（Stretch Block Method：SBM）とよばれる，ポリエチレンフォーム製ブロックの体部圧迫で，ストレッチと類似した全身性の筋緊張の緩和が得られ，痙性，固縮型麻痺，失調型，AT型脳性麻痺に効果を得たという報告があります（原　2001）[20, 21]．

確認してみよう！

- アテトーゼ型脳性麻痺は，筋緊張亢進を認めず，持続的な不随運動が目立つ（　①　）タイプ，一方，筋緊張の亢進と不随意運動の両方が目立つ（　②　）タイプに分類されます．臨床的には，緊張型アテトーゼを過緊張から低緊張までの動揺が近位部から遠位部まで激しく起こる（　③　）と，過緊張から中等度の筋緊張を示す痙性を伴うアテトーゼ型に分類します．
- アテトーゼ型脳性麻痺では，異常な（　④　）が残存していることが多い．また（　⑤　）の筋緊張がみられ，姿勢コントロールが困難となります．ただし，典型的なアテトーゼ様運動は，（　⑥　）歳までは出現しないこともあり，初期には（　⑦　）を示すことも多くみられます．
- アテトーゼ型脳性麻痺児に対しては，異常姿勢反射を抑制し，立ち直り反応や平衡反応などを促通することが望ましく対称性を獲得するために関節可動域（　⑧　）位での運動制御や四つ這い位での肩関節周囲筋の（　⑨　）の促通が用いられます．また筋緊張を抑制した姿勢にて同一の運動様式での運動学習を行います．
- アテトーゼ型脳性麻痺の二次障害として（　⑩　）や（　⑪　）があります．症状が悪化してから訴えることも多く注意が必要です．

解答

①非緊張型アテトーゼ　②緊張型アテトーゼ　③ジストニック型　④姿勢反射　⑤動揺性
⑥２〜３　⑦低緊張　⑧中間　⑨同時収縮　⑩上位頸椎症性脊髄症　⑪変形性股関節症
※⑩と⑪は順不動

ていねいなご指導と症例写真を提供していただきました佐賀整肢学園に深謝いたします．

（久保　温子）

引用・参考文献

1) 麻生昌子・松井美穂子：受胎週総別にみたアテトーゼ型脳性麻痺児の臨床像について．脳と発達 32：485-490，2000．
2) 北原佶：脳性麻痺の不随意運動．総合リハ 25：221-228，1997
3) Surveillance of cerebral palsy in Europe：a collaboration of cerebral palsy surveys and registers. Dev med Child Neurol 42：816-824, 2000.
4) 理学療法診療ガイドライン部会編集：脳性麻痺 理学療法診療ガイドライン，第1版，公益法人日本理学療法士協会，2011．
5) 鈴木順子，伊藤正利，富和清隆，奥野武彦：滋賀県の脳性麻痺の病型別分析 1977-1986年 推定原因ないし要因について．脳と発達 31：329-335，1999．
6) 新田初美，東條恵，畠山征也：1966年からのアテトーゼ型脳性麻痺の推移および近年の状況．リハ医学 35：860，1998．
7) Himmelmann K, Hagberg G, Uvebrant P：The changing panorama of cerebral palsy in Sweden X. Prevalence and origin in the birth-year period 1999-2002. Acta Paediatrica 99：1-7, 2010.
8) 堀本佳誉，高田千春，樋室伸顕ほか：重症心身障害児（者）の呈する非対称性変形の計測法 Goldsmith法による評価の信頼性．日本重症心身障害学会誌 30：287-290，2005．
9) 近藤和泉，福田道隆監訳：GMFM 粗大運動能力尺度 脳性麻痺児のための評価的尺度．医学書院，2000．
10) Palisano R, et al：GMFCS-E&R. Gross Motor Function Classification System Expanded and Revised. Can Child Centre for Childhood Disability Research, McMaster University, 2007.
11) 今川忠男監訳：脳性麻痺児の24時間姿勢ケア，三輪書店，2006．
12) 問川博之，里宇明元，高橋秀寿：ADL評価．総合リハ 34：523-532，2006．
13) 里宇明元，問川博之，近藤和泉監訳：PEDI—リハビリテーションのための子どもの能力低下評価法．医歯薬出版，2003．
14) 日本化線株式会社：http://nippoly.com/n/img/head_j.jpg
15) Rosenbloom, L：Consequences of impaired movement：A hypothesis and review. In：Holt KS, ed. Movement and Child Development. Philadelphia：Lippincott, 159-162, 1975．
16) Harter, S：Effectance motivation revisited：Toward a developmental model. Human Development, 34-64, 1978.
17) 有薗製作所：http://www.arizono.co.jp/top/seihin/shisei00.html
18) アクセスインターナショナル http://www.accessint.ne.jp/communi/sound.html
19) Rosen L, Arva J, Furumasu J, et al：REASNA position on the apolication of power wheelchairs for pediatric users. Assistibe Technology 21, 218-226, 2009.
20) 原寛道：新しい筋緊張緩和法—ストレッチブロック法—．理学療法 17：138-244，2000．
21) 原寛道：新しい筋緊張緩和法ストレッチブロック法の効果に関する実験的研究．理学療法 17：1033-1038，2000．

第8章 重症心身障害（重度脳性麻痺）

エッセンス

- **重症心身障害**（profound intellectual and multiple disabilities：PIMD）は医学的診断名ではなく**行政用語**です．原則的には脳に起因する重篤な状態によって生じた3つの次元におよぶ障害で，心身機能・身体構造には重篤な**機能障害**が認められ，著しい**活動制限**や**参加制約**を伴い，著しい**環境依存性**を有しています（**図1**）[1]．
- 重症心身障害に対する理学療法（physical therapy）は乳幼児期から学齢期を経て，成人期（高齢期）までの各ライフステージにおける障害を考慮したアプローチが必要です．なかでも**姿勢管理**と**筋緊張**については**すべてのライフステージ**を通して十分に留意していく必要があります．
- 重症心身障害の生命予後，死亡率，それらに影響を与える要因は，施設入所者では重症度により左右されます．年齢的には**幼少時のほうが死亡率は高く**なります．季節としては冬季に死亡する例が増加し，とくにインフルエンザなどの**感染症が流行すると死亡率がより高く**なります．一方，夏季には平均以下になります．
- 重症心身障害の**死亡原因で最も多いのは肺炎**などの呼吸器感染症で，乳児から50歳代まですべての年齢を通じて第1位を占めています．

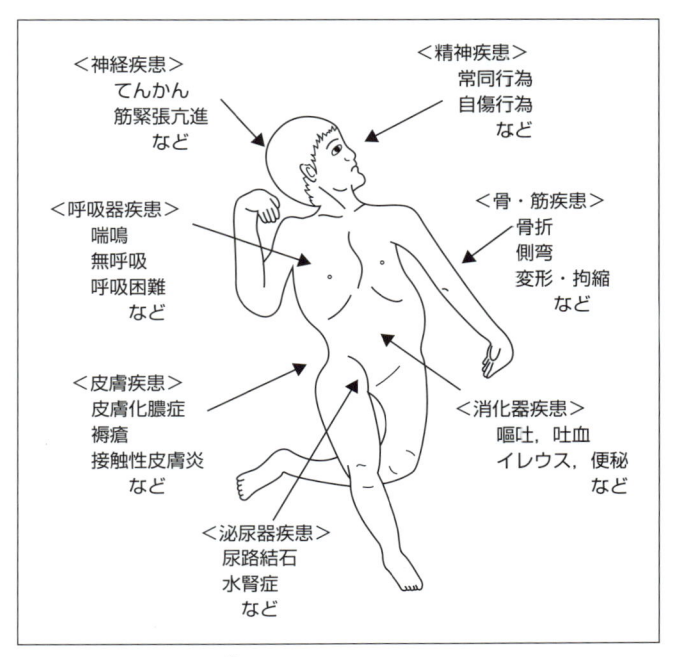

図1 重症心身障児 [1]

重症心身障害と重症心身障害児施設とは？

PIMDとは，運動障害と知的障害が重複して重度な状態のことであり，医学的見地ではなく，社会福祉的必要性から生じてきた概念です．日本赤十字社の小林提樹氏は1946年よりPIMD児の存在を社会に提起し，1958年，全国社会福祉協議会においてPIMD児対策委員会が設置されました．また，同氏は自著のなかで「重症心身障害児」という用語を使用しました[2]．

その後，1961年，わが国初のPIMD児施設である島田療育園が開園しました．そして施設入所者選定の基準の必要性から，1963年，厚生省（現・厚生労働省）が最初にPIMD児について「身体的精神的障害が重複し，かつ重度である児童」と定義しました．同時にPIMD児施設入所対象者選定基準として，①高度の身体障害があってリハビリテーションが著しく困難であり，精神薄弱を伴うもの，②重度の精神薄弱があって，家庭内療育はもとより高度の精神薄弱児を収容する精神薄弱児施設において集団生活指導が不可能と考えられるもの，③リハビリテーションが困難な身体障害があり，家庭内療育や肢体不自由施設での療育が不適当と考えられるもの，以上の3点をあげました．

1966年，厚生省はPIMD児を「身体的，精神的障害が重複し，かつ，それぞれ障害が重度である児童及び18歳以上のもの」と規定し，施設入所の基準としました．翌年の1967年には児童福祉法が改定され，PIMD児施設の入所対象を「重度の精神薄弱および重度の肢体不自由が重複している児童」と定義され重症児の定義が法的に定まってきた歴史的な経緯があります．

PIMD児施設数は2012年4月の時点で，公立・法人が運営している施設が124カ所（102法人）と独立行政法人国立病院機構PIMD児病棟が74カ所の合計198施設となっています．入所者数は2011年の時点での公立・法人立では約8,800人，独立行政法人国立病院機構PIMD児病棟等では約5,500人の計約14,300人になります．さらに在宅のPIMD児（者）は約24,000～27,000人と推定されています[3)4)]．

そして，2012年4月よりPIMD児施設は「医療型障害児入所施設」に一元化されました．また18歳以上の入所者は，障害者自立支援法（現・障害者総合支援法）での対応となり，PIMD児施設は，PIMDの特性を踏まえ乳幼児期から成人期までの一貫した支援の継続が可能です[4]．

原因

PIMDの発生原因を考えるとき，その原因の発生時期によって**表1**[1)]のように**胎生期，周生期～生後4週まで，生後5週～18歳までの3段階**に分類されています[1)]．

全体像

PIMDというのは，重度の身体障害と重度の知的障害を伴った状態を表す「障害名」であり，身体機能の程度はおおむね「座位」までとしていますが，実際は「寝たきり」のことが多く，未定頸のこともあります．さらに精神発達は，おおむね1歳半にいたっていない状態も多く，明確に定められていません．乳児期初期の症例も多く，「視覚障害」や「てんかん」を合併していることもあります．

特徴

PIMDの原因疾患で最も多いものは，重度脳性麻痺と重度知的障害です．乳幼児期から学齢期を経て，成人期，高齢期までかかわっていく場合があります．それゆえ，成長や加齢に伴う変化により一次障害と二次障害を考えていく必要があります[5)]．

● 一次障害

基礎疾患として，脳性麻痺，重度の知的障害，てんかん，感覚障害などの複数の疾患が合併している場合があります．筋緊張の異常，変形・拘縮，痙攣，異常行動，コミュニケーション障害な

表1　PIMDの原因となる脳障害の発生時期による分類[1]

発生時期	主要な原因	発生率（年齢別人口1,000あたり）
胎生期（受精～周生期直前まで）	遺伝子異常 染色体異常 脳血管障害 低酸素症 脳形成異常	約0.6
周生期～新生児期（生後4週まで）	低酸素脳症 脳循環障害 頭蓋内出血 低血糖症 髄膜炎 高ビリルビン血症	約0.4
生後5週～18歳まで	脳炎，髄膜炎，脳症 頭部外傷，脳血管障害，低酸素性脳症など	約0.3（推定）

どを有します．

●二次障害

一次障害後の発達上の停滞・遅滞・偏向によって，さまざまな発達上の二次障害を引き起こします．二次障害の程度は個人により異なります．加齢に伴う運動機能の低下，筋緊張の異常，不良姿勢，可動域制限などが悪循環となり，変形・拘縮，側弯，股関節脱臼が進行し，呼吸・摂食機能や日常生活面で大きな影響を与えます．

評価

理学療法評価を実施する際，**安静時の姿勢**および**自発運動（有無を含めて）を観察**することが基本となります．そして，問題点を把握するために検査・測定を実施し，評価を行います．

●評価項目

1）姿勢・運動

①全体的な自発運動：**自発運動**があるか．観察することができれば，どのような動きであるのか，**定型的な運動様式**であるかをみます．

②身体各部位の自発運動
・**目の動き**はあるか（追視）．
・**頭部の動き**はあるか（後屈あるいは前屈をも含む）．
・**体幹部の動き**（そり返りをも含む）はあるか．
・**片手あるいは両手の動き**はあるか．
・**一側あるいは両側下肢の動き**はあるか．
・その他

③頭部・頸部のコントロール
・**頭部前屈あるいは後屈**はあるか．
・座位への引き起こしを行ったとき，**頭部後屈**はあるか（head drop）．
・座位保持させたとき，**頭部の保持**は可能か．
・座位保持させたとき，円背（代償的脊柱の後弯）はあるか．
・その他

④背臥位
・**頭部は正中位保持**は可能か．
・正中位指向（midline orientation）は可能か．
・側臥位，腹臥位へ**寝返り**は可能か．
・その他

⑤腹臥位
・**頭部挙上**は可能か．
・正中位で頭部挙上は可能か．
・**垂直位**まで**頭部挙上**は可能か（head up）．
・**前腕体重支持**あるいは**手掌体重支持**は可能か．
・**頭部伸展**を伴いながら側臥位あるいは背臥位

表2 PIMDにみられる特有な姿勢と四肢・胸郭のROM制限[5]

部位	特有な姿勢	四肢・胸郭の可動域制限
上肢	W-肢位（両肩外転・外旋，肘屈曲） ATNR-肢位 （顔面側上肢伸展・後頭側上肢屈曲）	肩内旋・肘伸展 顔面側：肩内転，肘屈曲 後頭側：肩内旋，肘伸展
体幹部	扁平胸郭（横径の長い扁平な胸郭） 樽状胸郭（胸郭が厚い樽状の胸郭）	肩内転，胸郭の前後方向のROM低下 下部胸郭の横方向のROM低下
下肢	蛙様肢位（両股屈曲・外転，両膝屈曲）	両股伸展・内転・内旋，両膝伸展

- への寝返りは可能か．
- その他

⑥座位
- 座位姿勢自体をとることが非常に難しく，本人に苦痛があるか．
- 介助があれば座位の保持は可能か．
- 座位の保持は可能か．
- その他

2）筋緊張

安静時の筋の硬さ，伸張性，被動性を評価します．

- 全身的に筋緊張は亢進，低下あるいは変動はあるか．
- 左右差はあるのか．
- 痙性の強さは，軽度（mild），中等度（moderate），重度（severe）に分類します．
- アシュワーススケール（Ashworth scale）あるいは修正アシュワーススケール（modified Ashworth scale）を基準に痙性を評価します．また近年は，Tardieu scale あるいは modified Tardieu scale を基準に痙性を評価することもあります[6,7]．
- その他

3）変形・拘縮

変形・拘縮は，習慣的姿勢や姿勢変換の少なさにより経年的変化が生じてきます．このため，定量的な評価が必要です．変形・拘縮の定量評価として関節可動域（range of motion：ROM）測定，脊柱側弯は，X線写真等からCobb角の測定，股関節脱臼はX線写真等よる骨頭側方偏移率の計測，Goldsmithらによる非対称指数計測法を測定し，予防的観点から実施します[5]．

①ROM測定

検査時は骨折しやすく，急激な筋緊張の変動が発生するので十分に留意します．（表2）[5]．

②脊柱側弯・後弯

側弯の発生率は17〜64％と幅があり，自発・移動運動の低い例に多く，C型側弯が多くみられます[5]．側弯角度計測はX線撮影記録を基にCobb角（p54）を評価します．側弯は，股関節脱臼を合併し座位保持を困難にする場合があります．

③股関節脱臼・亜脱臼

異常な筋緊張や自発運動の障害は，骨・関節に変形・拘縮を容易に引き起こし，脊柱側弯，股関節脱臼にいたります．また，脳性麻痺については特有の分類があります（表3）[5]．

4）日常生活活動（activities of daily living：ADL）

PIMD児は家庭や施設で最も多くの時間を過ごします．理学療法の場面だけでなく，実際の生活場面での運動や姿勢の維持とその障害について検討することが重要です[8]．以下に簡単にチェックポイントを示します．

①食事
- 自力摂取は可能か．
- どのような姿勢（座位あるいは臥位）で摂っているか．
- どのような食物形態か．
- 経管栄養か

②睡眠
- 睡眠時間を十分確保しているか．
- 睡眠は安定しているか．

表3 脳性麻痺の股関節の分類（sharrardの分類）[5]

Ⅰ：正常	外反，前捻は軽度．骨頭は完全に被われている．
Ⅱ：形成不全	骨頭の2/3以上は被われている．shenton線の明らかな乱れ．臼蓋または骨頭に異常．
Ⅲ：亜脱臼	骨頭と臼蓋との接触は保たれている．骨頭は2/3以下しか被われていない．
Ⅳ：脱臼	骨頭と臼蓋との接触は完全に失われている．

- 無呼吸症候群はないか．

③更衣・入浴・排泄
- 自力で可能か．
- 全介助あるいは一部介助か．

④コミュニケーション

言語的コミュニケーション（声かけ・応答）や**非言語的コミュニケーション**（表情，姿勢，身体の動き，アイコンタクト，声の調子）が可能であるかを確認します．

- 理学療法士（physical therapist：PT）は，タッチの仕方，抱っこの仕方，身体の支え方，四肢の動かし方，誘導の仕方，声の大小・抑揚などさまざまな接し方を必要とします．
- **日常生活の観察や保護者・介護者からの情報収集**によって，PIMDの要求表現（身体のどこかが痛い，空腹である，声をかけてほしいなど）を理解することが必要です．
- **呼吸数・リズム，心拍数，覚醒段階，発汗，筋緊張の変化**について把握します．

5）発達検査

重度の知的障害を併せもっていますが，理学療法（physical therapy）評価の場面で発達検査等を実施することは少なく，以下の点がチェックポイントになります[9]．

- どのような遊びや周囲の出来事に興味を示すか．
- 人の声かけに反応するか．
- 保護者や身近な人と他人との区別ができるか．
- 簡単な言葉の理解ができているか．
- コミュニケーションの手段をもっているか．
- 禁止や制止の理解ができているか．
- 泣く，笑うなどの感情表現がみられるか．

6）呼吸機能検査

呼吸障害の評価において，一般的な呼吸機能検査であるスパイロメトリーによる評価は協力が得られないことから容易ではありません[10]．

一方，協力を必要としない呼吸筋・筋電図，食道-横隔膜内圧測定，呼吸代謝検査などの評価は可能ですが，検査方法が煩雑で日常の臨床での使用は容易ではありません．簡便な評価には以下の13項目があります．

- 問診項目
- 理学所見（視触診・聴打診）
- 心拍数
- 呼吸数
- SpO_2（動脈血酸素飽和度）
- カプノメーターによる呼気終末炭酸ガス濃度（$EtPCO_2$）
- 経皮的炭酸ガス分圧（$TcPCO_2$）
- ハロースケールによる一回換気量（TV）
- 胸部単純X線写真
- 胸部CT
- 気道透視
- 内視鏡検査

7）摂食・嚥下検査

摂食・嚥下機能を正しく把握し，より円滑な食事介助ができるよう努めます．食事摂取にかかわる評価として以下の11項目があります[11]．

- 姿勢と筋緊張
- 上肢機能

- 口唇の機能
- 舌の機能
- 下顎の機能
- 口唇・舌・下顎の協調運動
- 呼吸
- 触刺激に対する反応
- 食事中のむせ
- 理解
- 飲食物に対する嗜好

その他，VF（嚥下造影）検査，VE（嚥下内視鏡）検査などがあります．

理学療法

心身機能・身体構造には重篤な機能障害が認められ，過度の活動制限や参加制約を伴い，著しい環境依存性を有しています．PIMDをもちながらも，生活の質（quality of life：QOL）を高めることが理学療法の目標となります．QOLは，①生物レベルの「生命」の質，②個人レベルの「生活」の質，③社会レベルの「人生」の質，以上の3つの側面からなります[12]．

そして，「生命」の質は，栄養摂取や呼吸状態などの人間が生命を維持していくための基盤となるものが含まれます．「生活」の質は，学校や家庭における日常生活の状況です．「人生」の質は，仕事や社会参加，レクリエーションなどの活動などが含まれます．

理学療法に関しては，乳幼児期から学齢期を経て，成人期，高齢期までのすべてのライフステージにおいてこれらの3つの側面の質を高め，維持することが目標になります．QOLを高めるための理学療法を実施するにあたり，その障害構造を把握して，各ライフステージにおける発達過程での発達課題や生活課題に対して適切にアプローチする必要があります．

表4[12]に乳幼児期および学齢期，成人期以降の各ライフステージのおもな障害内容と理学療法内容を紹介します．

運動療法（ポジショニング）

理学療法のなかでも，運動発達に必要な基本的プログラムとしての**ポジショニング**（positioning）があります．ポジショニングは「**姿勢をとる**」「**姿勢を調整する**」などの意味で使用され，運動機能，精神機能，呼吸機能，言語機能などを含めた全体的発達を促進します[9]．

ポジショニングは3つの基本原則があります[9]．
① 異常な姿勢，肢位のままで放置しない．また左右どちらかに優先な非対称姿勢をできるかぎりとらせない．
② 頭部，体幹部，上肢，下肢の抗重力要素の発達を促す．
③ ②と手の協調，上肢の使用を促す．

次にポジショニングとその配慮した方法を紹介します．

表4　各ライフステージにおける障害の内容と理学療法[12]

	障害内容	理学療法アプローチ
乳幼児期	全身的な筋緊張異常の出現 運動発達の遅滞 刺激に対する反応性の低下および異常 生活リズムの乱れ 呼吸・口腔機能の障害 親の障害受容の困難さ	異常な筋緊張の管理 発達全般の促進 刺激に対する反応性の促進 親へのハンドリング指導 二次障害の予測と予防 就学準備のための支援 障害受容と育児支援 呼吸・口腔機能を改善する姿勢の工夫
学齢期	全身的な筋緊張の亢進 二次障害の発生と進行 福祉用具の不適応状態 相互意思伝達の困難性 上肢機能や手の操作の未熟性 外出機会の制限 日常介護の困難さ	健康チェック 快適性の保障 日常姿勢の管理 異常な筋緊張の軽減と自発運動の促進 補助代替コミュニケーションなどの導入および環境整備 二次障害予防と関連職種間の連携 介護支援と外出支援 家族への啓発と指導
成人期	全身的な異常筋緊張の増強 二次障害の増悪化 運動能力の低下 姿勢適応能力の低下 親の介護負担の増加 親の高齢化 在宅生活の継続困難	異常な筋緊張の緩和 日常姿勢の管理 家族の介護負担軽減 在宅訪問理学療法 住環境の整備 日常活動に対する援助 自己実現への支援

【症例1】　1. 蛙様肢位へのポジショニング

　左の背臥位では，両下肢ともに開排位にて固定してしまいやすい姿勢です．右のように両下肢外転・外旋位を少し抑制するように太い針金などにタオルを巻いたものなどの器具を作製し，両下肢の良肢位を保持します．

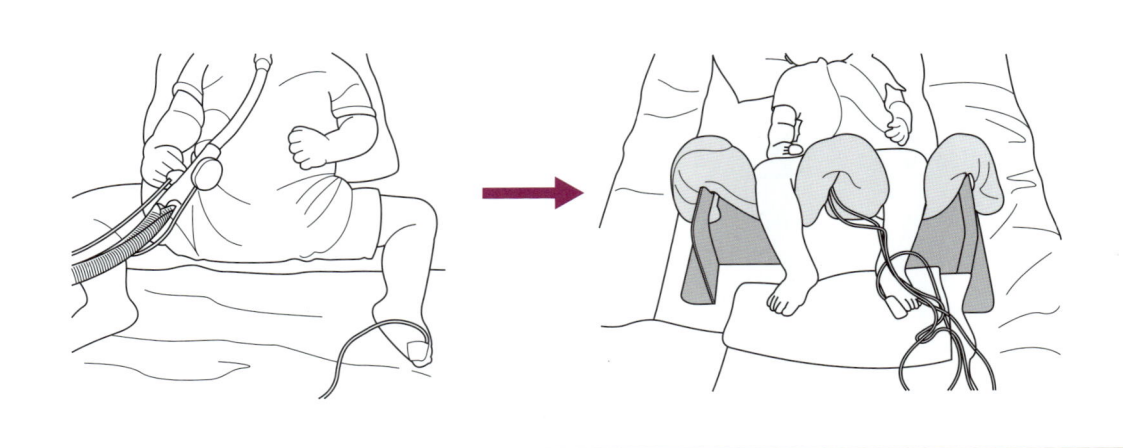

【症例2】
1. ウインドスエプト変形へのポジショニング

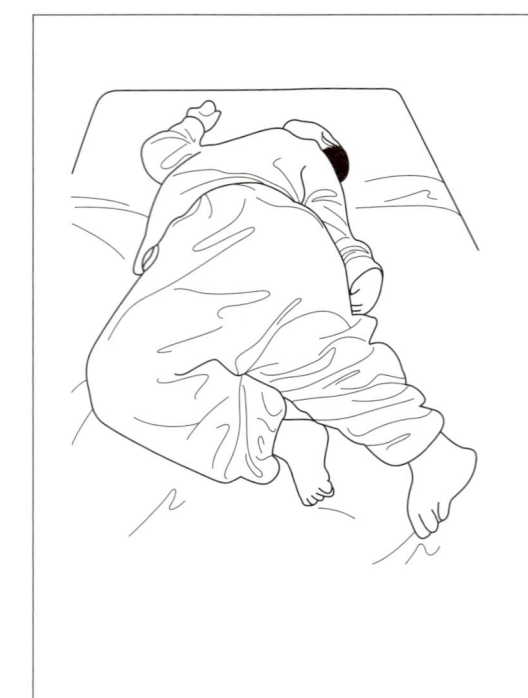

1) 背臥位では左図のように頭部の後方伸展や体幹部の反り返りが強くなることがあります．

2) 体幹部の反り返りに伴って体幹部と骨盤とのあいだにも捻れが生じてきます．

3) 骨盤の回旋により左側股関節は内旋し，左足が内側に向く姿勢になります．

2. 背臥位でのポジショニング

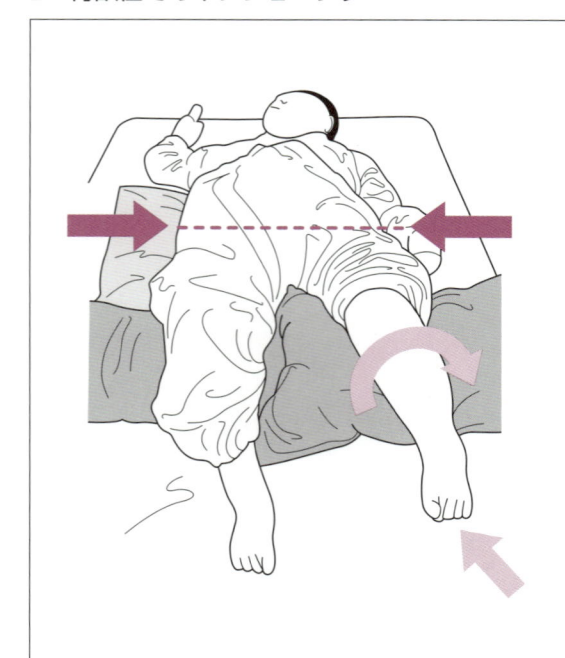

1) 骨盤を水平位に保つように右側骨盤の下に枕あるいはクッションを設置します．

2) 次に両膝の下に枕あるいはクッションを設置します．この際，右側の踵はなるべく床に接地させます．

3) 左下肢はできるかぎり外旋させ外側を向くように配慮します．

3. 左側臥位でのポジショニング

1) 側臥位を中間位に保つように背側と腹側に枕を設置します.

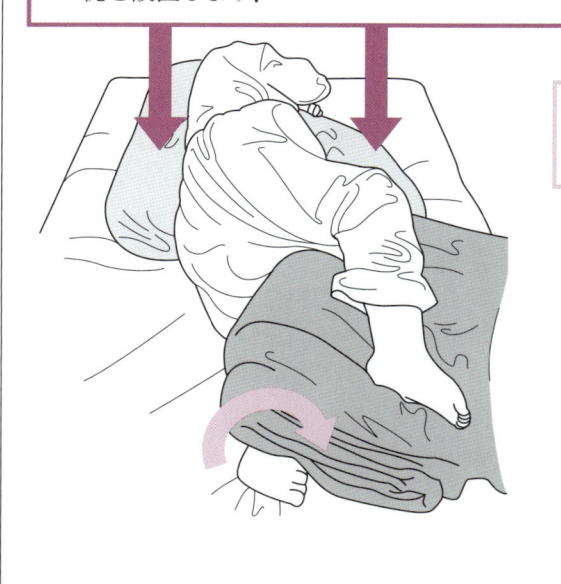

2) 下側になった**左下肢を外旋させるように**留意します.

3) 頭部の後方への反り返りがみられる場合, 枕などで調整します.

4. 右側臥位でのポジショニング

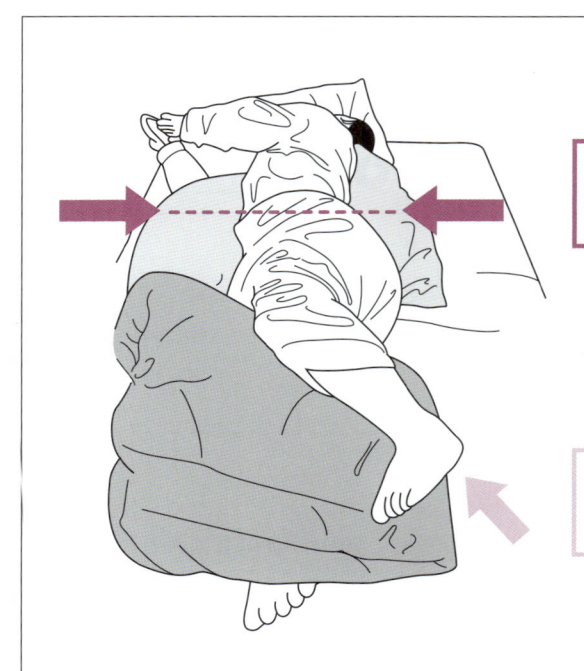

1) 側臥位を中間位に保つように背側と腹側に枕を設置します.

2) 上側になった**左下肢の内旋を予防するために膝関節を少し屈曲します.**

3) 左足の踵が後ろに滑り落ちないように気をつけます.

大島の分類

1968年，大島はPIMD児施設の入所対象を選定する基準として，知能指数（IQ）を縦軸，姿勢保持機能と移動機能の運動機能を横軸にして，それぞれ5段階に分けて，計25の枠に番号を付して障害の程度を分類（表5）しています．大島の分類は医学的な基準ではなく行政的分類です[13]．

大島の分類区分1～4（運動機能が「座れる」，「寝たきり」で，知能指数が35以下）に該当するものを定義上のPIMD児といいます．PIMD児施設に入所している歩行可能なPIMD児を動くPIMD児といいます．

発表以来広く使われてきた「大島の分類」ですが，1992年，米国精神遅滞学会ではIQの程度分類を廃止し，支援の程度による分類を採用しており，今後，大島の分類でのIQ区分の使用は減少していくものと思われます[14]．

ウインドスエプト変形 (windswept deformity)

非対称変形の大きな特徴の1つであるウインドスエプト変形という用語は，最初アフリカの一部の地域でみられた風土病として報告されました．

この用語を整形外科医のFulfoldとBrownらが障害児の変形に命名し，医学用語として用いられるようになりました．さらに疾患名，年齢にかかわらず寝たきり状態によって生ずる変形にもこの用語が使われるようになりました[15]．

ウインドスエプト変形の計測はGoldsmithらによって考案，修正された非対称指数計測法があります．この計測法は，股関節外旋，外転または内旋，内転運動と骨盤の回旋運動による複合運動という観点から考案された評価法です．

測定方法は，簡易な計測器具（図2）を使い，3つの手順（図3）[15]で実施します[15) 16)]．

手順1：開始肢位から両下肢をマットに対して垂直に立て，骨盤の回旋角度を計測します．その際，骨盤がマットに対して水平位を示さない場

表5　大島の分類

21	22	23	24	25	80
20	13	14	15	16	70
					50
19	12	7	8	9	
18	11	6	3	4	35
17	10	5	2	1	20
					0
走れる	歩ける	歩行障害	座れる	寝たきり	知能指数

運動機能

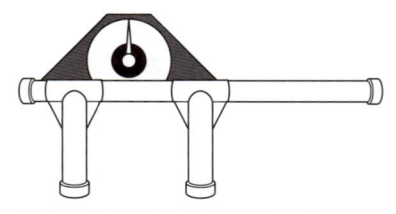

図2　非対称指数計測法で使われる簡易な計測器具

先輩からのアドバイス

1人のPTが個別に患児を測定することがほとんどですが，非対称指数計測法の計測時には計測者が最低でも3人必要で，記録係や患児対応係（搬送等）も含めると5人は必要と思われます．理学療法で定期的に測定の日時を決めて複数の計測者で実施することが望ましく，また，部門で協力して行うことで測定技術が高まると思います．

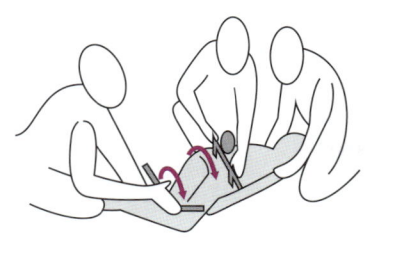

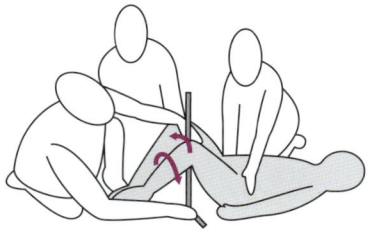

手順1   **手順2**   **手順3**

図3 非対称指数計測法の3つの手順[15]

合，両下肢を倒し，骨盤が水平位になる際の両下肢とマットとのなす角度を計測します．

手順2：手順1の肢位から両足部を固定した状態で両下肢をできるかぎり側方へ倒していき，その際のマットと両下肢のなす角度を計測します．同時にその運動に伴って動いた骨盤の回旋角度を計測します（両側）．

手順3：開始肢位から骨盤を水平位で保持した状態で，下肢を外旋・外転，内旋・内転させ，その際の下肢とマットとのなす角度をそれぞれ計測します（両側）．

この手順2で，下肢の倒れた角度からそれに伴う骨盤の回旋角度を引いた値を左右算出し，その値を下肢骨盤間角度（angle between legs and pelvis：ABLAP）とよびます．そして，高いABLAP値から低いABLAP値を引いた値を非対称指数（Goldsmith指数）とし，指数が高いほど非対称性が重篤であることを示します．

呼吸障害

呼吸は，栄養摂取・排泄・睡眠と並んで生命維持に必要な身体活動です．一般的に「呼吸」といわれるのは外呼吸で，生体と外界とのガス交換を指します．

筋緊張の強さのために呼吸筋と横隔膜の働きが不十分であることが多く，さらに寝たきりによる胸郭変形を伴い，肺の低換気による肺活量の減少を起こします．つまり，呼吸障害（**図4**）[17]では，中枢性・閉塞性・拘束性のすべての換気障害が複合的に生じ，浅く速い呼吸になり，必要以上のエネルギーを必要とし，体力が消耗します．

また感冒などの感染症により，わずかな負担増でも呼吸困難が強まり，対応の遅れが重篤化に陥る場合があります．さらに食物や唾液の誤嚥などにより肺の炎症や損傷も起こしやすく，繰り返すことにより肺の換気機能の低下を生じます．

呼吸障害の病態特徴は，舌根沈下などの上気道狭窄，咽頭・気道・気管支軟化症，超早期から発

先輩からのアドバイス

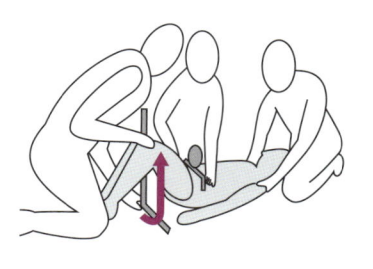

ある日，肺炎に罹患したことのある4人の患児に対して医師が体位変換の指示を出しました．その後，PTらがさまざまな体位をとらせることになりました．いろいろたいへんでしたが，その後の1年間，4人の患児は元気に過ごすことができました．そのとき，私は医師に「この1年間たいへんだったけど，体位変換に取り組んできてよかったですね」と話しかけたことが鮮明に記憶として残っています．患児に合った体位変換は重要です．皆さんも指示があれば積極的に取り組んでいきましょう．

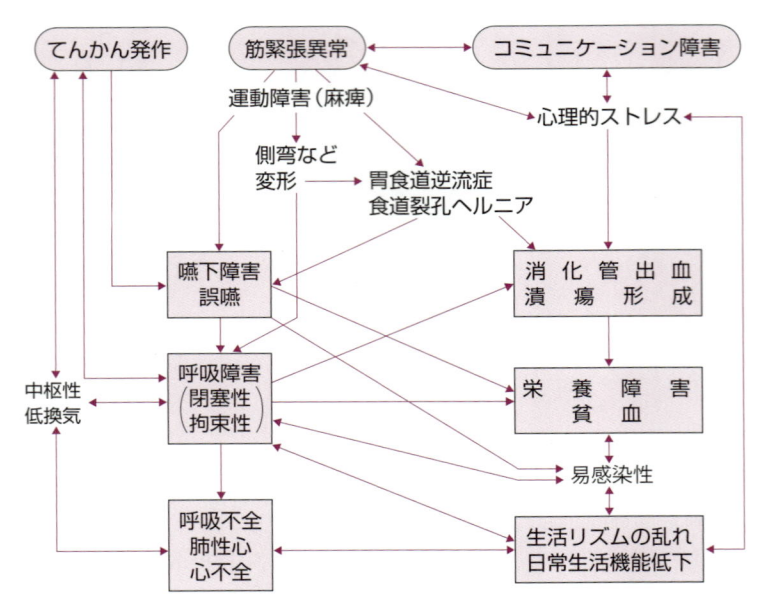

図4 PIMDの随伴症状とその相互関係[17]

生する脊柱側弯症，胸郭変形による拘束性換気障害，下側肺障害の併発などがあげられます．ほかに，嚥下障害から起こる誤嚥と誤嚥性肺炎，胃食道逆流症などがあり，それらが複合して呼吸障害を引き起こし，感染などをきっかけに悪循環に陥り，呼吸障害の悪化を引き起こすこともあります．

呼吸理学療法の目標は，生命予後に直結する下気道感染・慢性呼吸不全に対して可能なかぎり非侵襲的にコントロールすることで，①急性（慢性）呼吸不全への対応を理解し，②微細無気肺や下気道感染を予防し，③代償的呼吸パターンの改善を目標にして，安楽な呼吸をつくることにより肺・胸郭の発達を促通することが基本方針です[17]．

さらに呼吸理学療法の手技として姿勢管理があります．姿勢調節としては腹臥位や側臥位が有効です．下側肺障害を予防・改善するために腹臥位療法を次に紹介します．

【症例】 腹臥位療法

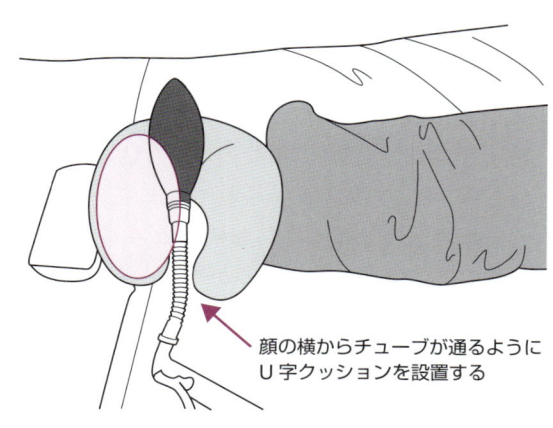

準備として枕，クッションを図5のように設置します．

この位置〇には鼻汁，よだれ，痰などのためにシーツが汚れるのでタオルを敷きます．

顔の横からチューブが通るように
U字クッションを設置する

図5　準備

図6のように腹臥位にします．
なお，**頭部の位置は低くしない，症例によっては，頭部と体幹部を水平に保つことが必要です．**

後方から見ると図7のように枕にまたがるようにセットします．

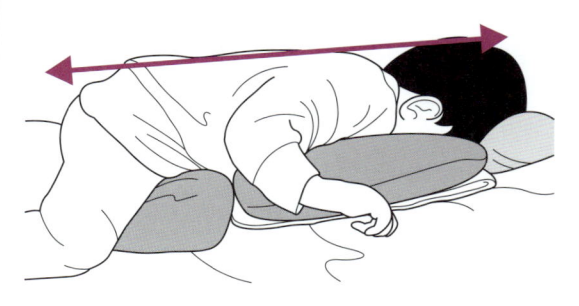

図6　ポジショニング（側方）

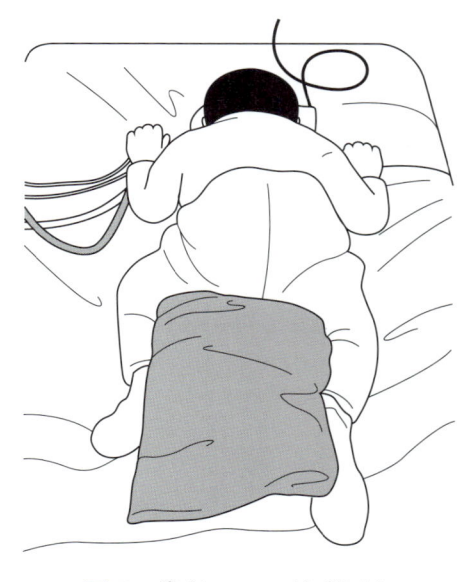

回路のチューブは図のように走行させても問題ありませんが，外れないように気をつけます

図7　ポジショニング（後方）

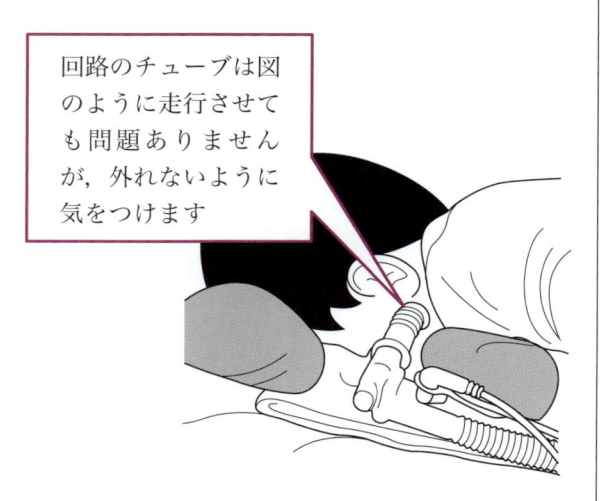

図8　設定

摂食・嚥下障害

　PIMD児の摂食・嚥下障害は、①母乳やミルク、食物の飲み込みがうまくできない、②食物が誤って気管に入ることがあり、窒息する危険性もある、③消化機能も一般に弱く、嘔吐、便秘がよく起こる、④胃食道逆流は大きな問題で、酸度の高い胃液によって食道末端炎やイレウス（腸管閉塞症）が起こる、などの問題があります[3]。

　PIMD児は成長・加齢に伴い、頸部や全身に変形や拘縮が認められるようになり、摂食機能の獲得・維持も難しくなってきます。また獲得した機能を低下させてしまうことも考えられます。

　広範囲の脳障害を有するPIMD児では、延髄の嚥下中枢の障害、すなわち球麻痺に起因する場合と、大脳の運動野の障害すなわち仮性球麻痺に起因する場合とがあります。実際には両者が複合している例が多くみられます[17]。

　さらに嚥下障害がある場合、サイレントアスピレーション（silent aspiration）とよばれる、むせを伴わない誤嚥が特徴としてよく見受けられます（表6）[17]。

　従来、食事中のむせが誤嚥の一般的な症状とされてきましたが、脳性麻痺児において、嚥下造影検査（VF検査）でサイレントアスピレーションが高い比率でみられるとの報告があります。

　さらに、むせ・咳き込みを伴わない誤嚥が71％に認められたと報告があります。誤嚥には嚥下中誤嚥が多く、咽頭まで降りた食物や水分がすぐに食道に嚥下されずに咽頭に停留し、そのまま残留してしまいます。とくに残留しやすい部位は、咽頭蓋谷や梨状窩です。その滞留・残留物が呼吸活動中に喉頭から気管内に落ち込んで誤嚥される嚥下後の誤嚥も認められています。

　また大島の分類ではおもに1と4のレベルで重度の摂食障害をもつことが多くみられます[18]。さらに、寝たきりのレベルでかつ頭部のコントロールに障害がある場合に口腔機能障害が重度となります。姿勢筋緊張、口腔内の原始反射の影響、口腔感覚と口腔顔面領域の感覚―運動経験の未熟と異常が大きな原因です。さらに、食事環境（食器やスプーンの音、スプーンが近づいてくる感覚、食べ物の匂いなど）が全身の筋緊張の亢進や変動を引き起こします。この全身性の反応は口腔反射（とくに咬反射）を誘発し、正常な口腔内運動を妨げる結果となります。そして嚥下障害が重篤となり、誤嚥が摂食上の大きな問題となります。

　口腔機能との関連から座位姿勢や誤嚥しにくい臥位姿勢を考慮することが大切です。同時にPIMD児の食事環境に対する反応が過敏であることが姿勢や口腔機能に影響を与えることも重要です。

　PIMD児のなかには、意識障害や呼吸不全、嚥下障害などが原因で固形食の摂食が困難なため、

表6　PIMDの誤嚥（脳性麻痺など、発達障害児・小児神経疾患児の誤嚥）[17]

1	むせを伴わない誤嚥（silent aspiration）が高率に認められる（量により異なる）
2	喉頭蓋谷や梨状窩への滞留（停留 pooling、残留 residue）→ 誤嚥という例が多い
3	姿勢の影響が大きい … 姿勢コントロールが重要①頸部の角度：反り返り頸部後屈しやすい → 誤嚥　②上体姿勢：上体を後傾させる … 水平位に近いほうが誤嚥を減少する場合がかなりある（これについては、単純な一般化は危険）
4	乳幼児ではごく少量（0.1～0.2 ml）でも誤嚥がある
5	加齢による悪化の例がかなりある（思春期ごろから）… この場合、口腔相機能と咽頭相機能の乖離に注意
6	呼吸障害の合併例が多い → 誤嚥性合併症が生じやすい
7	上部消化管障害（胃食道逆流症等）の合併が多く、それにより問題が増幅しやすい

経口流動食を経管栄養としての注入に長期間依存するケースがあります．口から食べることができなくて栄養が不足する場合，非経口的に栄養を補う必要があります[19]．その方法として，栄養を血管から投与する経静脈栄養法と胃や腸を介して送る経管栄養法があります．消化管に問題がなければ後者が選択されます．

経管栄養法は確実に栄養が入るという利点があります．おもな経管栄養法を表7[19]に示します．経管栄養法には，間欠的経管栄養法と持続的経管栄養法があり，おのおのに特徴があります．間欠的経管栄養法である口腔ネラトン法は，注入時以外には管を抜くために外観がよく，分泌物の増加などといった経管栄養法の問題を防ぐことができます．最も広く用いられている持続的経管栄養法である経鼻経管栄養法は，カテーテルを鼻腔から胃まで挿入し，テープで固定，留置するもので，カテーテルは1～2週間で交換します．

挿入するカテーテルの長さ目安は，眉間からみぞおちまでとしています（図9）[19]．カテーテルが口腔内に戻ったり，食道内でUターンしたりすることがあるため，挿入後は，胃に入っていることを必ず確認します．

コミュニケーション

PIMD児が有する重度の運動障害，知的障害，感覚・知覚障害は，コミュニケーション行動，言語の発達に大きな影響を与えます．しかし，個々の行動や発達の速度に違いはあっても，働きかけや環境の工夫によりコミュニケーションを拡大できます[20]．

1) コミュニケーションの基礎を育てる指導

・スキンシップ，軽い揺さぶり遊び，歌，話しかけなどを通し，快い状況・刺激を見つけて働きかけます．
・視る，聴く，触るなどを通して人や物，音への興味・関心を育てます．
・人とのかかわりのなかで，玩具遊びや手遊びなど持続的に遊べるようにし，簡単なやりと

表7 代表的な経管栄養法[19]

経管栄養法	方法・特徴	利点・問題点
経鼻経管胃栄養法（持続的経管栄養法）	最も多く用いられる方法．鼻腔より胃内にカテーテルを導入し固定します．簡便です．未熟児では呼吸への影響を考え，経口的に導入することが少なくありません．	太いカテーテルは刺激性が強い．固定がやや不安定で抜けやすい．固定時の強い鼻翼の圧迫は壊死を起こす．カテーテルの挿入が難しいことがあります．
口腔ネラトン法（間欠的経管栄養法）	食事のたびにネラトンチューブを挿入し，栄養を入れます．成人や年長児では胃まで入れずに，食道まで入れて注入する方法もあります．	咽頭反射が強いと毎回の挿入が負担になる．口元がすっきりし，鼻咽頭の細菌叢の改善が期待されます．
経鼻経管十二指腸栄養法／空腸栄養法	胃食道逆流があり，姿勢や薬物で効果がない場合には，幽門あるいはTrietz靭帯を越えたところへ挿入し固定します．	挿入が難しい．食物が胃を通らずに，直接急速に小腸に栄養が入るので，ゆっくりと注入する必要があります．
胃ろう／腸ろう	経口摂取が長期にわたって困難な場合や胃食道逆流症等の場合に造設し，注入を行います．胃食道逆流症があるときは，同時に逆流防止術を行うことがあります．	口元がすっきりします．カテーテルがないので鼻咽頭細菌叢の改善がみられ，その結果，喘鳴や誤嚥が減ることがあります．癒着性イレウスや瘻孔部の管理が必要になります．ゆっくりと注入する必要があります．

図9 カテーテルの長さ[19)]

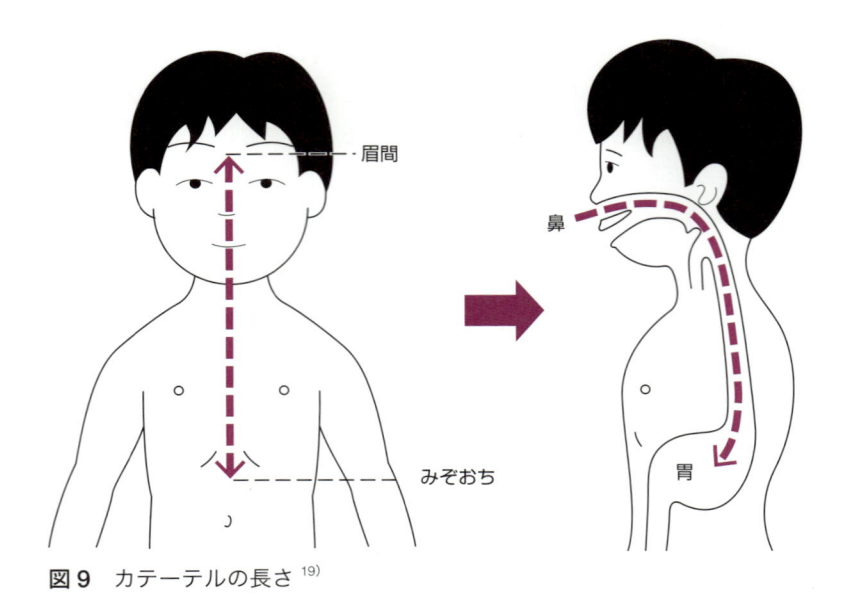

りが可能になるようにしていきます．

2）言葉の基礎を育てる指導
- 簡単な言葉がけへの関心を育てながら反応を促します．
- 身体の一部をできるかぎり使用しながら，操作が容易な玩具での遊びなどを通して，因果関係が分かるように働きかけていきます．
- 日用品や玩具などの使用方法をわかるようにします．
- 同じ物や対になる物を見つけたり合わせたりすることを通して，見比べる力や関係づける見方を育てるようにします．
- リラックスした呼吸，発声，口腔運動を促し，摂食指導を通して発声発語器官の機能を高めていくようにします．

3）言葉の理解を高める指導
- 具体的な状況に合わせた言葉がけや手遊び・歌などを繰り返し，状況や動作と言葉の結びつきを図ります．
- 身近な人や具体的な物の名前の理解を促します．
- 絵本や絵カードを用いて絵の名称の理解を促します．
- 理解語彙を増やし，つながった語・文の理解を促します．
- テレビやビデオ（DVD），絵本の読み聞かせを通してストーリーを楽しみます．

4）言葉の表出を高める指導
- 自発的な身体の動き，指差し，表情，視線，発声などの反応を表出行動として受け止め，それを言語化し応えます．
- 発声しやすい音や言葉，よく使う言葉の模倣を促します．
- 物や絵カードの名称を言い，それを要求・伝達の手段として使用することを促します．
- 表出語彙を拡大し，語連鎖の表出を促します．
- 簡単な質問に応答し，自分の経験や意見，希望などを話す機会をつくります．
- スムーズな音声表出が困難であれば，舌や手足など身体の一部を用いた「はい」「いいえ」での応答ができるようにします．

5）補助代替コミュニケーション（augmentative & alternative communication：AAC）手段の指導
- 玩具と接続した操作しやすいスイッチ（図10），音声出力コミュニケーションエイド（voice output communication aid：VOCA），コミュニケーションボード（図11）を用いて要求や意思を伝達するように促します．

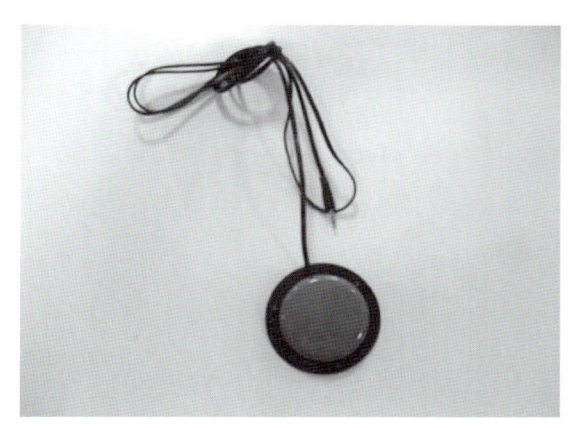

図10 スイッチ

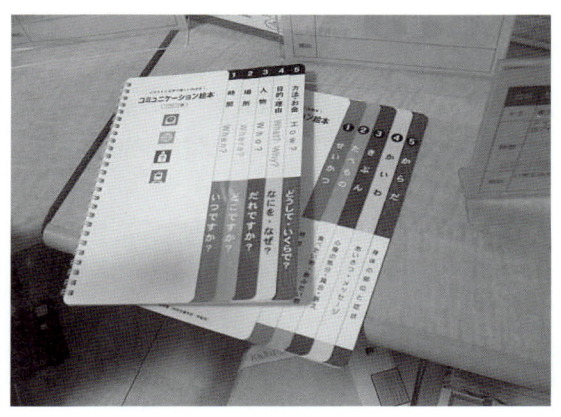

図11 コミュニケーションボード

・パソコンを用いて自分の経験や考えをまとめて表現することを促します．

本人の知的能力・運動能力および性向（preference）にあったコミュニケーションの方法を積み重ね確立することが，PIMD児者の日常生活における意思決定能力を高め，彼らのQOLを向上させることにつながります．

座位保持装置

自ら姿勢変換できないPIMD児のQOLにおいて，**姿勢保持**は重要な位置を占めます．その目的は，①**健やかな成長**，②呼吸や排泄などの**生命機能**の維持・増進，③**心身の能動性**の追求の3つです．そのためには，社会参加や環境とのあいだの相互交渉の援助や改善が必要です[21]．

さらに本人の意思を尊重し，姿勢筋緊張や基本的な運動能力，機能障害，変形・拘縮などの身体的要因，生活様式や介護状況を考慮して総合的な判断とチームアプローチを試みます．また，目的を明確にしたうえで，姿勢の選定（ポスチュアリング）と生活場面での保持用具，装置類の活用を含めた姿勢の支援を実施します．

●特徴
・座位保持装置（図12）は**身体適合面**に優れています．
・PIMD児の四肢・体幹部の変形・拘縮が強いとき，あるいは自力で座位保持が困難なとき

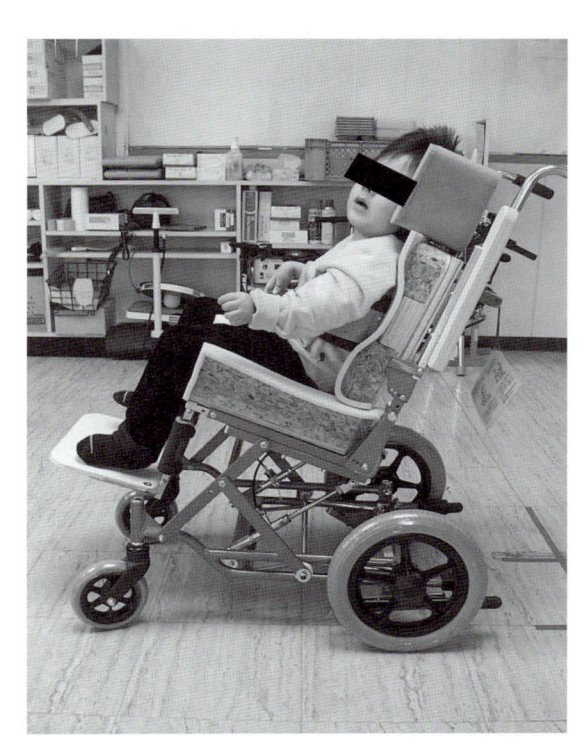

図12 座位保持装置（側方）

に，座位保持を可能にする装置（姿勢保持具）として使用します．
・座位保持装置には，**普通型**，**リクライニング式普通型**，**モールド型**，**可変調節型**があります．

1）目的
①座位姿勢保持および変形・拘縮の進行防止

②頭部・体幹部アライメントの修正と気道確保
③姿勢変換による呼吸機能の改善
④頸部・体幹部・下肢（大腿）のアライメント調整による誤嚥防止と嚥下機能向上
⑤視覚・聴覚刺激の刺激拡大
⑥コミュニケーション能力の向上

2）その他
①製作する際には，**使用目的**と**使用環境**を考慮する必要があります（たとえば，自宅での使用か学校での使用か，など）．
②介助者（多くは保護者）の使い勝手，重量，大きさ，通気性（夏場であれば，本人の使用状況など）を十分に考慮する必要があります．装置の費用は身体障害者手帳の交付金で支払われますが，不足する場合は自己負担の程度も考慮する必要が生じます．

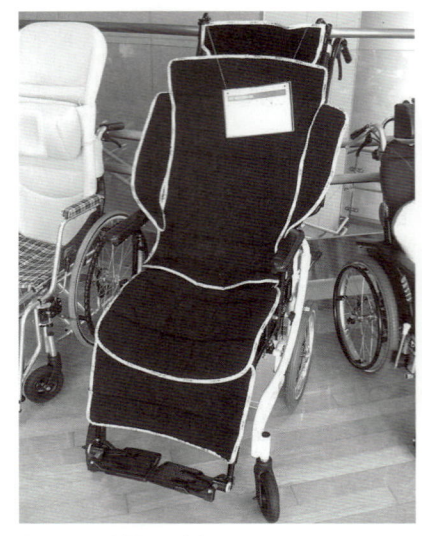

図13　手押し型車いす

車いす

- PIMD児が使用する車いすには，手押し型車いす（図13）や足こぎ型など，自発的な動きを考慮した車いすがあります．
- 身体状況と目的により，臥位，座位，四つ這い位，膝立ち位などで姿勢を保持します．
- ベースユニットとポスチュラルユニットにより構成されます[21]．

1）ベースユニット：フレームの構造により以下のように分けます．
①標準型
②背シートのみのリクライニング型（図14）
③座と背シートの角度が固定で一体となりリクライニングするモノコック型

Topics トピックス

- 施設入所等は児童福祉法，児童デイサービス等の事業関係は障害者自立支援法，重症心身障害児・者通園事業は予算事業として実施されてきましたが，2012年4月より児童福祉法に根拠規定が一本化され，体系も再編されました．
- 障害児通所支援を利用する保護者は，市町村に障害程度区分の認定について申請を行い，サービス等利用計画を経て支給決定を受けたのち，利用する施設と契約を結びます．障害児入所支援を利用する場合は児童相談所に申請します（厚生労働省，2012）．
- 日本小児科学会倫理委員会（2008年）は，20歳未満のPIMD児を全国で7,350人，うち71％の5,200人が在宅療養と推計．在宅児のうち人工呼吸器装着が1,150人，気管切開が2,400人，経管栄養が4,700人にのぼるとし，その大半を家族が支えていることから，家族以外による医療的ケアの充実が求められていると報告しました．
- 日本小児科学会（2012年）で，群馬大・吉野（障害児教育学）は24時間対応の訪問看護ステーションが増え，小児患者にもかかわるようになったと報告しました．

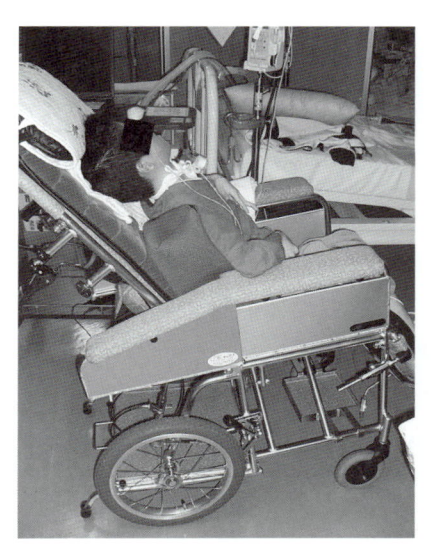

図14　リクライニング型

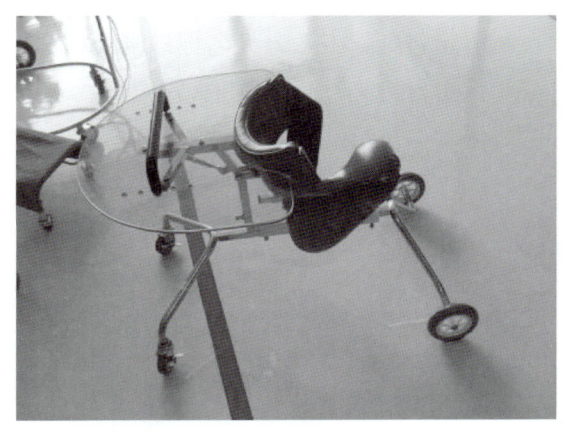

図15　ポニーウォーカー

2) ポスチュラルユニット：
　①運動学的に無理のない設定で，頭部，体幹部が，正中位，中間位であることが原則です．
　②モジュラー型，モールド型，形状可変型，混合型があります．
　③中枢部の安定性が重要です．
　④電動車いすの場合，コントローラーの改良が必要で，手指，顎，舌，足などの，コントローラーを操作する部位に合わせてポスチュラルユニットを準備します．

歩行器

　PIMDがある場合，歩行での移動は不可能です．しかし，わずかでも下肢の自発運動があれば，腋窩や前胸部での体幹部の保持，サドルによる体重の支持などによる，前方支持型歩行器での移動が可能な場合があります．また，ポニーウォーカー（**図15**），SRCウォーカーを立位保持目的として利用する場合もあります．

確認してみよう！

- 重症心身障害という名称は医学用語ではなく，療育上の困難さを社会全体で引き受けるための社会政策上の必要性からつくられた社会的ないし（　①　）の用語です．重症心身障害をきたす原因は（　②　）障害であり，その障害の発生時期は胎生期から（　③　）歳までとされています．重症心身障害児・者の施設の入所基準の1つとして（　④　）があります．
- 重度心身障害児・者に起こりやすい変形・拘縮は，脊柱の（　⑤　）変形と股関節（　⑥　）拘縮です．さらに脊柱の変形は，（　⑦　）緊張群と比べて（　⑧　）緊張群で高率で発生します．
- 重度心身障害児・者の死亡原因で最も多いのは，（　⑨　）などの（　⑩　）感染症であり，乳児から50歳代まですべての年齢を通じて第1位です．

解答

①行政上　②脳　③18　④大島の分類　⑤側弯　⑥内転　⑦低　⑧高　⑨肺炎　⑩呼吸器

（濱岸　利夫）

引用・参考文献

1) 江草安彦監修：重症心身障害療育マニュアル，第2版．医歯薬出版，2005．
2) 浅倉次男監修：重症心身障害児のトータルケア．へるす出版，2006．
3) 髙谷 清：重い障害を生きるということ．岩波書店，2011．
4) 椎木俊秀：施設におけるトータルマネジメント．総合リハ 40：119-124，2012．
5) 千住秀明監修：こどもの理学療法，第2版．九州神陵文庫，2007．
6) 堺 裕ほか：脳性麻痺児の最新の理学療法評価．理学療法 MOOK 15 子どもの理学療法（黒川幸雄，高橋正明ほか編），三輪書店，2008，28-29．
7) Scholtes VA, Becher JG, Bleen A, et al：Clinical assessment of spasticity in children with cerebral palsy：a critical review of available instruments. Dev Med Child Neurol 48：64-73, 2006.
8) 岡田祐輔（江草安彦監修）：重症心身障害療育マニュアル，第2版．医歯薬出版，2005，73-74．
9) 田原弘幸（細田多穂監修）：小児理学療法学テキスト．南江堂，2010，193-195．
10) 村山恵子，金子断行：重症児に対する呼吸リハビリテーション．理学療法 MOOK 15 子どもの理学療法（黒川幸雄，高橋正明ほか編），三輪書店，2008，80-95．
11) 平山義人（江草安彦監修）：重症心身障害療育マニュアル，第2版．医歯薬出版，2005，110-114．
12) 山川友康：障害構造に基づいた理学療法アプローチと理学療法士の役割．発達障害医学の進歩 21（栗原まな編），診断と治療社，2009，12-23．
13) 江添隆範：重症心身障害児の概念と定義．重症心身障害児のトータルケア（浅倉次男監修），へるす出版，2006，4-6．
14) 岡田喜篤：重症心身障害児にみられる障害と療育のポイント．重症心身障害療育マニュアル，第2版（江草安彦監修），医歯薬出版，2005，50-56．
15) 今川忠男：発達障害児の新しい療育．三輪書店，2000．
16) Goldsmith E, Golding RM：A technique to measure windswept deformity. Physiotherapy 78：235-242, 1992.
17) 直井富美子，金子断行：重症児者に対する呼吸リハビリテーション．障害児者の摂食・嚥下・呼吸リハビリテーション（金子芳洋監修，尾本和彦編），医歯薬出版，2007，80-87．
18) 辛島千恵子：発達障害をもつ子どもと成人．家族のための ADL，三輪書店，2008．
19) 田角 勝：経管栄養法と経腸栄養剤—その特徴と注意点とは．小児の摂食・嚥下リハビリテーション，医歯薬出版，2006，186-190．
20) 高泉喜昭：重症心身障害のリハビリテーション．重症心身障害療育マニュアル，第2版（江草安彦監修），医歯薬出版，2005，180-186．
21) 染谷淳司（江草安彦監修）：重症心身障害療育マニュアル，第2版．医歯薬出版，2005，74-82．
22) 日本リハビリテーション工学協会（SIG 姿勢保持編）：小児から高齢者までの姿勢保持 工学的視点を臨床に生かす，第2版．医学書院，2012．
23) 高塩純一：最近の重症心身障害児の理学療法．理学療法 28：1126-1234，2011．
24) 上田恵里奈，新塘久美子ほか：在宅ケア 2．小児—小児在宅ケアにおける呼吸リハビリテーション．総合リハ 41：135-140，2013．

第9章 小児整形疾患

小児整形疾患

エッセンス

- 小児整形疾患では，二分脊椎（spina bifida：SB），ペルテス病，骨形成不全症，先天性多発性関節拘縮症などが小児理学療法のおもな対象疾患となります．
- 二分脊椎は先天的な脊椎の形成不全により生じる**神経管閉鎖障害**の1つです．脊髄障害による**下肢の麻痺や変形**，**排泄障害**などがおもな症状としてみられます．また**水頭症**や**キアリ奇形**などの合併症による**中枢神経障害**もみられます．理学療法（physical therapy）では，年齢や麻痺レベルに応じて展開します．おもに，関節可動域（range of motion：ROM）の維持・改善，筋力強化，バランスの獲得，基本動作の獲得（座位，立位），装具療法などを実施します．
- ペルテス病は，発育期に**大腿骨近位骨端部**（骨端核）が**阻血性壊死**をきたす疾患です．自己修復能が備わっているため最終的には完全に修復しますが，修復過程で**骨頭や頸部の変形**，**臼蓋形成不全**が生じる場合もあります．壊死状態の回復に応じて理学療法を実施します．初期の段階では**絶対免荷**が原則となります．牽引，ROMの維持，筋力の維持・強化，装具療法，全身調整などを実施します．
- 骨形成不全症は，骨脆弱性に加えて，象牙質形成不全，青色強膜，難聴などを主徴とする遺伝性疾患です．骨脆弱性は易骨折性を伴うため主要な問題となります．理学療法では，骨折のリスク管理を実施しながら，ROMの改善，筋力の維持・改善，移動能力の獲得などを実施します．水中での運動療法は骨折のリスクが低く効果的です．
- 先天性多発性関節拘縮症は，出生時より非進行性の多発性の関節拘縮がみられる原因不明の症候群です．四肢の遠位に優位にみられます．理学療法では早期からROMの改善，運動発達の促進，装具療法などを実施します．

1. 二分脊椎

二分脊椎とは？

SBとは，「先天的に脊椎の棘突起と椎弓が欠損している状態」を指し，**脊椎と脊髄の形成不全と異常**の総称として使われています．胎生期の**神経管閉鎖障害**（neural tube defects：NTD）に含まれ，症状は単なる整形疾患ではなく，脊髄が障害された**中枢神経系障害**（運動障害，感覚障害など）の症状を呈します（**表1**）[2]．痙性麻痺と弛緩性麻痺がみられます．

SBは**潜在性SB**と**嚢胞性SB**に分類されます．**潜在性SB**では，脊柱管の内容物の脱出はなく，神経症状を伴わない場合もあります．**嚢胞性SB**では，髄膜，神経組織といった脊柱管の内容物が脱出し，神経症状を伴います．髄液循環障害による種々の合併症（**水頭症，キアリ奇形，脊髄空洞症**など）を併発する場合があり，脳幹，小脳，大脳を含む一連の臨床像を呈します．また，ほとんどのケースで膀胱直腸麻痺による機能障害を伴い，排泄の管理が重要になります．

症状は多岐にわたり，生活に支障のないケースから重い障害を伴うケースまであります．

疫学

潜在性，嚢胞性の両方を含めたSBの発生頻度は，**10,000人出生あたり約4.7人**[2]といわれています．SBは腰部と腰仙部に多発します．妊婦・出産には異常はみられません．

原因

SBの原因は，いまだ解明されていません．近年になって，母親が**葉酸**（ビタミンの一種）を摂取すると，SBの発生率は下がると考えられ，厚生労働省などでは適量の葉酸摂取を推奨しています[3]．しかし，摂取量が適切であればSBにならないというわけではありません．

表1　SBの臨床像[2]

中枢神経の変化（水頭症やキアリ奇形）に伴う障害
　けいれん
　知的障害
　呼吸障害（中枢性）
　内分泌異常
　高次脳機能障害（認知・注意）
下肢・体幹部の運動・感覚障害
　体幹変形（側弯・後弯）
　股関節（亜）脱臼と骨盤傾斜
　座位バランスの低下
　関節拘縮
　足部変形
　移動の障害
　呼吸障害（胸郭変形による）
　褥瘡
排泄（排尿・排便）障害
　腎機能障害（膀胱尿管逆流や感染による）
その他の障害
　性機能障害
　肥満

分類

SBの分類法は古くから議論が多く，いまだに統一された見解にはなっていません．現在のところ，潜在性SB（閉鎖性SBともよぶ），嚢胞性SB（開放性SB，顕在性SBともよぶ）に分けられることが多くなっています（**図1**）[4]．

合併症

●水頭症

水頭症とは，髄液循環障害に基づく，脳室やくも膜下腔に過剰に髄液が貯留して生じる脳障害の総称です．特定の疾患名を意味するものではありません．脊髄髄膜瘤の場合には約90%の確率で合併する[5]といわれています．SB児には，さまざまな理由から，脳脊髄液の循環に障害が発生し水頭症を合併します．年齢により変化していきます（**表2**）[6]．治療には，シャント（カテーテルにより溜まった水を流す）手術（**図2**）[7]や脊髄再建手術が行われます．

●キアリ奇形

キアリ奇形とは，小脳扁桃や延髄が大後頭孔よ

```
SB ─┬─ 潜在性（閉鎖性）SB    正常な皮膚に覆われている．髄液の漏出なし．
     │                         障害は脊髄レベルで，頭蓋内合併症を伴うことはまれ．
     │                         （脊髄脂肪腫，割髄症など）
     └─ 嚢胞性（開放性，顕在性）SB  皮膚欠損を伴う．脊髄などの神経組織や髄膜の一部が体表に露出
           ├─ 脊髄裂：脊髄中心管が体表に露出している
           ├─ 脊髄髄膜瘤：嚢胞内に神経組織が含まれている
           └─ 髄膜瘤：嚢胞内に神経組織が含まれていない
```

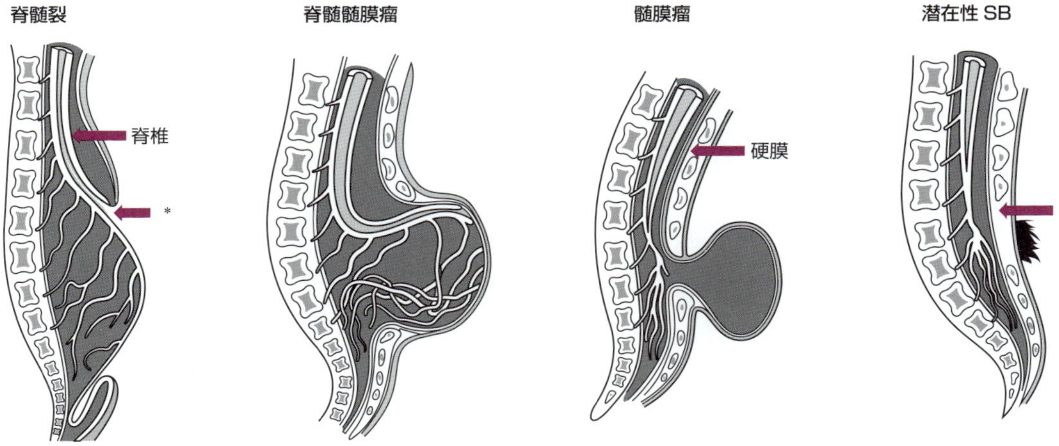

脊髄裂　　　　　脊髄髄膜瘤　　　　　髄膜瘤　　　　　潜在性 SB

＊：外へ開いた脊髄中心管

図1 SB の分類（文献 4 を一部改変）

り脊柱管内に陥入した状態（図3）[8]のことをいいます．個別に報告した2名を併記してアーノルド・キアリ（Arnord-Chiari）奇形ともよばれます．形態学的にⅠ～Ⅳ型に分類（表3）[8]されます．Ⅲ型とⅣ型の頻度はきわめてまれです．脊髄髄膜瘤の MRI 画像上で約90％に**キアリ奇形Ⅱ型**が合併します．神経管閉鎖障害により胎内では持続的に髄液が漏出します．そのために生じる頭蓋内と脊椎管内の圧較差がキアリ奇形の原因といわれています．症状としては，無呼吸発作，呼吸異常，嚥下障害，発語障害，脳神経麻痺などの**脳幹機能異常**がおもにみられます．症状がない例では経過観察になる場合が多いのですが，症状のある例や脊髄空洞症が進行する例では大孔部減圧術（後頭骨の一部を削除し，人工硬膜により空間を広げます）が実施されます．

●**脊髄空洞症**

脊髄内に髄液が貯留する空洞が形成された状態で，脊髄が内側から障害されます（図3）．キアリ奇形に合併して起こる場合もあります．明確な原因はまだ解明されていません．中枢神経系の障害（感覚障害，運動麻痺）がみられます．大孔部減圧術による効果がない場合には，空洞-くも膜下腔短絡術（syringosubarachnoid shunt：S-Sシャント）が実施される場合もあります．

●**排尿障害**

SB では，排尿をコントロールする神経や伝導路（膀胱，括約筋，尿道などを支配）が障害を受け，**神経因性膀胱**の症状がみられます．神経因性膀胱とは，神経系の障害により生じる下部尿路機能異常の総称です．正常な下部尿路（膀胱から尿道の出口）には，尿を溜める蓄尿機能と，溜まった尿を体外に出す排出機能とがあります（図4）[9]．蓄尿時には交感神経（胸腰髄）が優位になり，排出時には副交感神経（仙髄）が優位になります．神経因性膀胱では多くのケースで蓄尿障

表2 水頭症の症状（文献6を一部改変）

新生児から乳児期（0〜2歳まで）
　頭囲拡大
　大泉門膨隆
　破壺音
　頭皮静脈怒張
　落陽現象
　視神経萎縮
　外斜視
　甲高い泣き声
　嘔吐
　けいれん
　傾眠
　易刺激性

乳児期から学童期（2〜10歳）
　頭痛
　嘔吐
　歩行障害
　知能低下
　複視
　視力障害
　うっ血乳頭
　内分泌障害
　　（小人，肥満，性早熟，尿崩症）

成人
　頭痛
　嘔吐
　うっ血乳頭
　記銘・記憶力低下，認知症
　歩行障害

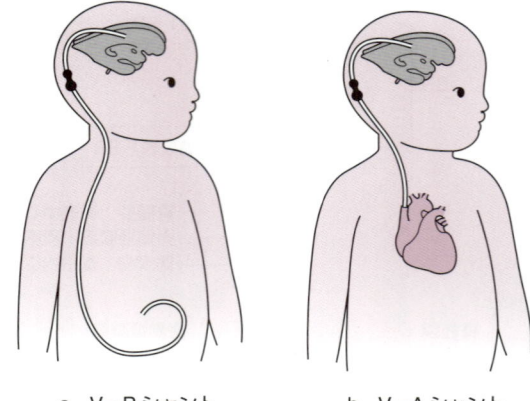

a　V-Pシャント　　　b　V-Aシャント

図2　水頭症に対するシャント手術[7]
a. 脳室-腹腔短絡術（ventriculoperitoneal shunt：V-Pシャント）
b. 脳室-心房短絡術（ventriculoatrial shunt：V-Aシャント）

表3　キアリ奇形の形態学的な分類[8]

Ⅰ型	小脳扁桃のみが上位頸椎管内に陥入．
Ⅱ型	小脳扁桃に加えて，小脳下虫部，第四脳室および延髄のいずれか，あるいは全部が頸椎管内に陥入し，ほぼ全例に脊髄髄膜瘤を合併．
Ⅲ型	水頭症を伴い，小脳が頸部の二分脊椎内に陥入．
Ⅳ型	著明な小脳の低形成を認めるが，小脳の上位頸椎管内への脱出なし．

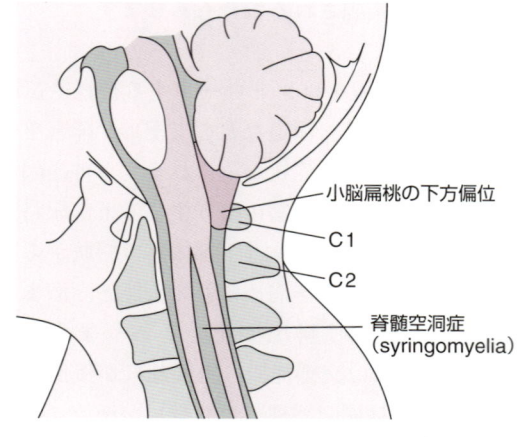

図3　キアリ奇形（Ⅰ型）と脊髄空洞症[8]

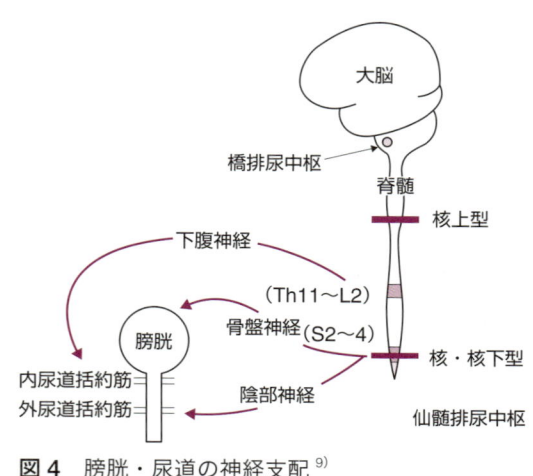

図4　膀胱・尿道の神経支配[9]

害，排尿障害が同時に存在します[9]．したがって，尿が出せない，残尿が多い，尿意の異常がある，尿失禁があるなどの自覚症状や排尿行動の異常が起こります．排尿障害により腎機能障害をもたらす可能性もあり，膀胱尿管逆流があれば腎盂腎炎を繰りかえすことになります．自己導尿，定期的な排泄習慣が重要になってきます．また尿検査，超音波検査，静脈性腎盂造影，膀胱造影，MRI 検査，尿流動態検査（膀胱内圧測定，尿道内圧測定，尿流量測定，括約筋筋電図）などの定期検査が必要になります．

●排便障害

排便の中枢は仙髄にあるので，SB では肛門括約筋の制御が困難となり，弛緩した状態となります．便による直腸の伸展刺激（便による直腸壁への刺激）を感知することができないので便意を感じることができません．加えて，腹部の筋収縮が弱く，腹圧を十分に上げることができません．そのため，失禁，便秘がおもな症状となり，摘便，浣腸により管理することになります．内視鏡を利用して腹部体表と盲腸をチューブでつなぐ**経皮内視鏡的盲腸瘻造設**（percutaneous endoscopic cecostomy：PEC，ペック）を実施し，**順行性浣腸法**（antegrade continence enema：ACE，エース）により腸の奥から大腸全体を洗浄する方法が有効であることが認識されています．

●脊髄係留症候群

SB にしばしば合併する病態です．新生児期には明らかな症状はみられませんが，脊髄がある場所に係留（引きとどまる）して神経が伸長されて症状が悪化します．脊髄髄膜瘤に対して手術が実施されますが，その後に脊髄は硬膜に癒着することが多く見受けられます．癒着部は**成長とともに**尾側に伸長され，排便障害，下肢運動障害，痛みなどの症状を引き起こします．脊髄下端をつなぎとめている脂肪腫を切り離す脊髄係留解除術が実施されます．手術適応に関しては明確な評価がなく，意見が分かれるところです．

●変形・拘縮（図 5）

脊柱の変形は，後弯と側弯がおもに見受けられます．原因は，脊椎の形成不全，体幹筋力低下に加えて，股関節脱臼やそれに伴う骨盤傾斜などです．股関節脱臼は，生後早期から生じる場合と，成長に伴い徐々に生じる場合があります．生後早期の脱臼は，先天性股関節脱臼に用いるリーメンビューゲル装具により整復できる場合もあります．足部の変形は，生後早期からみられる場合と，運動麻痺のレベルによって成長に伴い発生する場合があります．足部の筋力のアンバランスにより，成長に伴って，内反尖足，踵足，槌趾，鉤爪趾などのさまざまな変形を生じる場合があります．変形に対して手術（表 4）が実施される場合もあります．

●褥瘡

知覚麻痺や変形などが原因となり褥瘡が発生する場合があります．坐骨・尾骨部の褥瘡は，車いすなどの長時間座位で過ごし，骨盤傾斜したケースによくみられ，足部では内反，踵足に多く見受けられます．

全体像

SB は，先天的な脊椎の形成不全により脊髄障害を呈する疾患です．下肢の麻痺により日常生活に支障を来す場合が多く，麻痺レベルにより独歩から車いすまで移動手段もさまざまです．感覚障害により，殿部や足部に発赤や褥瘡が発生する場合もあります．変形も多くみられ，体幹部の後弯と側弯，下肢の変形に対して，装具療法を含む理学療法や手術などが実施されます．神経障害に起因する排泄障害は日常生活のなかで非常に大きな問題になり，自己管理を含む経年的なサポートが必要になります．脳障害をきたすさまざまな合併症は，SB の臨床像を特徴づけています．髄液循環障害による水頭症やキアリ奇形などは多くの治療を必要とし，新生児期から手術を受けるケースも少なくありません．成人になり，大学，就職と進むケースもあります．理学療法士（physical therapist：PT）は，新生児期から成人期まで継続的に介入していくことになります．

脊柱後弯　　　　　　　内反尖足

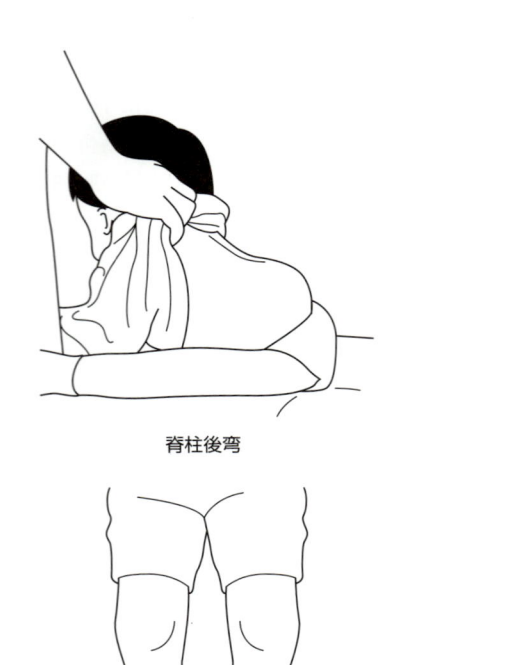

外反扁平　　　　　　　踵足

図5　体幹部・下肢の変形

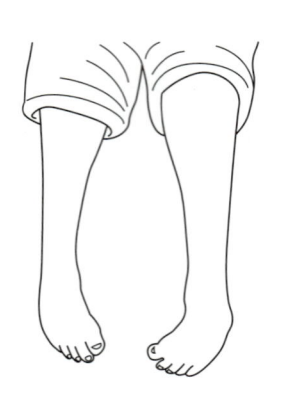

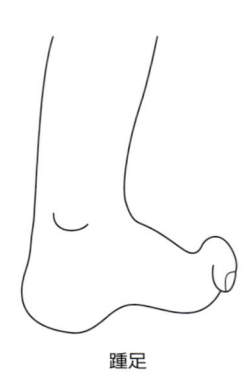

表4　変形に対する手術

股関節脱臼	足関節（内反尖足）	脊柱
観血的整復術	腱延長術	骨切り術
大腿骨減捻内反骨切り術	後方解離術	脊柱インストゥルメンテーション
臼蓋形成術	内側解離術	
外腹斜筋移行術	骨の矯正骨切り術・関節固定術（Evans手術，三関節固定術）	

経過（表5）

●新生児期

　水頭症に対するシャント手術，脊髄髄膜瘤に対する手術が実施されます．手術後，他の合併症がなければ約1カ月程度で退院します．その後，保護者は排尿管理（自己導尿）や摘便や浣腸などが必要となるので，退院までにこれらの技術を習得しなければなりません．

●乳児期

　運動面，精神面で成長するため，発達経過をみながら麻痺レベルの推測をします．多くのケースでは外来通院で理学療法が実施されます．

●幼児期から学童期

　運動能力が向上し活発な動きがみられ，遊びに対する意欲も高くなります．一方，学童期にかけて座位姿勢で過ごす時間が長くなります．麻痺レ

表5 医学的介入と排泄管理

	新生児期	乳児期	幼児期	学童期	青年期
水頭症	シャント手術		シャント管理（チューブ交換，延長）		
脊髄髄膜瘤	脊髄再建手術				
キアリ奇形		・・・・・	大孔部減圧術 ・・・・・・		・・・
脊髄係留症候群					脊髄係留解除術
下肢変形	理学療法・装具・日常生活用具 ・・・・・			足部変形に対する手術	
排尿障害	定期的検査 ・・・・・・ 排尿管理（自己導尿） ・・・・・			自己導尿 ・・・・ 膀胱拡大術 ・・・・	
排便障害	摘便，浣腸 ・・・・	順行性浣腸（ACE）			

ベルによりますが，杖などを使用して歩行可能となるケースもあります．感覚障害のある足部には外傷や装具による圧迫創などもみられるようになります．長距離移動の際には車いすを使用します．徐々に肥満が目立ってくる時期でもあります．

● 就学後

企業，作業所等への就職，上級学校への進学，デイサービスの利用などさまざまな方面へ進んでいきます．就学期間は，慣れた環境で過ごし，かかわる人も多かったのですが，卒業後の異なる環境に適応できず引きこもってしまい，精神的治療が必要になるケースもあります．また，加齢に伴う姿勢不良，筋力低下，脊髄係留症候群などが原因となり，腰痛や下肢関節痛などの痛みが生じる場合もあります．

評価

● 新生児の発達評価

評価は最初にSB児に触れることなく観察による姿勢・動作分析から始めます．支持面の保持能力，抗重力活動，原始反射，頭部のコントロール，上下肢・体幹部の自発的な動きなどから，SB児がもっている能力を十分に評価して保護者と共有します．そして，SB児や保護者との信頼関係を確認しながら，徐々にSB児に触れ評価します．新生児期の発達評価に関しては，第1，2章をご参照ください．また，その評価法としては，GMs評価（general movements：自発運動），NBAS評価（neonatal behavioral assessment scale：新生児行動評価），Dubowitz評価（neonatal neurological assessment：新生児神経学的評価）などがその代表となります．詳しくは第12章をご参照ください．

● 感覚検査

生下時から感覚障害を伴うため，検査は困難な場合があり，侵害刺激（pinprick testなど）により知覚の有無を判断する場合もあります．表在感覚は刺激に対する反応（原始反射など）から評価する場合もあります．検査可能な場合には，デルマトームに沿った感覚テストを実施し，皮膚の観察も行います．

● ROM測定

痙性麻痺がみられる場合は，股関節，膝関節，足関節の拘縮によるROMの制限もみられます．弛緩性麻痺がみられる場合は過可動性がみられることがあります．脊柱にもROMの制限がみられます．

● 関節の変形や脱臼，脊柱変形の評価

生下時から膝関節や股関節の脱臼や拘縮を伴うことがあります．側弯は高位麻痺例や年長児例に多いといわれており評価する必要があります．

表6　Hofferの分類（文献10を翻訳）

community ambulators（地域生活での歩行可能）	屋内，屋外におけるほとんどの活動で歩行可能．杖または装具，あるいはその両方を使用する場合がある．居住地域以外への長時間移動のときにだけ車いす使用． （独歩群）屋外・屋内ともに独歩可能 （杖歩行群）屋外・屋内ともに杖を使用することで歩行可能
household ambulators（屋内での歩行可能）	器具を使用して屋内のみ歩行可能．ほとんど介助なしで椅子やベッドからの起居動作可能．自宅や学校でのいくつかの活動，居住地域周辺の活動の際に車いすを使用する場合がある．
non-functional ambulators（機能的な歩行が困難）	自宅，学校，病院で歩行練習を行う．移動には車いすを使用．
non-ambulators（歩行困難）	移動にはすべて車いすを使用．通常，車いすからベッドへの移動は可能．

● 下肢長・周径の測定

　股関節の脱臼や屈曲拘縮などにより，下肢長には見かけ上の左右差が生じます．麻痺により筋の発育が不十分で周径が小さくなるので評価する必要があります．

● 上下肢，体幹の残存筋の筋力評価

　自発運動の観察から筋力を評価します．触診により筋収縮を確認します．口頭指示が通るようになれば徒手筋力検査（MMT）による評価も可能になります．

● 筋緊張の検査

　腱反射により評価します．痙性麻痺の場合には他動運動時に抵抗があります．弛緩性麻痺の場合には，ほとんど抵抗がありません．

● 各姿勢・動作の評価

　乳児の場合には，運動発達検査や原始反射の検査を行います．座位姿勢（床上，椅子）や床上移動，姿勢変換動作を分析します．車いすを使用している場合には，車いす上の座位姿勢や移乗動作などを評価します．装具や歩行器などが必要な場合には，使用した状態で立位や歩行分析を行います．

● 日常生活活動

　座位姿勢保持能力とともに統合的で各年齢に応じた日常生活活動（activities of daily living：ADL）を行い，保護者の介助の度合いも評価します．

表7　Sharrardの分類[11]

分類	麻痺レベル
Ⅰ群	Th12
Ⅱ群	L1またはL2
Ⅲ群	L3またはL4
Ⅳ群	L5
Ⅴ群	S1またはS2
Ⅵ群	S3

● 移動，麻痺レベル

1）Hofferの分類

　移動能力の評価の際にはHofferによる分類（表6）[10]が用いられています．

2）Sharrardの分類

　Sharrardは，胸髄，腰髄，仙髄の麻痺と股関節脱臼との関連性を調査し，下肢筋の神経支配（図6）[11]を報告しました．その際に，麻痺レベルを6群に分類したものをSharrardの分類（表7）[11]といいます．

3）麻痺レベルと筋力の関連

　Sharrardの分類と他の運動機能などとの関連性は，多くの書籍に紹介されています．麻痺レベルと筋力の関連性に関する報告もあります（表8）[2]．

理学療法

　理学療法のおもな目的となる運動機能の維持と改善，排泄管理を含む身辺動作の獲得は，年齢や麻痺レベルに応じて決定されます．

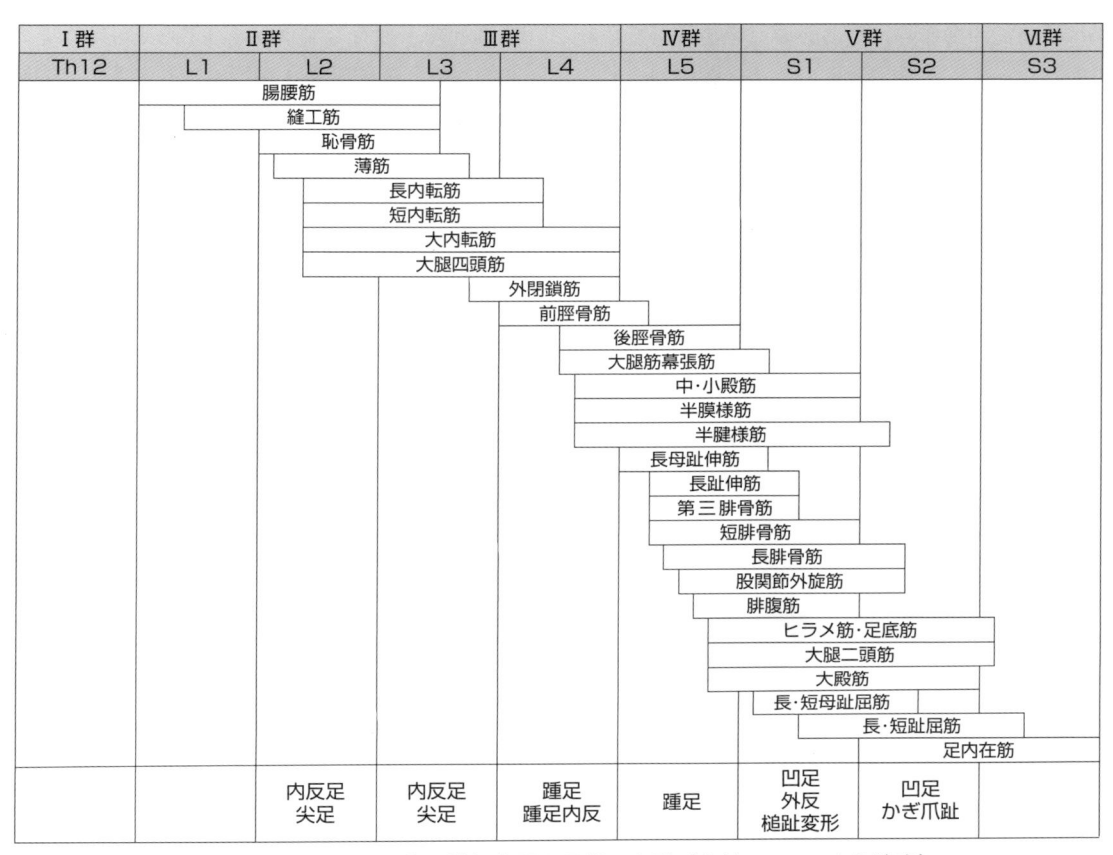

	I群	II群		III群		IV群	V群		VI群
	Th12	L1	L2	L3	L4	L5	S1	S2	S3
			腸腰筋						
			縫工筋						
			恥骨筋						
				薄筋					
				長内転筋					
				短内転筋					
				大内転筋					
				大腿四頭筋					
					外閉鎖筋				
					前脛骨筋				
					後脛骨筋				
					大腿筋膜張筋				
						中・小殿筋			
						半膜様筋			
						半腱様筋			
						長母趾伸筋			
						長趾伸筋			
						第三腓骨筋			
						短腓骨筋			
						長腓骨筋			
						股関節外旋筋			
						腓腹筋			
							ヒラメ筋・足底筋		
							大腿二頭筋		
							大殿筋		
							長・短母趾屈筋		
								長・短趾屈筋	
								足内在筋	
			内反足尖足	内反足尖足	踵足踵足内反	踵足	凹足外反槌趾変形	凹足かぎ爪趾	

図6 Sharrardの分類にもとづく下肢筋の神経支配と足部の変形（文献11，27より改変）

表8 髄節レベルと筋力との関係[2]

Sharrardの分類	麻痺レベル	筋力
I群	Th12	下肢の筋活動はない．攣縮を認めることもあるが，随意運動はない．
II群	L1	弱い（[2] 以上）股関節屈曲
	L2	強い股関節屈曲と内転（いずれも [3] 以上）
III群	L3	股関節屈曲・内転は正常．大腿四頭筋は [3] 以上．内側ハムストリングスもある程度効いている．
	L4	大腿四頭筋も正常．内側ハムストリングスと前脛骨筋は [3] 以上．殿筋と後脛骨筋もある程度効いている．
IV群	L5	外側ハムストリングスも効き（[3] 以上），強い膝屈曲．中殿筋 [2] 以上，第三腓骨筋 [4] 以上，後脛骨筋 [3] 以上のいずれか．長母趾伸筋，長趾伸筋は正常．
V群	S1	下腿三頭筋 [2] 以上，中殿筋 [3] 以上，大殿筋 [2] 以上のうち2つを満たす．大腿二頭筋，長趾屈筋も強い．長母趾屈筋，短母趾屈筋も効いている．
	S2	下腿三頭筋 [3] 以上かつ中殿筋・大殿筋は [4] 以上．内在筋のみ低下し，claw toe を生じる．

[ ] の数値は MMT の結果

●新生児期

　この時期は，長期間に及ぶ理学療法が開始することになり保護者との信頼関係を結ぶことが重要です．本人や保護者から信頼される理学療法を展開しなければなりません．理学療法は，定頸，寝返り，座位保持，床上移動など，SB児が次に獲

得すべき姿勢や動作のために必要な機能獲得を目的に実施します．拘縮や変形の予防・改善のために関節の可動性を促し，必要に応じて装具療法も併用します．また，ポジショニングにより安定した姿勢を確保します．腹臥位（図7）は，抗重力伸展活動，座位への移行動作，床上での移動（図8）を行うために重要な姿勢になります．また，表在感覚，視覚，触覚などの刺激により自発運動を促していきます．

● 乳児期

新生児期から乳児期にかけて，SBの手術やその後の管理，水頭症に対する治療，場合によっては呼吸の管理などさまざまな治療を実施します．

健康管理と並行して医師とPTなどがSB児の状態を評価して理学療法が開始されます．この時期の目標は，各個人に応じた移動や動作などを決定していくことです．そして，変形や拘縮の予防・改善のために，ROMを保持するように他動運動を実施し，支持性向上と頸部の伸展活動を目的として腹臥位等の姿勢を取り入れます．定頸がほぼ可能になったら座位保持にて，立ち直り，平衡反応を利用し体幹の支持性等を促します．また，これらの活動は目と手の協調動作なども促すことが可能です（図9）．上肢支持で座位保持可能になったら，より体幹部の支持性等を向上させるため，椅子座位，立ち上がり，立位保持などを取り入れます．筋力強化や移動能力獲得のために遊びのなかで粗大運動（図10）を促します．立位や歩行を取り入れる前に，麻痺レベルにより整形外科的手段が選択される場合もあります．定頸が困難な重度児に対しては，改良椅子等で安定した座位姿勢保持を目的にアプローチします．座位保持の際に体幹部および殿筋の筋力低下により，前方へ倒

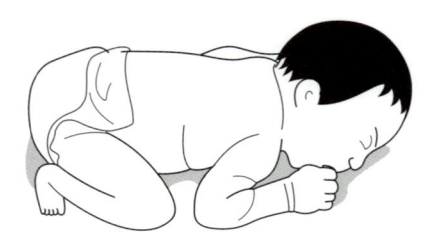

図7 ポジショニング，腹臥位保持

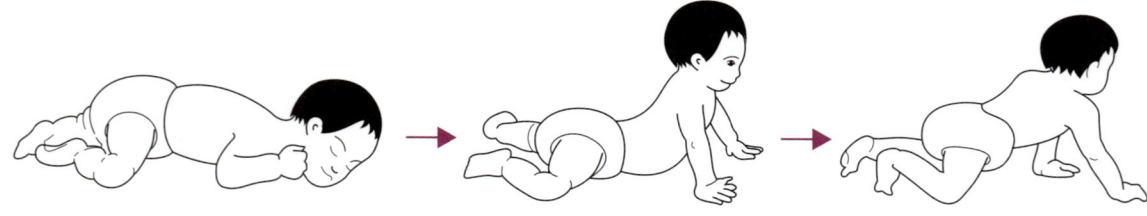

図8 腹臥位の発達

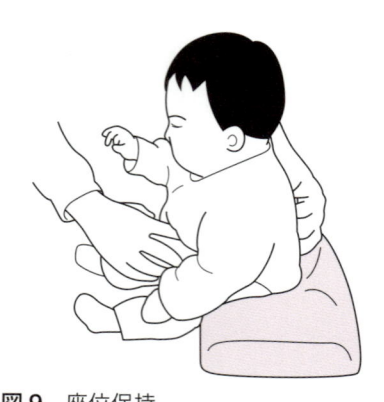

図9 座位保持
　骨盤周辺をクッションなどで安定させて，抗重力姿勢を取り入れます．

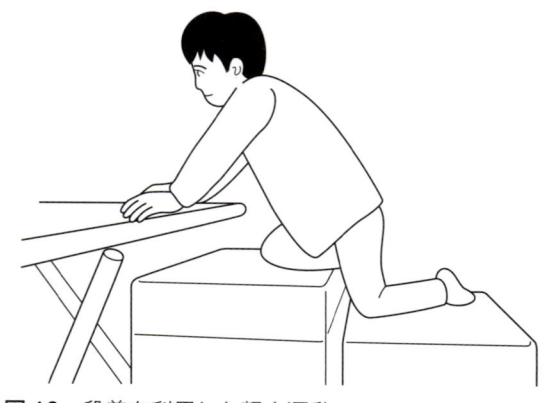

図10 段差を利用した粗大運動

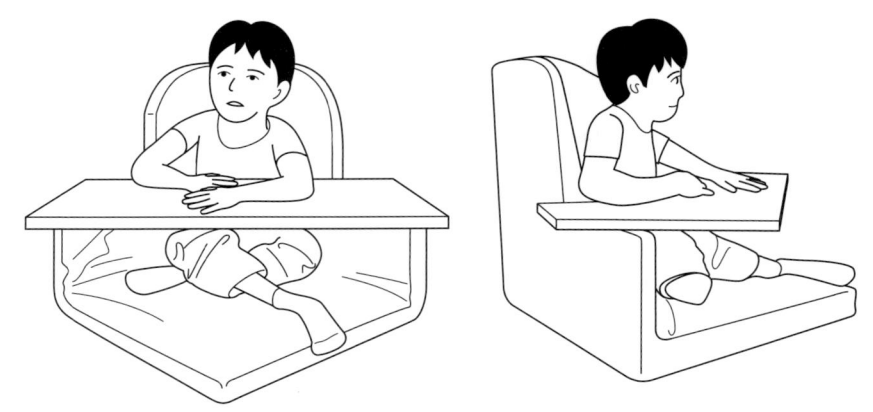

図11 直角の背もたれとテーブルを利用した床上で使用できる椅子(トライウォールを使用).

表9 麻痺レベル別の歩行目標[12]

Hofferの分類	Sharrardの分類と麻痺レベル							
	I群		II群		III群		IV群	V群	VI群
	Th	L1	L2	L3	L4	L5	S1-2	S3
community ambulators (独歩群)								
community ambulators (杖歩行群)								
household ambulators (車いすと杖歩行併用)								
non-functional ambulators (訓練時のみ杖歩行可能)								
non-ambulators (車いす移動)								
必要な下肢装具	骨盤帯付 長下肢装具 (図12)	長下肢装具 (図13)			短下肢 装具 (図14)	靴型 装具 (図15)	なし	

　目標とされる歩行能力

れやすくなる場合があります.簡単な座位保持装置を作成(**図11**)することで座位保持をサポートできます.

● 幼児期

　理学療法では立位や歩行を積極的に取り入れます.歩行の目標を設定する際には,Hofferの分類と麻痺レベルによる一覧(**表9**)[12]が参考になります.下部腰髄以下の麻痺の場合には,1歳になるころにはつかまり立ちや伝い歩きが可能になります.上部腰髄以上の麻痺で立位が保持できない場合には,骨盤帯付長下肢装具を使用して立位保持を実施します(**図12**).3歳前後になったら,

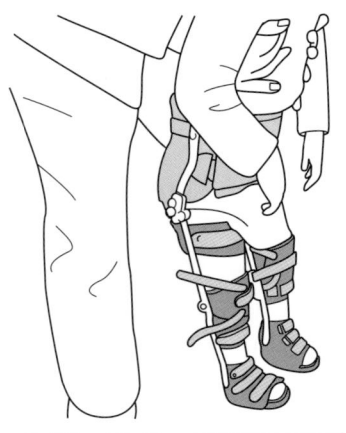

図12 麻痺レベルTh:骨盤帯付長下肢装具による立位保持

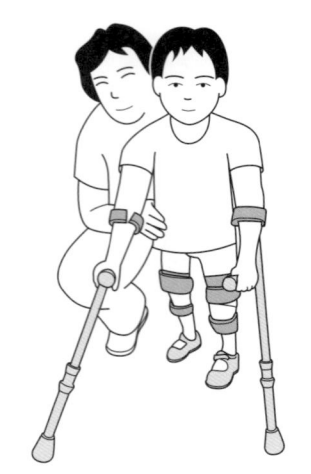

図13　麻痺レベル L3：長下肢装具とロフストランド杖

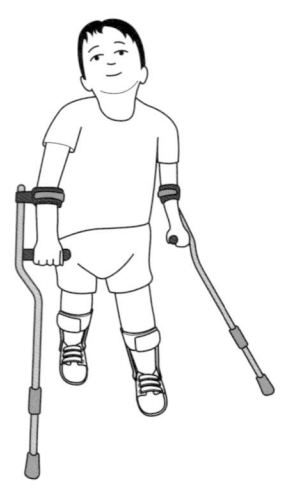

図14　麻痺レベル L4：短下肢装具

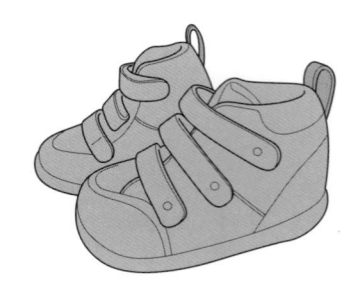

図15　麻痺レベル L5：靴型装具

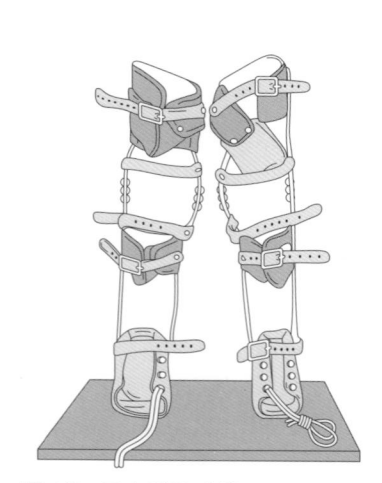

図16　スタビライザー

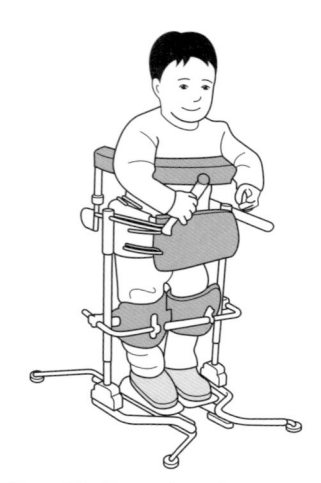

図17　パラポディウム（parapodium）

図18　PCW と骨盤帯付長下肢装具

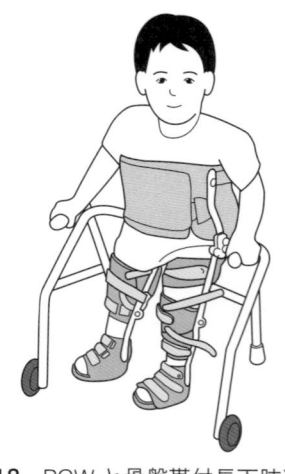

精神発達および上肢・体幹部の筋力を評価したうえで，歩行器歩行や杖歩行（図13）の自立へ向けた理学療法を実施します．立位補助具として，スタビライザー（図16），パラポディウム（parapodium：立位での移動可能）（図17），歩行補助具として PCW（posture control walker）（図18）などを用いることもあります．装具は，長下肢装具，短下肢装具，RGO（reciprocal gait orthosis）などを使用します．

●学童期

PT は学校生活などで必要になる運動機能面をフォローします．幼児期から実施している下肢の筋力強化や歩行なども継続します．状況に応じた移動手段の選択，自己導尿などの排尿管理，プッシュアップ動作（図19）などによる褥瘡防止など自立した生活に向けた自己管理に関する指導も必要になります．移動などの ADL 遂行には上肢の筋力維持・強化は欠かせません（図20）．肥満対策として食事指導や麻痺レベルに応じた運動指導も必要になります．肥満による活動量の低下などが，さらに体重を増加させてしまう危険性もあり，大きな問題になります．この時期は，就学後

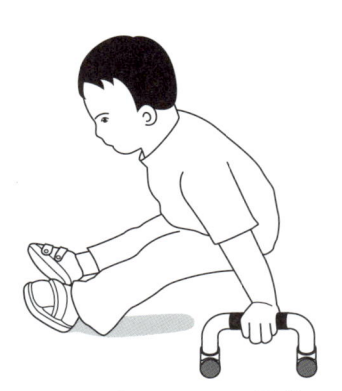

図19 プッシュアップ動作による上肢の筋力強化

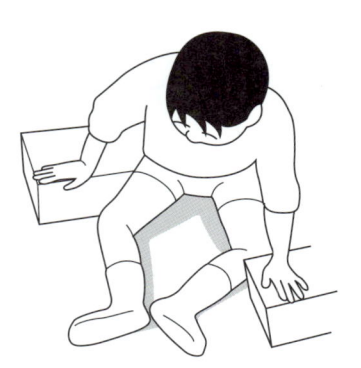

図20 プッシュアップ動作による移乗動作の練習

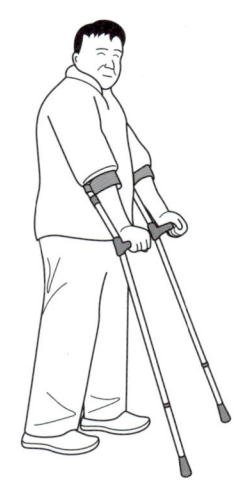

図21 ロフストランド杖を使用した歩行

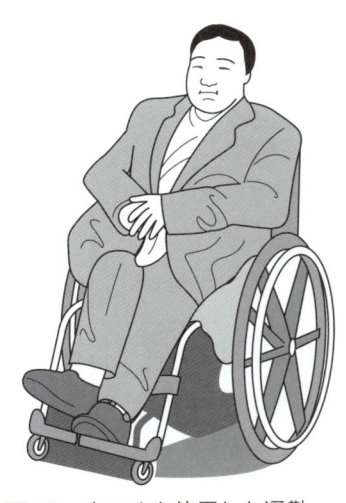

図22 車いすを使用した通勤

を想定した社会的なスキルを養うのにもたいへん重要な時期です．社会適応能力の評価，ソーシャルスキルトレーニング（social skills traning：SST）など，高次脳機能障害を含めて作業療法士の協力は不可欠となります．

● 青年期，就職，結婚

歩行（図21）などの運動機能を維持するために，筋力維持，変形・拘縮の予防，肥満対策，褥瘡予防などの自己管理が重要となります．またPTは，運動機能面だけではなく，就労（図22）や結婚などのライフイベントに関してもよき相談相手になるべきです．社会生活，福祉サービス，病気の症状と治療・セルフケアを年代別にまとめた，日本二分脊椎症協会の『二分脊椎症ライフマップ』[13]などが参考になります．

ホームプログラム

PTは，SB児が保護者とともに楽しく遊びながらホームプログラムが遂行できるように助言していきます．簡単にできる姿勢保持等を実施しますが，保護者が「患児の反応を理解すること」が重要です．保護者はハンドリングによりSB児の座位保持能力を評価し（図23），立位や歩行の際にも同様に実施します．保護者が介助量の変化を感じ取れるようになれば，理学療法の効果も理解できます．立位保持などは家庭にあるテーブルや椅子などを使用して実施することも可能です（図24）．屋外などで遊びなら筋力強化を実施することもよいでしょう（図25）．PTは，自宅で簡単にできる環境設定に関するアイディアを提供します．

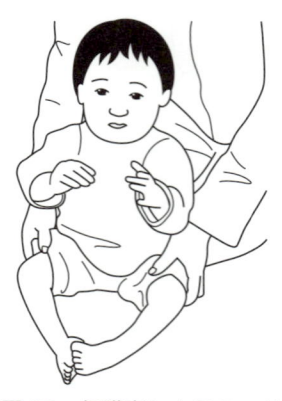

図23　保護者によるハンドリング

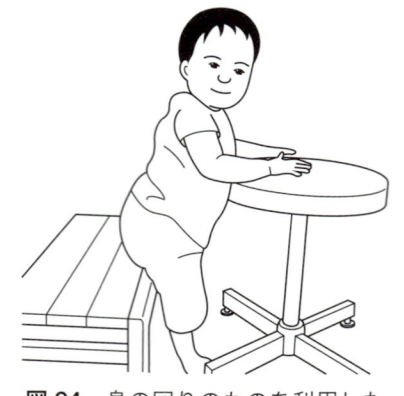

図24　身の回りのものを利用した筋力強化

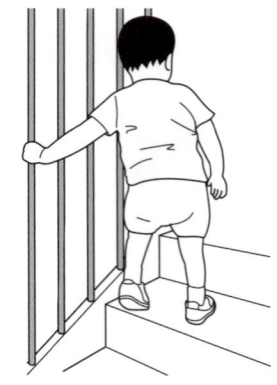

図25　屋外での筋力強化

2. ペルテス病

ペルテス病とは？

ペルテス病（perthes disease）は，別個に報告した3名を併記してLegg-Calvé-Perthes disease（LCP dis.）と表記されることもあります．

発育期に**大腿骨近位骨端部**（骨端核）が**阻血性壊死**をきたす疾患です．患児には自己修復能があり，2～3年かけて最終的には完全に修復します．しかし，修復過程で**骨頭や頸部の変形**（大腿骨頭の陥没変形や扁平巨大化，大腿骨頸部の短縮や横径増大），**臼蓋形成不全**が生じる場合があります．

疫学

骨端線が閉鎖する時期まで発症の可能性があります．発症年齢は2～12歳と幅がありますが，多くは**6～8歳で発症します**．発生率は**1/20,000**[15]です．発生率は地域によりばらつきがあり，米国では1/1,200，英国では1/12,500となっています．**5：1で男児に好発**します．両側発症例は15～20%です．

原因

外側骨端動脈（**図26**）[16]の閉塞が壊死の原因

図26　大腿骨頸部の血管分布[16]

と考えられていますが，閉塞の原因は解明されていません．荷重部である上外側部分の血流は外側骨端動脈1本に頼っています．また，4～7歳の骨端核は外側骨端動脈のみで栄養が供給されています（**図27**）[15]．

全体像

男児に多く，学童期前後に発症します．一過性の疾患で，おもに一側の股関節に発症します．活動は制限され，股関節の運動時痛などにより，筋

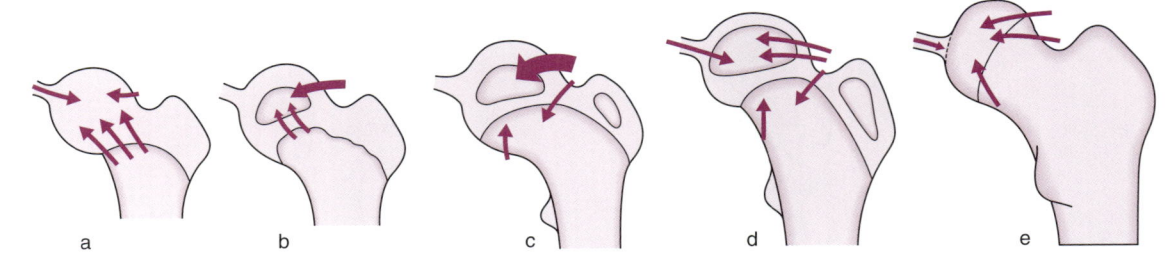

a：第1期（新生児期：～3，4カ月）
b：第2期（幼児期：3，4カ月～3歳）
c：第3期（中間期：4～7歳．この時期のみ骨端核は外側骨端動脈のみ栄養されている）
d：第4期（前思春期：8～12歳）
e：第5期（思春期：13歳以降）

図27 成長に伴う大腿骨栄養血管分布[15]

力低下やROM制限が起こります．装具やADLの指導による体重免荷の管理が重要となります．理学療法では，ROM維持・拡大，筋力強化，装具療法などを実施します．治療方針は入院と外来に分かれます．入院の場合には，病院から通学できる特別支援学校へ一時的に転校することになります．入院と外来の判断は，股関節の状態，医師や保護者の判断によります．

発症早期の症状として跛行が非常に多く見受けられます．主訴は，関節痛以外に，大腿前面や膝周囲の疼痛（大腿神経や閉鎖神経の放散痛），運動時下肢痛があります．跛行は疼痛の訴えがない場合でも高頻度で出現します．大腿骨や膝疾患の検査のみではなく，股関節のX線撮影が必要になります．初期のX線像は正常に近い状態で，専門家でもX線像だけではペルテス病を見落とすことがあります．また，病期が進んだX線像でも，マイヤー病，脊椎骨端異形成症その他多数の疾患との鑑別が難しい場合があります．

骨頭修復の過程で骨頭変形が残存すると，将来股関節の障害が出現し，人工股関節置換術を実施する場合もあります．

X線による病期分類

1) 初期 initial stage

骨硬化像が出現していないので，正面像だけでは診断が困難です．患側は健側に対して，内側関節裂隙の拡大（Waldenström's sign）が陽性のこともあります．側面像では，骨頭中央に軟骨下骨折を示すcrescent signが多く見受けられます．

2) 分裂期 fragmentation stage

発症後6～18カ月にわたるおよそ1年間が分裂期にあたります．壊死範囲が明瞭になり，透亮像（隆起がある場合に輪郭が見えている所見）と硬化像が出現してきます．

3) 修復期 reossification stage

骨新生が開始する時期です．通常，修復は骨頭後方より前方内側へ進みます．18カ月ごろから数年かけて球形骨頭へと修復していきます．

4) 残余期 residual stage

修復期を過ぎたあと，骨端線の閉鎖まで股関節の形態が変化していく時期です．

壊死範囲の分類

予後予測として，側面像の壊死画像からCatterallの分類（図28）[17]が使用されてきました．しかし，グループ分けに関する再現性が低く（とくにgroup ⅡとⅢの鑑別），近年では修正lateral pillar分類（図29）[14]が提唱され，より多く使用されています．また，最終成績評価には，修正Stulberg分類（図30）[14]，Mose法（図31）などが用いられています．

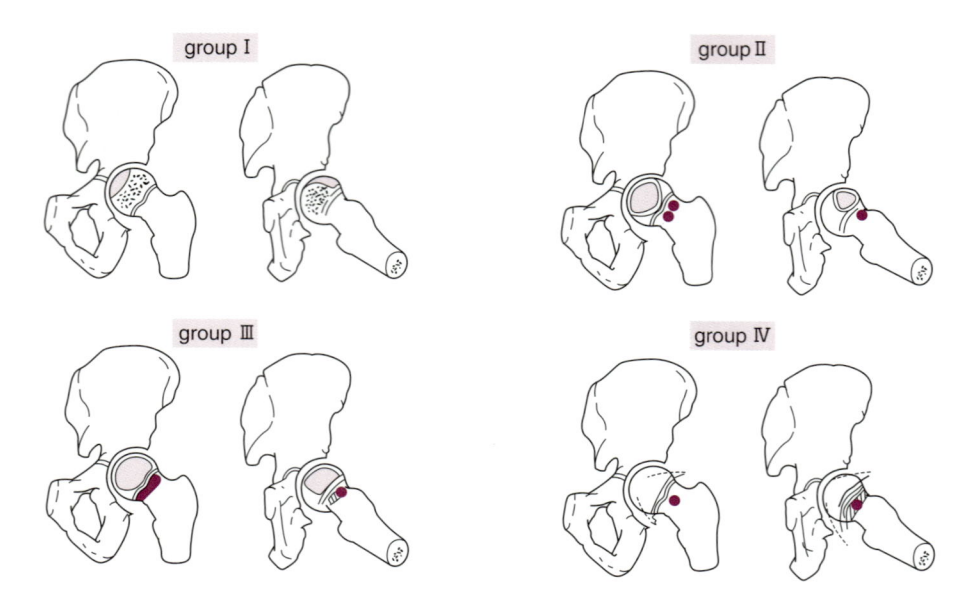

group Ⅰ：壊死範囲が骨頭前方の小範囲に限局しているもの．
group Ⅱ：骨頭の前方半分まで広がっているが，骨端の高さが比較的維持されているもの．
group Ⅲ：壊死が骨端の中央を超えて後方にまで広がり，骨端部も中等度圧潰し，高さが減少しているもの．
group Ⅳ：壊死領域はほぼ骨端全体に及んでおり，骨端部分の圧潰が起きやすい．

図 28 Catterall の分類 [17]

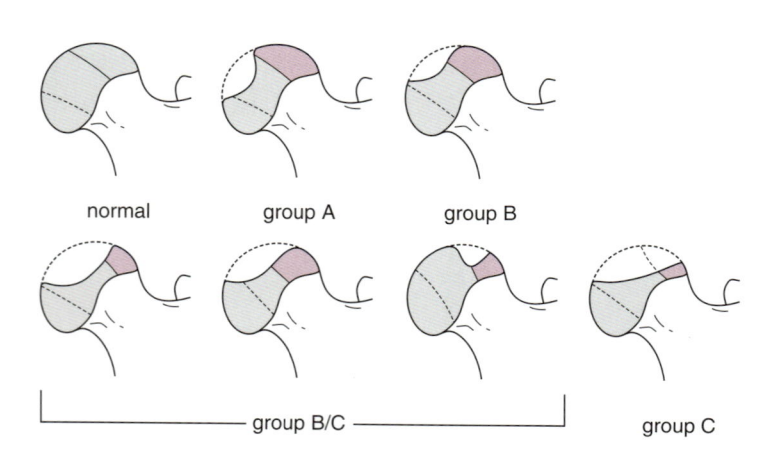

group A：骨濃度に変化なく，また高さも 100% 保たれている骨頭．
group B：高さが 50% 以上で，少なくとも外側柱の幅が 3 mm 以上．
group B/C：高さが 50% 以上であるが，以下の 3 つの所見がある骨頭．
    1. 外側柱の幅が 3 mm 未満．
    2. 外側柱の著しい骨濃度低下．
    3. 中央部が group C ほど陥凹していない．
group C：高さが 50% 以下であるもの．

図 29 修正 lateral pillar 分類 [14]
    分裂期の X 線において，大腿骨頭を正面像で 3 分割し，外側柱すなわち lateral pillar の高さで 4 群に分けて分類します．

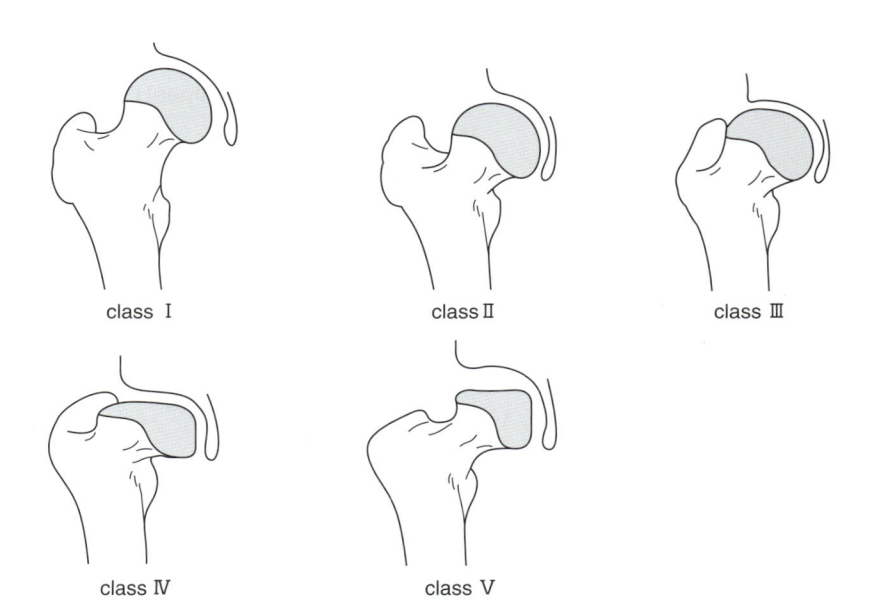

classⅠ：骨頭は球状であり，かつ臼蓋や頸部を含めて正常な股関節に修復．
classⅡ：X線正面像と側面像での，骨頭半径差が2mm以内の球形に修復されているが，頸部短縮などの変形は遺残してよい．
classⅢ：X線正面像と側面像での，骨頭半径差が2mm以上であるが，変形骨頭の平坦部が1cm以下．
classⅣ：変形骨頭の平坦部が1cm以上．
classⅤ：臼蓋と変形骨頭の適合性が不良．成人大腿骨頭壊死に類似する．
classⅠ&Ⅱは成績良，classⅢは可，classⅣ&Ⅴは不良，あるいはclassⅢ，Ⅳ&Ⅴをすべて不良として評価する．

図30 修正 Stulberg 分類 [14]

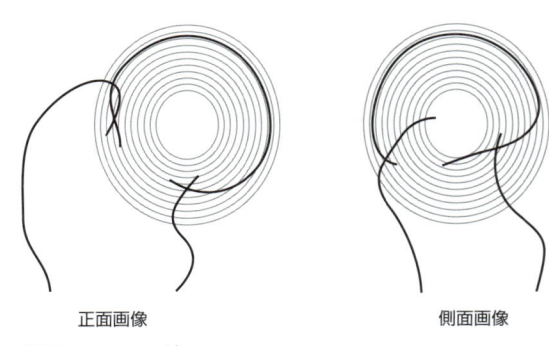

図31 Mose 法
同心円テンプレートを使用して骨頭の球形性を評価する方法．X線画像より，ずれが1mm未満のものをgood，2mm以内はfair，2mm以上はpoorとしている．

評価

疼痛のため自発運動が制限され，筋力低下やROM制限が起こります．理学療法の評価としては，下肢のROM測定，MMT，四肢周径，疼痛の評価，ADL評価などを実施します．

治療原則

壊死部が再生するまで骨頭の圧力を除去しつつ，骨頭を臼蓋内に深く十分に被覆された状態を保つ**包み込み（containment）療法**が治療の原則になります．

理学療法

1）装具療法

包み込み（containment）療法では装具療法が中心となります．装具によって形や仕組みはさまざまですが，股関節の免荷と同時に外転，内旋位に保ち，骨頭の臼蓋内への包み込み（containment）がより良い肢位にします．また病期に応じて荷重ありの装具も使用します（**表10**）[14,16]．

2）装具の着脱

骨盤帯付の片側式装具の装着（**図32**）は，最

表10 ペルテス病に使用するおもな装具（文献 14, 16 を参考に作成）

包み込み（containment）維持・免荷	包み込み（containment）維持・荷重
Petrie cast	Modified A-cast
ポーゴスティック（Pogo-Stick）型装具[a]	Atlanta 型装具
タヒジャン（Tachdjian）型装具[b]	トロント（Toronto）型装具[e]
バチェラー（Batchelor）型装具[c]	
西尾式外転免荷装具[d]	

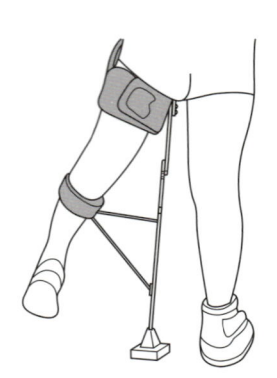

a) ポーゴスティック型装具 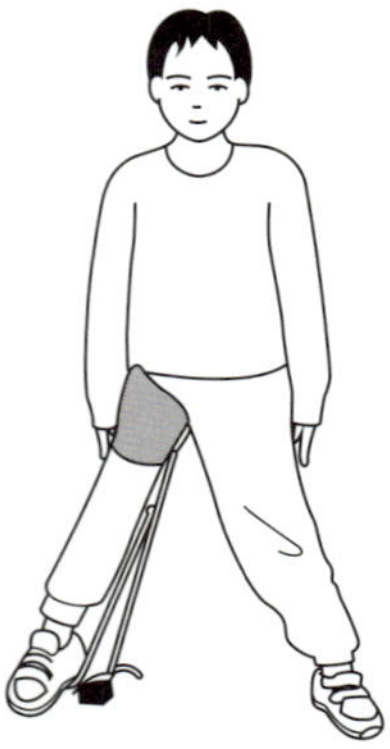
b) タヒジャン型装具 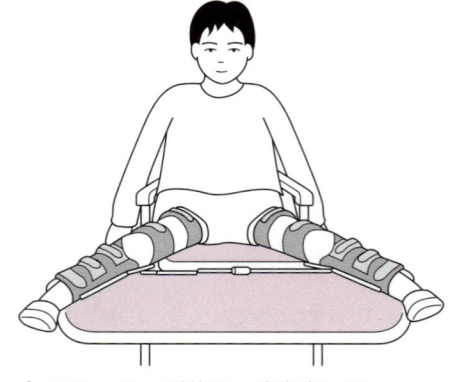
c) バチェラー型装具と改良車いす

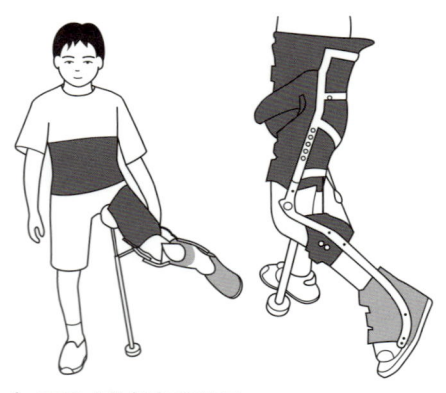

d) 西尾式外転免荷装具
e) トロント型装具

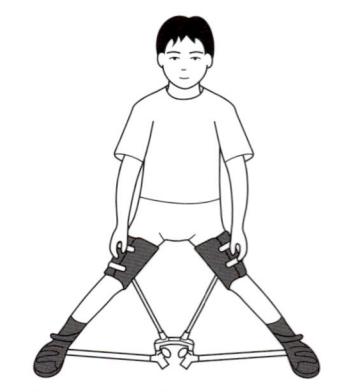

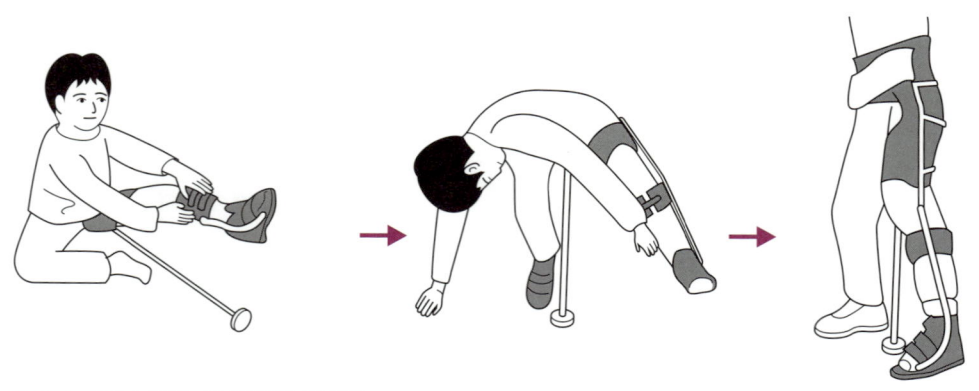

図32 西尾式外転免荷装具の装着

初に座位で下肢のベルトを締めます．その後，健側下肢で立ち上がり，stick を使用して立位を保持し，骨盤帯を固定します．脱ぐときには骨盤帯を外して座位になり，下肢装具のベルトを外します．免荷のために踵が装具に接触していないことがポイントになります．成長に伴う装具の確認も重要になります．

3）牽引

装具療法を開始する前の入院時に牽引を実施する場合もあります．1〜2 kg で介達牽引（図33）[18] を実施します．牽引期間は 1〜2 週間で，その期間に装具を作成します．

4）ROM の拡大

疼痛，活動性の制限，大腿骨変形などにより ROM 制限を認めます．ROM は全方向に制限され，内旋制限は必発し，外転制限がみられます．ストレッチを実施する場合には，全可動範囲を実施し，臼蓋を圧迫しないようにします．痛みを訴える場合には中止します．強く制限される外転筋はとくに入念に実施します（図34）．足関節の背屈制限もみられ，股関節に荷重しない姿勢でストレッチします．

5）筋力，全身調整

疼痛が起こらないように工夫し，免荷しながら筋力強化を試みます．また活発に遊びたい時期なので，免荷を維持した状態で運動負荷を大きくする工夫も必要になります．**腹筋・背筋・上肢の筋力強化，水泳**などの全身調整を取り入れていきます．股関節を外転位で免荷した移動機器も開発されています（図35）．下腿三頭筋の筋力強化になり，院内の移動にも役立ちます．入院治療の場合には，同じ疾患または SB 児とともに理学療法を実施する場合もあります．車いすを使用したボール遊び（図36）や車いすマラソンなどは，運動に対するモチベーションの向上にもなります．筋力強化（図37）なども集団で行うことにより，楽しみながら実施することができます．

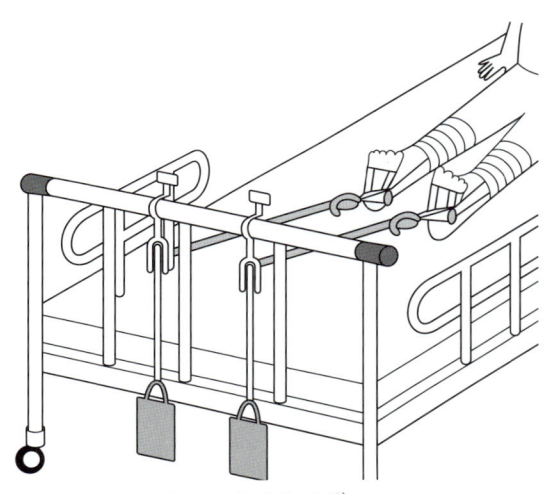

図 33　ベッド上での介達牽引[18]

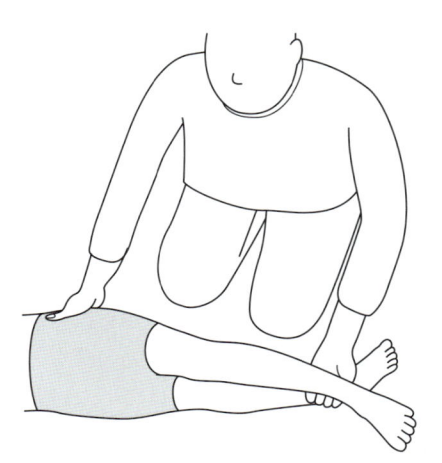

図 34　股関節外転筋のストレッチ

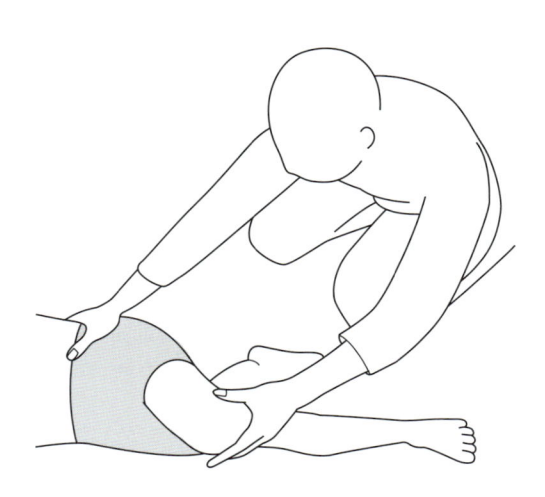

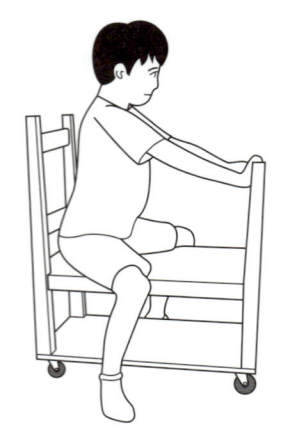

図35　ペルテス病用の移動機器

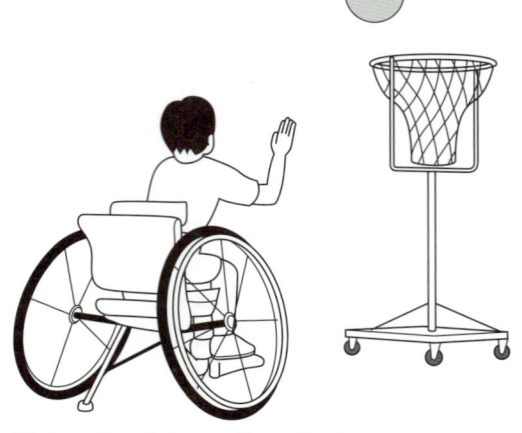

図36　車いす上でのボール遊び

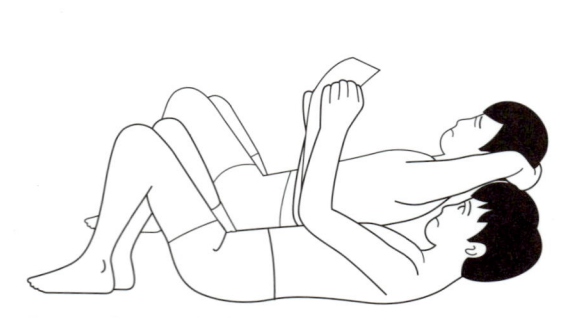

図37　集団での筋力強化

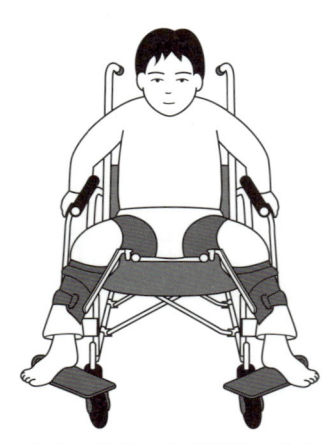

図38　両ペルテス病用の外転装具と改良車いす

6）移動

　初期の絶対免荷時や屋外での移動は車いすを使用する頻度が高くなります．その際にも，股関節は外転位を保持しなければなりません．股関節外転装具を装着した状態で座れるように車いすの工夫が必要になります．図38の車いすは，前方のアームレストの支柱がなく，フットレストは外側に開く構造になっています．また股関節外転位，膝関節伸展位を保持できるように，座面の前方に下腿部分を載せる台を装着する場合もあります（表10のc）．

ホームプログラム

　外来治療の場合には，本人の自己管理と保護者の管理により治療が進行します．活発な時期で遊びに夢中になり，痛みがなければ患側の股関節に体重を負荷してしまうこともあります．保護者を含めた関係者に免荷に関するADL指導が重要になります．装具装着前の衣服の着脱の際，トイレ動作，装具未装着時の床上移動の際など，保護者は常に股関節の管理を心がけていなければなりません．とくに入浴時には転倒の危険性が増すので要注意です．動作指導に加えて入浴用の椅子，滑

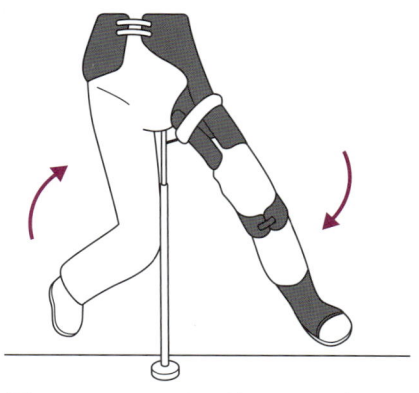

図39　スティックを軸にした方向転換

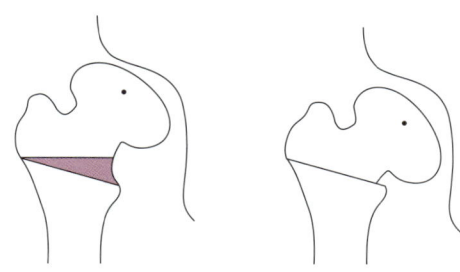

図40　大腿骨内反骨切り術[19]

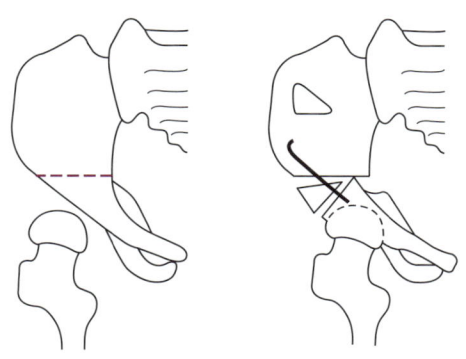

図41　ソルター（Salter）寛骨骨切り術

り止めマット，手すりなどの検討が必要になります．お風呂は必ず保護者と一緒に入るように指導しなければなりません．

　装具着脱に関する指導が必要になります．着脱の際に患側に体重負荷しないような方法を指導します．股関節のストレッチを実施します．とくに股関節外転筋群に対して徒手的に，痛みのない範囲で実施します．筋力強化も実施します．体重負荷していない肢位で実施します．効果的に股関節周囲筋が強化されるように，保護者の介助が必要になります．腹筋や背筋の全身調整は患児のみで実施可能です．記録をつけて，自己管理させることが重要です．

　片側式外転装具を着用した走行，スティックを軸にした急激な方向転換（図39），サッカーなどを行う元気な患児もいます．スティック破損の原因となる動作などに関して，どの程度まで運動を規制するかは担当医師，PT，義肢装具士の頭を悩ませる課題になります．

手術療法

　包み込み（containment）をより確実にし，治療期間を短縮するため手術療法が行われます．とくに6歳以上の年長者や装具療法に非協力的な患児にも行われます．**大腿骨内反骨切り術**（図40），**ソルター（Salter）寛骨骨切り術**（図41），キアリ（Chiari）骨盤骨切り術，大腿骨頭回転骨切り術などが行われます．

3. 骨形成不全症

骨形成不全症とは？

　骨形成不全症（osteogenesis imperfecta：OI，図42）は，遺伝子変異により骨が脆弱になり（**骨脆弱性**），**易骨折性**や**四肢・体幹部の変形**を主症状とする疾患です．治療には整形外科的治療，薬物治療，理学療法などが実施されます．理学療法では，変形・拘縮の予防・改善のためにROMを拡大し，筋力強化，移動などの粗大運動の獲得を実施します．

病態

　骨形成不全症の多くはⅠ型コラーゲン遺伝子異常がみられ，優性遺伝形式をとります．Ⅰ型コ

167

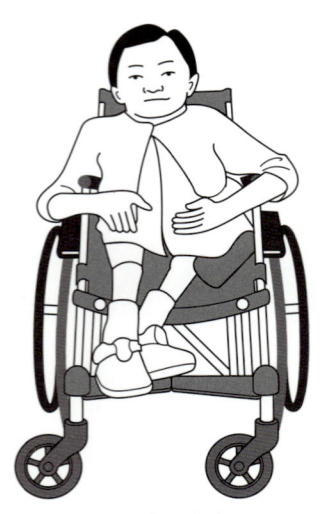

図42　骨形成不全症

ラーゲンは，骨，皮膚，腱，靱帯，角膜に多く存在するタンパク質です．したがってⅠ型コラーゲン遺伝子異常は，易骨折性に加えて，筋膜，腱，靱帯の弛緩や筋緊張の低下をきたします．軟部組織の弛緩が原因となり，脱臼や腹部のヘルニア（鼠径，臍，横隔膜）が生じる場合もあります．象牙質の形成不全により，薄い褐色，または青っぽい灰色を示し，歯牙の萌出不全を伴う歯牙形成不全（象牙質形成不全とよぶ場合もあります）がみられます．強膜に脈絡膜の静脈が透けて見える青色強膜もみられます．耳小骨の異常による伝音性難聴を伴う場合もありますが，小児期ではみられません．発生率は 1/20,000〜30,000人[20] となっています．

全体像

重症度は幅広く，生下時から多発骨折を認める重症例から，生涯を通じて数回しか骨折しない症例まであります．重症例では骨折の頻度が高く，保護者を含めたリスク管理は非常に重要になります．また骨折に伴う骨の変形が発生します．骨折がない軽症例でも微細骨によって骨が変形する場合もあります．成長とともに骨折回数は減少します．肋骨骨折や胸郭変形のため，呼吸器感染症を発症することもあります．身体的には発育不全（低身長）が著明ですが，知的には問題はなく，大学への進学率や就職率も高くなります．

分類

Sillence は，遺伝子形式と青色強膜の有無で骨形成不全症をⅠ〜Ⅳ型に分類（Sillence の分類）しました．その後，Cole により修正され，さらにⅤ〜Ⅶが追加されています（表11）[21]．Ⅴ〜Ⅶ型にはⅠ型コラーゲンの異常は見つかっていません．

評価と治療

理学療法全域において骨折のリスク管理が重要になります．

乳児期にはポジショニングが重要になります．骨折や変形の予防を目的に実施します．とくに後頭部の変形による斜頸位や股関節の開排位での拘縮は抗重力位での姿勢保持の妨げになるので，ポジショニングの指導が必要になります．ROM練習は自動運動や他動運動により拘縮を予防します．他動運動の場合には，痛みを評価しながら愛護的に実施します．筋力強化を目的に，徒手的な抵抗運動を実施します．荷重を促すことにより，筋萎縮，骨萎縮を予防・改善します．無理のない程度に抗重力姿勢により荷重していきます（図43）．乳児期には筋力低下による粗大運動の発達に遅れがみられ，Sillence の分類に応じて移動能力が異なる場合もあります[22]．患児の症状に応じた移動手段の決定が重要になります．自立した移動手段としては，歩行から電動車いすまでさまざまです．自家用車を使用して通勤しているケースもあります．移乗動作のために，車いす上で正座する場合があります．ベッドなどへの移乗が容易になるようにフットレストを取り外す場合もあります（図44）．正座することで，車いす上での下肢への接触などによる骨折を防ぐこともできます．歩行をゴールとして設定する患児には，立位や歩行を積極的に取り入れていきます．膝関節が不安定で過伸展し，足関節は外反することが多く，症状により骨盤帯付長下肢装具や短下肢装具

表11　骨形成不全の分類[21)]

分類	特徴	亜分類	遺伝形式	遺伝子変異
Ⅰ型	さまざまな程度の骨脆弱性，青色強膜，成人期難聴	A：歯牙正常 B：歯牙形成不全 C*：ⅠBより重症で歯牙正常	AD	COL1A1 COL1A2
Ⅱ型	周産期致死性，最重度の骨脆弱性	A：幅広い長管骨，ビーズ状肋骨 B：幅広い長管骨，正常肋骨 C：細い長管骨，細いビーズ状肋骨 D*：形態は保たれるが重度の骨萎縮，脊椎，骨盤は正常	AD	COL1A1 COL1A2
Ⅲ型	重度骨脆弱性，青色→正常強膜		AD，AR	COL1A1 COL1A2 一部不明
Ⅳ型	中等度骨脆弱性，正常強膜	A：歯牙正常 B：歯牙形成不全	AD	COL1A1 COL1A2
Ⅴ型**	中等度〜重度の骨脆弱性，過剰な仮骨形成，前腕骨間膜石灰化，正常強膜，歯牙正常		AD	不明
Ⅵ型**	中等度〜重度の骨脆弱性，脊椎圧迫骨折，正常〜軽度青色強膜，歯牙正常		不明	不明
Ⅶ型**	中等度〜重度の骨脆弱性，近位肢筋短縮，軽度青色強膜，歯牙正常		AR	CRTAP

*：Coleによる改変，**：Glorieuxらの追加
青色強膜：先天性の結合組織異常のために，強膜が病的に薄く，毛様体と脈絡膜が透見され，強膜が青色調を帯びた状態．
AD：常染色体優性遺伝（autosomal dominant）
AR：常染色体劣性遺伝（autosomal recessive）
COL1A1，COL1A2：Ⅰ型コラーゲン遺伝子
CRTAP：コラーゲン線維の形成，機能に影響する遺伝子

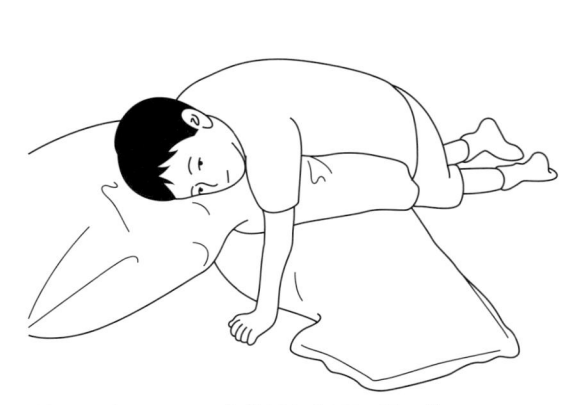

図43　クッションを使用した四つ這い位

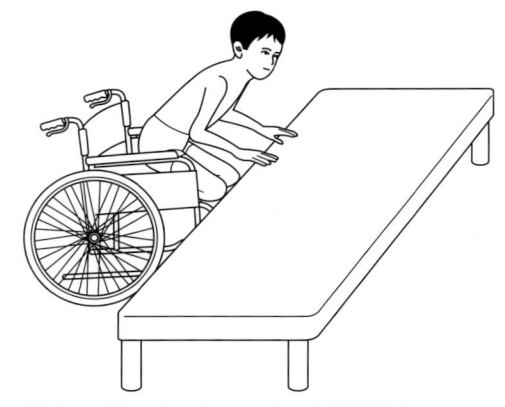

図44　車いすからベッドへの移乗動作

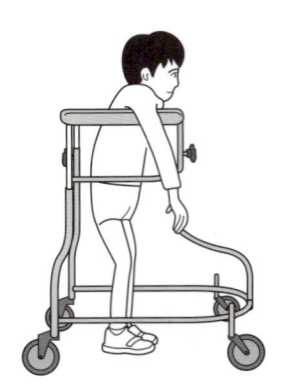

図45　歩行器を使用した歩行．腋下支持にて免荷

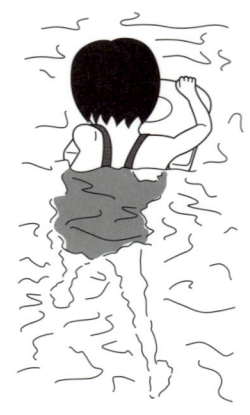

図46　水中での歩行

を使用します．骨折のリスクや痛みのために下肢に十分な荷重ができない場合には，歩行器を使用した歩行（図45）や水中での歩行（図46）を実施します．

整形外科的治療

骨形成不全症は，日本整形外科学会が集積している骨系統疾患のなかで最も多く登録[20]されており，整形外科的治療の重要性が伺えます．軽症例では，介達牽引，ギプス固定などによって保存的に加療できます．変形を残さないようにすることが重要です．重症例に対しては骨切り術を行い，髄内釘で固定する手術が実施されています．多数部位骨切りと髄内釘固定の組み合わせたソフィールド（Sofield）分節骨切り術や延長可能なテレスコーピングネイル（telescoping nail）を用いたベイリー（Bailey）手術などが実施されています．

薬物治療

骨粗鬆症の治療薬などに使用されている**ビスフォスフォネート**の周期的点滴静注による骨形成効果が確認されています．ビスフォスフォネートは骨に集積し，骨を吸収する（骨内からカルシウムを血中に排出する）破骨細胞に作用することで骨吸収抑制作用を示すと考えられています．

ホームプログラム

自宅でのプログラムを指導する場合には，骨折に対する自己管理が重要になります．とくに兄妹がいる家庭では，遊んでいる最中に骨折する危険性があるので注意が必要です．プログラムとしては，ROMの維持・拡大，筋力強化などを保護者の介助で実施します．抵抗運動を実施する場合には，その度合いについて十分に指導する必要があります．

4. 先天性多発性関節拘縮症

先天性多発性関節拘縮症とは？

先天性多発性関節拘縮症（arthrogryposis multiplex congenita：AMC）は，**非進行性**の**先天的**な多関節の拘縮を特徴とする症候群です．末梢に多く変形がみられます．

病態

胎生期（3〜4カ月ごろ）の神経原性，筋原性による運動低下によるものと考えられています．**神経原性**では，頸髄や腰髄の前角細胞が欠損ないし減少している例や，脊髄前根に結節性の線維化を伴って髄鞘や軸索が消失している例がみられます．また**筋原性**では，筋線維は著しく減少して大小不同で，増殖した結合織に取り囲まれています．

全体像

上肢では，肩内転，肘伸展，前腕回内，手関節掌屈，指関節屈曲あるいは伸展が，母指では掌側内転位が典型的な例です．下肢は，股関節脱臼，膝関節の屈曲あるいは伸展拘縮，内反足，外反足を合併します．筋は線維化または脂肪化しており，筋の量が少なめです．感覚や知能には問題は

ありません．食事，排泄後の処理，移動などのADL獲得のための理学療法が重要になります．多くは独歩可能となり，普通学級に進学し，社会的にも自立可能です．

理学療法

変形に対して早期から理学療法を実施します．新生児期からギプス固定を行う場合もあります．ROMの拡大，筋力強化，装具療法，手術を組み合わせて，各関節を良肢位に整えていきます．立位や歩行に対するモチベーションは高いのですが，四肢の変形拘縮や筋力低下のために獲得が遅延しがちです．理学療法では，粗大運動の獲得を目的にROM練習，筋力強化を実施します．

手術

手術でもROMの拡大は多くを望めず[24]，関節を機能的な良肢位にすることを目標に手術が実施されます．股関節では術後でも良好なROMは得られません．内反足は難治性で保存療法の効果がなく，しばしば距骨切除が必要になります．

下肢では，立位や歩行獲得を目的に，足関節，膝関節，股関節の手術が実施されます．上肢では，トイレ動作などADLを分析し，慎重に手術の適応が決定されます．手関節屈曲拘縮に対しては，手根骨の背側を楔状に切除する骨切り術が行われます．肘関節では拘縮が改善されなければ関節包の解離を行います．拘縮が改善したら，筋移行により肘関節の自動屈曲運動を再建します．

ホームプログラム

早期の段階では関節可動域の拡大を目的にホームプログラムの指導を実施します．初めは，保護者がROMの評価を理解することが目標になります．関節が硬くなっているのか軟らかくなっているのかを保護者が理解できるようになったら，関節の動かし方など詳細な指導を実施します．また粗大運動の獲得が遅れるため，日常生活のなかで援助していく方法も必要になります．

5. その他の小児整形疾患

1）軟骨異栄養症（軟骨無形成症，軟骨低形成症）

低身長に対する骨延長術が実施されます．イリザロフ（Ilizarov）創外固定器などが使用されます．感染に対するリスク管理が重要です．術後の理学療法は，骨延長に伴う筋の短縮を防ぐためのストレッチ，筋力維持，歩行訓練などを実施します．知的には正常です．

トピックス

- SBと神経管閉鎖障害（NTD）という語の実際の用法には，かなりの不明確さと不統一がみられ，病理発生学的な観点から，開放性NTD，閉鎖性NTDの分類が提唱されています（塩田ほか，2007）[4]．
- 最近では，SB患者における知覚統合や視覚認知の障害である高次脳機能の障害が注目されています．神経支配と筋力，残存筋に関して諸説により見解が分かれます（芳賀 2009）[2]．
- 若年層に対する調査から，SB患者130名は，国民（U.S.A.）の推定値より，健康に良い食事をとることが少なく，運動不足の傾向にありました．約半数は軽度から重度の抑鬱症状を呈し，重度の抑鬱症状は現在の飲酒状況と関連していました（Soe MM 2012）[25]．
- ペルテス病患者56人（58関節）を20年間追跡調査した結果，Stulbergの分類は，大腿寛骨臼インピンジメント（p=0.0495）や，基本動作や活動性を評価するNonarthritic Hip Score：NAHS（p=0.0495）と有意な相関を認めました（Larson AN 2012）[26]．

2）分娩麻痺

分娩麻痺は，**分娩時**の新生児に生じる**小児腕神経叢麻痺**で，腕神経叢の牽引損傷です．麻痺の自然回復の経過が長く，約1歳（最長1歳7カ月）まで続きます．**神経過誤支配**，拘縮，関節変形，麻痺性動揺関節などが特徴です．**頭位分娩**では**巨大児**に発生しやすくなります．**骨盤位分娩**（逆子）では体重に関係なく起こりえます．両腕の危険性も高くなります．

3）小児切断

6歳以下では**幻肢**は存在しません．断端部の骨が成長して軟部組織の直下に突出する**断端骨過成長**がみられます．上肢切断では，原因不明の**亜脱臼**が高頻度で発生します．また**側弯症**の合併も多くみられます．

4）発育性股関節形成不全

発育性股関節形成不全（developmental dysplasia of the hip：DDH） とは，新生児期あるいは乳幼児期に，関節包内で，大腿骨頭が寛骨臼から脱臼している病態です．出生時を含む周産期の関節弛緩が原因と考えられています．従来，**先天性股関節脱臼（congenital dislocation of the hip：CDH）**，略して先股脱とよばれていました．新生児期の症状には，開排（股関節90°屈曲位・膝関節屈曲位からの股関節外転・外旋）制限，脚長差（**Allis徴候**：股関節90°で膝を立てたときの見かけ上の差），大腿部の皮膚溝（大腿部内側にできる皮膚のしわ）の左右差などがあります．乳児期では**リーメンビューゲル（Riemenbügel）装具**（図47）による装具療法が行われ，改善しない場合には牽引療法や徒手整復が実施されます．以上の保存療法で整復困難なケースは，観血的整復の適応となります．歩行開始が遅延し，歩行後は**トレンデレンブルグ（Trendelenburg）歩行**や跛行がみられる場合があります．

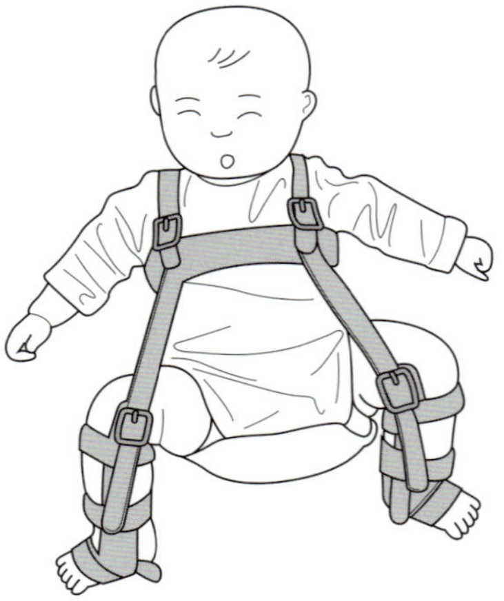

図47 リーメンビューゲル装具による治療

先輩からのアドバイス

- **家族の障害受容**：家族は，患児の障害について医師から説明を受けています．しかし，家族は，生まれたばかりの患児の障害を受容できません．PTは，患児や家族の気持ちを十分に考慮しなければなりません．「患児は何を求めているのか」，「家族は何を一番心配し，PTに何を求めているのか」などの関心事を常に探求しなければなりません．

- **二分脊椎**：感覚検査では，検査したい部分を刺激しながら，表情や全身の動きを観察しなければなりません．また保護者からの問診（熱傷の既往や発赤部位など）も参考になります．変形や拘縮に関する評価に関しては，整形外科医との連携が重要です．姿勢や動作の分析は，装具や歩行器を使用しない場合も実施します（ただしリスク管理は重要です）．ADL評価では，PEDIやWeeFIMなどの評価内容などが参考になる場合もあります．

- **ペルテス病**：痛みに強い抵抗を示しますが，ストレッチ部位に対する痛みなのか，罹患部の痛みなのか判断できない場合があります．痛い部分を1点で示してもらい，疼痛部位を判断します．ストレッチ部位に対する痛みであれば患児が許せる範囲で実施します．

確認してみよう！

- 二分脊椎は，おもに（ ① ）二分脊椎と（ ② ）二分脊椎に分類されます．発生頻度は，10,000人出生あたり約（ ③ ）人である合併症で，髄液循環障害に基づく，脳室やくも膜下腔に過剰に髄液が貯留して生じる脳障害の総称を（ ④ ）とよびます．Hofferの分類は（ ⑤ ）の分類であり，Sharrardの分類は（ ⑥ ）の分類になります．学童期には（ ⑦ ）が問題となります．脊髄係留症候群は（ ⑧ ）期に出現します

- ペルテス病は発育期に大腿骨（ ⑨ ）が（ ⑩ ）性壊死をきたす疾患です．修復過程で骨頭や頸部の変形，（ ⑪ ）形成不全が発生する生じる場合があります．多くは（ ⑫ ）歳で発症します．（ ⑬ ）：1で（ ⑭ ）児に好発します．主訴としては，関節痛以外に（ ⑮ ）前面や（ ⑯ ）周囲の疼痛，運動時下肢痛があります．壊死部が再生するまで，骨頭の圧力を除去しつつ骨頭を臼蓋内に深く十分に被覆された状態を保つ（ ⑰ ）療法が治療の原則になります．

- 骨形成不全症の主症状は（ ⑱ ）や（ ⑲ ）の変形です．多くは（ ⑳ ）遺伝子異常がみられます．

解答

①潜在性　②囊胞性　③4.7　④水頭症　⑤移動能力　⑥麻痺レベル　⑦肥満　⑧成人　⑨近位骨端部　⑩阻血　⑪臼蓋　⑫6〜8　⑬5　⑭男　⑮大腿　⑯膝　⑰containment　⑱易骨折性　⑲四肢・体幹部　⑳Ⅰ型コラーゲン

※①と②は順不同

（吉田　勇一）

引用・参考文献

1) 椎名篤子ほか，日本二分脊椎症協会改訂版実行委員：水頭症の手術．二分脊椎（症）の手引き，日本二分脊椎症協会，2004，61．
2) 芳賀信彦：二分脊椎児に対するリハビリテーションの現況．Jpn J Rehabil Med 46(11)：711-720, 2009．
3) 神経管閉鎖障害の発症リスク低減のための妊娠可能な年齢の女性等に対する葉酸の摂取に係る適切な情報提供の推進について（厚生労働省）http：//www1.mhlw.go.jp/houdou/1212/h1228-1_18.html（2012年10月31日引用）
4) 塩田浩平，才津浩智：二分脊椎の発生機序と胎生病理学からみた病型分類．小児科診療 70(9)：1421-1429, 2007．
5) 山崎麻美ほか：特集 最近の小児リハビリテーション Ⅲ．発達に伴う障害に対するリハビリテーション 水頭症／二分脊椎症．小児科診療 72(8)：1449-1454, 2009．
6) 松本 悟ほか：水頭症・二分脊椎ハンドブック．財団法人日本二分脊椎・水頭症研究振興財団，2010，27．
7) 松本 悟ほか：シャント治療，水頭症 Guide book．財団法人日本二分脊椎・水頭症研究振興財団，2011，12-13．
8) 馬見塚勝郎：キアリⅠ型奇形の手術（1）—小脳の解剖と生理—．ブレインナーシング 23(3)：214-218, 2007．
9) 木原 薫：脊髄疾患による神経因性膀胱．臨床リハ別冊／実践リハ処方（米本恭三ほか編），1996，41-44．
10) Hoffer MM et al.：Functional ambulation in patients with myelomeningocele, J Bone Joint Surg Am 55(1)：137-148, 1973．
11) Sharrard WJ：Posterior Iliopsoas Transplantation In The Treatment Of Paralytic Dislocation Of The Hip, J Bone Joint Surg Br 46-B(3)：426-444, 1964．
12) 陣内一保，安藤徳彦監修：こどものリハビリテーション医学，第2版．医学書院，2009，177．
13) 二分脊椎症ライフマップ（日本二分脊椎症協会）．http://sba.jpn.com/lifemap.html（2012年10月31日引用）
14) 藤井敏男編集：整形外科 Knack & Pitfalls 小児整形外科の要点と盲点．文光堂，2009，159-175．
15) 内田淳正監修：標準整形外科学，第11版．医学書院，2011，575-580．
16) 増原建作，冨士武史：股関節の疾患・用語．整形外科看護 15(5)：448-456, 2010．
17) 和田郁雄ほか：骨疾患と痛み 11 ペルテス病．CLINICAL CALCIUM 18(2)：97(239)-106(248), 2008．
18) 独立行政法人 国立特別支援教育総合研究所：病気の児童生徒への特別支援教育〜病気の子どもの理解のために〜ペルテス病，http://www.nise.go.jp/portal/elearn/shiryou/byoujyaku/supportbooklet.html（引用 2012.12.10）
19) 星野雄一ほか編：NEW エッセンシャル整形外科学．医歯薬出版，2012，435．
20) 滝川一晴：骨形成不全．臨床リハ 19(9)：899-901, 2010．
21) 星野雄一ほか編：NEW エッセンシャル整形外科学．医歯薬出版，2012，335．
22) 藤井敏男編集：整形外科 Knack & Pitfalls 小児整形外科の要点と盲点．文光堂，2009，324-331．
23) 二井英二：骨形成不全症．臨床リハ 19(3)：216-224, 2010．
24) 陣内一保，安藤徳彦監修：こどものリハビリテーション医学，第2版．医学書院，2009，208-212．
25) Soe MM et al.：Health risk behaviors among young adults with spina bifida, Dev Med Child Neurol 54(11)：1057-64, 2012．
26) Larson AN et al.：A Prospective Multicenter Study of Legg-Calvé-Perthes Disease：Functional and Radiographic Outcomes of Nonoperative Treatment at a Mean Follow-up of Twenty Years, J Bone Joint Surg Am 4；999(2)：584-92, 2012．
27) 岩谷 力，吉田一成：二分脊椎．臨床リハ別冊 リハビリテーションにおける評価 Ver.2（米本恭三ほか編），医歯薬出版，2000，pp258-264．

第10章 デュシャンヌ型筋ジストロフィー

デュシャンヌ型筋ジストロフィー

エッセンス

進行性の疾患

- デュシャンヌ型筋ジストロフィー（Duchenne muscular dystrophy：DMD）は**進行性の遺伝疾患**であり，**筋原線維に孤発性の萎縮**と**筋力低下**を示します．成長するにつれて筋力低下が腰部・下肢近位部から全身へと広がっていきます．そのため，日常生活活動（activities of daily living：ADL）において入浴・排泄動作は早期から要介助になりますが，手先の活動である整容・食事は臥床期まで保たれることになります．また，腰部・下肢近位部の弱化した機能を上肢などで代償する**登はん性起立**や，**特異な立位姿勢**，**動揺性歩行**が特徴的な姿勢・運動として出現します．
- 経過は大きく，**歩行期**，**車いす期**，**臥床期**の3つに分けることができ，各時期に合わせた取り組みが必要です．筋原線維の萎縮，筋力低下は遺伝子異常によるものであり理学療法（physical therapy）で解決することには限界があります．しかし，習慣的姿勢や重力の影響による変形・拘縮・関節可動域（range of motion：ROM）の制限は二次的な障害ですので，おもな問題点は筋力低下・ROM制限となります．

理学療法の目的

- 理学療法の目的は，おもにROM維持・機能維持が目的になりますが，デュシャンヌ型筋ジストロフィーの経過は多く報告されており，**先を見越した取り組み**が重要になります．そして，ROM運動・筋力維持を実施することで障害の進行を少しでも遅らせることが可能です．また，患児をはじめとする家族への**精神的なサポート**はもちろんのこと，教員などの関係者への障害の理解，相談，支援が重要になります．

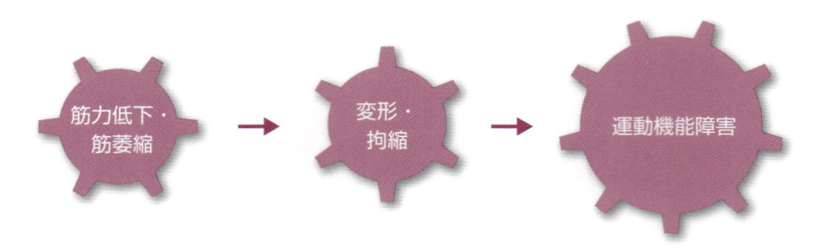

図1　障害の機序

（筋力低下・筋萎縮 → 変形・拘縮 → 運動機能障害）

筋ジストロフィーとは？

●筋ジストロフィー

　筋ジストロフィーには多くの種類がありますが，筋萎縮と進行性の筋力低下をきたす**遺伝性疾患**の総称です[1]．DMDは**X連鎖（性染色体）劣性遺伝**による筋ジストロフィーです．そのほかに，常染色体劣性遺伝の筋ジストロフィーに含まれ，近位筋が好んで侵される**肢帯型筋ジストロフィー**，20〜30歳に下肢から侵され，歩行の異常で気づかれる**三好型筋ジストロフィー**や，生下時からみられる筋力低下，精神遅滞，座位までの運動機能を獲得する**先天性筋ジストロフィー**に含まれる**福山型先天性筋ジストロフィー**，常染色体優性遺伝の筋ジストロフィーに含まれる顔面筋，肩や首の筋が侵される**顔面肩甲上腕型ジストロフィー**などがあります[2]．

遺伝について

　染色体とは，遺伝子情報であるDNAとタンパク質からなる生体物質です．染色体は22対の常染色体と1対の性染色体からなり，児は親からそれらを受け継ぎます．常染色体優性遺伝では親から異常な常染色体を1つでも受け継ぐとその児は発症します．一方，常染色体劣性遺伝では親から異常な常染色体を1つだけ受け継ぐだけでは児は保因者となりますが発症はしません．しかし，異常な常染色体を親から2つ受け継ぐと発症します．常染色体は男性も女性も同じですが，性染色体は女性では2つのX染色体，男性ではXとY染色体からなっています．そして，**X連鎖（性染色体）優性遺伝**では親から異常なX染色体を1つでも受け継ぐと発症します．一方，**X連鎖（性染色体）劣性遺伝**では親から異常なX染色体とY染色体を受け継いだ場合だけ発症します．ですから，DMDは**男児のみの疾患**となります．

病態

　DMDは，異常な遺伝子の存在が最初の原因です．それが筋の活動を維持するのに必要なジストロフィンの完全な欠如を導きます．**筋線維は結合組織や脂肪組織に置き換わり，筋線維の直径は大小不同**がみられます．おもに骨格筋等の筋が侵されて**筋原線維の萎縮・筋力低下**となり，それらは**筋・腱の短縮，関節拘縮，脊柱変形**を引き起こし，徐々に座位困難，立位困難，歩行困難などの**運動機能障害**となります（**図1**）．検査では，筋細胞が壊れるとクレアチンキナーゼが放出されるために**血清クレアチンキナーゼ（CK）値が著明に上昇**し，筋電図では筋原性変化，腱反射（アキレス腱を除く）の減少あるいは消失が認められます．DMDは筋ジストロフィーで最も頻度が高く，全体の約半分を占めます．DMDの約1/3が遺伝子の突然変異による発症で，残りの2/3は母親がDMD疾患の遺伝子をもつ保因者であり，**発生率は人口10万人につき21.7，有病率は1.7〜2.6**となっています[2]．

全体像

　3歳前後に発症し，幼児期に，階段昇降困難，

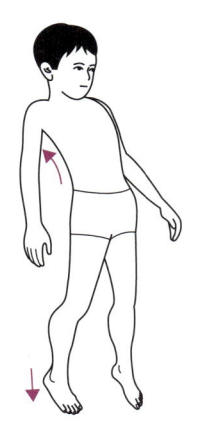

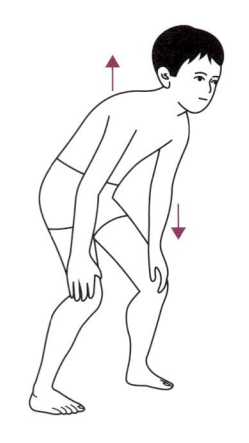

図2　特異な立位姿勢　　　　図3　登はん性起立　　　　図4　仮性肥大

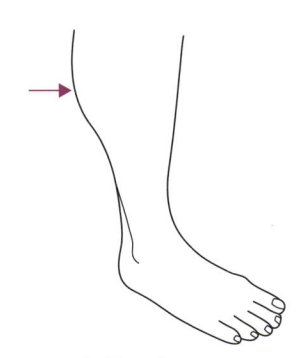

転倒，歩行困難などの徴候を示すことで気づかれ，**6歳ごろまでに診断を受ける**ことが多く，**10歳前後で歩行不能になり，20歳までに死亡する**といわれています．しかし，最近では人工呼吸器管理の普及や心不全の治療成績向上により生存期間が延長されてきています．1999年からの2年間における厚生労働省筋ジストロフィー研究班の死因に関する全国調査では，約半数が心不全，約1/4が呼吸不全であり，平均死亡年齢は27歳であったとの報告があります．筋力低下では，腰部・下肢近位部の筋群が最初に侵され，徐々に全身の筋群が侵されます．そのため，障害が軽度の歩行期でも立位は**特異な姿勢**を示します（図2）．床面からの立ち上がり時には，弱化した腰部・下肢近位部の活動を補うために，上肢で床や大腿部を支えながら立ち上がる**登はん性起立**（図3）とよばれる動作がみられるようになります．そして，歩行時には，下肢の支持性が不足し，殿部が左右に揺れる**動揺性歩行**を示します．階段昇降では昇るときに膝を支え，降りるときは体を斜めに向けるようになり，手すりがあればそれを利用するようになります．この動作は，筋力のアンバランスを代償した結果として出現してきます．形態的には，腓腹筋（ふくらはぎ）などが腫れた**仮性肥大**（図4）が観察されるようになります．

小学校在学中に歩行不能となることが多く，移動は，屋外では車いす，屋内では四つ這い移動になります．四つ這いの姿勢では，肩甲帯周囲筋

第10章　デュシャンヌ型筋ジストロフィー

先輩からのアドバイス

歩行期の介入はROM_ex.が中心になりますが，保護者は長期的な展望を理解することが困難でその必要性をあまり認識していないことがあります．しかし，この時期からROM_ex.の重要さを説明し，**ホームプログラム**として習慣化していくことが今後の経過に大きな影響を与えます．また，足関節の背屈が不足することによる捻挫や転倒予防のために，サポーターの目的と使用期間を明確にして利用するのもいいでしょう（図5）．

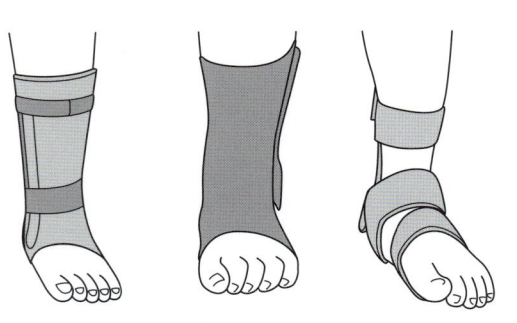

図5　足関節のサポーター

（おもに前鋸筋）の筋力低下による翼状肩甲が顕著になります．また，上腕三頭筋の筋力低下の代償によって肩関節外旋・前腕回外となり，手指の向きが前方→外方→後方へ変化します．このとき，手関節の背屈により上腕二頭筋・手関節屈筋群が伸張されて筋活動が促され，また，肘関節を過伸展し，骨性支持をしてロックするようになります．

分類

DMD の経過は大きく分けて，0～11 歳ごろまでの歩行期，11～17 歳ごろまでの車いす期，17 歳ごろ以降の臥床期の 3 つの段階になりますが，機能障害度の分類は筋ジストロフィー機能障害度の厚生省（現・厚生労働省）研究班の分類（表1）が広く知られており，各 Stage に合わせた介入が重要です．

理学療法

●筋力維持

DMD 児の弱化した筋群を筋力強化することは困難ですが，筋力をできるだけ維持することは大切です．筋力維持は DMD 児の様子をうかがいながら実施しますが，依存性が強い場合などは，治療を回避するために理由をつけて拒否することがあるので注意が必要です．方法としては徒手抵抗によるものが一般的ですが，固有受容性神経筋促通法（proprioceptive neuromuscular facilitation：PNF）や，負荷を疾患の進行度合わせて，高負荷・低頻度（抵抗運動）から低負荷・高頻度（自動介助運動）へ移行する方法もあります[2]．また，図7のように少し低い台からの立ち座りのような動作のなかで筋力維持を遂行することもできます．このとき，DMD 児の両下肢を閉じて基底面を狭くし，DMD 児の足が動かないように理学療法士（physical therapist：PT）の足で固定し，体重を踵に載せ実施します．ただし，立ち上がるときに身体を反らした代償がでないように注意しま

表1 筋ジストロフィー機能障害度の厚生省（現・厚生労働省）研究班の分類

Stage Ⅰ	階段昇降可能	a：手の介助なし b：手の膝おさえ
Stage Ⅱ	階段昇降可能	a：片手手すり b：片手手すり膝手 c：両手手すり
Stage Ⅲ	椅子から起立可能	
Stage Ⅳ	歩行可能	a：独歩で 5 m 以上 b：1 人では歩けないが物につかまれば歩ける（5 m 以上） 　ⅰ）歩行器 　ⅱ）手すり 　ⅲ）手びき
Stage Ⅴ	起立歩行は不可能であるが，四つ這いは可能	
Stage Ⅵ	四つ這いも不能，いざり這行*は可能	
Stage Ⅶ	いざり這行も不可能であるが，座位の保持は可能	
Stage Ⅷ	座位の保持も不能であり，常時臥床状態	

*いざり這行とは図6のように殿部を床につけて移動する特異な移動方法のこと

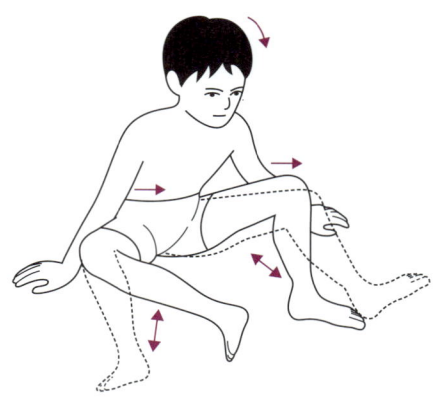

図6　殿部を床につけて移動する方法
（いざり・shuffing）

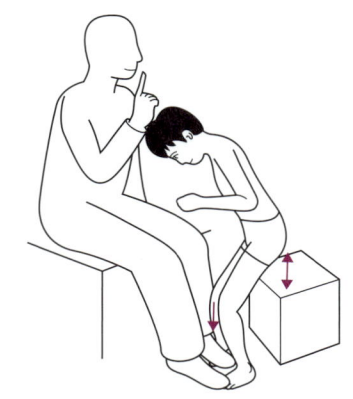

図7　筋力維持の練習

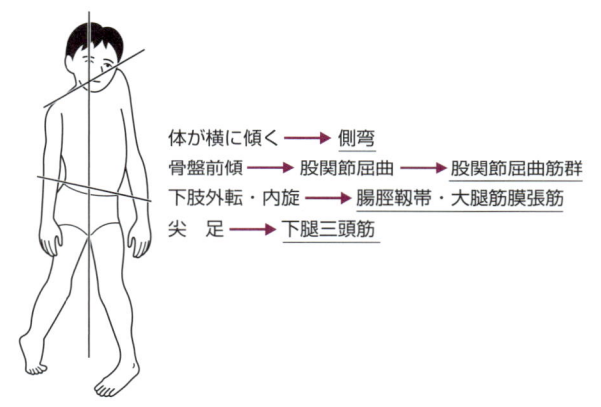

体が横に傾く　→　側弯
骨盤前傾　→　股関節屈曲　→　股関節屈曲筋群
下肢外転・内旋　→　腸脛靱帯・大腿筋膜張筋
尖　足　→　下腿三頭筋

図8　姿勢・運動から予想される筋の短縮・変形

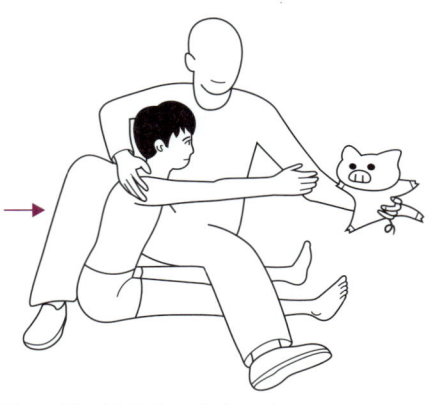

図9　遊びを取り入れたストレッチ

す．できるだけDMD児が楽しめるような課題やADL動作と関連づけた工夫があると理想的です．

●関節可動域運動（ROM ex.）とストレッチ

　筋力維持とROM維持は両方とも重要ですが，DMD児は下肢のアライメントが良好であれば，筋力が低下してもある程度支持性は保たれ[2]，立位機能の維持につながるためとくにROM ex.が重要視されます．たとえば，股関節・膝関節に10°以上の屈曲拘縮があると歩行不能となる傾向がありますが，膝関節に制限がないと徒手筋力検査（MMT）が3以下でも歩行可能です[5]．ストレッチは，温熱療法後，なるべく時間をかけて持続的に実施します．筋細胞膜等の脆弱化が生じており，施行にあたっては，DMD児の表情，筋の伸長具合を確認しながら実施します．短縮する筋群・変形はほとんど決まっていますが，姿勢・運動を観察することで確認することができます（図8）．たとえば，歩行期でも立ち上がるときは荷重が少ない下肢のほうが尖足になりやすいので，よく観察して重点的にROM ex.を実施します[4]．ここでもできるだけ遊びを取り入れながら実施することが理想的です．

　図9のイラストは，DMD児の背筋やハムストリング等のストレッチです．DMD児の両股関節を外転・外旋させ，PTの下肢で膝が曲がらないように上から押さえます．そして，お気に入りの玩具をDMD児の前方に置き，それを取らせるように，PTが背中から介助してDMD児を前屈させます．

第10章　デュシャンヌ型筋ジストロフィー

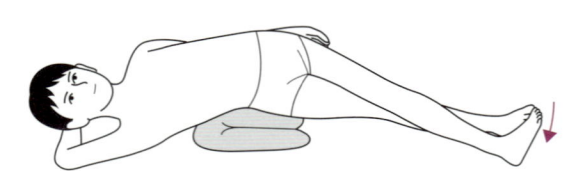

図10　座布団を利用したストレッチ

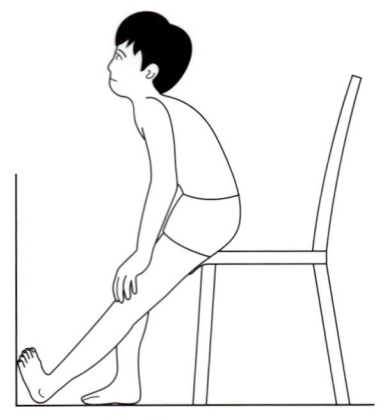

図11　壁を利用したストレッチ

　図10のイラストは，座布団を利用した腸脛靱帯・大腿筋膜張筋のストレッチです．DMD児を側臥位にさせ，2つ折りにした座布団等を骨盤の下に置き，DMD児の下肢の重みを利用してストレッチします．正確に実施することは難しいのですが，これならDMD児1人でも可能です．

　図11は，下腿三頭筋をストレッチするために，壁などを利用して座った状態でDMD児自身がストレッチする方法です．膝が曲がらないように，また，反動を利用して遂行しないように注意します．この方法は車いすに乗ったままでも遂行することが可能です．

　DMD児が幼児であれば，兄弟などにも参加してもらうことで治療がうまくいくことがあります．反対に兄弟がいることで気が散り治療への拒否が強いときは別室で待機してもらいます．

●歩行期（0～11歳ごろ　Stage Ⅰ～Ⅳ）

　歩行期からの理学療法で，ROM制限の予防と歩行や立位保持などができる期間を延長することが可能となります[6]．また，歩行期間の延長は，呼吸機能障害に影響する脊柱変形の出現を遅らせることにつながります[1]．DMD児が幼児でROMに大きな制限がみられなくても，早期の手術療法で歩行期間を延長したという報告もありますので[7]，少しのROMの左右差にも留意することが必要です．また，階段昇降，床上動作などをADL練習の一部として意識的に導入するよう心がけましょう[4]．自力での座位からの起立が困難になると，その後の歩行能力の維持は難しくなりますので[2]，次の車いす期の準備が必要となります．この時期にROM検査を実施する際に，変形・拘縮で検査姿勢が取れないときは変法[9]を用います．社会参加としてDMD児は，この時期に，保育所，幼稚園，小学校に通所・通学しているので，施設・学内等での活動への参加に何らかの制限をきたしていることが考えられます．DMD児や保護者に施設・学内等で困っていることがないか情報を収集し，関係者を含めて問題を解決していきましょう．また，保護者に，将来的に歩行の不安定性がより著明になり，早朝のチアノーゼ，全身倦怠感などの呼吸障害の初期症状が出現してくることを説明し，注意を促すことも必要です．

●車いす期（11～17歳ごろ　Stage Ⅴ～Ⅶ）

　立位が不可能になるこの時期は，ほぼ直線的に進行する筋力低下と比較して変形・拘縮は著しくなり[8]，とくに脊柱などの変形が急激に進行し，そして呼吸障害を引き起こします．しかし，侵される筋群はほぼ決まっているのでそれらの筋群に注目して保護者へ注意を促し，ROM ex.を実施します．また，次の準備として装具療法をはじめとする器具・装具による，弱化した運動機能を補完する取り組みがあります．保護者には，装具等の必要性はもちろんのこと，その作製に必要な申請手続きに関して説明をしましょう．車いすに関しては，一般的には自走式車いすが考えられます

が，障害の程度により電動車いすによる移動方法も選択肢に入れておく必要があります．そして，立位姿勢を維持させるために，立位保持装置（起立台）や長下肢装具など運動療法と併行して実施して，どのような装具・器具をどのような場面でどのように使用するか，また，どのような装具をいつから始めるかなどのPTのアドバイスが重要となります．施設入所児の場合は，生活が洋式スタイルのために動作能力が低下することがあるのでより注意が必要です．

●臥床期（17歳ごろ以降　Stage Ⅷ）

この時期になると，これまでと異なった不良な気分や顔色，呼吸困難，心悸亢進，食欲低下，頻回の体位交換の要求，朝方のチアノーゼや頭痛，傾眠等が観察されるようになります[2]．そして，運動療法は，従来の筋力維持練習，ADL練習などに加え，呼吸機能の維持，排痰能力の獲得を目的としたトレーニングも重要となります．さらに，上半身や頭部を前後に振って呼吸する（舟漕ぎ呼吸）ようになると，人工呼吸器を用いた治療の開始が検討されます[10]．2～3カ月ごとに肺活量や咳嗽力の評価となる最大呼気流速（peak expiratory flow：PEF）をチェックして経過を把握します．呼吸筋の萎縮と脊柱・胸郭の変形によって次第に肺胞低換気になります．また，肺活量の減少や腹筋群の筋力低下は，痰の喀出を障害して感染による肺炎を誘発し，呼吸機能低下の悪循環を助長することにつながります．近年の人工呼吸器導入までの手段として，急性増悪時ではなく，比較的病状が安定した時期からマスクを利用した非侵襲的陽圧換気療法（non-invasive positive pressure ventilation：NPPV）（図12）が検討されます．NPPVは，マスクのフィッティングや人工呼吸器の圧の設定が必要であるため，この時期からDMD児は，人工呼吸器に「慣れる」ことが重要であるかもしれません．

また，急性増悪時の人工呼吸器導入は，最初から気管内挿管や気管切開による侵襲的陽圧換気療法（invasive positive pressure ventilation：IPPV）を導入するのではなく，NPPVでコントロールが困難な場合に，IPPVに移行するケース

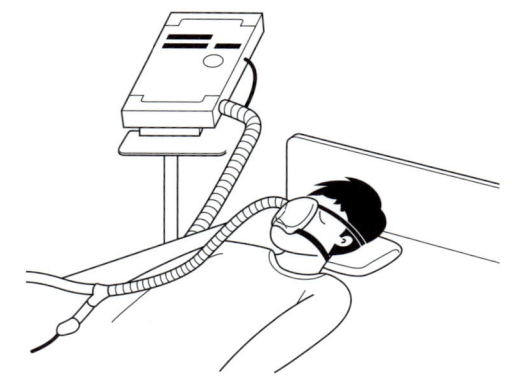

図12　非侵襲的陽圧換気療法

がよくあります．呼吸管理は，おもに医師，看護師が中心となって実施されますが，近年では，PTや臨床工学士など他職種による呼吸管理が実施されるようになっています．QOLの視点から，移動を保証することは重要で，たとえ電動車いすが不可能な場合でも，電動ストレッチャー等を用いて彼らの移動方法を保証することや[11]，障害の変化により電動車いすのスティックを工夫することも大切です[12]．

また，コミュニケーションが困難になる場合がありますので，拡張・代替コミュニケーション装置（augmentative and alternative communication：AAC）を検討する必要が生じるかもしれません．このほか，ベッド上でのインターネット使用等による環境調整（本人がマウスなどの使用）も必要です．

以上のような，歩行期，車いす期，臥床期のDMD児の経過を把握し，先を見越した取り組みが大切です（図13）．

●装具療法

歩行が困難になると（Stage Ⅴ），長下肢装具などの装具が用いられます．種類は徳大式バネ付長下肢装具（図14），東埼玉式長下肢装具等の膝伸展補助付長下肢装具や，リングロック長下肢装具等の膝固定式長下肢装具などがあります．使用期間は，装具の種類，個人差，障害程度等によりますが，在宅児では1～2年，施設入所児では3～4年間程度です．長下肢装具は，歩行不可能になったときに立位保持の目的で起立用装具[10]と

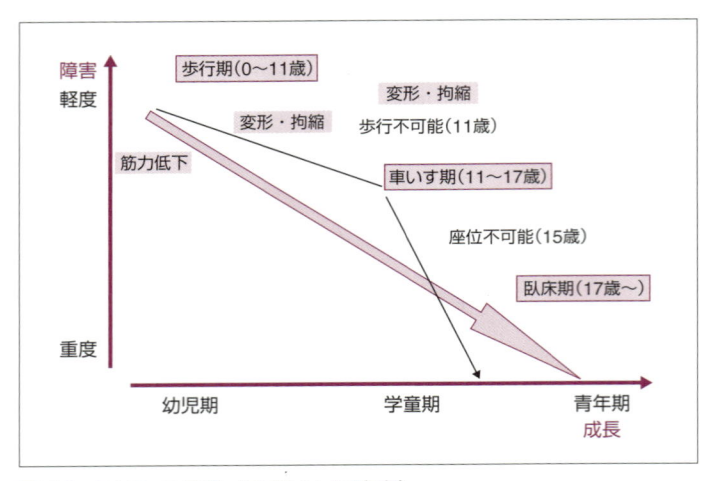

図13 DMDの経過（文献21を改変）

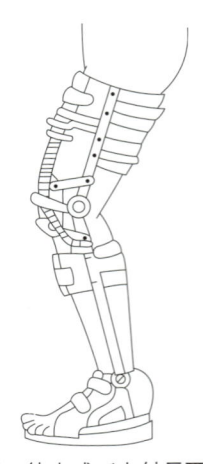

図14 徳大式バネ付長下肢装具

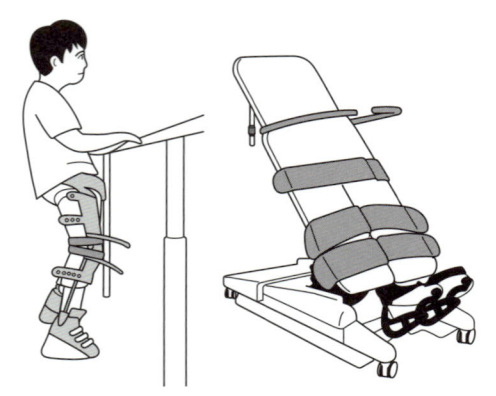

図15 起立用装具[10]，ティルトテーブル

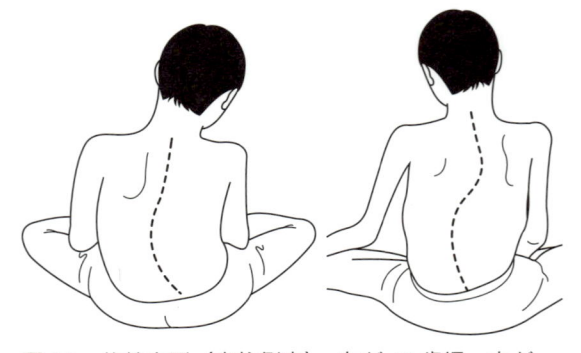

図16 体幹変形（脊柱側弯）．左が13歳児，右が15歳児．

して利用できます．また，下肢の矯正と立位のためにティルトテーブルを使用します（図15）．装具療法では，単に機能の再獲得のみならず，変形防止，筋力維持や呼吸機能維持が期待できます．体幹変形（脊柱側弯）（図16）を予防する目的で体幹装具を装着することも必要となります．

地域でのサポート

DMD児が学童であれば，保護者から「家でどのようなことを注意したらよいかわからない」，また，教員から「体育や運動会のときどのように参加させたらよいか」等の相談があります．体育の授業，運動会などの学校行事は参加できる場面を保証するために，教員らとともにDMD児の運動能力に合わせた内容，競技等を検討することが重要です．そして，長期的展望からみた援助者への継続的な自宅管理方法の指導を実施し，学校生活への参加制限を最小にして，家庭生活と学校生活における従来可能だった生活を維持するために配慮します．また，DMD児の保護者には「障害・症状の受容」と「将来の死という事実の受容」が重なってくり返し現れるので精神的なサポートも必要です[17]．

注意点

DMD児への過度の負担を避け，反対に過保

護・過介助による運動能力低下を避けるように指導します．しかし，一般的には神経原性疾患によくみられるような，活動性などによって引き起こされる過用性筋力低下はあまり認められず，むしろ8歳以降の安静・臥床という活動低下による機能の低下が認められます[4]．風邪などで長く臥床すると運動機能の低下につながるので普段から健康管理が必要です．また，呼吸機能障害がなくても去痰困難は10歳前後でも起こりうるので，全身倦怠感，早朝のチアノーゼ等の初発徴候への注意を保護者に要請することも重要です．

ホームプログラム[18]

ホームプログラムは，DMD児がどのレベルであろうとも重要になります．たとえ，現在，歩行期でもホームプログラムの実施を習慣化するようにします．そして，ポイントを絞り，負担にならないように工夫することがホームプログラムを継続し成功させるための鍵となります．筋ジストロフィー機能障害度の各Stage（表1）に合わせて取り組みます．

Stage Ⅰ～Ⅱ

転倒などの安全面に十分注意します．過剰な援助や保護的な対応は避け，障害が軽度な時期から自立可能な動作を増やして自立可能な期間の延長を心がけます．

Stage Ⅲ～Ⅳ

毎日の散歩に加えて，立位保持能力と上肢近位筋の筋力維持を目標としてキャッチボールなどを取り入れます．全身の筋力維持や呼吸練習を目的とする水泳の活用も有効です．立ち上がり動作が困難となってくるので，台やテーブルを利用して立ち上がり動作を遂行させます．歩行時の転倒が増えるので保護帽などの配慮が必要となります．学校生活では教員と話し合い，迅速な対応への理解を得ておきます．

Stage Ⅴ～Ⅵ

この時期，保護者は，DMD児の体重増加による介助量増加と，歩行不能という機能低下により心身ともに大きなダメージを受けていることを念頭におきましょう．上肢挙上が困難となることから，ボール投げや，座位姿勢での野球などを行い，上肢遠位筋に対してはパソコンなどの活動を利用し筋力維持に努めます．上肢の関節拘縮予防に四つ這い位や，回内拘縮に対してはカードめくりが利用できます．入浴動作などは代償動作の方法を指導し，可能なかぎり自力で遂行させます．

Stage Ⅶ～Ⅷ

保護者にとってADLが全面介助となり，より介助量が増加していることを念頭におきます．パソコン等の趣味を通して生活の質の向上や社会交流を図ります．また，座位姿勢のポジショニングやスイッチの工夫・改造が必要となるかもしれません．

トピックス

- 歩行期からのPTの積極的な介入はROM制限の予防と，歩行や立位保持などの動作可能な期間を延長することが可能です（山本洋史ほか　2009）[6]．
- DMD児の手の筋力の弱さは早期からみられます．しかし，10歳までは健常児レベルにはいたらないものの筋力は増加します（Mattar FLほか　2008）[19]．
- 気管切開は嚥下を障害すると思われていますが，むしろ気管切開による侵襲的陽圧換気療法は嚥下を容易にするなどの改善が示唆されています（Terzi N, ほか　2010）[20]．

確認してみよう！

- デュシャンヌ型筋ジストロフィーは進行性の（　①　）で（　②　）のみにみられ，3歳前後に発症します．幼児期に歩行困難などの徴候を示すことで気づかれ，（　③　）に診断を受けることが多く，（　④　）で歩行不能になり，多くは（　⑤　）までに死亡します．
- 歩行が困難になると，（　⑥　），（　⑦　）等の膝伸展補助付長下肢装具や（　⑧　）等の膝固定式長下肢装具などが使用されます．
- デュシャンヌ型筋ジストロフィーの機能は，筋ジストロフィー機能障害度の厚生省（現・厚生労働省）研究班により分類され，Stage Vは（　⑨　），Stage VIIは（　⑩　）を表します．
- 筋力低下は，腰部・下肢近位部から全身へと広がり，それにより（　⑪　），（　⑫　），（　⑬　）がみられます．また，下腿部は腫れた（　⑭　）を呈します．

解答

①遺伝疾患〔X連鎖（性染色体）劣性遺伝〕　②男児　③6歳まで　④10歳前後　⑤20歳　⑥徳大式バネ付長下肢装具　⑦東埼玉式長下肢装具　⑧リングロック長下肢装具　⑨四つ這いは可能　⑩座位保持は可能　⑪特異な姿勢　⑫動揺性歩行　⑬登はん性起立　⑭仮性肥大
※⑥と⑦，⑪〜⑬はそれぞれ順不同

（上杉　雅之）

引用・参考文献

1) 佐久間博明：筋ジストロフィー（Duchenne 型）．臨床リハ別冊／リハビリテーションにおける評価（米本恭三・石田　暉ほか編），212-220，1996．
2) 首藤　貴：筋ジストロフィー症のリハビリテーション．標準リハビリテーション医学（津山直一監修），医学書院，2000，422-439．
3) 亀井隆弘：第4章　基本的動作能力障害と理学療法．筋ジストロフィーのリハビリテーション（大竹　進監修），医歯薬出版，2002，105-127．
4) 近藤隆晴：Duchenne 型筋ジストロフィー歩行児のリハビリテーション．PTジャーナル 29：82-88，1995．
5) 首藤　貴・藤田正明ほか：進行性筋ジストロフィー症．総合リハ 27：411-417，1999．
6) 山本洋史・植田能茂ほか：歩行期の Duchenne 型進行性筋ジストロフィー患者への理学療法の効果—5年間の追跡研究—．理学療法学 36(3)：127-134，2009．
7) J Forst, R Forst：Lower limb surgery in Duchenne muscular dystrophy. neuromuscul disord 9：176-181, 1999.
8) 花山耕三：筋ジストロフィー．小児のリハビリテーション（安藤徳彦・千野直一編集主幹），金原出版，2004，42-49．
9) 五十嵐俊光・塚本徳彦：筋力—徒手筋力テスト．筋ジストロフィーのリハビリテーション—理学療法・作業療法—運動機能評価（筋ジストロフィーの療養と看護に関する臨床的・社会学的研究班リハビリテーション分科学編），第2版，徳島出版，1994，1-34．
10) 石原傳幸：Duchenne 型筋ジストロフィー症の治療と合併症に関する最近の知見．PTジャーナル 29：76-81，1995．
11) 石川　玲・塚本利昭ほか：デュシャンヌ型　筋ジストロフィー患者の QOL 向上への取り組み．PTジャーナル 33：479-484，1999．
12) Pellegrini N, Guillon B, et al：Optimization of power wheelchair control for patients with severe duchennne muscular dystrophy. Neuromuscul disord 14：297-300, 2004.
13) 松家　豊：デュシャンヌ型ジストロフィー症．こどものリハビリテーション（大川嗣雄・陣内一保監修），医学書院，1991，168-182．
14) 花山耕三：筋ジストロフィー症．こどものリハビリテーション医学（安藤徳彦・陣内一保監修），第2版，医学書院，2011，196-202．
15) 里宇明元：小児筋疾患—筋ジストロフィー歩行障害の治療．小児のリハビリテーション（安藤徳彦・千野直一編集主幹），金原出版，2004，113-123．
16) 武田純子：第5章脊柱変形とその対策．筋ジストロフィーのリハビリテーション（大竹　進監修），医歯薬出版，2002，129-142．
17) 鈴木健一：Duchenne 型筋ジストロフィー症患者の親の心理的側面に関する一研究．児童青年精神医学とその近接領域 40：345-357，1999．
18) 黒淵永寿・並河彩ほか：家庭療育プログラムの実際　家族指導のポイント　筋ジストロフィー症のホームプログラム．OTジャーナル 35：397-401，2001．
19) Mattar FL, Sobreira C: Hand weakness in Duchenne muscular dystrophy and its relation to physical disability. Neuromuscul Disord. 18(3)：193-198. 2008.
20) Terzi N, Prigent H, et al：Impact of tracheostomy on swallowing performance in Duchenne muscular dystrophy. Neuromuscul Disord. (8)：493-498. 2010.
21) 上杉雅之：筋ジストロフィー症．ケースで学ぶ理学療法臨床思考（嶋田智明編），文光堂，2006，446．

第 11 章 ダウン症候群

ダウン症候群

エッセンス

- ダウン症候群（Down syndrome：DS）は **21 トリソミー**ともよばれる最も頻度の高い**染色体異常**による疾患です．生下時より**特徴的な顔貌**や**筋緊張低下**，**関節弛緩性**を示し，合併症も**先天性心疾患**や**消化器系疾患**，**知的障害**，**視覚・聴覚障害**など多岐にわたるため，乳児期より**粗大および微細運動発達が遅延**します．
- 理学療法はおもに，誕生から独歩開始まで，独歩開始から小学校入学まで，小学校入学以降の3つに分けることができ，個々のニーズや年齢，発達段階によって治療内容は異なります．医学的管理の進歩により，現在の日本人のダウン症候群の平均寿命が50歳を超えていることを考慮すると[1]，生涯を通してダウン症候群児が健康的な生活を送るために必要な身体機能を維持していくことが理学療法（physical therapy）に求められます．同時に**保護者への精神的サポート**や，必要に応じて**社会的サービスの情報提供**なども実施する必要があります．

ダウン症候群とは？

DSは，現在のDS児にみられる特徴に関する論文を1866年に発表したイギリス人のジョン・ラングドン・ダウン（John L. Down）氏の名前から，1965年にWHO（世界保健機関）よって「ダウン症候群」とよばれるようになりました[2]．また，DSの原因が21番染色体にあることはそれ以前の1950年代に発見されていましたが，その後，DSは染色体分析によっておもに3つのタイプに分類されるようになります．全体の95%を占めているのが，21番染色体が3本存在し総染色体数が47本になる標準型21トリソミーです．全体の4%を占める転座型21トリソミーには，14番染色体に過剰な21番染色体が転座（＝結合）している場合や，21番染色体の一部分に過剰な21番染色体が転座している場合があります．転座型21トリソミーの約半数は遺伝性です．全体の1%と比較的少ないモザイク型21トリソミーは，1人のなかで，21番染色体を3本もつ細胞と2本もつ細胞が入り混じっています．モザイク型21トリソミーでは標準型21トリソミーの細胞と正常細胞が混在しているため，DS特有の身体的特徴は軽微です[3]．

染色体異常

染色体異常はおもに3つに分けられます．

1つ目は染色体の数に異常がある場合です．1対になるべき染色体の一方が欠けているモノソミーの患児は，通常，生存は難しいといわれています．余分な染色体の1本が1対の染色体に付随しているトリソミーには，DS（21トリソミー）やエドワーズ症候群（Edwards syndromeまたは18トリソミー），パトー症候群（Patau syndromeまたは13トリソミー）があります．

2つ目は性染色体に異常がある場合です．性別は，母親からX染色体を，父親からもX染色体を受け継いだ場合は女児となり，母親からX染色体を，父親からはY染色体を受け継いだ場合は男児となることで決定しますが，クラインフェルター症候群（Klinefelter syndromeまたはXXY syndrome）は性染色体異常では最も頻度が高い疾患です．1本の余分なX染色体が1対の性染色体に付随しているため，男性ですが無精子症や女性化などの症状が現れます．ターナー症候群は（Turner syndromeまたはXO syndrome）は性染色体の一方が欠けているモノソミーで，女性ですが無月経や先天性心疾患などの合併症を引き起こします．

3つ目は染色体の一部分が欠損している場合です．ネコ鳴き症候群は5番染色体短腕の欠損によって，また，プラダー・ウィリ症候群（Prader-Willi syndrome）は15番染色体長腕の欠損によって起こり，それぞれ特徴的な症状を呈します[4]．

病態

新生児期より特徴的な顔貌や著しい筋緊張の低下，関節弛緩性など特徴的な臨床症状を示します[5]．先天性心疾患や消化器系疾患，知的障害，視覚・聴覚障害などの合併症も多岐にわたるため，粗大および微細運動のみならず，認知や言語，社会性がゆっくりと発達します．日本での発生頻度は約1/1000です[6]．また，母親の年齢が高くなるにつれてDS児の生まれる頻度が高くなります．母親の年齢が45〜49歳の場合，出生頻度は1/24と高率になります[7]．

全体像

DSは，染色体検査により早期に確定診断が可能な，最も頻度の高い染色体異常症で，特徴的な顔貌や筋緊張の低下，関節弛緩性，知的障害，視覚・聴覚障害その他の合併症を伴います[8]．乳児期のDS児に共通してみられる顔面の特徴は，扁平な顔貌や吊り上がった目尻，低い鼻梁，小さい耳，舌の突出などです．四肢は全体的に柔らかく，関節の過可動性や環指側に曲がっている短い小指（図1），第1, 2趾の過剰離解（図2）が特

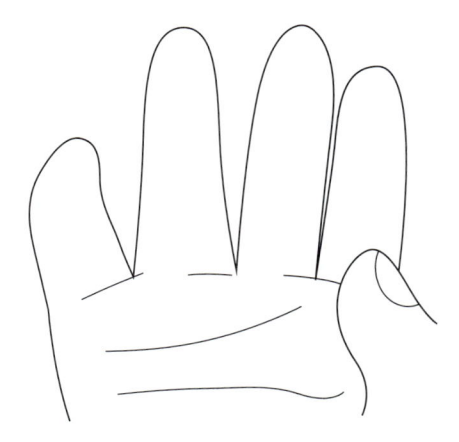

図1　第5指内弯

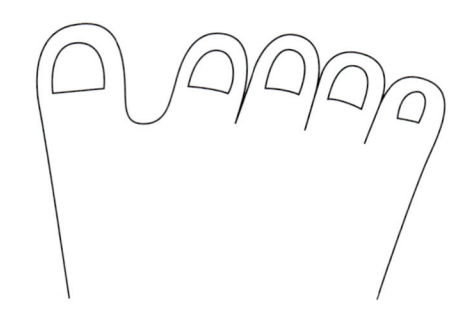

図2　第1, 2趾の過剰離解

徴的です[9]．

　多くの DS 児に軽度〜中等度の知的障害が認められます．IQ の平均は 45 〜 48，最高は 70 前後といわれています[10]．合併しやすい疾患のうち最も多いのが先天性心疾患で，DS の約半数にみられます[11]．とくに心内膜床欠損症（28〜36％）や心室中隔欠損症（25〜33％）が多く，次いで心房中隔欠損症（10％）と動脈管開存症（10％），ファロー四徴症（5％以下）がみられます[12]．鎖肛や十二指腸閉鎖・狭窄などの消化器系疾患の合併症も多く，生後すぐに手術を実施する場合もあります．てんかんの合併症も約 8％にみられ，その 47％は部分発作で，33％は点頭てんかん，20％は全身性強直性間代性発作です[13]．眼異常では斜視（35.5％）や眼振（30.3％），白内障（10.3％）が多く，5 歳未満の約 40％が遠視です[14]．約 60％の DS 児が軽度〜中等度の難聴をもち，言語や知的発達に影響を及ぼしています[15]．原疾患である全身の関節の過伸展性と靱帯の弛緩性によって，さまざまな整形外科的合併症も引き起こされます．それぞれの整形外科的合併症の頻度については表1[16]に記載しますが，外反扁平足と環軸椎亜脱臼が高頻度です[17]．

　DS 児の全身の筋緊張低下や関節の過伸展性，さまざまな合併症と粗大運動の獲得遅延とのあいだの関連性は以前より認められてきましたが，現在では多くの DS 児が歩行を獲得し，DS 児が歩行を獲得するのは 2 歳前後です．表2[40]は DS 児と健常児の粗大運動能力の獲得時期を示しています．

　DS 患者の平均寿命は，1960 年代では 20 歳程度でした[19]が，1981 年の報告では 48.9 歳となり，以降の医療の発達や社会環境の改善により現在は 50 歳を超えています[20]．しかし，先天性心疾患の合併症をもつ場合は，5 歳までに約 25％が死亡し，30 歳まで生存するのは全体の 20％といわれています[21]．また，DS は加齢が関係する疾患を早期に発症する傾向があります[22]．たとえば，30 歳ごろからアルツハイマー病の病変がみられ，40 歳以上の DS 患者のアルツハイマー病の罹患率は非常に高くなっています[23]．さらに，甲状腺機能低下は成人 DS 患者の 40％に，僧帽弁逸脱は 46 〜 57％に，睡眠時無呼吸症候群

表1　DS のおもな整形外科的合併症の頻度[16]

合併症	頻度（％）
環軸椎亜脱臼	9.5 〜 23.1
脊柱側弯症	0.5 〜 14.7
股関節脱臼・亜脱臼	1.2 〜 7.0
大腿骨頭すべり症	0.7 〜 3.3
膝蓋骨脱臼	5.1 〜 8.3
外反扁平足	19.9 〜 51.4

表2 DS児と健常児の粗大運動獲得時期の比較[40]

粗大運動能力	DS児 平均獲得月齢（カ月）	範囲（カ月）	健常児 平均獲得月齢（カ月）	範囲（カ月）
寝返り	6	2〜12	5	2〜10
座位	9	6〜18	7	5〜9
ずり這い	11	7〜21	8	6〜11
四つ這い	13	8〜25	10	7〜13
伝い歩き	16	10〜32	11	8〜16
歩行	20	12〜45	13	8〜18

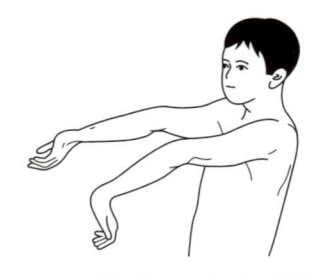

a. 肘関節の10°以上の伸展

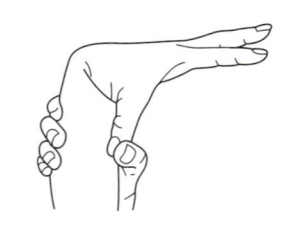

b. 母指の前腕への他動的接触

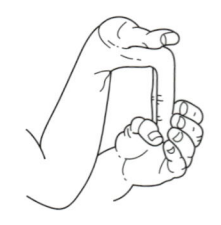

c. 手指が前腕と平行になる他動的過伸展

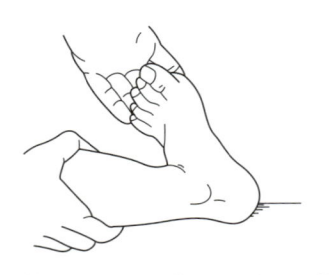

d. 足関節の他動的な過背屈と足部の過外反

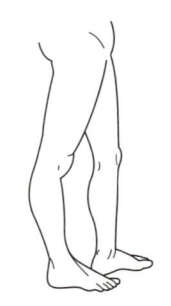

e. 膝関節の10°以上の過伸展

図3 Carterらの5項目の関節弛緩性の基準[26]

は約50％にみられます[24]．白血病や呼吸器疾患，先天性心疾患，消化器系疾患，アルツハイマー病が死亡原因としては多いものの，先天性心疾患による死亡は減少傾向にあります[25]．今後，先天性心疾患や感染症に対するさらなる治療や管理の進歩により寿命の延びが期待されます．

● **関節弛緩性**

全身の関節弛緩性はDS児の多くに認められます．関節弛緩性の評価としては**Carterらの5項目の基準**（図3）[26]が用いられることが多く，5項目中3項目が陽性で，上下肢ともに陽性であれば全身の関節弛緩性があると判断されます[27]．また，全身の関節弛緩性は，DS児の多くにみられる環軸椎脱臼や足部変形，脊柱側弯症，股関節脱臼，膝蓋骨脱臼といった整形外科的合併症の原因と考えられています．

● **環軸椎脱臼**

DS児の10〜30％にみられる環軸椎不安定症の原因は，全身の関節弛緩性の部分症状である**環椎横靱帯**の弛緩です[28]．**環椎-歯突起間距離**（at-

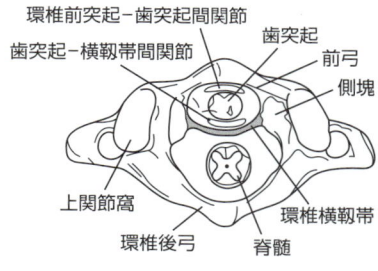

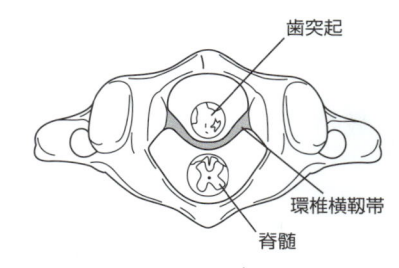

図4　環椎-歯突起間距離[29]
図5　環軸椎亜脱臼[29]
図6　環軸椎脱臼[29]

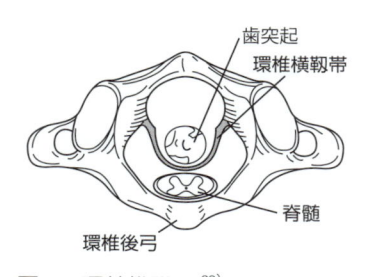

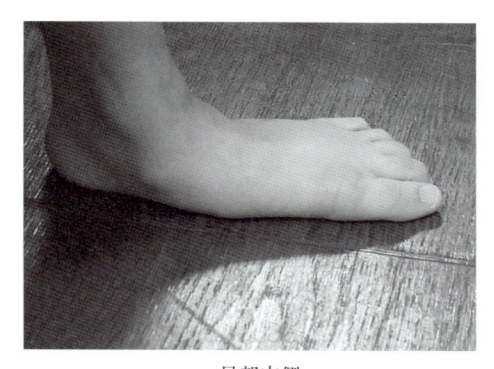

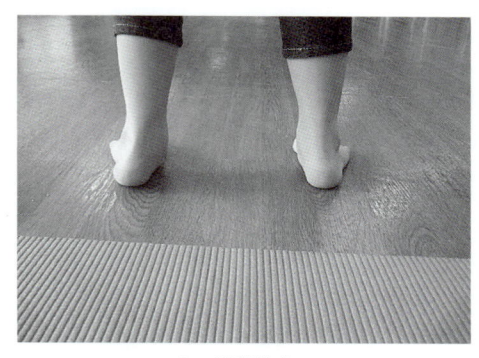

a. 足部内側
b. 足部後方
図7　外反扁平足

las dental interval；ADI）（図4）[29]は，通常3～15歳の児では1～4 mm，成人では2.5 mm以下ですが，児で5 mm以上，成人で3 mm以上の場合に環軸椎不安定症または**環軸椎亜脱臼**（図5）[29]と判断されます[30]．環軸椎亜脱臼の段階では脊髄への圧迫はありませんが，環椎横靭帯が著しく弛緩すると環椎は前方に脱臼（**環軸椎脱臼**）し，脊髄が歯突起および環椎横靭帯と環椎後弓とのあいだで圧迫されます（図6）[29]．環軸椎脱臼による脊髄圧迫症状は多彩で，初期は頭痛や動作が遅くなる，元気がないなどです．症状が進むにつれて歩容の変化や手指の巧緻運動障害，排尿・排便障害など重篤な脊髄麻痺症状を示し注意が必要です．脊髄麻痺が生じている場合や頸椎カラーを装着する保存療法後も頻回に再発を繰り返す場合は，環軸椎固定術の適応になります[31]．無症候ではあるものの環椎-歯突起間距離が4.5 mm以上の場合は，体操（前転）など頸部を屈曲させるような運動や，スケートやスキーなど転倒のリスクの高いスポーツ，柔道など頭部や頸部が圧迫される恐れのあるスポーツ，サッカーなど身体的接触するスポーツは禁忌になります[32]．

● 足部変形

足部変形のなかでも最も多く認められるのは**外反扁平足**（図7）です．外反扁平足には明確な診断基準がありませんが，通常は，内側縦アーチの消失が認められた場合に外反扁平足と診断されます．外反扁平足はDSに限らず，全身に関節弛緩性のある児に多くみられます．外反扁平足が直接歩行障害の原因にはならないものの，外反扁平足が顕著になり，足底が舟底状に変形することで，歩行の不安定が予想される場合は，内側縦アーチを支持するための**足底挿板（インソール）**（図8）や足底挿板と後足部の安定した**ハイカットシューズ**（図9）を作製します．また最近では，それぞれの足趾の動かしやすさ，とくに小趾の接地のしやすさや動かしやすさを補助するために5本指ソックスを勧めることが多くなっています．

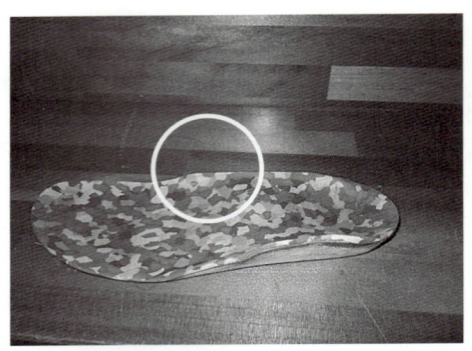

図8 内側縦アーチを支持するための足底挿板（インソール）（左側）

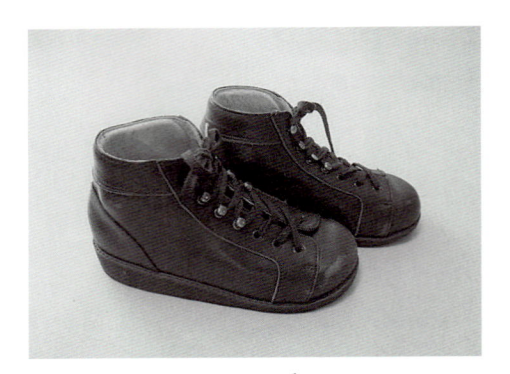

図9 ハイカットシューズ

●脊柱側弯症

DS児は生涯にわたり，脊柱側弯症の発症に気をつけなければなりません．とくに第二次性徴の開始から始まる思春期では脊柱側弯症の発症率が高まるため，保護者に対して日常的なチェックをかかさないよう伝えることが重要です．この時期は左右対称性に意識した運動がとくに奨励されます．

●股関節脱臼

DS児は，臼蓋形成不全や股関節周囲の靱帯の緩さに起因する股関節脱臼が起こりやすくなります．乳幼児期に，腹臥位から両下肢を開脚したままでの座位への姿勢変換，長座位から両下肢を開脚したままでのつかまり立ち，あるいは，足部を顔までもってくる動作を繰り返すことで習慣性股関節脱臼になりやすく，これを放置することで固定性の脱臼にいたる場合もあります．しかも，疼痛を訴えることが少ないため診断が遅れることが少なくありません．装具療法などの保存療法は脱臼の急性期では有効ですが，慢性的な習慣性脱臼や固定化した股関節脱臼は手術が必要になることが多くなります[33]．

●膝蓋骨脱臼

大腿膝蓋関節の不安定さは全身の関節弛緩性が原因ですが，膝関節脱臼はDugdaleらによる分類では1〜5度に分かれます（表3）[34]．多くは亜脱臼のグレード2度から発症して，最終的には徒手整復ができないグレード5度に進行しますが，グレード2，3度の状態のときに適切な診断

表3 DSの膝関節脱臼・亜脱臼の分類[34]

グレード	状態
1度	正常
2度	亜脱臼
3度	脱臼誘発可能
4度	脱臼（徒手的整復可能）
5度	脱臼（徒手的整復不能）

と治療を実施することが大切です．膝関節脱臼はDSの合併症のなかでも最も発見が遅れやすいため[35]，膝蓋骨を触診して，膝関節を屈曲しても亜脱臼しないことを常に確認します．1986年のDugdaleらの報告によれば，DS児の約21%に膝蓋骨の亜脱臼が認められたということです[36]．保存療法が無効なことが多いため手術療法を実施することが多く，膝蓋骨が完全に脱臼する前に手術を実施することで，再発や運動障害などの二次的障害を予防します．

理学療法

●誕生から独歩開始まで

DS乳児の場合，通常，背臥位の乳児が頻繁に行う下肢の持ち上げが，全身の筋緊張の低下のため難しく，背臥位は下肢が過度に外転・外旋した蛙様肢位（図10）が多くなります．

背臥位時の下肢の持ち上げを促すために，背臥位で一緒に遊ぶときは，タオルなどを利用してポ

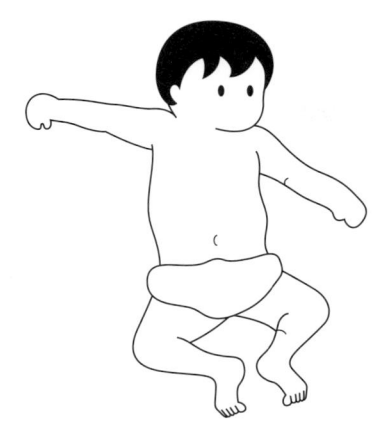

図10　蛙様肢位

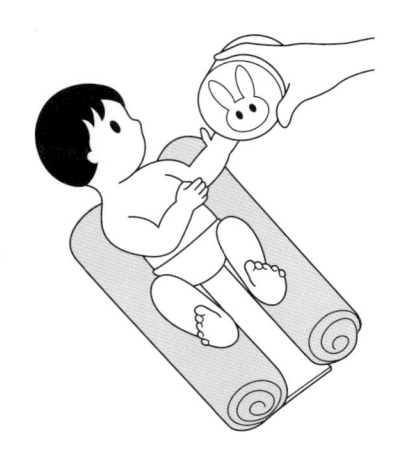

図11　背臥位のポジショニング

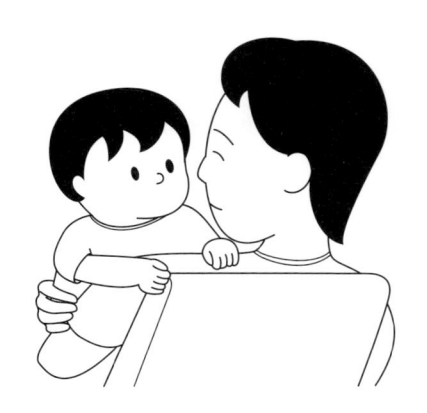

図12　抱っこでの頭部挙上

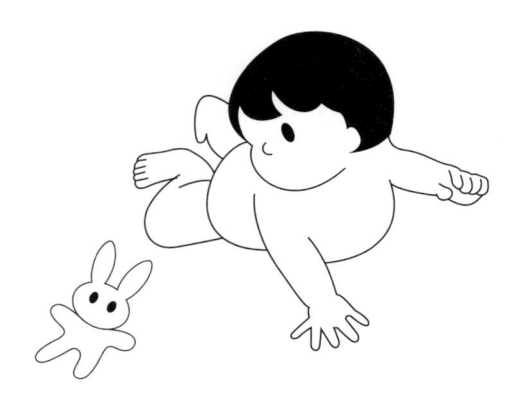

図13　腹臥位でのリーチ練習

ジショニングします（図11）．

　DS乳児が，上下肢をできるだけ身体の中心に近づけて遊べる姿勢を日常的に作ることで，自ら下肢を把持して遊べるよう促すことができ，腹筋の強化にもつながります．腹臥位は重力に抗して頭部を挙上し上肢のプッシュアップを同時に遂行するという，DS乳児には難しい運動を含んでいます．床での腹臥位を最初に始めるのではなく，理学療法士（physical therapist：PT）や母親などが椅子にもたれながら肩越しに抱っこし，一方の手でDS児の背中を支えながら声かけなどで頭部挙上を促すことから始めます（図12）．

　次に，硬めのマットレスの上にDS児を腹臥位に寝かせ，プッシュアップがしやすいように肘を肩の下に位置させます．母親などに前方から玩具や声かけなどで遊んでもらいながら，頭部挙上を促します．PTは，背中が反り返らないように，DS児の殿部を押さえます．前腕体重支持での腹臥位姿勢保持が実施できるようになれば，好きな玩具を前や横に置いて玩具へのリーチを促します（図13）．

　玩具へのリーチが可能だということは，バランスをとりながら体重を左右一方に傾けることが可能なことでもあり，ピボットターンや腹這いの獲得に必要な能力です．

　寝返りは，通常，腹臥位から背臥位になるほうが簡単です．DS乳児も大抵の場合，腹臥位から背臥位への寝返りは，腹臥位で頭部を左右一方に傾けたとき偶然に可能となることが多いようです．しかし，背臥位から腹臥位への寝返りは，背

臥位から側臥位になる第1段階と，側臥位から腹臥位になる第2段階から構成されているのでより難しくなります．しかし，背臥位でいるDS児が大好きな玩具を，もう少し手を伸ばせば取れそうな位置に置くことで，玩具の方向への寝返りを促すことが可能になります．腹臥位になったら今度は，玩具を肩越しに寝返りの方向とは反対側に置き背臥位へ誘導します．このとき，背臥位で頭と背中を反らせたまま横に倒れる方法で寝返るDS児もいますが，このような腹筋を使用しない寝返りの方法は勧められません．

全身の筋緊張が低いDS乳児にとって座位は容易ではありません．上肢が短いDS児が多いため，パラシュート（保護伸展）反応によって上肢を伸ばしても手が床に着く前に倒れてしまうことがあることも，座位の獲得が遅れる原因の1つです．また，DS児の座位の練習として，上肢を前方に着かせて座位保持させるのは頭部を自身の肩に載せて休ませることに慣れてしまうため望ましくありません[37]．DS児の前に低い台を置き，その上に玩具を置いて体幹部を極端に前傾させないようにします（**図14**）．

また，座位のDS児の前にプレイジムを置き，PTは座位能力に応じて，DS児の後方から，介助する手の位置を腋窩から殿部まで変えながら座位の練習を実施します．

座位で遊べるようになれば，座位から腹臥位になる練習を実施します．座位のDS児の左右どちらかのぎりぎりリーチできないところに好きな玩

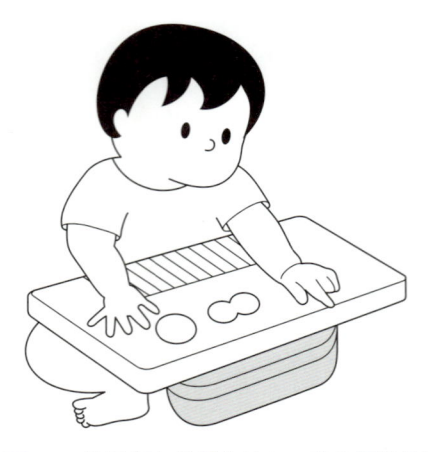

図14 体幹部を前傾させない座位保持練習

具を置きます．PTは後方から両腕を取り，体幹部を玩具のある方向へ回旋させ，両腕を膝と股関節のあいだに置き，DS児が玩具にリーチしようとするのを待ちます．怖がってそれ以上動こうとしなければ，PTが左腋窩を介助し，腹臥位まで誘導します（**図15**）．

四つ這い移動の獲得は，腹筋を使いながら身体のバランスをとったり，膝を屈曲しながら狭い支持基底面の中で下肢を動かすことを学習するために非常に大切です．また，DS児は**いざり（シャフリング）**で移動することが多いため予防することが大切です．しかし，上肢筋・体幹筋・骨盤周囲筋などの筋力不足のために，四つ這い位を維持することが非常に難しい場合は，PTの下肢でDS児の下肢を閉じた膝立ちでの遊びを促します

先輩からのアドバイス

DS児に対する理学療法では，座位や四つ這い移動などの粗大運動の1つひとつの獲得だけを目標にするのではなく，ある姿勢から別の姿勢への「つなぎ」の動きを正しく学習する練習が非常に重要です．DS児は，たとえば座位から腹臥位への姿勢変換の際，両下肢を180°近くにまで大きく開脚し，体幹部前方から後方へ回すことで，体幹部を回旋させずに遂行することが可能です．このような方法の姿勢変換を学習すると，体重の左右への移動や体幹部の回旋を学習しないだけでなく，立位や歩行の際にも股関節を過度に外転させ，膝の動きが乏しくなります．正しい姿勢変換を学習することは，四つ這い位から座位などという姿勢変換だけではなく，膝立ちや立ち上がり，つかまり立ち，立位，歩行能力の発達にとって欠かせません．

a.　　　　　　　　　　　　　b.　　　　　　　　　　　　　c.

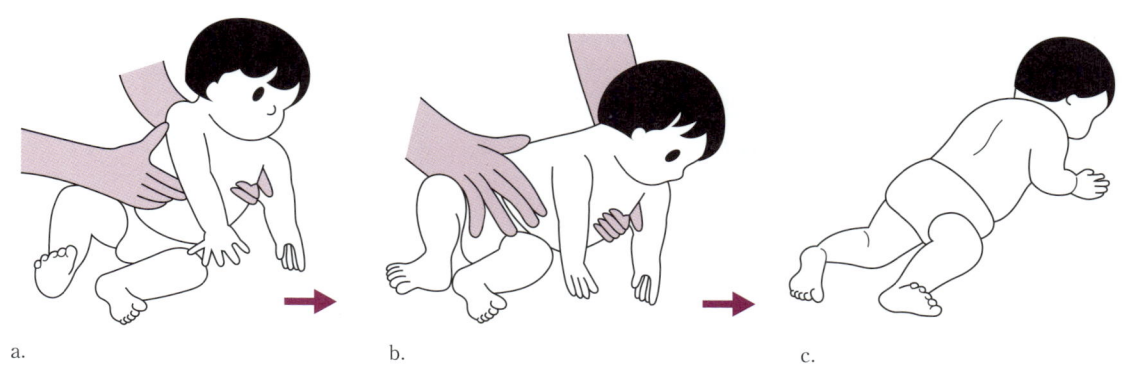

図15　座位から腹臥位への姿勢変換練習（a．左側へ体幹部回旋→b．そのまま両上肢床接地→c．腹臥位）

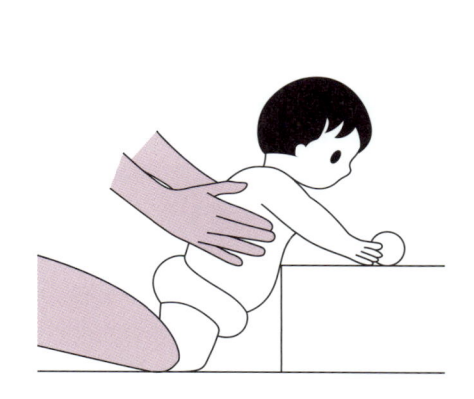

図16　膝立ちでの遊び

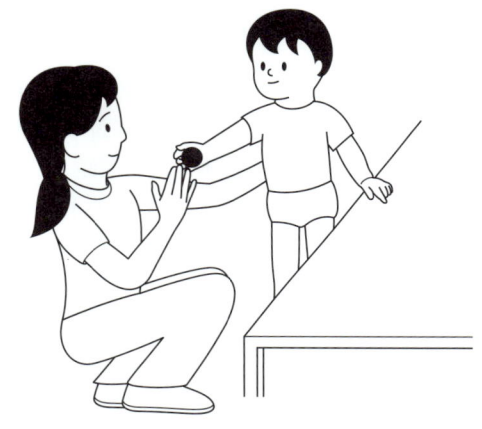

図17　立位バランス練習

（**図16**）．

　四つ這い位が嫌でなければ，PTが介助しながら四つ這い位で遊ぶこともよいでしょう．上肢の筋力が弱い場合は，座位から腹臥位への姿勢変換や腹這い，立ち上がり，つかまり立ちを行うことで筋力強化を促します．

　DS児がつかまり立ちを行う際，足関節の外反扁平足により，足の裏が外を向き，母趾と足底の内側だけで体重を支えます．足底の全面を接地させ，足で立つことが歩行には必要なので，つかまり立ちや伝い歩きが始まると，外反扁平足の程度によっては，内側縦アーチを支持する足底挿板（インソール）や足関節まで覆う高さの靴型装具（ハイカットシューズ）を作製します．そうすることで，小趾までしっかり接地し，足底全面で体重を受けることが可能になり，足関節が固定され立位保持が容易になります．

　つかまり立ちでは，「ボールをちょうだい」などと声をかけ，PTにボールを渡すことなどを通して片手支持でのつかまり立ちを促し立位バランスの練習を実施します（**図17**）．同時に，好きな玩具を少し離れたところに置いて，伝い歩きを促し左右下肢への体重移動の練習を実施します．

　伝い歩きが可能になれば，同じ高さのテーブルを向かい合わせに2つ置いて，そのあいだにDS児を立たせます．好きな玩具をテーブルの1つに置いて，玩具のほうに振り返ることを促します．しばらくしたのちに玩具を別のテーブルに移すか，また新しい玩具をもう1つのテーブルに置いてDS児を振り返らせ立位バランスを促します（**図18**）．そして，次第にテーブルとテーブルのあいだを離し，よりバランスを向上していきます．さらに，DS児の足元の玩具を取るように促すことは，立ち上がりに必要な下肢の筋力強化の

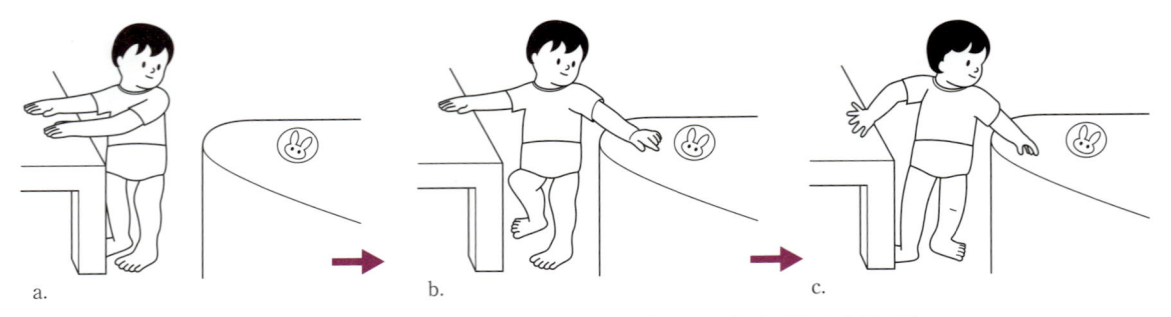

図18 立位バランス練習（a. 振り返り始める→b. 振り返り中→c. 振り返りほぼ終了）

練習にもなります．

　伝い歩きが上手にできるようになると，カタカタを使用しての歩行練習を行います．最初はスピードがでないように重錘などでカタカタ自体を重くし，PTがスピードを調整して練習をします．しっかり取っ手を握らせ，体幹部を前傾させすぎてDS児が取っ手にもたれないように注意します．次第に自分でスピードを調整可能になり，さらに立位バランスが向上すると，カタカタを引くことや方向転換が可能になり，移動の自由度が一気に高まります．しかし，カタカタ歩行から2カ月ほどで歩行可能となるDS児がいる一方で，1年も待たなければならないDS児もいます．DS児も性格はさまざまで，慎重なDS児も物怖じしないDS児もいます．慎重なDS児はなかなか片手引きで歩こうとしない印象があります．そういう場合は，可能なことのなかに意味を見出すようにします．たとえば，カタカタ歩行や両手をつないでの歩行は，長距離の練習を実施することで筋持久力向上の練習にはなります．反対に，ごく短距離でも片手引き歩行は立位歩行バランス向上の練習になります．DS児の性格に合わせ，無理せずに歩行を促していくことが大切です．

● **独歩開始から小学校入学まで**

　歩行が安定すれば，次に，応用歩行やさまざまな運動の練習を実施します．具体的には，砂利道や砂地，でこぼこ道，坂道を歩く，ボールを蹴る，階段を昇降する，速足や走行を実施する，平均台を歩く，ジャンプする，三輪車を漕ぐなどの練習で，体幹部や下肢，足部の筋力強化や立位歩行時のバランスの向上，立位歩行時の支持基底面の狭小化，さまざまな場所で歩くことへの慣れ，スピードや持久力の向上，他の健常児たちとの交遊の広がりが望めます．歩行がうまくなり，全身の筋力低下は問題ではないように思われる時期ですが，ジャンプなど新しい運動スキルの練習を実施し始めると，やはり全身の筋力低下や関節弛緩性が新しい運動スキルの獲得を難しくしているこ

先輩からのアドバイス

　これまでに著者がPTとしてかかわったDS児たちは全員が歩行可能となりましたが，その約半数は四つ這い移動を遂行しませんでした．上記のように四つ這い肢位の獲得のために立ち上がりやつかまり立ちの練習を実施したところ，そのまま伝い歩きが始まり，1人歩きが可能となりました．これは，多くのDS児の粗大運動発達にみられる「**とび越し現象**」です．「とび越し現象」は通常の発達とは異なる順序で粗大運動が発達していくことです．DS児は，寝返りが手掌体重支持での腹臥位よりも（44.8％），つかまり立ちがずり這い移動よりも（37.3％），つかまって立ち上がることが四つ這い姿勢保持よりも（25.4％）早く可能になるという報告があります[38]．

とに気づきます[39].

●小学校入学以降

日本の場合，DS児は，おもに知的障害の程度や合併症の重症度によって，地域の普通小学校内の通常学級か特別支援学級，または特別支援学校に入学します．入学後の学校内での活動はさまざまですが，積極的に参加が可能になる運動を練習として取り入れることが多くなります．しかし，一番大切なのは本人が好きな活動を遂行することです．風船バドミントンやボウリングサッカーで遊んだり，ストラックアウトで投球ゲームをしながら，走ったりしゃがんだり跳んだりと楽しく身体を動かすことで，DS児が日常的にも身体を動かす遊びに自然と参加が可能になることが重要だと考えます．そうすれば，DS児自身が趣味として日常的に遂行できる運動や活動を見つけるきっかけにもなります．日常的な運動は，身体を健康に保ち，生涯を通して筋力やバランス能力，持久力を維持していくために必要で，とくにDS児の約25％が肥満児になるといわれている[40]ことから，体重をコントロールするという見地からも奨励されます．

中学，高校と進むにつれての理学療法は，ある特定な動作やスキルの獲得に特化して実施します．たとえば，バスへの乗降に必要な，高いステップに足を掛けての階段昇降スキルなど，自立した生活を送るために必要な日常生活動作やスキルの獲得です．一方，それまで1人で可能だった動作や運動が，成長するにつれて困難，あるいは不可能になっていないか注意を払い，原因を探り，対処していくことも重要です．体重の増加に伴い足部の変形が進んでいないかなどを日ごろより確認するというように，PTや保護者，教員など，DS児にかかわるすべての者が情報を交換し合いDS児を支えていくことが望まれます．

注意点

学童期に合併しやすい疾患は，肥満のほかに白血病や慢性甲状腺炎，環軸椎亜脱臼があります．PTはこのような疾患の症状を理解し，保護者から日常生活上での心配ごとや気になることを相談された際，あてはまる症状を常に留意し，必要によっては小児科診察を勧めることが大切です．

ホームプログラム

足の裏が（足底）が床に触れることに強い拒否を示すことがあります．原因は足底の過敏が考えられますが，椅子に座らせた際に，足を座面に上げてしまって（ほとんどの場合，椅子の上で胡坐座位になります），促しても床に足底をつけません．そういう場合は，ホームプログラムとして，家族には意識してDS児の足底を握ったり，こすったりしていただき，足底への感覚刺激入力量を増やし過敏さを徐々に軽減し，足の裏が床に着くことを学習させます．

Topics トピックス

- DS児の外反扁平足に対しては，足底挿板（インソール）やUCBL（足底挿板の端線を立ち上げたタイプ）などの装具療法を実施したほうがよいという意見と，無治療でよいとする意見に分かれます（田中，2011）[41]．
- DS者ではコレステロール値が高いと認知症になりやすく，200 mg/dlではそれ以下より2倍の頻度であることが報告されています（Zigmanほか 2007）[42]．

確認してみよう！

- ダウン症候群の患児は（ ① ）トリソミーともよばれる最も頻度の高い（ ② ）異常による疾患です．生下時より特徴的な（ ③ ）や筋緊張（ ④ ），関節（ ⑤ ）を示し，合併症も（ ⑥ ）疾患や消化器系疾患，視覚・聴覚障害など多岐にわたるため，乳児期より（ ⑦ ）および微細運動発達が遅滞します．日本での発生頻度は約（ ⑧ ）です．
- ダウン症候群の患児の整形外科的合併症のうち最も頻度が高いのは外反（ ⑨ ）と（ ⑩ ）亜脱臼です．
- 多くのダウン症候群の患児にみられる，通常とは異なる順序で粗大運動が発達していくことを（ ⑪ ）現象といいます．
- 平均してダウン症候群の患児が歩行を獲得するのは（ ⑫ ）歳前後です．

解答

①21　②染色体　③顔貌　④低下　⑤弛緩性　⑥先天性心　⑦粗大　⑧1/1000
⑨扁平足　⑩環軸椎　⑪とび越し　⑫2

（倉本アフジャ亜美）

引用・参考文献

1) 芳賀信彦：オーバービュー：ダウン症の現在．臨床リハ 20(6)：516-520, 2011.
2) 安藤 忠：ダウン症児の育ち方・育て方．学研，2002，2.
3) 岩谷 力・土肥信之：小児リハビリテーションⅡ．医歯薬出版，1998，132.
4) Ratliffe, Katherine T：Clinical Pediatric Physical Therapy. Mosby, 1998, 230.
5) 塩野 寛・門脇純一：ダウン症候群．南江堂，1987，33.
6) 一色 玄・安藤 忠：ダウン症児の発達医学．医歯薬出版，1993，8.
7) 芳賀信彦：オーバービュー：ダウン症の現在．臨床リハ 20(6)：516-520, 2011.
8) 岩谷 力・土肥信之：小児リハビリテーションⅡ．医歯薬出版，1998，153.
9) 一色 玄・安藤 忠：ダウン症児の発達医学．医歯薬出版，1993，13.
10) 芳賀信彦：オーバービュー：ダウン症の現在．臨床リハ 20(6)：516-520, 2011.
11) 岩谷 力・土肥信之：小児リハビリテーションⅡ．医歯薬出版，1998，135.
12) 塩野 寛・門脇純一：ダウン症候群．南江堂，1987，24.
13) 高嶋幸男ほか：ダウン症と加齢．臨床リハ 20(6)：541-547, 2011.
14) 一色 玄・安藤 忠：ダウン症児の発達医学．医歯薬出版，1993，70.
15) 一色 玄・安藤 忠：ダウン症児の発達医学．医歯薬出版，1993，109.
16) 落合信靖ほか：Down 症候群における整形外科的疾患．日本小児整形外科学会誌 13：155-158, 2004.
17) 田中弘志：ダウン症の整形外科的合併症．臨床リハ 20(6)：535-540, 2011.
18) Pueschel, S.M.：A parent's guide to Down Syndrome：Toward a brighter future. Paul H. Brookes, 1990, 97.
19) 岩谷 力・土肥信之：小児リハビリテーションⅡ．医歯薬出版，1998，140.
20) 芳賀信彦：オーバービュー：ダウン症の現在．臨床リハ 20(6)：516-520, 2011.
21) 塩野 寛・門脇純一：ダウン症候群．南江堂，1987，44.
22) 芳賀信彦：オーバービュー：ダウン症の現在．臨床リハ 20(6)：516-520, 2011.
23) 塩野 寛・門脇純一：ダウン症候群．南江堂，1987，44.
24) 高嶋幸男ほか：ダウン症と加齢．臨床リハ 20(6)：541-547, 2011.
25) 芳賀信彦：オーバービュー：ダウン症の現在．臨床リハ 20(6)：516-520, 2011.
26) Carter, C. and Wilkinson, J：Persistent joint laxity and congenital dislocation of the hip. J. Bone Joint Surg., 46B：40-45, 1964.
27) 岩谷 力・土肥信之：小児リハビリテーションⅡ．医歯薬出版，1998，165.
28) 岩谷 力・土肥信之：小児リハビリテーションⅡ．医歯薬出版，1998，171.
29) 一色 玄・安藤 忠：ダウン症児の発達医学．医歯薬出版，1993，307.
30) 一色 玄・安藤 忠：ダウン症児の発達医学．医歯薬出版，1993，159.
31) 一色 玄・安藤 忠：ダウン症児の発達医学．医歯薬出版，1993，163.
32) Tecklin, Jan S：Pediatric Physical Therapy. Lippincott Williams & Wilkins. 1999.
33) 田中弘志：ダウン症の整形外科的合併症．臨床リハ 20(6)：535-540, 2011.
34) Dugdale et al：Instability of the patellofemoral joint in Down syndrome. J Bone Joint Surg 68-A：405-413, 1986.
35) 田中弘志：ダウン症の整形外科的合併症．臨床リハ 20(6)：535-540, 2011.
36) 岩谷 力・土肥信之：小児リハビリテーションⅡ．医歯薬出版，1998，177.
37) Winders, Patricia C：Gross Motor Skills in Children with Down Syndrome. Woodbine House, Inc. 1997. 33.
38) 一色 玄・安藤 忠：ダウン症児の発達医学．医歯薬出版，1993，31.
39) Winders, Patricia C：Gross Motor Skills in Children with Down Syndrome. Woodbine House, Inc. 1997. 126.
40) Ratliffe, Katherine T：Clinical Pediatric Physical Therapy. Mosby. 1998. 235.
41) 田中弘志：ダウン症の整形外科的合併症．臨床リハ 20(6)：535-540, 2011.
42) Zigman WB et al：Cholesterol level, statin use and Alzheimer's disease in adults with Down syndrome. *Neuroscience Letters* 416：279-284, 2007.

第12章 低出生体重児・ハイリスク児

低出生体重児・ハイリスク児

エッセンス

- 近年，わが国では少子化により出生児数は減少傾向にあるにもかかわらず，出生時体重が 2,500 g 未満の **低出生体重児**（図1）の出生数が増加していると報告されています．2010年の総出生数（1,071,304人）のうち，低出生体重児は男児 8.5%，女児 10.8%，出生時体重 1,000 g 未満の **超低出生体重児** は男女とも 0.3% でした[1]．
- 周産期医療の進歩に伴い，低出生体重児とりわけ超低出生体重児や超早産児の生存率が向上し，わが国の新生児医療の成績は世界でもトップレベルとなっています．一方，早産低出生体重児は満期産児と比較し，発達予後が不良な症例が多くみられます．2000年に出生した超低出生体重児の6歳時の予後調査によると，脳性麻痺と診断された児は 17.3%，精神発達遅滞と判定された児は 26.6% であったと報告されています[2]．そのほかにも，広汎性発達障害や注意欠陥・多動性障害，学習障害，視覚障害，聴覚障害などの発生が報告されています[3〜5]．
- 低出生体重児・ハイリスク児に対し，各専門職がチームとして障害なき生存（intact survival）をめざして出生後早期より介入を行い，障害を有する児には長期 **フォローアップ** を通して **発達支援** を行います．
- 低出生体重児に対する理学療法（physical therapy）では，**新生児集中治療室（neonatal intensive care unit：NICU）** に入院している児に対し，個々の児の状態に応じた評価やハンドリングを行い，児が外部の環境にスムーズに適応していけるよう援助するとともに，退院後もその後の発達を見すえた支援を実施します．

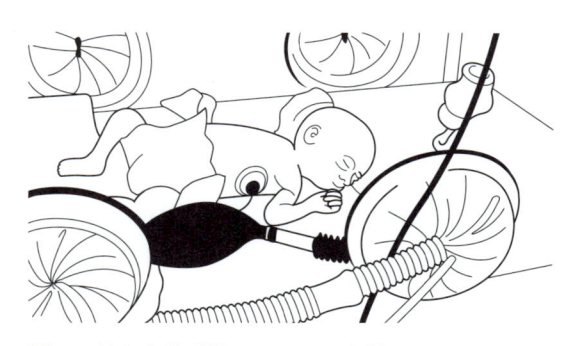

図1　低出生体重児：ハイリスク児

全体像

通常，胎児は，子宮という恵まれた環境内で出生予定日までの約40週を過ごします．その間，胎児は，外部の刺激から，子宮，羊水，胎盤により守られていますが，出産を機に児は直接さまざまな刺激にさらされることになります．早産児や病的状態におかれた新生児は，しばしば胎外環境への適応に困難性を示し，その後の発達が懸念される症例が報告されています．

● ハイリスク新生児とは？　低出生体重児とは？　早産児とは？

ハイリスク新生児とは，「生命に対する危険が高い既往歴をもつ新生児」「その既往および所見から，児の生命および予後に対する危険が高いと予想され，出生後のある一定期間観察を必要とする新生児」と定義されています．ハイリスク因子の詳細は，出生時体重および在胎週数から次のように分類されます（図2）[6]．

出生時の体重が 2,500 g 未満の新生児を低出生体重児といい，早産児とは妊娠期間が 22 週以降 37 週未満の児を指し，以下のとおり分類されます．

1）出生体重による分類

①低出生体重児（low birth weight infant）：出生体重 2,500 g 未満の児

②極低出生体重児（very low birth weight infant）：出生体重 1,500 g 未満の児

③超低出生体重児（extremely low birth weight infant）：出生体重 1,000 g 未満の児

2）在胎週数による分類

①正期産児（term infant）：在胎 37 週以上 42 週未満で出生した児

②早産児（preterm infant）：在胎 37 週未満で出生した児

③超早産児（extremely preterm infant）：在胎 22 週以上 28 週未満で出生した児

④過期産児（post-term infant）：在胎 42 週以上で出生した児

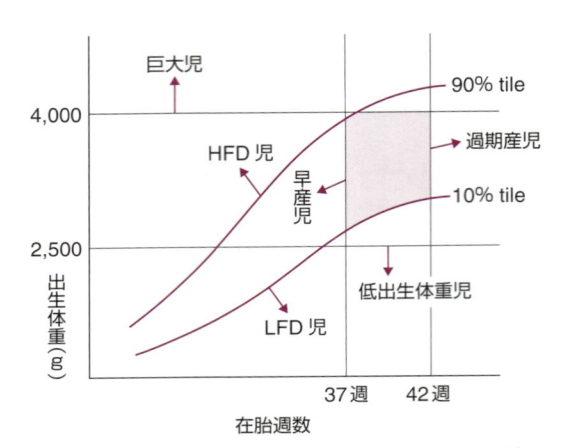

図2　在胎週数と出生体重によるハイリスク児[6]

出生体重からは巨大児と低出生体重児，在胎週数からは早産児と過期産児，胎児発育曲線からは HFD 児および LFD 児がハイリスク児とされ，ハイリスクでないのは □ のグループのみです．

表1　新生児に関する一般的用語

- 新生児（neonate, newborn infant）：生後 4 週目までの児（WHO）．
- 周産期（perinatal period）：出生周辺期の意味．胎児期より新生児期まで（在胎 12 週より生後 4 週まで）
- 出生体重（birth weight）：出生時の体重
- 在胎週数（gestational age）：最終月経第 1 日目から起算した満週数で表現する．

3）在胎週数と出生体重の両者からの分類

① LFD 児（light-for dates infant）：在胎週数に比して出生体重が軽い児

② AFD 児（appropriate-for-dates infant）：在胎週数相応の児

③ HFD 児（heavy-for dates infant）：在胎週数に比して出生体重が重い児

また，新生児に関する一般的用語を表1に示します．

● ハイリスクに伴う疾患

極低出生体重児や超低出生体重児は，脳性麻痺や精神運動発達遅滞，てんかんや，視覚障害，聴覚障害，認知障害を合併することもあります．ハイリスクに伴う代表的疾患は次のとおりです．

1）脳室周囲白質軟化症（periventricular leukomalacia：PVL）

超低出生体重児，早産児とくに超早産児におい

て神経学的後遺症をきたす主要な脳障害であり，早産児の8％に発症するといわれています．早産児においては，脳血管の自動調節機能が未熟であるため，体血圧が変化すると虚血に陥りやすい傾向があります．症状や予後は病変の広がりや部位により異なりますが，とりわけ下肢を支配する領域から脊髄に伸びる線維が脳室のすぐ近くを通り，解剖学的に虚血に弱いためPVLを発症しやすく，下肢の麻痺が出現しやすくなります．

2）頭蓋内出血

新生児の頭蓋内出血（intracranial hemorrhage：ICH）は児の成熟度により出血の機序や部位が異なり，脳血管の自動調節機能が未熟である早産児では，脳室上衣下出血，脳室内出血，脳実質内出血を起こしやすくなります．

重症度による脳室内出血分類は次のとおりです[7]．

　　Grade Ⅰ：脳室上衣下出血
　　Grade Ⅱ：脳室拡大を伴わない脳室内出血
　　Grade Ⅲ：脳室拡大を伴う脳室内出血
　　Grade Ⅳ：脳実質内出血を伴った脳室内出血

Grade ⅠとⅡは全身管理の下で経過観察されますが，ⅢとⅣは予後不良で神経学的後遺症をきたすことが多くみられます．

3）低酸素性虚血性脳症（hypoxic-ischemic encephalopathy：HIE）

おもに新生児仮死を原因として発症し，心・脳循環系が破綻して低酸素や脳虚血が起こり，中枢神経系障害をきたす疾患です．仮死の重症度や持続時間，児の成熟度，障害部位により臨床像は多彩で中枢神経症状もさまざまです．

4）呼吸窮迫症候群

呼吸窮迫症候群（respiratory distress syndrome：RDS）はサーファクタントの欠乏により生じる重度の呼吸障害です．サーファクタントは肺胞表面を覆い，肺胞の安定性が保たれるようにその表面張力を調整しますが，在胎29週以降まではほとんど産生されないため，早産低出生体重児ではRDS発症の頻度が高くなる傾向があります．

そのほかにハイリスクに伴う疾患には，慢性肺疾患（chronic lung disease：CLD），無呼吸発作，胎便吸引症候群（meconium aspiration syndrome：MAS），未熟児動脈管開存症（patent ductus arteriosus in premature infant：PDA），未熟児網膜症（retinopathy of prematurity：ROP）などがあります．

●新生児集中治療室とは？

子宮内の環境は，胎児を支え育むために設計されています．胎児は子宮内での環境には良好に適応していますが，子宮外の世界で要求されることには準備ができていません．しかし，予定日より早期に生まれると，否が応でも子宮外の世界に押し出されていきます．なかには頭蓋内出血を発症したり，出生時仮死のため低酸素性虚血性脳症にいたったりするなど，早産低出生体重児の多くが人生の始まりを新生児集中治療室で過ごすことになります．

日本小児科学会新生児委員会によると，NICUとは，「24時間連続して重症新生児の呼吸・循環・代謝などの管理ができるチーム・設備およびシステムのある施設」と定義されています．一般的には，呼吸管理を必要とする児や心疾患や高度なチアノーゼを伴う児，1,000g未満の超低出生体重児，ショックなどで血圧モニタが必要な児，交換輸血を必要とする児などが適応となります[6]．NICUでは，新生児科医と新生児専門看護師，理学療法士（physical therapist：PT）や作業療法士，臨床心理士，ソーシャルワーカーなどの専門家がチームとして児の生存と最善の予後を目標に取り組んでいます．以下にNICUの病棟の様子と用いられている機器を示します（**表2**，**図3〜5**）．

評価

予定日より早期に出生することにより，神経発達学的障害を生じるリスクが増加します．新生児医療の進歩により低出生体重児の生存率は非常に改善したものの，神経発達学的後遺症のリスクは高いのが現状です．NICUに入院している新生児は，生理的にも行動的にも運動的にも不安定であるため，評価や介入は最小限にするよう心がける

表2：NICUについて

・NICUは早期から介入を行って児の発達を最適化し，低出生体重児の出生という予期していなかった出来事に家族が適応していくのを手助けするきわめて重要な場所です．
・NICUの環境については，さまざまな論議がなされています．NICUの環境が低出生体重児に与える影響については確実なエビデンスは限られています．
・NICUにおける新生児集中治療に際しては，それぞれの児を個別に深く理解し，発達的に適切なフレームワークに沿ってケアをしていく必要があります．

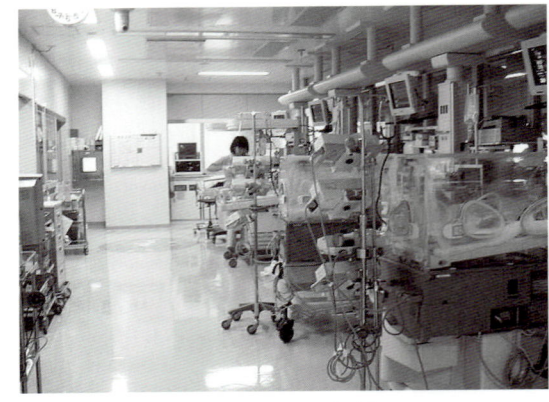

図3　NICU（長野県立こども病院）

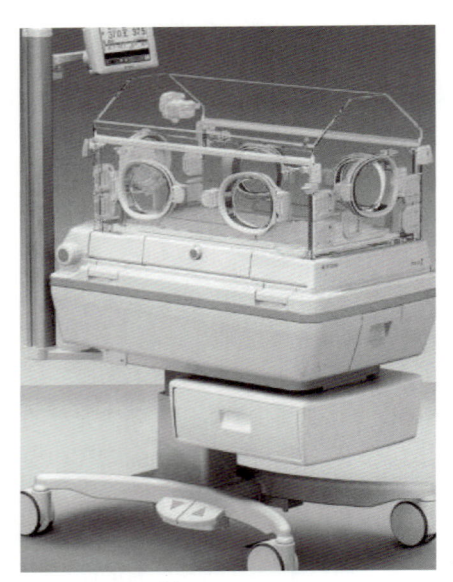

図4　保育器[37]

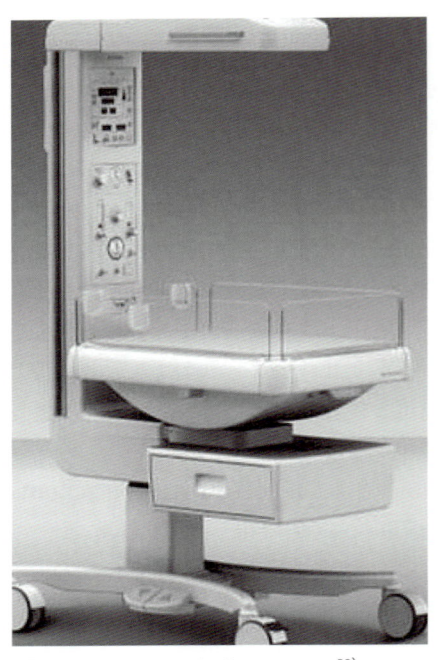

図5　インファントウォーマー[38]
　マットを温められるので乳児の体温管理が可能です．

必要があります．

●アプガースコア

　アプガースコア（apgar score）（p48）は，新生児の出生後の状態を表すもので，心拍数，呼吸の状態，筋トーヌス，カテーテルが鼻孔を刺激したときの反応，皮膚の色について，出生1分後，5分後に採点し，合計で判定します．

●新生児の意識状態（ステートstate）

・睡眠-覚醒リズム：睡眠パターンには，REM睡眠（rapid eye movement, 活動睡眠：active sleep）とnon REM睡眠（静睡眠：quiet sleep）があり，睡眠中一定のサイクルを繰り返します．在胎21週ごろからそのサイクルが出現しますが，未熟な児ほどREM睡眠の割合が多くなります．覚醒期は在胎30週ごろから出現し，発育とともに少しずつ増加します．新生児は1日の60〜70%眠っているとされ，早産児は満期産児と比較して睡眠時間が長いとされていますが，満期産児はREM

表3 新生児の状態（state）の分類[8,9]

	ブラゼルトン（Brazelton）分類	プレヒトル（Prechtl）分類
静睡眠 （non-REM睡眠）	state 1：閉眼で呼吸は規則的で自発運動はみられない．一定の間隔でときどき驚愕反応がみられる．	State 1：閉眼で呼吸は規則的．手足の動きはみられない
活動睡眠 （REM睡眠）	state 2：閉眼で呼吸は不規則で，ときに手足を動かしたり薄目を開けたりする．眼球運動がみられる．	state 2：閉眼で呼吸は不規則．小さい手足の動きはみられる
入眠状態 Drowsy	state 3：眠そうで眼を半ば開けぼんやりしている状態．反応は通常みられるが，刺激により容易に状態が変化する．ときに眼瞼の震えがみられる．	
開眼覚醒運動（−）	state 4：開眼してじっとしており，手足の動きがほとんどみられない状態．最も反応しやすい状態．	state 3：開眼で手足の動きはみられない
開眼覚醒運動（＋）	state 5：開眼で手足の動きがみられる状態．	state 4：開眼で手足の動きはみられるが，泣いてはいない
泣いている状態	state 6：泣いている状態．	state 5：開眼，閉眼いずれにせよ泣いている状態
その他，昏睡，痙攣		state 6：その他，昏睡，痙攣等

睡眠が50％であるのに対して早産児は睡眠時間の70〜80％がREM睡眠に費やされます．また低出生体重児・ハイリスク児では，睡眠—覚醒リズムの発達が遅れやすい傾向があります．

・**状態（ステート）**：新生児の行動は覚醒レベル（状態：state）と関係が深く，児の行動を理解するために児の状態を理解しておく必要があります．神経系の成熟に伴って神経行動機構が発達し，意識状態を制御できるようになりますが，満期産児が1つの状態から他の状態へと滑らかに移行することが可能であるのに引き替え，早産児においては，状態の制御が難しい児が多くみられます．介入を行うのに最適な状態は，静かに覚醒しているときで，児は最高の相互作用や注意能力を発揮でき，刺激に反応することが可能となります．表3[8,9]にステートの代表的な分類である，ブラゼルトン（Brazelton）とプレヒトル（Prechtl）の分類を示します．

●**神経運動発達評価**

新生児の神経システムの状態を評価するために，さまざまな新生児の神経学的・神経行動学的検査が開発されています．低出生体重児の神経行動および神経運動発達評価には，次のようなものがあります．

1）デュボヴィッツ（Dubowitz）新生児神経学的評価法

Dubowitz新生児神経学的評価法（the neurological assessment of the preterm and full-term infant）は，新生児の成熟度評価や神経障害の早期診断法としても用いられ，満期産児と同様に早産児にも適用できる評価法として作成されました．姿勢と運動，反射，行動学的指標に関する項目からなります．

評価項目は34項目からなり，①筋緊張 tone（10項目），②筋緊張のパターン tone patterns（5項目），③反射 reflexes（6項目），④運動 movements（3項目），⑤異常サイン abnormal signs（3項目），⑥行動 behavior（7項目）の6つのカテゴリーからなっています[10,11]．表4[11]に評価法の一部を示します．

表4　Dubowitz 新生児神経学的評価法の一部[11]

新生児神経学的評価

名前：　　　　　　（M・F）　　　　　評価者：
評価日：　年　月　日　　生年月日：　年　月　日
出生体重：　　　g　　評価時体重：　　　g
GA：　W　D　CA：　W　D　AA：　W　D
疾患名：

[tone]

	column 1	column 2	column 3	column 4	column 5
姿勢 主に下肢の姿勢を見るが，上肢にも注意する． 主な姿勢を記録する．	上・下肢ともに伸展位	下肢がわずかに屈曲位	下肢は十分に屈曲しているが内転は見られない	下肢は十分に屈曲し腹部の近くまで内転している	異常な姿勢 a) 後弓反張 b) 著しい下肢の伸展・上肢の強い屈曲
上肢リコイル 児の両手を持ち体幹に沿って伸展し，そのまま3秒数える． 3回繰り返す．	屈曲しない	上肢はゆっくりと屈曲（必ずしも完全とは限らない）	上肢はゆっくりとより完全に屈曲	上肢はすばやく完全に屈曲	上肢の伸展が困難手関節が強く背屈
上肢牽引 児の手部を持ち，上肢を上方に引き上げる．肘の屈曲角度と，肩が台から離れている間の抵抗を記録する． 左右別々にテストする．	肘は伸展位抵抗なし	わずかな肘の屈曲か，若干の抵抗	肩が挙上するまで十分屈曲する．それから伸展する	肘の屈曲を約100°で保持する	肘の屈曲を100°以下で保持し，体が持ち上がる
下肢リコイル 児の両足部を片手で持ち，股・膝関節を屈曲した後，素早く伸展する． 3回繰り返す．	屈曲せず	不完全な屈曲毎回ではない	完全であるが，ゆっくりと屈曲する	完全に素早く屈曲	下肢を伸展するのが困難．強制的に戻る
下肢牽引 足部を握りゆっくりと下肢を上方に引き上げる．膝の屈曲角度と，殿部が持ち上がった時の抵抗を記録する． 左右別々にテストする．	下肢は伸展位	わずかな膝の屈曲か，若干の抵抗	下肢は殿部が持ち上がるまで屈曲	膝は十分に屈曲殿部が持ち上がっても屈曲	背部と殿部が持ち上がっても屈曲したまま
膝窩角 膝を腹部につけ，足部の後方に置いた示指で優しく押すことで下肢を伸展する． 膝の角度を記録する． 左右別々にテストする．	180°	≒150°	≒110°	≒90°	<90°
頭部コントロール：伸展 児を垂直に座らせ，両手で肩を保持しながら胸部を囲むようにする．頭部を前方に倒す．	頭を持ち上げようとしない	頭を持ち上げようとする	頭を持ち上げるが前方または後方に倒れる	頭を持ち上げて垂直に保つ（ぐらぐらするかもしれない）	
頭部コントロール：屈曲 児を垂直に座らせ，両手で肩を保持しながら胸部を囲むようにする．頭部を後方に倒す．	頭を持ち上げようとしない	頭を持ち上げようとする	頭を持ち上げるが前方または後方に倒れる	頭を持ち上げて垂直に保つ（ぐらぐらするかもしれない）	頭を垂直にするか伸展したまま．他動的に屈曲できない

2）プレヒトル（Prechtl）自発運動の評価（assessment of general movements：GMs）

胎児や新生児にみられる自発運動（spontaneous movements）のうち最も頻繁にみられる代表的な全身運動をPrechtlらはgeneral movements（GMs）とよび，「四肢のいずれかの部分から始まり，次第に全体をスムーズに動かす一連の運動である．数十秒から数分続き，途中運動の強度や振幅，速度が変化する．運動の性質は優雅で流暢であり，複雑な指の運動や体の回旋運動を伴う」と定義しました．GMsは，脳幹から脊髄にかけて存在するとされるセントラル・パターン・ゼネレーター（central pattern generator：CPG）で生成され，上位中枢の刺激や外部からの刺激に影響されることなく出現し，その後，大脳皮質により滑らかさを与えられ，自発運動として表現されると考えられています．PrechtlらはGMsの質の変化が児の神経学的予後を予測する指標になることを報告し診断法として確立しました．

GMsは受精後7週ごろより観察され，発達に伴って変化します．新生児期のライジングムーブメント（writhing movements）とよばれるGMsから，予定日後2カ月前後にフィジティームーブメント（fidgety movements）とよばれるパターンに移行し，随意運動の出現とともに予定日後15～20週ごろに消失するといわれています．正常なGMsは，流暢（fluent）で優雅（elegant）であり，複雑（complex）で多様（variable）な動きを示すのが特徴です．これらの要素が欠如し，単調でぎくしゃくしたライジングムーブメントや，いつまでもフィジティームーブメントが出現しないなどの場合は異常であると判定されます．GMs評価法は児の自発運動をビデオ録画して観察評価する方法であるため，非侵襲的で，児にストレスを与えることなく出生早期より中枢神経系の機能の状況を把握することが可能であるとされています[12～17]．

3）ブラゼルトン（Brazelton）新生児行動評価
（neonatal behavioral assessment scale：NBAS）

NBASは，新生児の全般的な神経行動発達を理解するために開発された評価法です．NBASでは新生児の行動は，自律神経系（autonomic system），運動系（motor system），状態系（state system），注意・相互作用系（interaction system）の4つの行動系から把握します．単に刺激に対する反応だけでなく，外界との相互作用の観点から新生児の神経行動発達を評価します．

NBASは，評価項目として27項目の行動評価と18項目の神経学的評価から構成されています．この評価項目は7つの項目群（クラスター）に分類でき，それらの項目が新生児行動の4つの行動系に対応します．自律神経系クラスターは自律神経系，運動および反射クラスターは運動系，状態の幅クラスターと状態の調整クラスターは状態系，方位反応クラスターは注意・相互作用系に対応しています．NBASの評価結果を7つのクラスターの枠組みからとらえることにより，新生児の神経行動の組織化を把握できます[18]．**表5**[19]にNBASの評価項目とLasterのクラスター分類を示します．

4）早産児行動評価法[22]

早産児の行動を理解し説明するためのモデルとして，ALSによって発達の共作用理論（synactive theory）が提示されています[20]．胎児は受胎以降，相互に関係のある5つの下位システムで組織化されていると考えられています．つまり，自律神経系（基本的生理機能を支配している心拍数や呼吸数，内蔵機能など），運動系（姿勢や運動），状態系（睡眠-覚醒リズムや意識状態），注意・相互作用系（ケアをしてくれる人に注意を向けたり，相互作用したりする能力），自己調整系（4つすべてのサブシステムが，バランスがとれてリラックスし統合された状態を維持する能力）です．**図6**は，生理的安定性を基礎とする乳児の行動組織の共作用理論のピラミッド図です[21]．これらのサブシステムはお互いに反応し影響しあうと同時に，環境とも作用しあうなかで児が存在するとしています．一般的に満期で生まれた児はこれらのサブシステムが成熟しており，生理的にも運動的にもシステムの安定を維持でき，母親あるいは介入者と社会的相互作用をすることが可能ですが，早産児では5つのサブシステムの成熟が

表5 NBASの評価項目とLasterのクラスター分類[19]

クラスター	定義	評価項目
慣れ反応 (habituation)	睡眠中の刺激に対する反応と反応抑制の能力	光に対する慣れ反応 ガラガラの音に対する慣れ反応 ベルの音に対する慣れ反応 足への触覚刺激に対する慣れ反応
方位反応 (orientation)	状態の敏活さ，敏活状態で視聴覚刺激に注意する能力	非生命的視覚刺激 非生命的聴覚刺激 非生命的視聴覚刺激 生命的視覚刺激 生命的聴覚刺激 生命的視聴覚刺激 敏活さ
運動 (motor)	運動の質と筋の緊張	全身的な筋緊張 運動の成熟度 座位への引き起こし 防御反応 活動性
状態の幅 (range of state)	検査中のstateの維持や管理のしやすさ	興奮の頂点 状態向上の迅速性 興奮性 状態の易変化性
状態の調整 (regulation of state)	自己鎮静などのようにstateのレベルを下げる能力や環境に反応する能力	抱擁 なだめ反応 自己鎮静行動 手を口にもっていく行動
自律神経系の安定性 (autonomic stability)	自律神経系のストレスサイン	振戦 驚愕 皮膚の色の変化性
反射 (reflexes)	異常反応の項目数	足底把握反射　他動運動（上肢） 葡匐反射　バビンスキー反射 他動運動（下肢）　側弯反射 足クローヌス　手の把握反射 頭と眼の緊張性偏位　四方反射 台のせ反射　眼振 吸啜反射　起立反射 緊張性頸反射　眉間反射 自律歩行　モロー反射
補足項目 (supplement items)	敏活な反応の質 注意の代価 検者による援助 全般的興奮性 たくましさと耐久力 状態の調整 検者の情緒的反応	

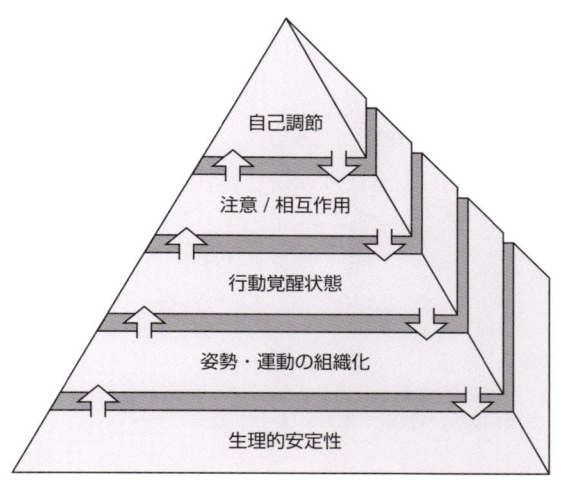

図6 共作用理論のピラミッド図（文献21を改変）

中断されているため，環境と相互作用をすることが容易ではありません．

早産児行動評価法（assessment of preterm infants' behavior：APIB）[22]は，この共作用理論モデルを基に，NBASの早産児版評価法としてAlsによって作成されたものです．さらに新生児個別的発達促進ケアプログラム（newborn individualized developmental care and assessment program：NIDCAP）というトレーニングプログラムが考案され，①NICUの環境調整，②児の行動の認識，③ケアのタイミングや児と家族への適切なケア，④家族が行うケアや育児の支援，⑤他職種とのコーディネートなどについて計画を立てます．

そのほかには次のような評価法があります．
- test of infant motor performance（TIMP）
- neurobehavioral assessment of the preterm infant（NAPI）

新生児の神経行動発達

健常児は38〜40週までに生命維持に必要な生理的機能を完成させます．

1）呼吸機能

健康な満期産児は，出生後まもなく自発呼吸を開始することが可能となります．肺の発達過程については，受精後4週ごろに肺芽が形成されて気管支に分枝し，24週までに呼吸細気管支が出現します．呼吸細気管支の末端部には終末嚢（原始肺胞）が発達して血管に富むようになり，この期の終わりには呼吸が可能となります．在胎26週以降は毛細血管が原始肺胞内へ突出し始め，肺胞上皮細胞ができあがり，未熟肺胞が増殖して成熟した肺胞へと変化していきます．成熟した肺には，表面活性と張力低下に働く界面活性物質（サーファクタント）が存在します．

2）循環器系

循環器系は在胎6週ごろより形成されます．循環には血液に酸素を結びつける肺循環と，それを身体の各組織に送る体循環の2つに大きく分けることができます．出生に伴って，胎児循環から新生児循環に急激に変化するなかで，最も大切なのは，肺動脈が開いて大量の血流が流れ込むことです．新生児とくに低出生体重児は心臓の拡張能力や収縮能力に乏しいため，心拍数を増加することにより心拍出量を増やすことになります．また新生児は，その未熟性および胎内循環から胎外循環への適応の過程であるため，心不全に陥りやすい傾向があります．

3）体温調節と保温

体温調節自律神経系機構は，在胎36〜38週までに成熟します．早産児は体温調節機能が十分でないため，出生直後に低温環境にさらされると，体表から急激に気化熱が奪われ，児の体温は急速に低下します．そのため，とくに超低出生体重児に対しては，出生直後より器内温度を36℃以上，湿度90％以上の保育器に収容して体温管理を図ります．

4）筋緊張の発達

在胎28週以前の早産児は，屈筋緊張の欠如や重力の影響により，満期産児にみられるような屈曲姿勢を保持することができないため，典型的弛緩性伸筋姿勢（蛙様肢位）をとる傾向があります．屈筋緊張は在胎28週以降に尾─頭方向に向かって発達し始め，上肢の屈曲が出現するのは，35〜37週ごろ，さらに体幹部の筋緊張が出現するのは36〜40週ごろです[23]．低出生体重児は筋緊張の発達が遅れ，満期時においても満期産新

生児のような十分な屈筋緊張を持ち合わせず，しばしば伸筋緊張を優位に示します[10, 24]．

5）運動発達

早産低出生体重児の運動発達は，神経学的障害などが認められない場合でも，満期産児の発達とは異なっています．満期産児と比較し，早産児は最初に関節可動域（range of motion：ROM）の拡大や体幹部の低緊張など，さまざまな状態を示します．一般的に早産児は背臥位において頸部の過伸展や肩甲骨内転を呈し，抗重力活動をほとんど示さない傾向がありあます（図7）．

また非対称性緊張性頸反射（assymmetrical tonic neck reflex：ATNR），モロー反射，陽性支持反射などの原始反射が長く持続する傾向があり，粗大運動や巧緻動作もしばしば遅れることが指摘されています．とくに正中位指向や手で足を触れること，頭部のコントロールや座位に必要な体幹部の安定性の獲得，寝返りや移動に必要な体幹部の回旋の獲得などにおいて遅延する傾向があります．さらに満期産児に比べ，自発運動の際に非対称性が顕著となる傾向があります．満期産児は適切な体幹部の筋緊張が基盤にあり，運動が適切に調節され協調されていますが，早産児の場合は体幹部の安定性が不十分であるため，遠位部の運動制御において困難性を示します．多くの児はのちに運動コントロールが発達してきますが，最初の1カ月は神経運動発達の逸脱がみられ，標準的な運動発達や神経学的状態の評価に影響する可能性があります．

理学療法

子宮内環境とはまったく異なるNICUという環境で新生児期を過ごす児は，神経系，筋・骨格系等身体的に未成熟であり，自己調節して安定する能力や環境適応能力もともに未発達であることから，正期産新生児（37〜40週で出生した児）とは発達の出発点において大きな相違があります．

NICUで働くPTの役割は，児の状態を注意深く観察して把握し，必要に応じ早期から適切な介入を実施すること，あるいはその家族を支援する

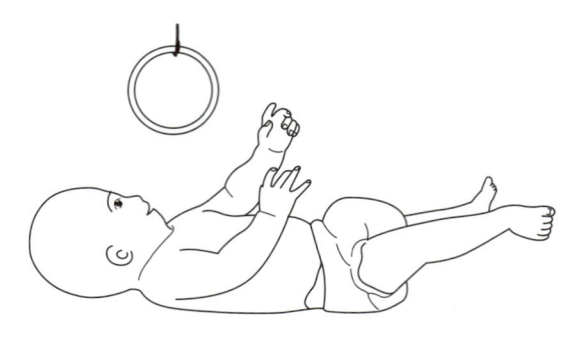

図7 修正4カ月の早産児
頸部の過伸展，肩甲骨内転，肩甲帯後退を示し，抗重力屈曲運動の制限がみられます．

ことです．またハイリスク新生児に対する発達的介入プログラムを作成する際には，安全性に十分配慮しながら感覚および神経運動学的介入を実施することが重要です．刺激の量や種類，また運動的刺激はそれぞれの児の生理的許容量や運動の仕方，反応の仕方に応じて決定されなければなりません．とくに過緊張や振戦，不随意運動を伴っている児は，通常の音や光，姿勢変換等日常のハンドリングに適応することが困難な場合が多く，不用意なハンドリングは，異常な姿勢筋緊張や運動を招いたり，覚醒状態の不安定性や易刺激性，ストレス増加にもつながりかねません．介入においては，刺激よりも児の調整を目的とし，注意深く段階づけたハンドリングを実施します．PTが実施する具体的治療プログラムには，非対称を伴った頸部・体幹部の過伸展や体幹中枢部の安定性欠如など，ハイリスク児に特有の運動様式を調整すること，拘縮や変形を最小限にすること，修正週齢に応じた摂食行動の促進，姿勢のポジショニング，段階づけた感覚および神経運動学的介入，保護者への指導等があります．

●発達ケア

新生児とくに未熟な状態で生まれた児は，脳の発達が急速で感受性が高く，外部からの影響を最も受けやすいことから，発達ケア（developmental care）では児一人ひとりについて評価し，児の発達を促す適切なプランを立てて，ケアを提供することを目的とします．児の保護者（とくに母親）にも実際に参加してもらうようにしま

す．

1）環境の調整

環境によるストレスは，児の回復や成長，その後の発達に影響を及ぼすため，光や音のレベルをその児にふさわしいレベルに調整します（**表6**）[25]．

- 光の調節…保育器にカバーをかけるなどして調節します．
- 音の調節…アラーム音を小さくするなどの調整をします．

2）睡眠-覚醒状態の調整

安定した睡眠-覚醒のリズムは，児の生理的・情緒的安定性を高め，覚醒時間が安定することにより，環境との相互作用の機会を増加させます．ハンドリングは最小限にし，安定した睡眠と在胎週数や発達状況に応じた適切な視聴覚刺激，前庭刺激などを交え，しっかりと覚醒した状態が維持できるよう試みます．

3）姿勢管理（ポジショニング：positioning）

NICUに入院している早産児は，満期産児にみられるような屈曲姿勢を保持することが困難です（**図8**）．この結果，支持面に対して身体が押しつけられた状態になりやすく，このような環境に長くおかれることにより，早産児は典型的な肢位性の変形を呈しやすく，のちのちの運動発達に影響を及ぼすことになります[26,27]．

一般的な新生児の姿勢による変形および筋骨格系の状態には，斜頭，頸部過伸展と肩甲帯の後退，蛙様肢位，足部内反などがあります．肩甲帯の後退（肩甲骨内転，肩の挙上と外旋）は早産児

表6 NICUでの騒音レベル[25]

レベル（dB）	コメント
50〜60	通常の会話の声
50〜73.5 *†	保育器（モーターの騒音）
45〜85 ‡	NICUでの騒音（会話，アラーム音，電話，ラジオ）
48〜69	加湿器とネブライザー
65〜80 †	生命維持装置（人工呼吸器，輸液ポンプ）
85	成人で聴覚障害を生じうる騒音レベル．新生児では不明
90	成人で8時間曝露されるときは保護器具と聴覚保護プログラムが必要
92.8 †	保育器の丸窓を開ける
96〜117 †	保育器の上に哺乳瓶を置く
110〜116 †	保育器のドアを閉める
114〜124 †	保育器の丸窓を閉める
130〜140 †	無呼吸を起こした児を刺激しようと保育器をバンバン叩く
160〜165	（成人で）難聴を予防するために一瞬でも超えないよう勧告されている．新生児では不明

* 米国小児科学会（AAP）では保育器の騒音が58 dBを超えないようにと勧告している（新型保育器は51〜52 dBの音をたてる）．
† 保育器の中で計測した値
‡ 騒音レベルは朝から晩まで変わらない

先輩からのアドバイス

早産児は出生後，尾-頭方向に筋緊張が発達します．

子宮内の経験とは異なった姿勢環境のため，早産児が修正40週までに発達させる姿勢様式は，満期産児のそれとは異なっています．

早産児が満期産児のような筋緊張を発達させるために，子宮内姿勢に似た姿勢をとるように援助します．

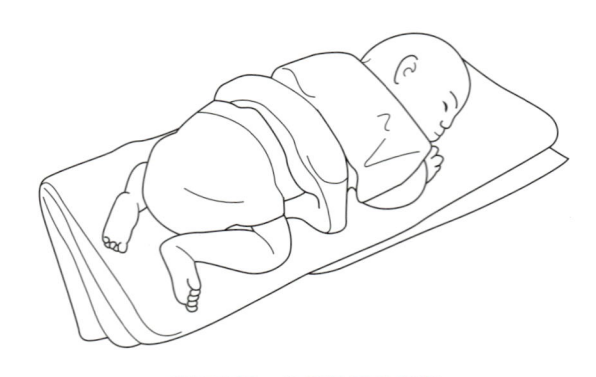

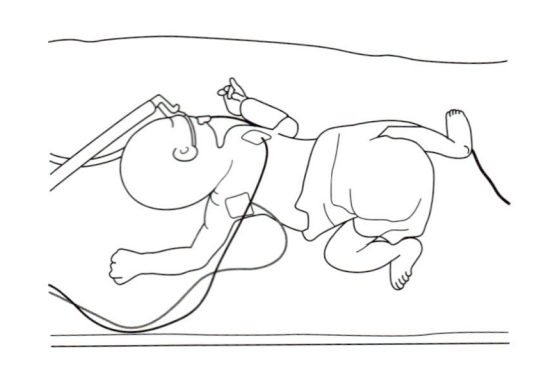

満期産児の生理的屈曲姿勢　　　　　　　　早産児の弛緩性伸展姿勢（蛙様肢位）

図8　満期産児と早産児の姿勢

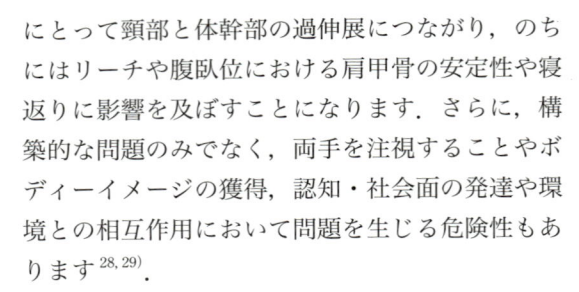

にとって頸部と体幹部の過伸展につながり，のちにはリーチや腹臥位における肩甲骨の安定性や寝返りに影響を及ぼすことになります．さらに，構築的な問題のみでなく，両手を注視することやボディーイメージの獲得，認知・社会面の発達や環境との相互作用において問題を生じる危険性もあります[28,29]．

ハイリスク児に対するポジショニングプログラムは，①早産児が呈しやすい不良姿勢に基づく，四肢，体幹部，頭部の典型的肢位的変形の予防と改善，②体幹部および四肢の屈筋緊張を高め，対称的姿勢における正中位指向や体幹部の安定性などの促進，③屈曲姿勢と伸展姿勢のバランスを保ち，四肢の滑らかな運動の促進，④児の知覚および感覚運動経験の促進，⑤ストレスを緩和して安静保持を促し，発達段階に応じた行動覚醒状態の獲得などを目的に多くのNICUで取り入れられています．

ポジショニングの方法には，囲い込み方式（ネスティング：Nesting）と包み込み方式（スワドリング：Swaddling）があります（図9）．ネスティングは，巣ごもりのように児の周りを囲み，良肢位に保持したうえで活動を促すことが可能です．スワドリングは，児を全体的に包むことで，児を落ち着かせるのに効果があります（図10）．沐浴や哺乳時などハンドリングする際にも用いられます．

4）ハンドリング（handling）

児の発達を促進するために，触覚，前庭，固有受容器，視覚，聴覚刺激などが用いられます．しっかりと児を観察し，保護者やケアをしてくれる人と相互作用できるように援助し，児の修正週齢に応じた姿勢・運動を促通します．たとえば，手−口の接触運動，肩甲骨の内外転，骨盤の前後傾，四肢の抗重力活動，頭部の正中位保持などです．早産児は簡単に刺激過剰になるため，環境の影響や生理的安定性，姿勢コントロール，哺乳機能を観察しながら感覚運動経験を促進することが大切です．

5）哺乳指導・摂食行動の発達促進

早産児では哺乳に困難性を示すことがよく見受けられます．これは神経学的未熟性や吸啜・嚥下反射の減弱，長期にわたる気管内挿管とそのために生じる口腔内の過敏性，あるいは姿勢筋緊張が不十分であることなどと関連していることが考えられます．早産児における哺乳の問題点としては，舌の動きの減少や突き出し，乳首を唇で密閉する力の減弱，口腔内の過敏性，また，呼吸パターンとの協調性の欠如，頸部や体幹部の低緊張による中枢部の安定性の欠如，過緊張による頸部体幹の伸展姿勢などがあげられます．このような問題に対し，吸啜，嚥下，姿勢についての詳細な評価を行い，修正週齢33〜34週ごろを目安に経口哺乳を開始します．また児の姿勢コントロールの方法や哺乳瓶や乳首の選択，授乳のタイミングなどについて保護者に指導します（図11）．

6）保護者への指導・母子相互作用への援助

保護者とくに母親は，出生直後より母子分離を

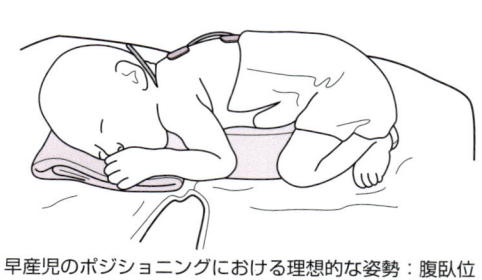

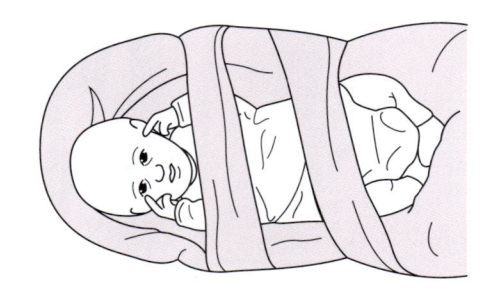

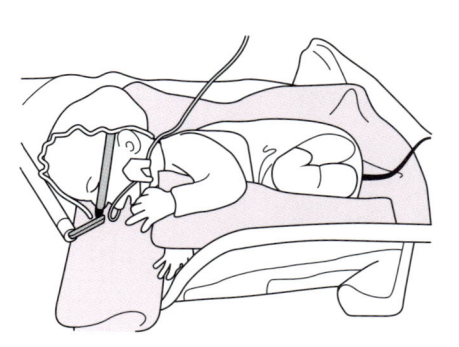

早産児のポジショニングにおける理想的な姿勢：腹臥位

ネスティング：背臥位

ネスティング：側臥位

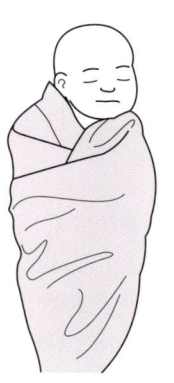

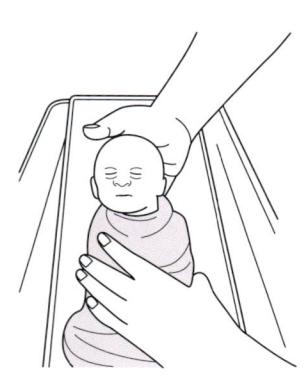

スワドリング　　スワドリングをして沐浴

図9　ポジショニング（ネスティング，スワドリング）の例

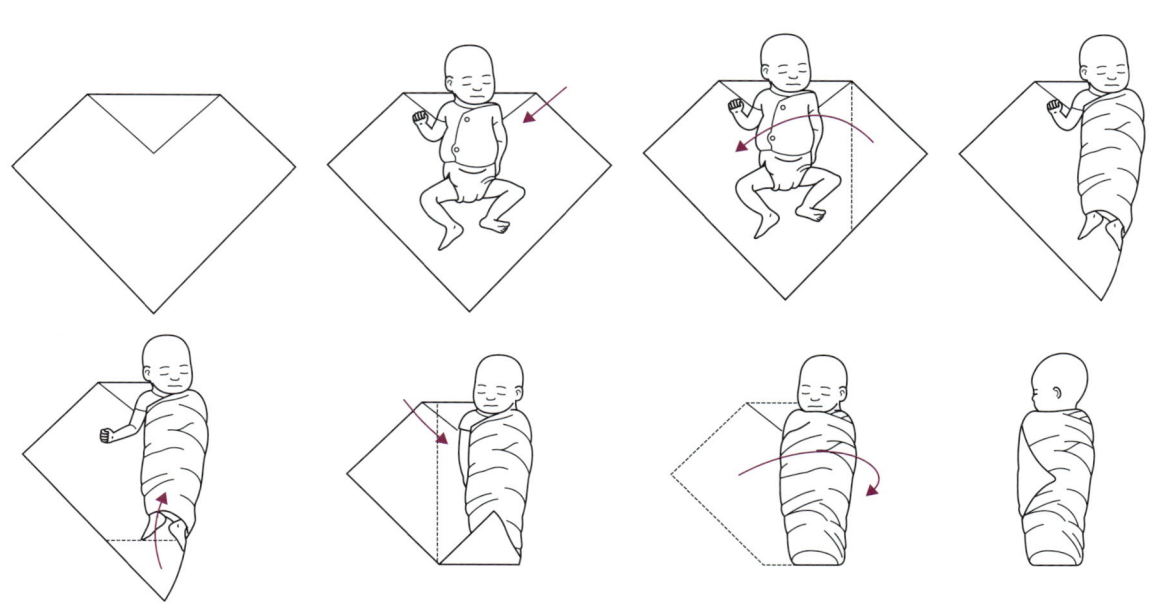

図10　スワドリングの仕方[30]

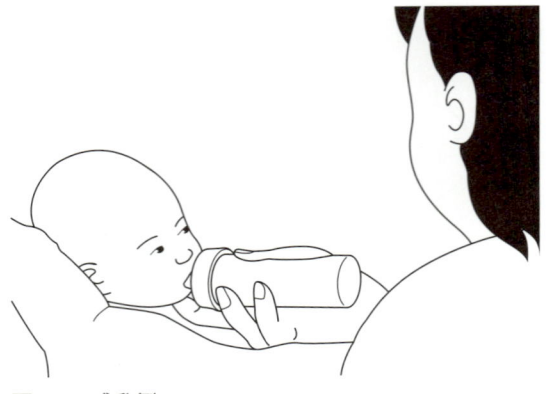

図11 哺乳例
早産児の頭部および体幹部を安定させると同時に顎の下を軽くサポートしてミルクを飲ませます．

表7　カンガルーケア，タッチケア

- **カンガルーケア**：本来ならまだ母親の胎内にいるべき早産児が母親の胸に抱かれることで，児の熱変動が小さく保たれる，静睡眠が促される，呼吸が安定し心拍変動が少なくなる，酸素飽和度も一定になる，などの報告がなされています．しかし，カンガルーケアを行う時期が児にとって不安定な時期に重なるため，医師や看護師の十分な監視の下で母親と児から目を離さないように注意深く実施される必要があります．
- **タッチケア**：スキンシップは心のふれあいを形成するのに関与していると同時に，皮膚を介する触覚および軽い圧迫刺激が，神経系，内分泌系を介して児の発育・発達に効果をもたらします．

余儀なくされるため，育児不安や児の将来の発達への不安からストレスに陥りやすく，しばしば母子の愛着形成や母子関係に問題が生じます．保護者とくに母親に児の反応の見方やそれに対する対応の仕方を指導するなど，育児支援を通して親子関係の支援も必要です（表7，図12）．

●**呼吸理学療法**

新生児の呼吸器系の特徴として，肺のガス交換面積が小さい，気道が細い，気道および気道を支える組織が脆弱，胸郭が柔らかく呼吸筋の力が弱い，呼吸調節機構が未熟，横隔膜優位の呼吸（腹式呼吸）などがあります．とくに早産児は満期産児と異なり，呼吸パターンが不規則であり，無呼吸の発生率が高くなります．呼吸理学療法は，気道閉塞が生じやすい，肺が硬く胸郭が脆弱で陥没・多呼吸を生じやすいといった新生児の呼吸障害に対して，酸素化や喚起不全の改善，気道クリアランスの改善，無気肺の予防・改善を目的に実施します．排痰を促す方法として，体位変換（positioning），排痰体位（drainage position）（図13）[31]，軽打法（percussion），振動法（vibration），呼気圧迫法（squeezing），吸気ゆすり法（shaking），バッグ換気（bagging），吸引（suctioning）などがあります．

新生児期の呼吸理学療法は，児にストレスを与えている可能性の高いことが示唆されており，実施する際には，新生児期の呼吸の生理学的特徴や

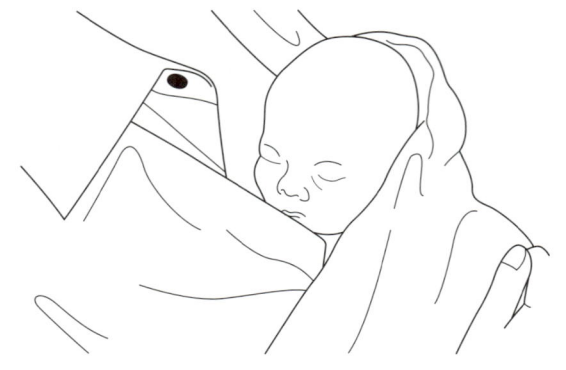

図12　カンガルーケア

児の病態生理，呼吸理学療法の危険性をよく理解したうえで行う必要があります．児の状態に細心の注意を払いながら，必要最低限の介入方法を選択することが大切です．『NICUにおける呼吸理学療法ガイドライン』[32]を参照してください．

●**運動発達の促進**

児は，出生後，重力下での環境に適応することを余儀なくされ，結果として重力に押しつぶされた姿勢（後頸部の短縮，股関節外転・外旋位，正中位での安定性の欠如，腰背部の過緊張，股関節屈筋の過緊張）を呈する傾向があります．児の問題点として，①支持基底面を感じることが困難であるため四肢での支持が発達しにくい，②安定性の欠如による頭頸部および体幹部の非対称を伴った背面への押しつけ，③抗重力活動の発達の欠

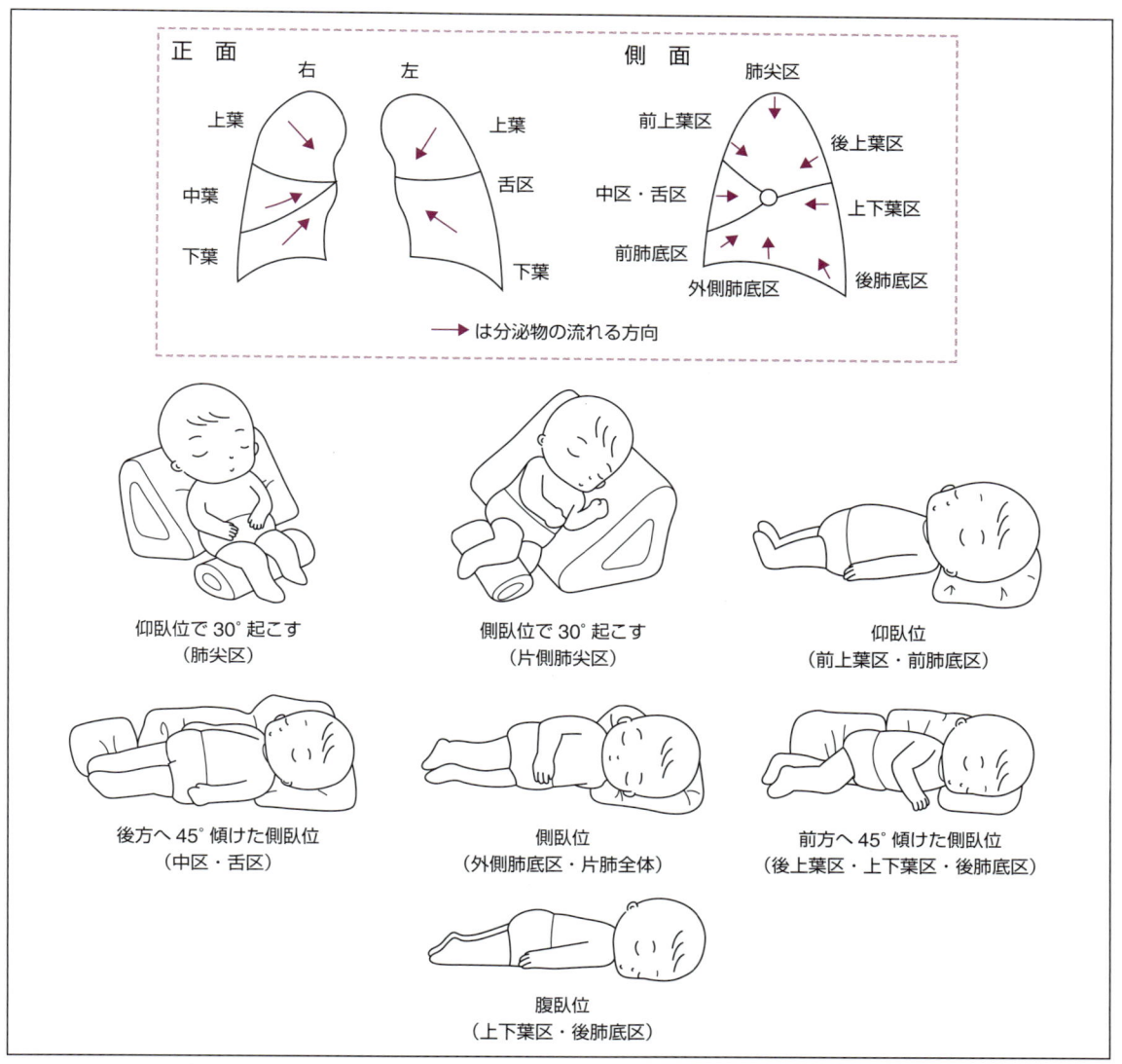

図13 排痰体位[31]

如，④連合反応・過緊張による運動性欠如に伴う変形・拘縮の危険性，⑤空間での姿勢適応の不十分，などがあります．

このような特徴をもつ児に対して以下のようなアプローチを試みます．

- 自発運動を継続させながら，支持基底面を獲得できるようにする．
- 頭部・体幹部を正中軸上に，児の体重で復元できるようにする．
- 運動を制限しないよう，骨盤帯を下部から保持し，腰椎部で支持面を保障する．
- 引き出してあげるべき姿勢・運動のビジョンをもってハンドリングする．
- ハンドリングは他動的にならないようにし，中枢部への適切な求心性刺激を作り出す．
- 実際に操作する皮膚や筋，骨，各関節，アライメントを考慮する．

いずれの場合も安全性に十分配慮し，児の状態をしっかり観察しながら，適切な感覚運動経験を促進します．

● 発達フォロー

低出生体重児に対する医療レベルの進歩に伴

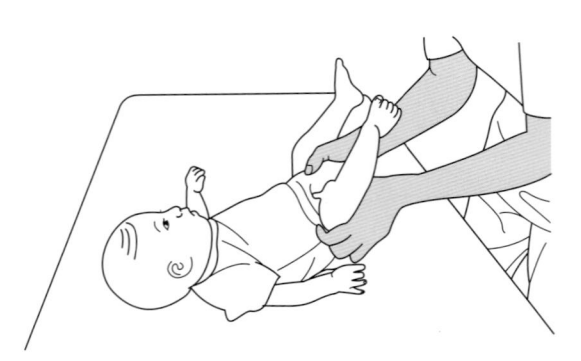

図14　背臥位でのハンドリング例
骨盤を前後傾することで，後頸部と脊柱を伸張し腹部の収縮を促進します．安易に体幹部を屈曲すると胸郭が縮まることになるため適切ではありません．児とアイコンタクトをとり，両上肢を近づけてくるかどうかを観察します．

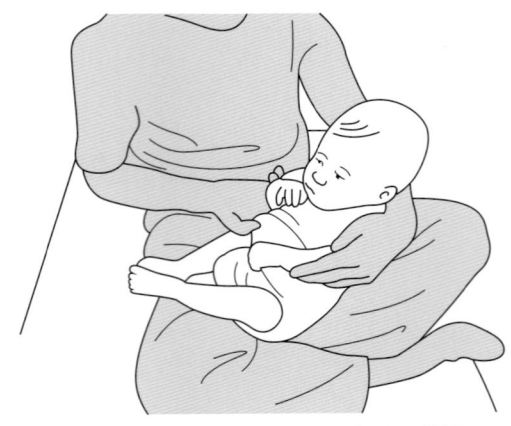

図15　セラピストの膝上でのハンドリング例
セラピストの膝上に乗せた乳児の坐骨に体重負荷させ，脊柱伸展を保持したうえで，頭部が正中位になるようにし，手を口にもってきたり，正中位方向への動きを促進します．

い，在胎週数22週の児も出生体重300g台の児も生存可能になっています．障害なき生存と生活の質の向上を目標にフォローアップを実施します．ハイリスク児にとって，NICU退院後のシステム的なフォローアップは不可欠です．

フォローアップの目的は，呼吸の問題や哺乳の困難性を有する児に対しては経過観察を実施すること，神経運動発達障害・遅滞を有する児に対しては，可能なかぎり早期に介入を開始するために発達経過を評価すること，そして保護者への援助をすることです．ハイリスク児は，満期産児と比較して，刺激に対して反応しやすく過敏であり，大人の介入に対しては反応が乏しく，睡眠や哺乳スケジュールにおいては不規則になりがちです．そのため，ハイリスク児の保護者や育児者はストレス状態に陥りやすい傾向があり，フォローアップを実施する際に考慮しなければなりません．また，満期産児に比べ早産児は神経発達障害のリスクを有する率が高く，とくに超低出生体重児では，脳性麻痺や精神発達遅滞，学習・行動面における問題を有する率が高いため，密接なフォローアップが必要です．NICUに入院中より医学的問題や発達障害のリスクが懸念される児に対し，退院後もPTはフォローアップチームの一員として，神経学的評価や運動発達，精神発達の評価を実施し，運動発達の促進とともに長期的展望をもって発達支援を実施する役割があります．

以下にNICUを退院した患児の発達フォローアップを実施する際の運動発達促進のハンドリング例を紹介します（図14～21）．

NICUやフォローアップチームで働くPTは，大きな責任とともに新生児学についての知識や児への治療テクニック，豊富な臨床経験が求められます．特殊な環境で育つ児と保護者に対して，早期から発達を支援し，療育の導入なども念頭において援助する必要があります．また親子間の絆を深め，育児の不安を和らげる役割も求められています．さらに医師，看護師，ケースワーカー，保健師など他職種とのチームワークも大切です．小児専門のPTがハイリスク児に対して長期にわたってかかわることにより，神経運動発達および行動や認知の発達も含んだ児の発達を援助することが可能であると思われます．

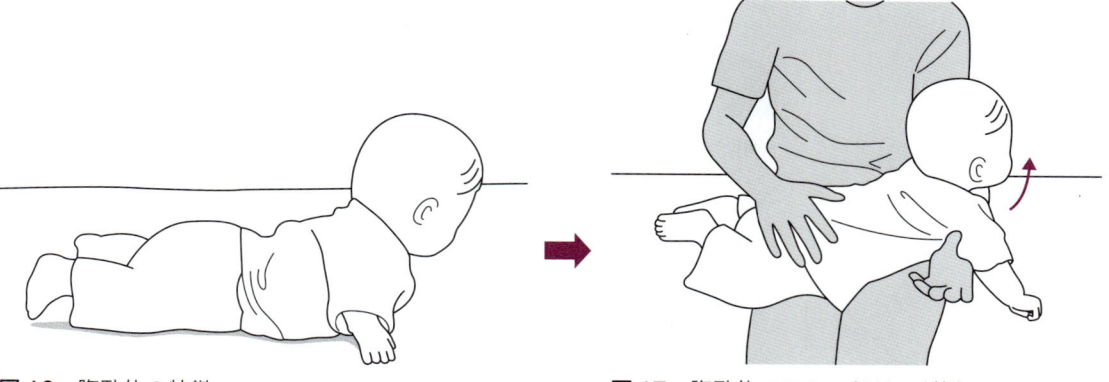

図16　腹臥位の特徴
両肩甲帯が後退し，上肢での支持が困難です．

図17　腹臥位でのハンドリング例
両肩甲帯が前方へ出るようにし，上肢で支持させます．股関節が屈曲しないよう骨盤から操作して体幹部の伸展を促すと同時に前方に玩具などを置き，児の頭部の挙上を誘導します．

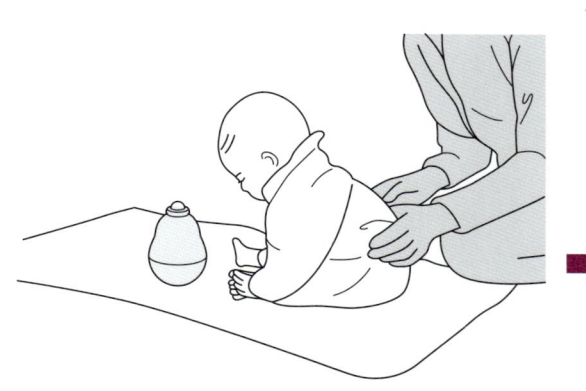

図18　座位の特徴
体幹部の安定性が欠如しているため，脊柱の伸展が困難であり，前方に倒れてしまいます．

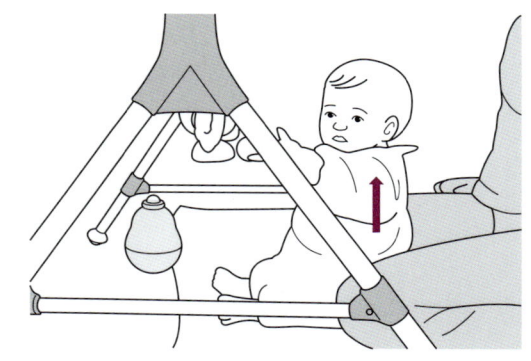

図19　座位でのかかわり方を母親にアドバイスします
骨盤を中間位にして母親の膝で挟み，安定させます．前上方へのリーチを誘導し，体幹部の抗重力伸展を促します．

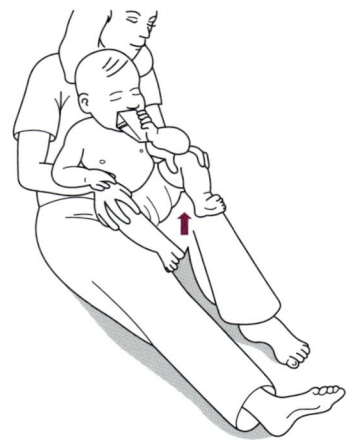

図20　座位でのハンドリング例
左右への体重移動と身体の回旋運動を促します．体重を移動させながら，右（左）手が左（右）膝に向かうよう誘導します．

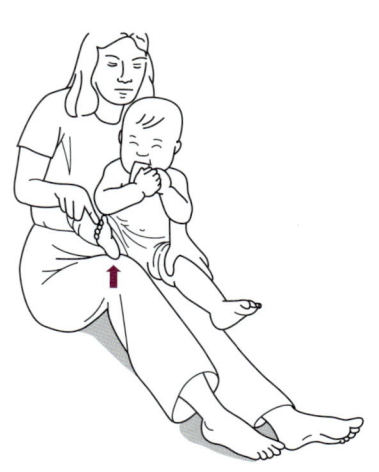

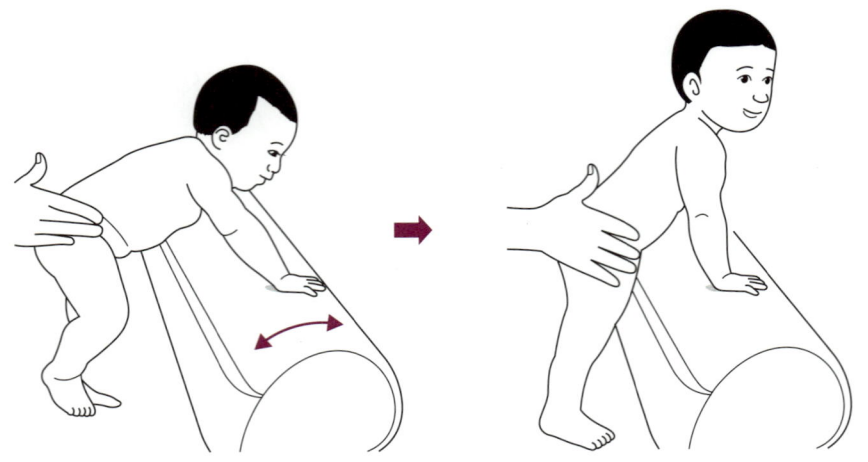

図21　運動性を伴った下肢への体重負荷
　骨盤から操作し，静止した高這い姿勢ではなく，骨盤と下肢の運動を伴いながら脊柱の伸展と上下肢での体重負荷を促します．運動の段階づけを経験させながら立位へ誘導します．

Topics トピックス

- 児の運動行動において，枕などを用いて背臥位での姿勢をサポートすることにより，運動行動の多様性を促進させることができます．とくに，軽度な神経学的障害を有する児においてその傾向がみられました（de Graaf-Peters, 2006）[33]．
- 早産児においてネスト（nest）を使用することで，児の屈曲姿勢や正中方向への運動を促進することができます（Ferrari, et al, 2007）[34]．
- 極低出生体重児のGMs（修正1カ月，3カ月時）と，磁気共鳴画像（magnetic resonance imaging：MRI）上で観察される白質の異常性とのあいだに有意な関連性がみられました（Spittle, 2008）[35]．
- 早産極低出生体重児は，満期産児と比較して有意に脳の容量の減少がみられました．このことは一般的な認知機能の障害と関連性があります（de Kieviet, 2012）[36]．

確認してみよう！

- 出生時体重が（ ① ）未満の新生児を低出生体重児といい，早産児とは（ ② ）未満の児を指します．
- 極低出生体重児や超低出生体重児は，（ ③ ）や（ ④ ），視覚障害や聴覚障害，認知障害を合併することもあります．
- ハイリスクに伴う代表的疾患には，（ ⑤ ）や（ ⑥ ）があります．
- 早産児は，全身の低緊張や重力の影響，また十分な屈筋緊張を有していないことにより，満期産児にみられるような（ ⑦ ）を保持することができないため，典型的弛緩性伸筋姿勢（ ⑧ ）をとる傾向があります．

解答

① 2,500 g　② 在胎 37 週　③ 脳性麻痺　④ 精神運動発達遅滞　⑤ 脳室周囲白質軟化症　⑥ 頭蓋内出血　⑦ 屈曲姿勢　⑧ 蛙様肢位

※③と④，⑤と⑥はそれぞれ順不同

（中野　尚子）

引用・参考文献

1) 平成 22 年人口動態統計：性・出生時の体重別にみた年次別出生数・百分率及び平均体重（男），（女），厚生労働省ホームページ，2010.
2) 藤村正哲（代表）：「周産期母子医療センターネットワーク」による医療の質の評価と，フォローアップ・介入による改善・向上に関する研究．総合研究報告書（平成 19～21 年度），2010，71-79.
3) 金澤忠博ほか：超低出生体重児の精神発達夜ごと評価．周産期医学 37(4)：485-487，2007.
4) 山下裕史朗：超低出生体重児と軽度発達障害．周産期医学 37(4)：489-491，2007.
5) 上谷良行：中・長期予後の変遷．周産期医学 42(5)：597-600，2012.
6) 仁志田博司：新生児学入門，第 4 版．医学書院，2012.
7) Papile LA, Burstein J, Burstein R, Koffler H：Incidence and evolution of subependymal and intraventricular hemorrhage：a study of infants with birth weights less than 1,500 gm. J Pediatr 92(4)：529-34. 1978.
8) 前川喜平：新生児の神経学的チェック法．南山堂，1986.
9) 前川喜平，小枝達也：写真でみる乳幼児健診の神経学的チェック法，改訂 8 版．南山堂，2012.
10) Dubowitz LMS et al：The neurological assessment of the preterm and fullterm newborn infant, 2nd ed. Clinics in Developmental Medicine. No. 148. MacKeith Press, London, 1999.
11) 烏山亜紀：Dubowitz 神経学的評価法．新生児理学療法，メディカルプレス，2008，115-134.
12) Prechtl HFR：Qualitative changes of spontaneous movement in fetus and preterm infants are a marker of neurological dysfunction. Early Human Development 23：151-158, 1990.
13) Prechtl HFR：State of the art of a new functional assessment of the young nervous 1997.
14) Ferrari F et al：Qualitative changes of general movements in preterm infants with brain lesions. Early Hum Dev 23：193-233, 1990.
15) Hadders-Algra M：General movements：A window for early identification of children at high risk for developmental disorders. J Pediatrics 145：S12-S18, 2004.
16) 中野尚子：脳性麻痺における機能予測の試み．理学療法 20(2)：259-264，2003.
17) 木原秀樹ほか：極低出生体重児の General Movements（GMs）評価と 3 歳時の発達予後の関係．日本周産期・新生児医学会雑誌 44(3)：684-688，2008.
18) BrazeltonTB, Nugent JK：Neonatal Behavioral Assessment Scale. 3rd ed. Cambridge. CDM. No. 137. Cambridge University Press. 1995.
19) 大城昌平：新生児行動評価（NBAS）．新生児理学療法，メディカルプレス，2008，144-157.
20) Als H：A Synactive Model of Neonatal Behavioral Organization：Framework for the Assessment of Neurobehavioral Development in the Premature Infant and for Support of Infants and Parents in the Neonatal Intensive Care Environment. Physical & Occupational Therapy in Pediatrics 6：3-53, 1986.
21) Sweeny JK, et al: Neonates and Parents：Neurodevelopmental Perspectives in the Neonatal Intensive Care Unit and Follow-Up. In：Umphred DA, ed. Neurological Rehabilitation. 6th Ed. Mosby, 2013.
22) Als H. Butler S, et al：The Assessment of Preterm Infants' Behavior（APIB）：furthering the understanding and measurement of neurodevelopmental competence in preterm and full-term infants. Ment Retard Dev Disabil Res Rev. 94-102, 2005.
23) Allen MC, Capute AJ：Tone and reflex development before term. Pediatrics 85：393-399, 1990.
24) Mercuri E, Guzzetta A, et al: Neurologic examination of preterm infants at term age：Comparison with term infants. J Pediatr 142：647-655. 2003.
25) Goldson E 著，山川 孔訳：未熟児をはぐくむディベロップメンタルケア．医学書院，2005.
26) Sweeney JK, Gutierrez T. Musculoskeletal implications of preterm infant positioning in the NICU. J of perinatal & neonatal nursing 16：58-70. 2002.
27) Georgieff MK, Bernbaum J, et al：Abnormal truncal muscle tone as a useful early marker for developmental delay in low birth weight infants. Pediatrics 77：659-663. 1986.
28) Georgieff MK, Bernbaum J: Abnormal shoulder girdle muscle tone in premature infants during their first 18 months of life. Pediatrics 77：664-669. 1986.
29) Pietz J, Peter J, et al：Physical growth and neurodevelopmental outcome of nonhandocapped low-risk children born preterm. Early Human Development 79：131-143. 2004.

30) Harrison H, Kositsky A：The Premature baby Book, A Parents Guide to Coping and Caring in the First Years, St. Martin's Griffin ; 1 edition, 1983.
31) 木原秀樹：新生児における呼吸理学療法―その有効性と注意点．新生児呼吸管理のすべて，メディカ出版，2006，45-78．
32) 田村正徳ほか：NICU における呼吸理学療法ガイドライン（第 2 報），日本未熟児新生児学会雑誌 22(1)：139-149，2010．
33) de Graaf-Peters V, De Groot-Hornstra A, et al：Specific postural support promotes variation in motor behaviour of infants with minor neurological dysfunction. Developmental Medicine & Child Neurology 48：966–972, 2006.
34) Ferrari F, Bertoncelli N, et al：Posture and movement in healthy preterm infants in supine position in and outside the nest. Arch Dis Child Fetal Neonatal Ed 92：386–390, 2007.
35) Spittle AJ, Brown NC, et al：Quality of General Movements Is Related to White Matter Pathology in Very Preterm Infants. Pediatrics 121：e1184-e1189, 2008.
36) de Kieviet JF, Zoetebier L, et al：Brain development of very preterm and very low-birthweight children in childhood and adolescence：a meta-analysis. Developmental Medicine & Child Neurology 54：313-23, 2012.
37) アトムメディカル株式会社：www.atomed.co.jp/product/cat_neonatology/detail/33
38) アトムメディカル株式会社：www.atomed.co.jp/product/cat_obstetrics/detail/5

第13章 発達障害

発達障害

エッセンス

- 発達障害は，従来，リハビリテーション医療のなかでは developmental disability の訳として使用されており，人生の早い段階（胎生期から18歳ごろまで）に受けた障害がその個人の一生涯にわたり，さまざまな能力に影響を及ぼす状態を指します．一方，発達障害という用語は精神医学的診断基準では developmental disorder の訳として使用されています．この場合，脳性麻痺や他の器質的疾患を基にした運動症状を主症状とした障害は含まれません．**発達障害者支援法**（2005年施行）の定義でも「発達障害とは**自閉症**，**アスペルガー症候群**その他の**広汎性発達障害**，**学習障害**，**注意欠陥・多動性障害**その他これに類する脳機能障害」とされています．発達障害は，自閉症の3主要症状（①他人との社会的関係の形成の困難さ，②言語の発達の遅れ，③興味や関心が狭く特定のものにこだわること）に代表されるように社会的適応能力の障害を中心に対応されてきました．しかし，「不器用」などの運動の障害も重要な障害です．自閉症やアスペルガー症候群では，筋緊張の低下とそれに伴う姿勢コントロールの低下や身体感覚の低下からくる粗大運動や巧緻動作が苦手です．また，多動性，衝動性，不注意を主要症状とする注意欠陥・多動性障害（AD/HD）でも運動することが一般的に苦手で，とくにボール運動のような目と手，目と足を使った協調運動が苦手です．学習障害（LD）の患児たちでは背景に，全身の低緊張や部分的な高緊張，ボディーイメージの未熟さや目と手の協調性の不十分などの感覚・知覚・認知の問題があるといわれています．このように，社会性の問題がクローズアップされがちな患児たちにも運動面の問題も多く，今後，理学療法士（physical therapist：PT）の対象として増加することが予想されます．

発達障害とは？

人間を生物学的見地からとらえると，環境とは関係なく一定の順序で発達します．すなわち，日本の児らも欧米の児らも，3〜4カ月で定頸し，6カ月前後で座位が可能になります．また，8カ月ぐらいでは人見知りをするようになり，母親をより特別な対象として認識するようになります．そして，1歳前後で歩き，2歳ごろには2語文を話すようになります．

このように，人間は運動的にも精神的にも安定した発達のプロセスに従っています．しかし，本来安定しているはずのプロセスがうまく進まない場合があります．脳性麻痺や筋・神経疾患のように運動発達がうまく進まない場合に「運動発達遅滞」という用語を用いてその症状を表現します．また，精神機能の発達がうまく進まない場合は医学的には「精神発達遅滞」という用語を用い，教育的や法制度的には「知的障害」という用語を用いています．これまで，PT は運動の遅れや問題を有した患児をおもに対象としてきましたが，精神機能や運動機能の発達の遅れに比べ，社会生活を営むうえで必要な能力に問題をもつ患児たちがここ20年あまりのあいだに注目を浴びるようになっています．いわゆる「発達障害」です．

この「発達障害」という用語はさまざまなところで用いられるようになってきていますが，その範囲については，世界保健機関（WHO）による「疾病及び関連保健問題の国際統計分類第10版（ICD-10）」と米国精神医学会による「精神疾患の分類と診断の手引（DSM）」の分類が代表的です．

ICD-10 では，心理的発達障害の下位グループに位置づけされており，特異的発達障害と広汎性発達障害とをあげていますが，知的障害は独立したグループとされ，注意欠陥・多動性障害（AD/HD）やトゥレット症候群は行動および情緒の障害の下位グループに位置づけられています．

また，DSM では第3版の改訂版（DSM-Ⅲ-R：1987年）で発達障害という用語が使用されました．しかし，1994年に改訂された DSM-Ⅳ ではグループ名としての「発達障害」の項目は消え，広汎性発達障害，学習障害などは「通常，幼児期，小児期または青年期に初めて診断される障害」の大項目のなかに割り振られており，個別の障害についてその特異性を追求することに重点がシフトした米国の小児精神医学の状況を反映しているのではないかと考えられています[1]．

日本では 2005（平成17）年に施行された発達障害者支援法で「発達障害」とは「自閉症，アスペルガー症候群その他の広汎性発達障害，学習障害，注意欠陥多動性障害その他これに類する脳機能障害であってその症状が通常低年齢において発現するもの」と定義しています（図1）[2]．また，男児に多くみられます．

発達障害の範囲とその特徴

発達障害の範囲に関しては，その領域により少々差がありますが，①認知の全般的遅れを示す精神遅滞と境界知能，②社会性の障害が主である広汎性発達障害，③いわゆる軽度発達障害（AD/HD, LD, DCD など），④そして虐待に基づく発達障害症候群の4つのグループに分類されます（表1）[3]．

このうち発達障害者支援法との関連から以下の4つについて説明します．

1. 広汎性発達障害
2. 注意欠陥・多動性障害
3. 学習障害
4. 発達性協調運動障害

広汎性発達障害

広汎性発達障害（pervasive developmental disorders：PDD）とは，広汎性という名前が示すように，特定の障害ではなく，言語，行動，社会性といった広い範囲で障害が示される1カテゴリーの総称です．具体的には，自閉症，アスペルガー症候群などが含まれます（表2）．

自閉症の定義として文部科学省は「自閉症とは，3歳くらいまでに現れ，①他人との社会的関

それぞれの障害の特性

自閉症
- 言葉の発達の遅れ
- コミュニケーションの障害
- 対人関係・社会性の障害
- パターン化した行動、こだわり

広汎性発達障害
- 知的な遅れを伴うこともあります

アスペルガー症候群
- 基本的に、言葉の発達の遅れはない
- コミュニケーションの障害
- 対人関係・社会性の障害
- パターン化した行動、興味・関心のかたより
- 不器用（言語発達に比べて）

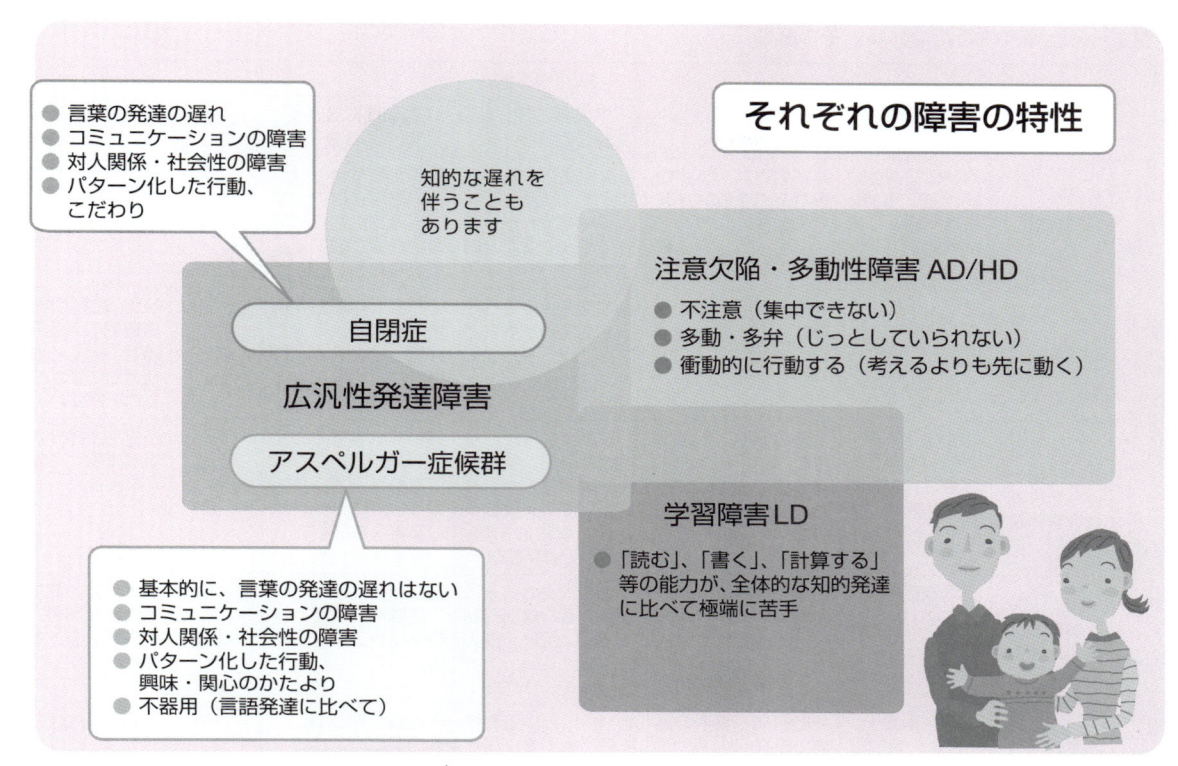

注意欠陥・多動性障害 AD/HD
- 不注意（集中できない）
- 多動・多弁（じっとしていられない）
- 衝動的に行動する（考えるよりも先に動く）

学習障害 LD
- 「読む」、「書く」、「計算する」等の能力が、全体的な知的発達に比べて極端に苦手

図1 発達障害の構成とそれぞれの特性[2]

係の形成の困難さ（他人に関心がない，視線を合わせられないなど），②言語の発達の遅れ（身振りやジェスチャー，表情による意思伝達が苦手なことも含み，コミュニケーションの障害が問題となります），③興味や関心が狭く特定のものにこだわる（同じ動作を繰り返したり，回転運動を好んだりします）ことを特徴とする行動の障害であり，中枢神経系に何らかの要因による機能不全があると推定される」としています．また，高機能自閉症については自閉症の定義に加え，「知的発達の遅れを伴わないものをいう」としており，臨床的には知能指数が70以上の場合に高機能自閉症としている場合が多いようです．そして，アスペルガー症候群は，「知的発達の遅れを伴わず，かつ，自閉症の特徴のうち，言語の発達の遅れを伴わないもの」としています（文部科学省ホームページ．http://www.mext.go.jp/a_menu/shotou/tokubetu/004/008/001.htm）．

● **PDDの運動特性**

3主要症状のほかに，聴覚，視覚，触覚などの感覚刺激に対する過敏または鈍感，粗大運動や微細運動の不得手，多動・不注意などの注意欠陥・多動性障害に類似の症状などがあります[4,5]．粗大運動が苦手な原因として，筋緊張の低下（とくに中枢部）とそれに伴う姿勢コントロールの低下も考えられています．また，人の動きを模倣することが苦手な場合も多いようです．健常児は模倣を通して学習しますが，PDD児は自分の体がどのようになっているか，どのように動いているかを知ることが苦手なために，模倣が苦手で，その結果，簡単な運動を企画する（迷路を通る，はしごの中を歩くなど）ことが苦手になります[20]．

アスペルガー症候群でも，その診断基準のなかに発達性協調運動障害が含まれているように運動面の問題があります．「手先の器用さ」「ボールスキル」「静的・動的バランス」のすべての運動領域で運動障害を示したという報告もあり[6]，「つまずきやすい」「筋緊張が低い」といった問題もみられます．とくに学齢期になると，道具を使用する機会がより増えたり，字をきれいに書くこと

表1 発達障害の新たな分類とその経過[3)]

	障害名	定義	臨床的経過 幼児期における臨床的特徴	臨床的経過 学童期における臨床的特徴	臨床的経過 青年期における臨床的特徴	頻度	併存症
第1グループ	精神遅滞	標準化された知能検査でIQ70未満,および適応障害	言葉の遅れ,歩行の遅れなど全般的な遅れの存在	学習が通常の教育では困難,学習の理解は不良であるが,感情発達は健常児と同じ	特別支援教育を受けない場合には学校での不適応,さらには被害念慮に展開することもある	1.1%	心因反応,被害念慮,うつ病など
第1グループ	境界知能	標準化された知能検査でIQ70以上85未満	若干の軽度の遅れの存在	小学校中学年ごろから学業成績が不良となる,ばらつきも大きい	それなりに適応する者が多いが,不適応が著しい場合は,不登校などの形をとることも多い	14%	軽度発達障害群,高機能広汎性発達障害にむしろ併存症として認められることが多い
第2グループ	知的障害を伴った広汎性発達障害	社会性,コミュニケーション,想像力の3領域の障害	言葉の遅れ,視線が合わない,親から平気で離れるなど	さまざまなこだわり行動の存在,学校の枠の理解が不十分なため,特別支援教育以外に教育は困難,親子の愛着が進む	適応的な者はきちんとした枠組みのなかであれば安定,一方激しいパニックを生じる場合もある	0.6%	多動性行動障害,感情障害,てんかんなど
第2グループ	高機能広汎性発達障害	上記の障害をもちIQ70以上	言葉の遅れ,親子の愛着行動の遅れ,集団行動が苦手	社会的状況の読み取りが苦手,集団行動の著しい困難,友人を作りにくい,ファンタジーへの没頭	孤立傾向,限定された趣味への没頭,得手不得手の著しい格差	1.5%	学習障害,発達性協調運動障害,多動,不登校,感情障害など
第3グループ	注意欠陥・多動性障害（AD/HD）	多動,衝動性,不注意の特徴および適応障害	多動傾向,若干の言葉の遅れ	低学年における着席困難,衝動的行動,学習の遅れ,忘れ物など不注意による行動	不注意,抑うつ,自信の欠如,ときに非行	3～6%	反抗挑戦性障害,抑うつ,非行など
第3グループ	学習障害（LD）	知的能力に比し,学力が著しく低く,通常の学習では成果が上がらない	若干の言葉の遅れを呈する者が多い	学習での苦手さが目立つようになる	純粋な学習障害の場合は,ハンディをもちつつ社会的適応は良好な者が多い	3%	学習障害自体がさまざまな発達障害に併存して生じることが多い
第3グループ	発達性協調運動障害（DCD）	極端な不器用	不器用,他の障害に併発する者が多い	小学校高学年には生活の支障となるような不器用は改善	不器用ではあるがそれなりになんとかなる	？？	他の軽度発達障害との併存が多い
第4グループ	子ども虐待	子どもに身体的,心理的,性的加害を行う,子どもに必要な世話を行わない	愛着の未形成,発育不良,多動傾向	多動性の行動障害,徐々に解離症状が発現	解離性障害およびうつ病,最終的には複雑性PTSDへ移行	2%	とくに高機能広汎性発達障害は虐待の高いリスク,最も多い併存は反応性愛着障害と解離性障害

表2 PDDの下位分類

DSM-Ⅳ-TR		ICD-10	
299.00	自閉性障害	F84.0	自閉症
299.80	特定不能の広汎性発達障害（非定型自閉症を含む）	F84.1	非定型自閉症
299.80	レット症候群	F84.2	レット症候群
299.10	小児期崩壊性障害	F84.3	その他の小児（児童）期崩壊性障害
		F84.4	知的障害（精神遅滞）と常同運動に関連した過動性障害
299.80	アスペルガー症候群	F84.5	アスペルガー症候群
		F84.8	その他の広汎性発達障害
		F84.9	広汎性発達障害,特定不能のもの

を要求されたりするため，成功体験が減少してきます．成功体験を増やすことを目的とした課題の提供が大切になります[7]．

● PDDと原因

最近は自閉症に対する関心も高まり，背景にある脳の機能的・器質的障害に対する研究も多様な面から進められていますが，まだまだ未知のことが多い段階です．

● 遺伝

自閉症の同胞例・家族例の頻度が一般人口の頻度に比べて高いこと，および一卵性双生児では自閉症の一致率が60～90％であるのに対し，二卵性双生児では0～数％という遺伝子研究の結果から，自閉症の原因として遺伝が関与していることは確実視されていますが，一致率が100％でないことから環境の要因も関与しているとも考えられています[2]．

● 脳容積

自閉症では，大脳の容積が健常児と比べ大きく，それに比例して小脳や海馬や扁桃体の容積も拡大しているという報告がある反面，大脳全体の灰白質の容積が減少しており，同時に脳周囲の脳脊髄液の容積が増大していたとする報告もあります．また，灰白質と白質の容積において自閉症では表面の放射状白質の容積が大きく，前頭葉の白質が大きいとする報告もあります．白質では表面と内部ではミエリン化の時期が表面のほうが遅く，理由は不明ですが，発達過程で何らかの変化が起こっているようです[8]．

注意欠陥・多動性障害

注意欠陥・多動性障害（Attention-Deficit/Hyperactivity Disorder：AD/HD）とは，「年齢あるいは発達に不釣り合いな注意力，及び／又は衝動性，多動性を特徴とする行動の障害で，社会的な活動や学業の機能に支障をきたすものである．また，7歳以前に現れ，その状態が継続し，中枢神経系に何らかの要因による機能不全があると推定される」（文部科学省ホームページ．http://www.mext.go.jp/a_menu/shotou/tokubetu/ 004/008/001.htm）と定義されます．DSM-IV-TRの診断基準を表に示します（表4）[10]．この診断基準からもわかるように，集団生活での不適応が問題となりやすい症状が多く，幼児期から学童期と集団での協調性が求められるようになってくると，「落ち着きがない」「ルールに従わない」「着席して人の話が聞けない」「忘れ物が多い」などから教員や保護者から叱責を受けることが多くなります．また，その衝動性や多動傾

表3　自閉症脳のMRIで異常がみられた部位[9]

大脳半球	対象者の約1/3に容積増大 前頭葉容積減少，尾状核容積増加，帯状回容積減少 上側頭回容積減少，扁桃体・海馬容積減少 半球左右差の減少・逆転 脳梁狭小化 側脳室・第3脳室拡大
小脳	半球・虫部の形成異常
脳幹	中脳・橋・延髄の低形成

Topics トピックス

社会性脳

人は社会生活を送るうえで，人とのかかわりが必要です．その社会生活に必要な脳の働きを社会性脳といいます．顔から人を判別したり，表情から感情を読み取ったり，状況から相手の気持ちを推察するために必要な脳の働きで，扁桃体・帯状回を含む辺縁系，前頭前野眼窩皮質，上側頭回・頭溝などを含みます[2]．他人に関心がない，視線を合わせられないなど表情認知や顔認知に障害がある自閉症では，顔認知にかかわる紡錘回，表情認知にかかわる扁桃体，視線の動きや体の動きから行動を推測する上側頭溝などの障害が推察されています[3]（表3）[9]．

表4 AD/HD の診断基準（文献 10 を一部改変）

A．（1）か（2）のどちらか：
（1）以下の不注意の症状のうち 6 つ（またはそれ以上）が少なくとも 6 カ月間持続したことがあり，その程度は不適応的で，発達の水準に相応しないもの．
　＜不注意＞
　（a）学業，仕事，またはその他の活動において，しばしば綿密に注意することができない，または不注意な間違いをする．
　（b）課題または遊びの活動で注意を集中し続けることがしばしば困難である．
　（c）直接話しかけられたときにしばしば聞いていないようにみえる．
　（d）しばしば指示に従わず，学業，用事，または職場での義務をやり遂げることができない（反抗的な行動，または指示を理解できないためではなく）．
　（e）課題や活動を順序立てることがしばしば困難である．
　（f）（学業や宿題のような）精神的努力の持続を要する課題に従事することをしばしば避ける，嫌う，またはいやいや行う．
　（g）課題や活動に必要なもの（例：玩具，学校の宿題，鉛筆，本または道具）をしばしばなくしてしまう．
　（h）しばしば外からの刺激によってすぐ気が散ってしまう．
　（i）しばしば日々の活動で忘れっぽい．
（2）以下の多動性・衝動性の症状のうち 6 つ（またはそれ以上）が少なくとも 6 カ月間持続したことがあり，その程度は不適応的で，発達水準に相応しない：
　＜多動性＞
　（a）しばしば手足をそわそわと動かし，または椅子の上でもじもじする．
　（b）しばしば教室や，その他，座っていることを要求される状況で席を離れる．
　（c）しばしば，不適切な状況で，余計に走り回ったり高いところへ上ったりする（青年または成人では落ち着かない感じの自覚のみに限られるかもしれない）．
　（d）しばしば静かに遊んだり余暇活動につくことができない．
　（e）しばしば"じっとしていない"，またはまるで"エンジンで動かされているように"行動する．
　（f）しばしばしゃべりすぎる．
　＜衝動性＞
　（g）しばしば質問が終わる前に出し抜けに答えてしまう．
　（h）しばしば順番を待つことが困難である．
　（i）しばしば人の話をさえぎったり割り込んだりする（会話やゲームに干渉する）．

混合型：過去 6 カ月間 A1 と A2 の基準をともに満たしている場合
不注意優勢型：過去 6 カ月間基準 A1 を満たすが基準 A2 を満たさない場合
多動性・衝動性優勢型：過去 6 カ月間基準 A2 を満たすが基準 A1 を満たさない場合

向から友人ともトラブルを起こすことが多く，孤立してしまう傾向があります．
　AD/HD の中心症状は**多動性，衝動性，不注意**ですが，3 つの症状をすべてを示す場合もあれば，「不注意」が優勢である場合，「多動性・衝動性」が優勢である場合があり，DSM-IV では混合型（3 つの症状を示す場合），不注意優勢型（不注意の基準を満たすが，多動性・衝動性の基準を満たさない場合），多動性・衝動性優勢型（多動性・衝動性の基準を満たすが不注意の基準を満たさない場合）の 3 つに分類されます．

● AD/HD の運動特性
　AD/HD 児は不器用さやバランスの悪さなど発達性協調運動障害を認めることがあり，運動することが一般的に苦手で，とくにボール運動のような，目と手，目と足を使った協調運動は健常児の平均以下であることが臨床で観察されます．また，事前に障害物を認知し，接触を回避する能力において健常児に比べ劣っていることもあります[11, 12]．これは，身体と空間の関係について身体のイメージを形成する能力が劣っていると想像できる結果です．

● AD/HD の原因
1）脳機能

「不注意」症状に関しては，前頭葉や線条体が関与していると考えられています．前頭葉にはワーキングメモリーがあり，物事を順序立てて行ったり，あるいは同時並行で仕事を処理するときに働きます．AD/HD の注意欠陥症状の診断基準に書かれている不注意の項目については，ワーキングメモリーの機能障害で説明できます．

また，多動性・衝動性に関しては，情動の中枢である扁桃体や海馬を含む辺縁系の関与が考えられています[8]．

学習障害

学習障害（Learning Disabilities：LD）とは，学力や行動面にみられる学習のつまずきや学びにくさの原因となる，発達の部分的遅れや偏りをもつ状態のことをいいます[2]．DSM-IVでは，LDは①読みの障害，②書くことの障害，③算数障害の3つからなる障害と定義されていますが，文部科学省の定義では「学習障害とは，基本的には全般的な知的発達に遅れはないが，聞く，話す，読む，書く，計算する，または推論する能力のうち特定のものの習得と使用に著しい困難を示すさまざまな状態を指すものである．学習障害は，その原因として，中枢神経系に何らかの障害があると推定されるが，視覚障害，聴覚障害，知的障害，情緒障害などの障害や，環境的な要因が直接の原因となるものではない」（文部科学省ホームページ．http://www.mext.go.jp/a_menu/shotou/tokubetu/004/008/001.htm）となっており，話す，聞く，推論する能力がDSM-IVに比べ多く，また，行動面での学習も含め，広く解釈されているようです．

● LD 児の運動特性

LD 児の約半数に運動面の不器用さが認められ，具体的には，鉄棒やマット運動に代表される器械運動やボール運動が不器用です．また，手先の不器用さがあると同時に人物画を描くことが苦手なことから身体意識の問題があり，縄跳びが苦手なことから，全身の協応性を要する課題が困難です[11]．また，健常児に比べバランス能力も劣ります[13]．LD 児・AD/HD 児は粗大協調運動と微細運動の両面の障害を併せもち，具体的には①バランス能力，②リズムおよびタイミング，③瞬発力および俊敏性，④動作の変換力，⑤スピードおよび強さの調整，⑥距離感および方向性の把握，⑦動作模倣，⑧指先の運動や眼球運動などの細かい運動，⑨道具の操作性などがあり，その背景に全身の低緊張や部分的な高緊張，ボディーイメージの未熟さや目と手の協調不十分などの感覚・知覚・認知の問題，コミュニケーション障害，知的障害，そして経験不足などがあります[14]．

Topics トピックス

AD/HDとドパミン

ドパミンは，快の感情，意欲，学習そして目的をもった行動などにかかわる神経伝達物質ですが，1970年代に多動を呈する児の脳髄液中のドパミンが減少しているという報告があり，ドパミンの不足状態と多動との関連が示唆されました．その後，健常児では興奮に作用するメチルフェニデートがAD/HDの多動性・衝動性を抑制する治療薬として使用されるようになりました．

シナプスには，神経伝達物質を放出する前シナプスと受け取る側の後シナプスがありますが，前シナプス側にも，放出した神経伝達物質を再回収するトランスポーターが存在します．メチルフェニデートには，このドパミントランスポーターを抑制する働きがあります．そのことから，AD/HDでは，ドパミントランスポーターが何らかの理由で機能亢進状態にあり，十分にドパミンが伝達されないことにより，多動や不注意などが生じているのではないかと考えられています．

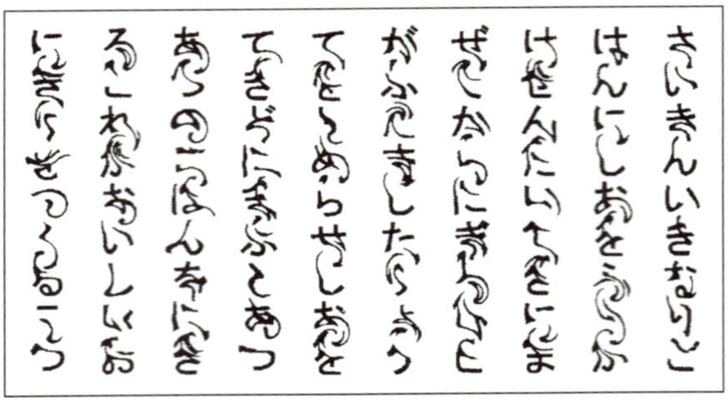

図2 ディスレクシアの人の見え方の一例[16]
文字が重なったり，ぼやけたり，二重になったり，と人によってさまざまです．

● LDの原因

LDでは，これまで脳機能の研究についてはディスクレシア※に関するものが多くなっています．脳容積では，左下頭頂小葉，左中側頭回，左下前頭回，小脳半球などに異常が認められています．また，脳画像の研究では，音韻処理にかかわる左頭頂側頭部（縁上回・下頭頂小葉）や単語形態認識にかかわる左下後頭側頭回などの活動の低下が認められています[15]．

> ※ディスレクシア（dyslexia）とは
> 知的には問題がないのに，「読む」ことや「書く」ことが苦手な人のことをいいます．実際には「勝手読みや飛ばし読みが多い」「読むことに時間がかかる」などです．また，読むことが苦手な場合，書くことはより難しくなります（図2）[16]．

発達性協調運動障害

米国精神医学会は，明らかな身体障害や経験不足などの諸要因を除いてもなお動作の不器用さを呈している患児に対して，その症状を**発達性協調運動障害**（developmental coordination disorder：DCD）と分類しました．その診断基準（表5）[10]からもわかるように，脳性麻痺や筋ジストロフィーなどの一般身体疾患や広汎性発達障害などによる運動協調障害がないにもかかわらず，運動の協調性が必要とされる日常の活動がその患児の生活年齢や知能から期待されるものより不器用であり，学業成績や日常の活動を著名に妨

表5　DCDの診断基準[10]

A. 発達の協調が必要な日常における行為が，その人の生活年齢や測定された知能に応じて期待されるものより十分にへたである．これは，運動発達の里程標の著明な遅れ（例：歩くこと，這うこと，座ること），物を落とすこと，"不器用"，スポーツがへた，書字がへた，などで明らかになるかもしれない．

B. 基準Aの障害が学業成績や日常の活動を著明に妨害している．

C. この障害は一般身体疾患（例：脳性麻痺，片麻痺，筋ジストロフィー）によるものではなく，広汎性発達障害の基準を満たすものでもない．

D. 精神発達遅滞が存在する場合，運動の困難は通常それに伴うものより過剰である．

害している状態を指します．また，ICD-10では，「運動機能の特異的発達障害」として分類しており，主要な徴候として，全体的知能の遅れや先天的あるいは後天的神経障害によっては説明できない，協調運動の発達の重篤な機能障害とし，通常，視空間-認知課題での遂行の障害とある程度関係するとしています．なお，日本では特別には定義されていません．

● DCD児の運動特性

いわゆる不器用な児としてとらえられてきており，粗大・微細両運動において遅れがみられます．幼児では，歩き方がぎこちなく，走る，跳ぶ，階段昇降などを覚えるのが遅い．靴ひもを結ぶこと，ボタンの掛け外し，キャッチボールの習得に困難をきたしやすい．また，小児では，物を落としたり，つまずいたり，障害物にぶつかったりする場面がみられ，書字がへたな傾向がみられます．また，失行，姿勢保持の障害，ごく軽度の筋力低下，身体図式の障害，視知覚障害，眼球運動失行が臨床的にみられるとする報告もあります[17]．

教育現場では，学年が上がるにつれ，ボールゲーム，鉄棒，マット運動が苦手という問題が顕在化すると永松らは述べています[18]．

もし，運動面の困難に気づかず，支援が遅れてしまうと，コミュニケーションや情緒，行動上の問題など日常生活全般に影響してしまうため，自

低緊張への介入

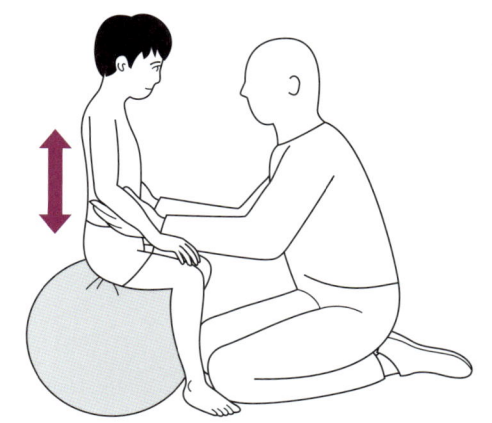

図3 バランスボールによる体幹低緊張に対するアプローチ（文献7を一部改変）
上下方向の刺激により体幹部の抗重力活動を促通します．

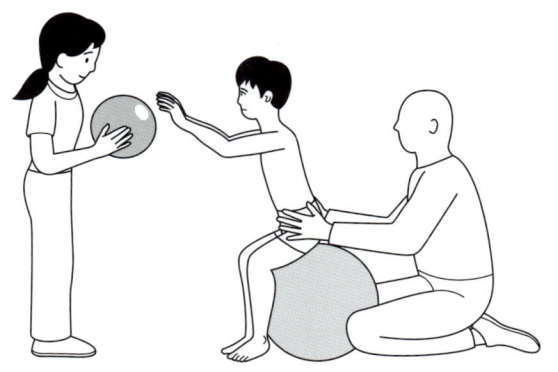

図4 下肢支持による骨盤帯支持性向上に対するアプローチ[7]

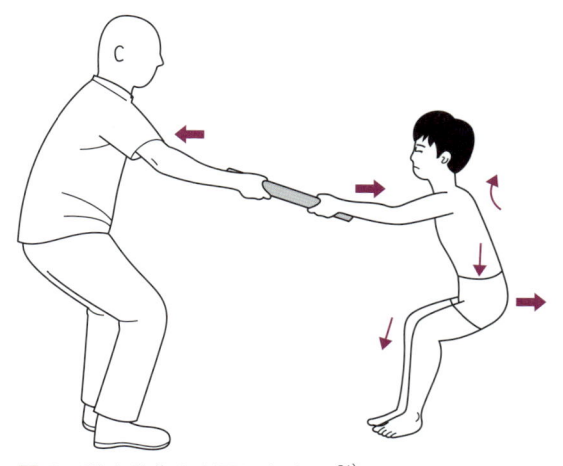

図5 引く動作を利用した介入[21]
引く動作から背筋の伸展活動，下肢の伸展活動へ運動連鎖が期待されます．また，引くだけでなく，押すことにより刺激を変換でき，より中枢部の安定性の向上が期待されます．

信をなくし自己イメージや自尊心の低下をもたらしてしまいます．また，失敗体験が多いため，消極的な態度になり，運動面の困難さは周りから理解されにくいことから，本人にはかなりのストレスになっていることが多いようです．そして，からかいやいじめの対象ともなることがあるため，早期発見，早期支援が大切になります[19]．

● DCDの原因

DCDと脳機能との関連についてはまだ結論がでていませんが，運動イメージの生成過程と関連がある，左中心後回や左後頭頭頂葉の機能低下や前頭前野-基底核-小脳新皮質系の機能障害があるのではないかと考えられています．

● 発達障害における運動障害とその対応

これまで，発達障害児に対してはその社会性の問題から，学校，社会へ適応することを目的に言語聴覚士や作業療法士がおもに対応してきました．それぞれの発達障害では程度の差こそあれ，粗大運動や巧緻動作が苦手で，その背景には，筋緊張の低下とそれに伴う姿勢コントロールの低下，身体感覚の認知の問題，目と手や目と足といった視覚と運動の協調性の低下，そしてバランスの低下といった要因があるようです．筋緊張の低下ではおもに末梢より中枢部の筋緊張の低下が問題となることが多く，体幹部や中枢部の緊張を上げるような取り組みが必要になります（図3～5）[7,21]．また，模倣動作が苦手であったり，運動の企画が苦手であることの原因として考えられる身体感覚の低下に対しては，空間での身体意識を高めたり（図6～8）[7,20]，さまざまな感覚体験を取り入れます（図9, 10）．視覚－運動協調性に関しては，ボール蹴りやボール投げに代表されるような取り組み（図11）[20]や，リーチや体幹部の回旋，伸展運動を複合させたアプローチも有

身体感覚の低下への介入

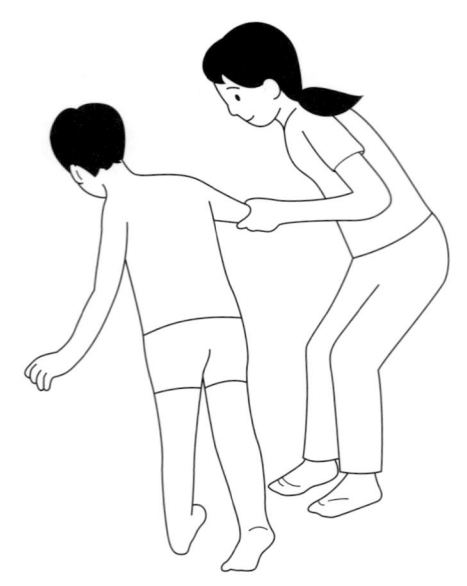

a）セラピストは，患児を 2～3 回ゆっくり振り回し患児の手をはなす．

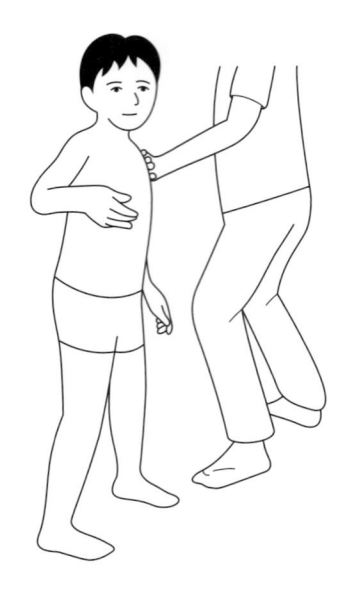

b）患児が彫像の姿勢を維持しているあいだ，セラピストは同時収縮や姿勢調整を促すために強弱をつけて患児を押す．

図6 動かないでじっとする遊び[20]
遊び感覚でセラピストが押したり引いたりしてもじっとしているようにします．身体の同時収縮の向上が期待できるとともに，空間での身体の認識を高めることが期待できます．

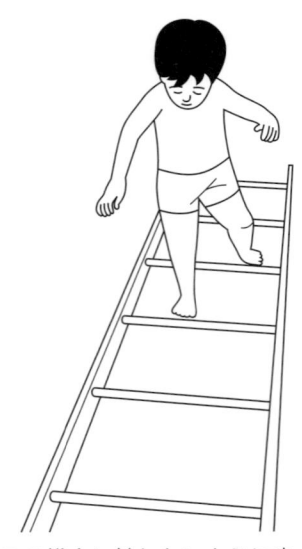

図7 はしごの横木に触れないように歩く[20]
横木に触れないようにするために，空間での身体の認識の向上が期待できます．また，目と足の協調性の向上や運動の企画の向上も期待できます．

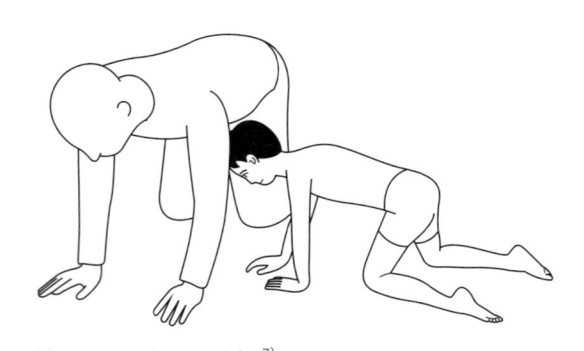

図8 トンネルくぐり[7]
多様な姿勢を経験することで，身体イメージの向上を期待します．

身体感覚の低下への介入

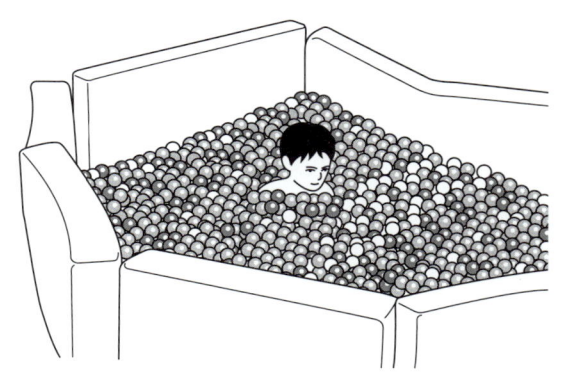

図9 ボールプールの中で身体図式・身体イメージを育てる
全身から得られる触覚フィードバックを通じて，身体図式・身体イメージを高めることを目的とします．

効です（**図12**)[20]．バランスの低下に対してはスイングを使用したダイナミックな活動（**図13**）やバランスボールに座らせながら机上作業を行うことも有効です（**図14**)[7]．

　一般的な対応について代表的なものを提示しましたが，実際には個人によって，困っている運動の問題はさまざまです．問診などから正確に問題点をとらえ，個別に対応することが基本になります．

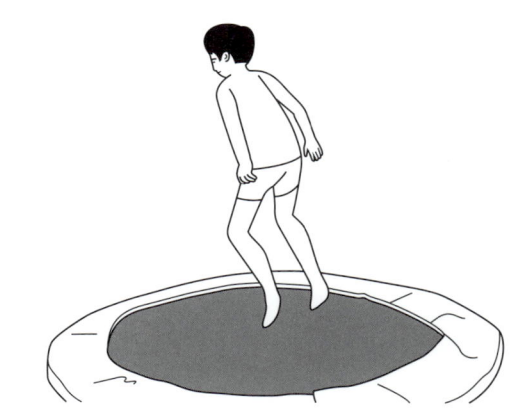

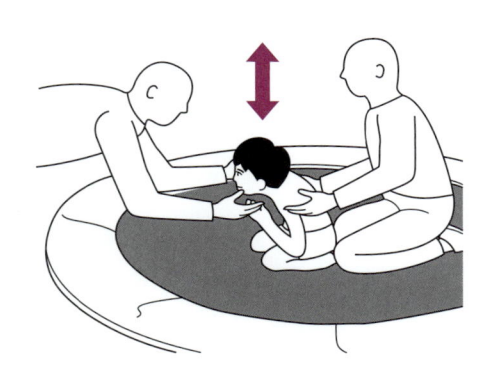

図10 トランポリン
前庭系や固有感覚を刺激することを目的としています．ゆっくりとした上下動は循環器系に効果的な影響を及ぼします[11]．

視覚と運動の協調性の低下に対する介入

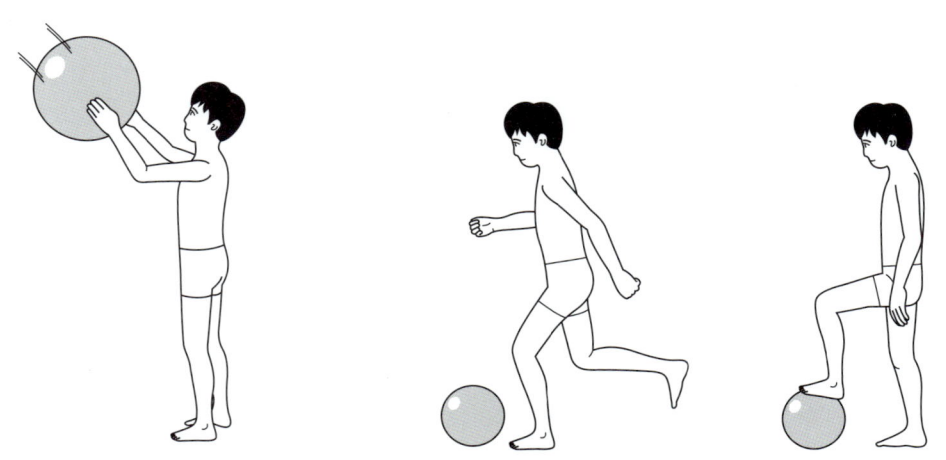

図11 キャッチボールやドリブルで視覚と運動の協調性の向上を目的とします[20]．

視覚とリーチの協調性への介入

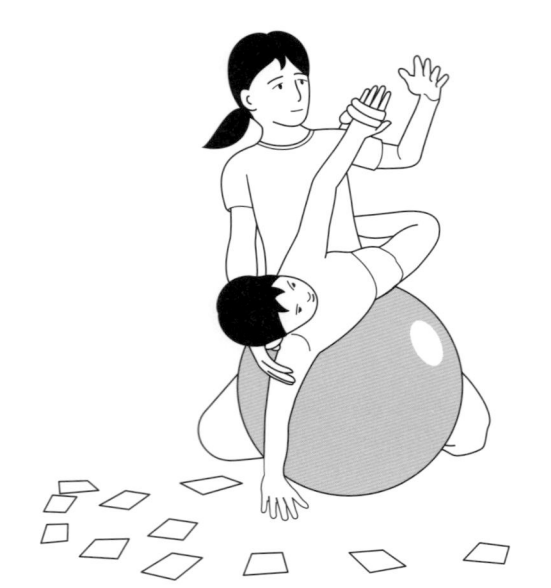

図12 視覚とリーチの協調性の向上が期待できます[20]
課題によっては体幹部の回旋と伸展の向上も期待できます．

バランスの低下に対する介入

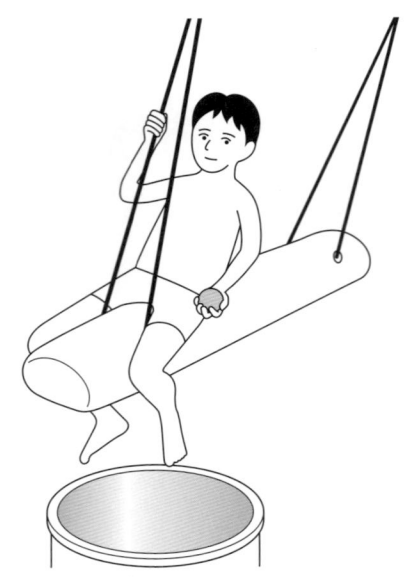

図13 またがり型スイングに乗ってボール入れ
姿勢障害のレベルに合わせ，姿勢やスイングの程度，また，課題を選択し，患児に適切な姿勢反応を引き出します．

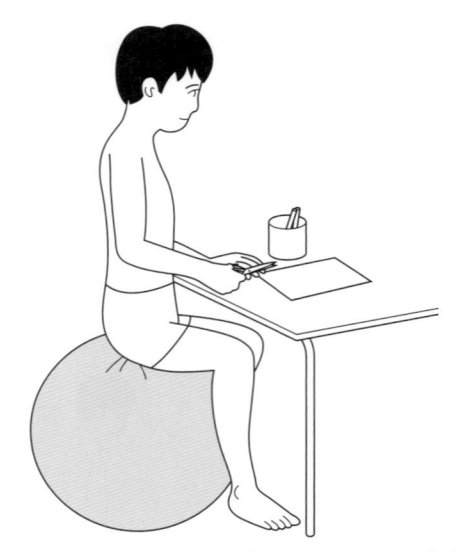

図14 バランスボールに座りながらの机上作業[7]

Topics トピックス

- 発達障害の診断の基準としては，世界保健機構（WHO）による国際疾病分類（ICD）と米国精神医学会による精神疾患の診断テキスト（DSM）の2つがあります．ICDは疾患全般を対象としていますが，DSMは精神疾患のみを対象としています．したがって，行政などはICDを使用することが多くなります．ただ，病院で診断する場合には両方を使用しています．
- DSM－ⅣやICD10では「広汎性発達障害」の下位分類として「自閉症」，「アスペルガー症候群」や特定不能の「広汎性発達障害」などがありましたが，2013年のDSM－Ⅴ，2018年のICD11では，広汎性発達障害という用語や自閉症，アスペルガー症候群などの下位分類が廃止され，「自閉スペクトラム症」にまとめられました．
- 同時に診断の要件についても，①複数の状況下で社会的コミュニケーションの障害がある，②2つ以上の限局された反復的な行動がある（情動的，反復的な身体の運動や会話，固執やこだわり，極めて限定され執着する興味，感覚刺激に対する過敏さまたは鈍感さ等），③発達早期から出現した症状が現在の社会的，職業的などの領域に障害を引き起こしている．④障害が知的能力障害または全般的発達遅延ではうまく説明できないとなっています．なお，これまで，自閉症の特徴であった3つの特性（対人交流障害，社会的コミュニケーション障害，限局された反復的な行動（こだわり））のうち，対人交流障害とコミュニケーション障害を一くくりにして，社会的コミュニケーションの障害としています．

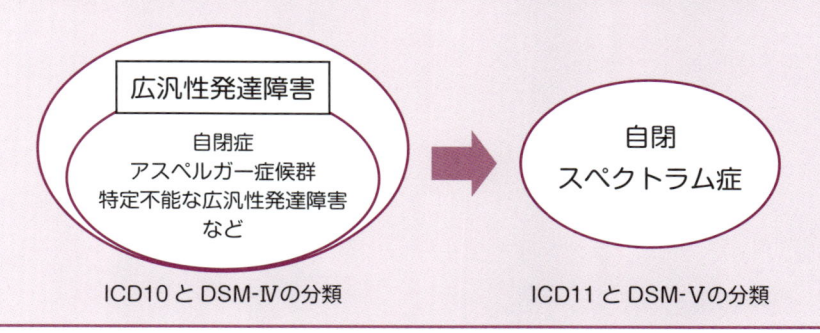

広汎性発達障害
自閉症
アスペルガー症候群
特定不能な広汎性発達障害
など

ICD10とDSM-Ⅳの分類 → 自閉スペクトラム症　ICD11とDSM-Ⅴの分類

先輩からのアドバイス

発達障害は，社会的適応障害が固定される前にできるだけ早期から介入することが望ましいのですが，実際は集団生活に参加するようになって気づくことがまだまだ多いようです．健常児は，遊びのなかで社会生活を学習し，同時に粗大運動や巧緻動作スキルを学習します．

走る，止まる，蹴る，投げるなどの粗大運動が健常児たちと同じように同じスピードでできることは，児の社会での孤立を予防できることにもつながるといっても過言ではありません．ただ，自閉症であればコミュニケーション障害，AD/HDでは衝動性や不注意などが主症状として表れているため，その対応に苦慮することも多いと思います．以下に，参考になる図書を記していますので，一読をお勧めします．

『知りたかった！PT・OTのための発達障害ガイド』（新田　收ほか編　金原出版）
『LD児・ADHD児が蘇る身体運動』（小林芳文著　大修館書店）
『自閉症スペクトラムの子どもへの感覚・運動アプローチ入門』（岩永竜一郎著　東京書籍）
『気になる子どものできた！が増える　体の動き指導アラカルト』（笹田　哲著　中央法規出版）

> **確認してみよう！**
>
> ・発達障害支援法による発達障害とは，（ ① ）（ ② ）（ ③ ），その他これに類する脳機能障害とされています．広汎性発達障害には自閉症，（ ④ ）を含みます．自閉症の3主要症状は（ ⑤ ）（ ⑥ ）（ ⑦ ）で，手先の不器用や運動障害も問題となります．
> ・注意欠陥・多動性障害とは，年齢あるいは発達した不釣り合いな（ ⑧ ）（ ⑨ ）（ ⑩ ）を特徴にする行動の障害です．
> ・学習障害は，（ ⑪ ）（ ⑫ ）（ ⑬ ）の障害が主ですが，話すことや聞くこと，推論することにも障害がみられます．

解答

①広汎性発達障害　②注意欠陥・多動性障害　③学習障害　④アスペルガー症候群　⑤他人との社会的関係の形成の困難さ　⑥言語の発達の遅れ　⑦興味や関心が狭く特定のものにこだわる　⑧不注意　⑨衝動性　⑩多動性　⑪読むこと　⑫書くこと　⑬算数
　※①～③，⑤～⑦，⑧～⑩，⑪～⑬はそれぞれ順不同

（成瀬　進）

引用・参考文献

1) 太田昌孝（編）：発達障害．日本評論社，2006．
2) 厚生労働省リーフレット「発達障害を理解するために」2010.1月発行．
3) 杉山登志郎：発達障害の子どもたち．講談社現代新書，2007．
4) 金重紅美子ほか：広汎性発達障害の診断・評価について．Pharma Medica 30(4)9-13，2012．
5) 髙橋 智ほか：アスペルガー症候群・高機能自閉症における「感覚過敏・鈍麻」の実態と支援に関する研究―本人へのニーズ調査から―．東京学芸大紀要　総合教育家系 59：287-310，2008．
6) 花井忠征：アスペルガー症候群児の発達性協調運動障害の検討．現代教育紀要 1：81-90，2009．
7) 新田 收ほか：知りたかった！PT・OTのための発達障害ガイド．金原出版，2012．
8) 榊原洋一：脳科学と発達障害．中央法規，2009．
9) 橋本俊顕ほか：発達障害．小児科診療 66(1)：79-85，2003．
10) 髙橋三郎ほか訳：DSM-Ⅳ-TR 精神疾患の分類と診断の手引　新訂版．医学書院，2010．
11) 小林芳文：LD児・ADHD児が蘇る身体運動．大修館書店，2007．
12) 島谷康司ほか：障害物回避の見積もり能力に関する発達障害児と健常児の比較．理学療法科学 26(1)：105-109，2011．
13) 香野 毅：発達障害児の姿勢や身体の動きに関する研究動向．特殊教育学研究 48(1)：43-53，2010．
14) 楠 孝文ほか：最近の学習障害児・注意欠陥多動性障害児の理学療法．理学療法 28(10)：1251-1259，2011．
15) 関 あゆみ：読字障害の脳病変研究の現状．小児科診療 61(12)：2569-2574，2008．
16) 品川由香：怠けてなんかいない！ディスレクシア読む・書く・記憶するのが困難なLDの子どもたち．岩崎書店，2003．
17) 川崎千里：運動機能の障害―「不器用」の評価と対応―．小児の精神と神経 39：33-39，1999．
18) 永松裕希ほか：学校の中の発達性協調運動障害について―視覚効果から見た読みの問題―．The Annual Report of Educational Psychology in Japan 43：166-175，2004．
19) 知的障害児における発達性協調運動障害の研究―運動発達チェックリストを用いたアセスメント―．こども教育宝仙大学紀要 3：45-54，2012．
20) 髙橋智宏監訳：神経発達学的治療と感覚統合理論．協同医書出版社，2001．
21) 嶋田智明編：運動連鎖～リンクする身体．文光堂，2011．

第14章 小児理学療法の特殊性

小児理学療法の特殊性

エッセンス

- 小児理学療法は，基本的に出生時もしくは発達段階の初期から障害を有することとなった患児への理学療法（physical therapy）です．成人に対する理学療法と似ているところもあれば，小児特有の考え方が必要なところもあります．本章では，その特有な事がらについて説明し，小児理学療法について理解を深めていきます．
- 小児理学療法は，小児という年齢的な区分によって理学療法を規定していますので，そこに含まれる疾患は多岐にわたります（表1）[1]．成人では，疾患別に理学療法が講義されますが，小児理学療法では1科目のなかですべての疾患別理学療法が講義されるので膨大な情報を暗記し理解することになり，とてもたいへんな印象を受けるかもしれません．しかし，小児理学療法を実践する過程では，対象となる患児に共通する事がらを理解することで全体像をイメージしやすくなり，理学療法が考えやすくなります．
- その共通する事がらとしては，「**成長と発達**」「**遊び**」「**母子関係**」「**療育**」「**ライフステージ**」「**小児理学療法評価**」「**日常生活活動**（activities of daily living：ADL）」などのキーワードをあげることができます．
- 小児理学療法の基本的概念として，「①小児理学療法・作業療法を展開する際，こどもの運動障害だけでなく，こども全体，その家族，そしてこどもが遊び，学習し，生活している空間を包括した全体的アプローチが要求される．②こどもの成長，発達に伴う変化に対応したり，変化を予測したりするために，小児療法士には発達科学の知識が必須のものとなる．③こどもとその家庭には，医療，教育の諸問題に直面していくために擁護活動が必要となる」の3点があります[2]．

表1 臨床で遭遇しやすい小児理学療法の対象となる疾患 [1]

1）先天異常と遺伝病 　染色体異常：ダウン症候群，18トリソミー，ターナー症候群　ほか 　先天奇形：ウイリアムズ症候群，ソトス症候群，先天性サイトメガロウイルス感染症　ほか 2）中枢神経系疾患 　先天奇形：二分脊椎，ダンディー・ウォーカー症候群，水頭症　ほか 　先天性疾患：結節性硬化症　ほか 　てんかん：ウエスト症候群，レノックス・ガストー症候群　ほか 　発達遅滞を伴う疾患：脳性麻痺，精神発達遅滞，広汎性発達障害，重症心身障害児　ほか 　その他：脳腫瘍，頭蓋内出血，脳梗塞，モヤモヤ病　ほか	3）脊髄性疾患，末梢神経性疾患 　ウェルドニッヒ・ホフマン病，分娩麻痺　ほか 4）骨，関節疾患 　先天性股関節脱臼，内反尖足，骨形成不全症　ほか 5）筋疾患 　進行性筋ジストロフィー：デュシャンヌ型，ベーカー型　ほか 　先天性筋ジストロフィー：福山型　ほか 7）内分泌疾患 　クレチン症，プラダー・ウィリー症候群　ほか 8）後天性疾患 　急性脳炎，頭部外傷

小児理学療法の特殊性

●成長と発達

　小児は成長，発達の途上にある存在で完成された成人の心身機能・構造だけの知識では理解できません．そのため，成長と発達の過程における心身機能・構造の変化を理解する必要があります．

　成長とは，身体的な発育を表す概念で量的な変化を指し，身長，体重，頭囲，胸囲などが指標となります．乳児期に急激な変化がみられ，体重は3～4カ月で2倍，1歳ごろに3倍になります．身長は1歳ごろに1.5倍大きくなります．また，厚生労働省が公表している身長，体重の成長曲線からみて，3パーセンタイル未満と97パーセンタイル以上の児は成長に偏りがみられる可能性があるために経過をみていくことが必要です（図1，2)[3]．

　発達とは，機能が形成されていく過程を表す概念で機能の質的な変化のことです．運動発達を例にみてみると，出生直後は寝ていることがほとんどで活発に動くことは多くありませんが，3～4カ月には定頸，6～7カ月で座位が可能になり，1歳ごろには自立歩行が可能となります．この運動発達の段階を知ることにより，児の次の発達段階の予測が可能になるため治療目標設定の参考になります．また定頸がなぜ3カ月で可能になるのかといった発達過程の質を理解することは，運動の機能的変化の仕組みを知ることになり，治療プログラム立案の参考として，理学療法士（physical therapist：PT）にとって，とても重要な知識となります．

　この成長と発達には密接な関係があります．たとえば定頸は3カ月ごろに可能になりますが，これは，この時期に体重が出生時の体重の2倍となり，頭部に比べて四肢，体幹部分が相対的に大きく重くなることと関係しています．

　また，成長と発達の経過を表したものにスキャモン（Scammon）の成長曲線（図3)[4] があり，思春期前までに神経系やリンパ系が発達し，とくに神経系は2歳ごろまでに成人の80％が発達し（トピックス①），思春期以降に，筋骨格系，呼吸循環系，内臓器系，生殖器系の著しい発達がみられるようになります[5]．

①乳児（男子）身体発育曲線（身長，体重）
2010年調査値[3]

②幼児（男子）身体発育曲線（身長，体重）
2010年調査値[3]

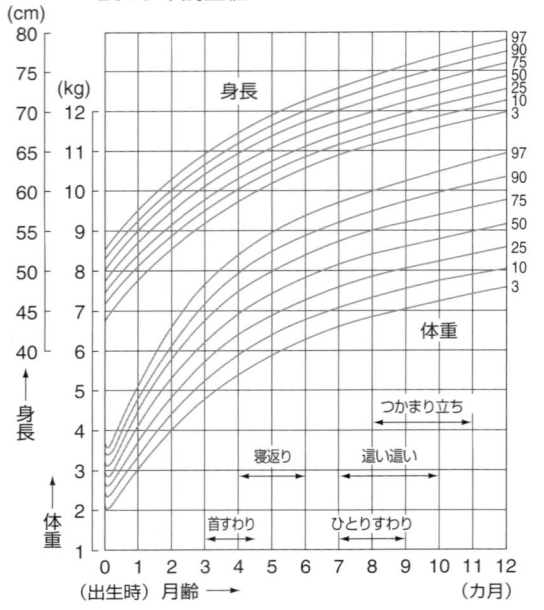

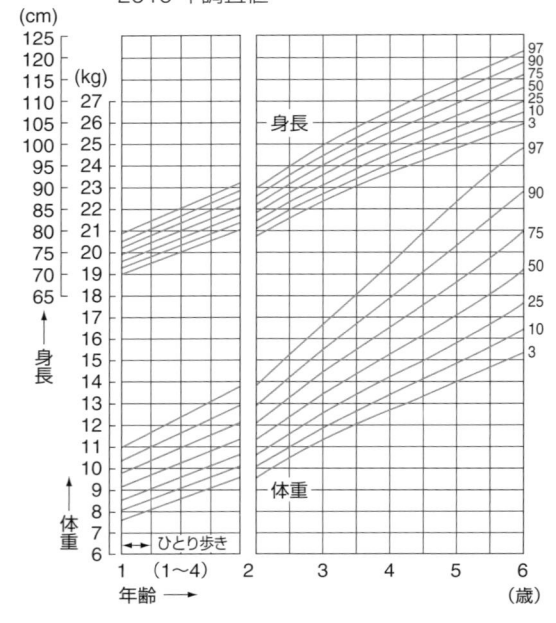

図1 男子の身体発育曲線

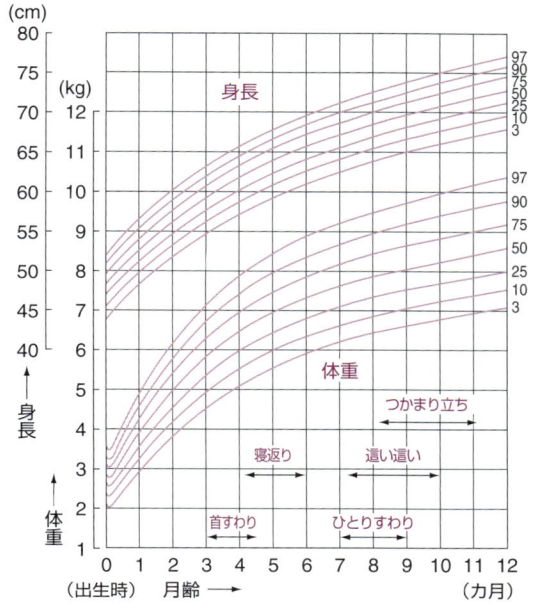

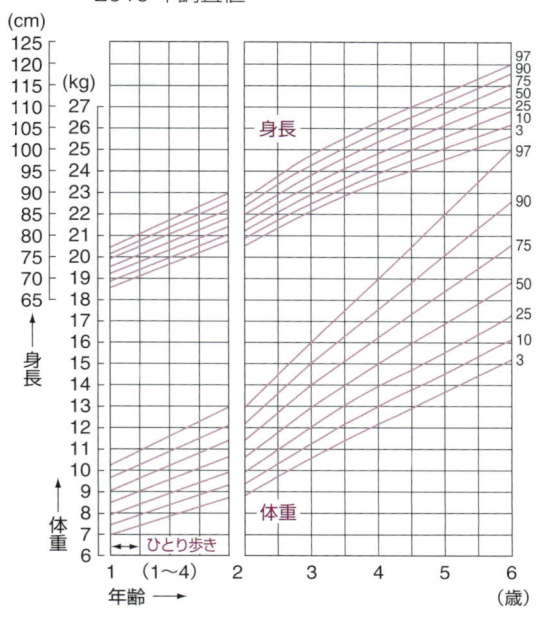

①乳児（女子）身体発育曲線（身長，体重）
　2010年調査値[3]

②幼児（女子）身体発育曲線（身長，体重）
　2010年調査値[3]

図2 女子の身体発育曲線

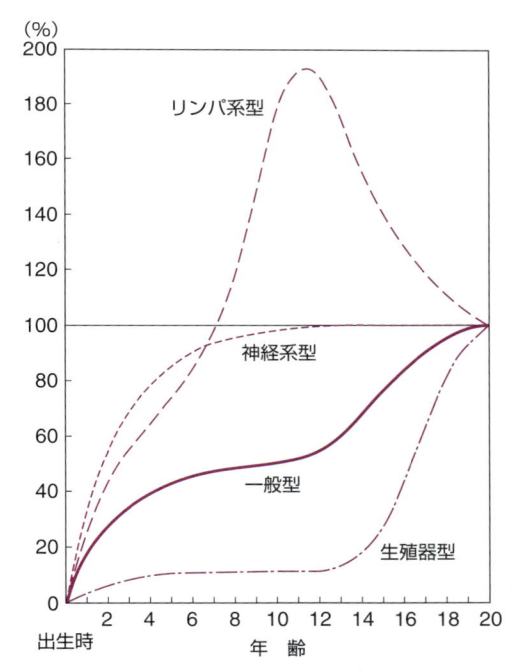

図3 Scammonの臓器別発育曲線[4]

生体組織の発育の4型．図には，20歳（成熟時）の発育を100として，各年齢の値をその100分比で示してあります．
一般型：全身の外形計測値（頭径を除く），呼吸器，消化器，腎臓，心・大動脈，脾臓，筋全体，骨全体，血液量
神経系型：脳，脊髄，視覚器，頭径
生殖器系：精巣，卵巣，精巣上体，子宮，前立腺など
リンパ系型：胸腺，リンパ節，間質性リンパ組織

　以上のような発達過程における変化は，運動発達だけでなく，言語，認知，社会性などすべての発達領域においてみられます．そのため，フロイト（Freud, S.），エリクソン（Erikson, E.H.），ゲゼル（Gesel, A.），ピアジェ（Piaget, J.），ボルビー（Bowlby, J.）などの研究者が提唱しているさまざまな発達理論[6]を学ぶことは，小児期の正常な発達過程はもちろんのこと，人間の発達的行動を理解し，患児の全体像を理解するうえでとても重要なことです．

　さらに，近年は，低出生体重児や早産児という，本来お腹の中にいなければならない児の出産が増加したことで，出生以前の胎児期の発達に目が向けられるようになっています（**トピックス②**）．

●遊び

　理学療法の場面では，一般的に，患者に対して口頭による説明を実施しながら治療を進めていきますが，患児は口頭による説明で理学療法を理解するだけの知的能力が備わっていないことも多いため，理学療法として姿勢や動作のトレーニングをすることが難しくなります．そこで，口頭指示

による動作練習ではなく，可能なかぎり患児自身の自発的活動を引き出すような工夫が必要となります．そのため，小児理学療法では患児が日常的に生活の一部として遂行している「遊び」を取り入れながら理学療法を実施することが少なくありません．

遊びは，児にとって最大の関心事であり，喜びであり，生活そのものといえます．そして，自発的活動によって内的喜びや満足感，達成感を経験しながら，さまざまな姿勢，動作，そして上肢操作などを学習していきます．

ピアジェは，遊びの発達として，①練習遊び（0〜1歳，図5），②象徴遊び（2〜6歳，図7），③ルール遊び（7〜12歳，図8）の3段階に分類しています[12]．練習遊びは，触る，壊す，身振りなどで体を動かし，物を操作して感じることを楽しみながら，粗大運動や上肢機能，手の巧緻性を発達させます．さらに物と物の関係性（上下・左右・内外），物自体の形，大きさ，色，数などの概念形成，物を操作したときの原因と結果に関する因果関係などの認知機能も発達させていきます．象徴遊びは，模倣，役割ごっこ，想像など，演じることを楽しみながら，自我を確立させたり，ADLのイメージと動作，言語機能やイメージする力を発達させていきます．そしてルール遊びは，協力，競争，義務を必要とする集団遊びを通じて，挫折を経験したり自尊心を育てたりして，適切な人間関係や人間社会でのルールを学んでいきます．

このように遊びは，その行動の1つひとつが将

トピックス①

- 神経科学者のG. Edelmanは，神経系の成熟について，ニューロンの集団選択性の理論を提唱しました．この理論は，ダーウィンが進化の過程を説明した際に用いた自然淘汰の概念に立脚しています．発生時期の神経系の内部には，多くの重複する神経回路が複雑に存在しており，これらの神経回路は，さまざまな理由で求心性入力に対して異なった反応をします．そのなかでも良好な反応特性をもっている神経経路が生存者として選ばれ，シナプスはニューロン活動によって強化され維持されます．同期して発火するニューロンは，シナプス結合を形成する傾向があり，生存の確率を上げます．頻繁に同期して活動する結合だけが，徐々に強化されて，神経回路網が形成されていきます．図4[7]のように，発達中の神経系は，年齢とともに軸索が成長し続け，樹状突起の枝分かれ部分は劇的に拡大していきます[8]．

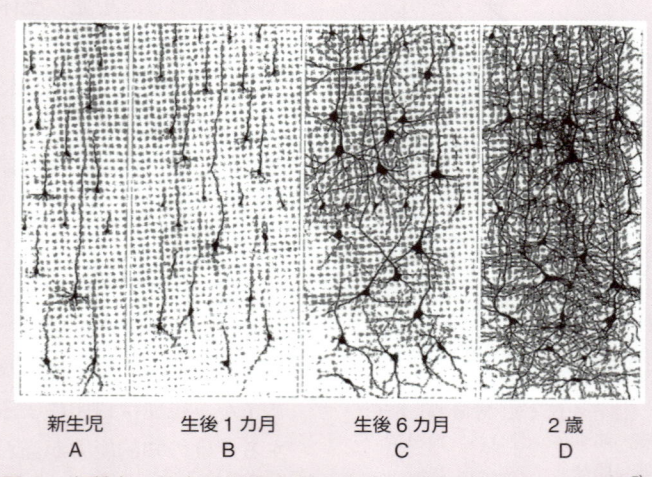

新生児 A　生後1カ月 B　生後6カ月 C　2歳 D

図4　皮質内の軸索や樹状突起の成長は発達の指標となります[7]

来に役立つ問題解決能力を育てる練習場所になります．したがって，小児理学療法を実施する場合，各発達段階でみられる遊びを知り，その役割を理解したうえで小児理学療法に取り入れていくことにより，患児とPTの関係を良好に保ちつつ，運動機能的側面だけでなく，発達全般を意識した支援ができるように心がけることがとても大切です．

●母子関係

小児理学療法は，母子通園施設や外来理学療法で実施されることが多く，その治療場面はPTと患児だけでなく，そこに保護者（おもに母親）が同席し理学療法を実施している場面をよく見かけます．

患児にとって，母親の存在は大きく，しばしば理学療法で協力してもらうことがあります．また，母親の影響を受けて患児が情緒的に不安定になることもあります．小児理学療法を実施していくうえで母子関係への支援はとても大切なことです．

ボルビー（Bowlby, J.）は，母子関係の形成における乳児の愛着行動（attachment）の重要性を示しました．さらにエインズワース（Ainsworth,

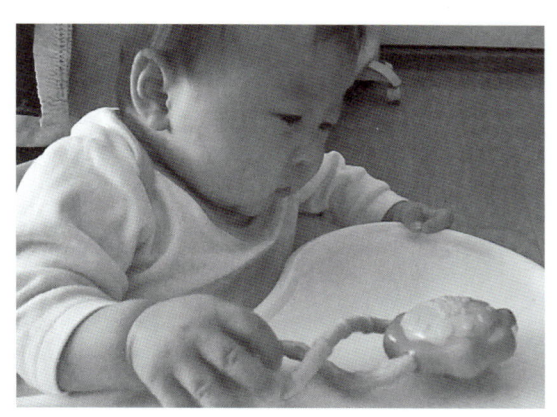

図5　練習遊び

トピックス②

低出生体重

現在，わが国においては，世界最高水準の新生児医療の発達により新生児死亡率は減少傾向にあります．その一方で，低出生体重児（出生時体重2,500g未満児）が増加傾向にあります．このような背景には，早産の増加との関係性があり，早産自体は，高齢出産，妊娠時期のダイエット，煙草などのストレス，生殖補助医療（妊娠促通剤の使用など）の増加などが考えられています（図6）[9]．

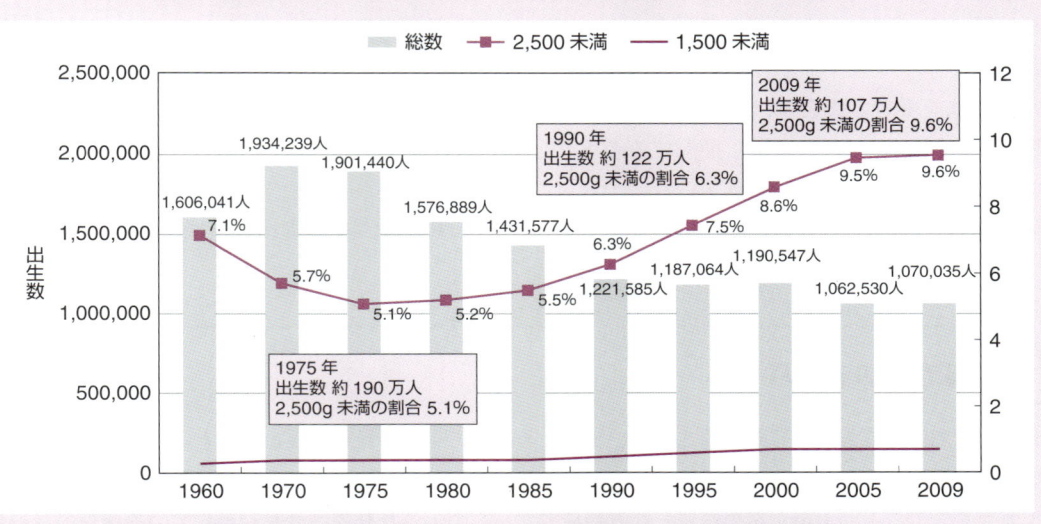

図6　出生数および出生時体重2,500g未満と1,500g未満の出生割合の年次推移[9]

資料：厚生労働省　人口動態統計

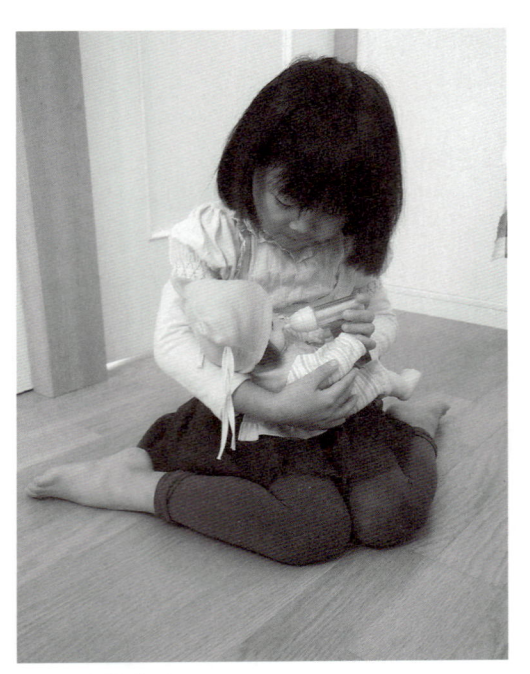

図7　象徴遊び

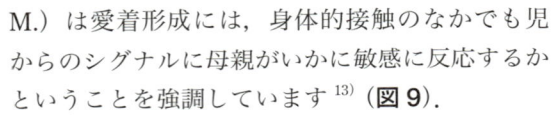

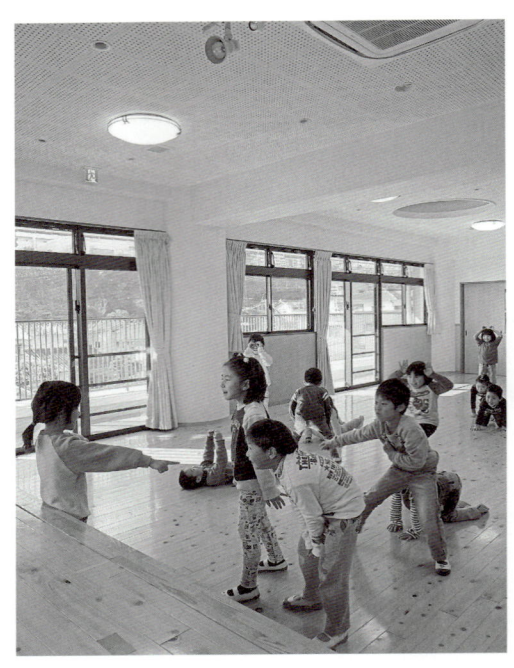

図8　ルール遊び

M.）は愛着形成には，身体的接触のなかでも児からのシグナルに母親がいかに敏感に反応するかということを強調しています[13]（図9）.

乳幼児期においては，この愛着形成を基盤にしながら，社会とのつながりを形成していきますが，逆にそれだけ生活全般を母親に依存していますので，患児の生活習慣，行動，精神状態などは母親の影響を受けることも少なくありません.

したがって，小児理学療法において，母子が一緒に理学療法を受ける場合は，母親の患児への関心の度合い，接し方などを観察し把握することが患児の発達支援，生活支援を実施するうえでとても重要な情報となります．そして，母親へ患児の状態についてわかりやすく説明し，理学療法自体への協力を通じて患児を正しく理解し，適切なかかわりを指導し，良好な母子関係が形成されるよう支援していきます.

また，新生児特定集中治療室（neonatal intensive care unit：NICU）の児は，出生直後から特殊な環境におかれるので，母子関係を築きにくい状況にあります．そのため，カンガルーケア[14]（図10）やタッチケア（図11）などを導入して母子関係の形成を積極的に促していくようにしていきます.

●療育

患児は，身体構造と機能，発達領域が未成熟で

先輩からのアドバイス

　発達の概念は，成人領域でも活用されています．それは，小児の発達過程と，成人の寝たきり状態からの回復過程は類似しており，治療目標を決める際の参考になるからです．また，発達段階を獲得するために必要な要素を学ぶことが治療立案の参考となるからです．このような発達概念を利用している代表的な治療として，ボバース概念に基づく治療アプローチ[10]，認知運動療法[11]などがあります.

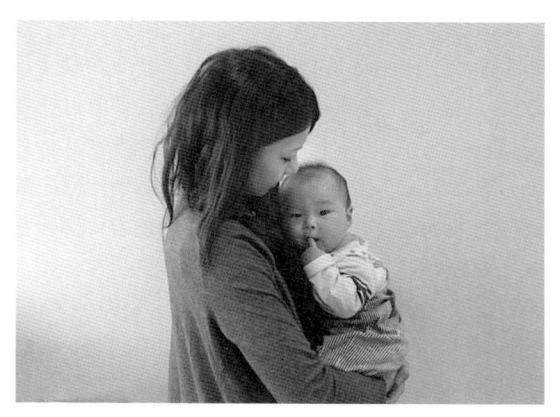

図9　母親と乳児

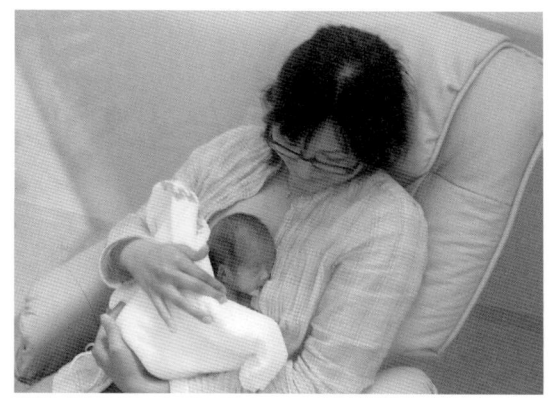

図10　カンガルーケア
乳児を母親の胸に抱いて，裸の皮膚と皮膚を接触させながら保育する方法．

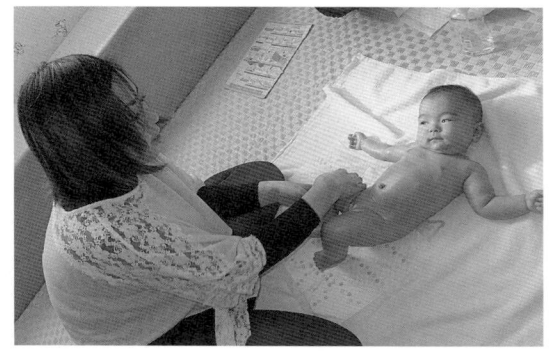

図11　タッチケア
乳児と母親が見つめ合い，語りかけながら，乳児の素肌にしっかりふれる，なでる，マッサージをするなどの手技を実践します．

あり，さまざまな支援が必要となります．医療機関においては，各発達領域の専門職である医師，看護師，PTなど他職種のチームワークでの支援が大切になります．さらに，患児にとって生活の場所である家庭や地域では，発達状況に応じて家庭，保育機関，教育機関などを含めた支援を行い，保護者を含めた患児の生活の質を高める意識をもつことが大切です（図12）．

このような患児の運動の側面だけでなく全人間的に支援を実施していくという考え方は療育ともいわれます．療育とは，1942（昭和17）年に高木憲次（トピックス③）が提唱したもので，「療育とは，現代の科学を総動員して不自由な肢体をできるだけ克服し，それによって幸いにも回復したら肢体の復活能力そのものをできるだけ有効に活用させ，以て自活の途の立つように育成することである」と定義しています[17]．当時，リハビリテーションの概念もなかった日本において，すでにこのような考え方が提唱されていたことは，その後の日本における患児への支援を発展させる基盤となっています．

現代の療育概念は，さらに発展して，肢体不自由児に限らず患児全般に広がっています．小児理学療法はこの療育の1つとして考えることができます．また療育は，その考え方が展開される場所がおもに家庭や地域である場合に，家庭療育や地域療育という言葉で説明されることもあります．

医療機関等で行う理学療法は，通園や外来の場合，おおむね1回40分，週1～2回の頻度で実施されるだけなので，多くの時間を過ごす家庭や地域でどのように患児が過ごしているかは，とても重要なことです．

まず家庭において，どのように過ごしているかを把握し，ホームプログラムはもとより，日常生活の介助方法，遊ばせ方，玩具選び，睡眠時間の管理，睡眠時の姿勢ケアなど生活全般にわたってケアを検討する必要があります．とくに家庭で過ごす時間が長くなる就園前の患児や重症心身障害児においてきめ細かい支援が必要となります．

また，患児の母親や保護者は，患児に関する悩みや不安を常に抱えており，小児PTは，母親からいろいろな相談を受けることがあります．その

際は，母親の話にしっかりと耳を傾け，共感し，相談内容にていねいに対応することが大切になります．

一方，地域療育は，社会に参加していこうとする患児すべてに必要となる支援です．移動に必要な**補装具**，**歩行器**，**バギー**，**車いす**の作製や，就園時，就学時などの具体的な社会参加の場面における人的・物的環境を把握し，どのような支援を実施すれば地域社会へ参加しやすくなるのかを検討します．また，地域の社会資源（**トピックス③**）を把握し，有効に活用できるようアドバイス

することも小児PTの重要な役割となります．

さらに，Teresaらは，「療育には2つの側面があり，『機能の獲得・発達』という従来の目標と『姿勢ケア』という目標がある．『姿勢ケア』には，ポジショニング・移動用器具・個別治療・能動的な運動練習・装具といった姿勢能力に影響をあたえるものすべてが含まれている」[18]という新しい療育概念を紹介しています．姿勢ケアは，とくに重症心身障害児など日常的に姿勢ケアの必要性が高い患児においてその導入を提案しています．

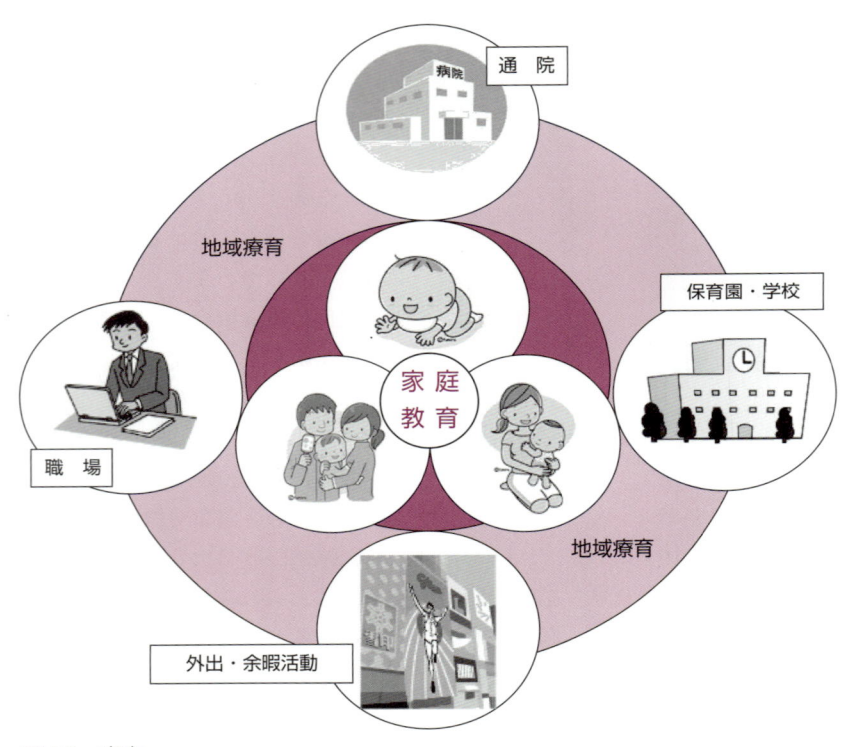

図12　療育

先輩からのアドバイス

遊びは，玩具や遊具などを通した遊びが想像されやすいのですが，乳児期の患児の遊ぶ様子を観察すると，家の鍵，車の鍵，携帯電話，リモコンなど，身の回りにあるものを使って遊びます．さらに，大人の顔，口，声，体全身を使って一緒に遊ぶことも大好きです．したがって，初めから玩具を用意して遊ぶのではなく，いろいろな遊びを試し，観察して患児の好きな遊びを見つけていくことも大切になります．

●ライフステージ

ライフステージとは人生のある時期を意味しており，各時期には特有の発達的特徴と達成すべき課題があります．発達心理学者のエリクソン（Erikson, E.H.）は，このような生涯にわたる発達的変化を，独自の発達理論として人生周期説を唱えています．それによれば，生涯を8つの段階に分類し，各発達段階には特有の課題があり，その課題を解決しながら次の段階に進んでいきます．段階の順序は前段階を土台にして次が発達するとしていることから，漸成的発達論ともよばれています[22]．エリクソンは，心理社会的発達の観点か

Topics トピックス③

高木憲次（1889～1963）

大正から昭和にかけての整形外科医で肢体不自由児教育の創始者といわれており，日本の肢体不自由児の父とよばれています．東京帝国大学整形外科教授として20世紀初頭にドイツのクリュッペルハイムを見聞し，1942（昭和17）年に整肢療護園を作り，肢体不自由児施設の基礎を作りました[19]．

社会資源

社会資源とは，児の生活に関するさまざまな要望や問題を解決するために使用される各種の法律や制度，各種の施設，市町村の窓口などの機関，地域支援にかかわる専門職や専門職の知識，技術などの物的，人的資源の総称です．代表的なものとしては，地域に点在する児を支援する施設・制度をいいます．図13[20]に障害者自立支援法に基づく自立支援給付の体系図を示します．

また，2012（平成24）年4月から，障害者自立支援法，児童福祉法等の一部改正により，障害児に関わる施策が拡充され，患児が地域で暮らしやすくなってきています．図14[21]には，現在，厚生労働省が考えている障害児支援の体系図を示しています．

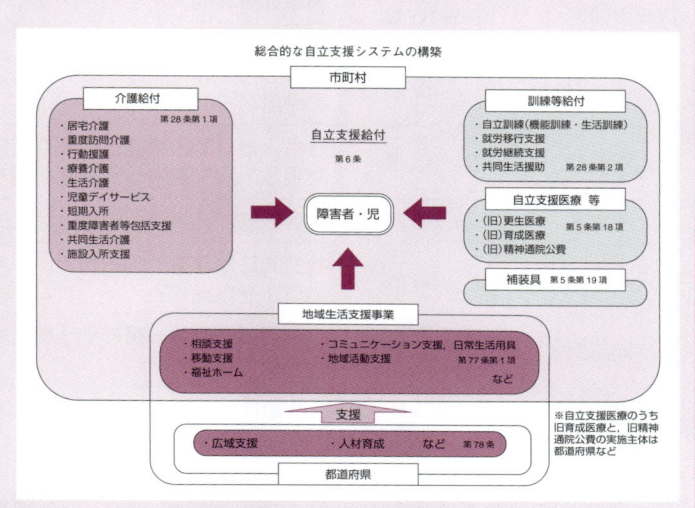

図13 障害者自立支援法に基づく自立支援給付の体系[20]

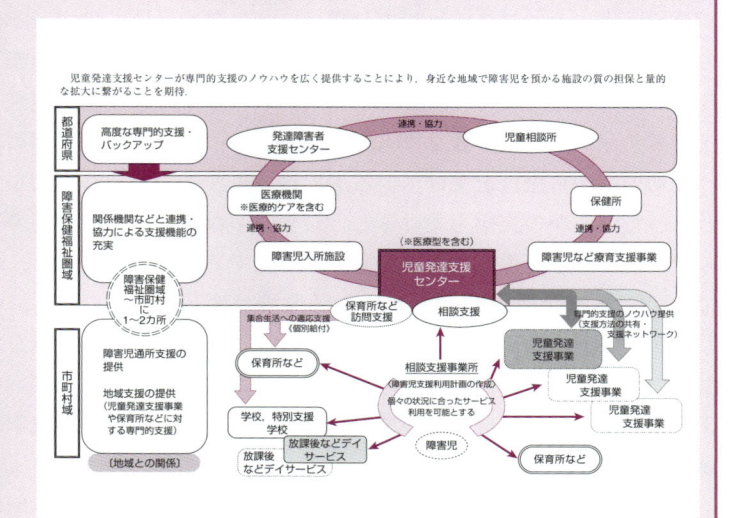

図14 地域における児童発達支援センターを中核とした支援体制のイメージ（案）[21]

表2 発達段階(ライフステージ)の分類と発達[23]

胎児期	受胎9週〜出生	生命の誕生から人としての始まりの時期.組織と器官の発生と形成,機能化が始まる
新生児期	出生後4週	体外環境に適応するために各器官が発達する時期
乳児期	0〜1歳	発達が急速に進む時期で,とくに神経系の発達が著しい
幼児期前期	1〜3歳	運動機能,認知機能が急速に発達する時期
幼児期後期	3〜6歳	歩行,言語,手指の操作の発達が著しい時期
児童期	6〜12歳	知能・精神機能の発達が顕著で,友達関係が広がり,対人行動や社会性が発達する時期.子ども集団の形成(ギャングエイジ)
青年期前期	12〜18歳	急激な身体的変化と生理的変化(内分泌腺)が顕著で,性的機能の成熟(第二次性徴の発現)がみられる時期.自意識が発達する
青年期後期	18〜22歳	親から自立し,自分らしさを確立する自我同一性(アイデンティティ)形成の時期
成人期前期	22〜35歳	社会人としての巣立ちの時期で,職業を選択し生活を安定させ,社会的役割を担う.また結婚して家庭を築く時期
成人期中期	35〜50歳	社会活動が充実する時期.社会的地位と家庭的役割が高まり責任が増える
成人期後期	50〜60歳	社会的に働き盛りの円熟期.一方で身体的老化がみられるようになり,体力の衰えを自覚する
老年期前期	65〜75歳	生理機能や身体・精神心理機能に老化がみられる時期.社会的役割や家庭関係も変化する
老年期後期	75歳以上	人生最後の時期.人間の生涯を完結する重要な時期

らその段階を示しましたが,ピアジェは,認知機能の発達の観点から発達段階を大きく4期に分類し説明しています.

このようにライフステージの分類は,どの発達の側面に着目するかによってて異なってきます.ここでは,発達や教育の分野でよく用いられるライフステージの分類を**表2**[23]に示します.

乳幼児期から療育を受けている患児は,生涯にわたって何らかの支援を受けることが少なくないのですが,たとえ重度の障害を有する患児であっても,年齢や発達段階とともに生活環境は変化し,デマンド(要望)やニード(必要性)は変化していきます.そのため,支援する内容は,次のようにライフステージにおいて変化させていくことが重要です.

乳児期には心身の発達が著しく,患児自身の発達を促しながら,母子関係の基盤作りのために障害の理解や適切なかかわり方を援助し,愛着関係に配慮しながら育児支援を実施していきます.

幼児期は,運動機能・認知機能が急速に発達してくる時期です.保育園,幼稚園に通園し始めると,母親から離れ,児の集団へ参加していきますので,その基盤作りとして,遊びや人とかかわることを楽しみながら発達させられるように環境調整を実施します.そして,家庭や保育園等との連携を強めながら,食事,更衣,トイレ動作などの基本的な生活動作やコミュニケーション能力,運動機能の発達を促していきます.

また,就学前は患児の将来像を保護者と確認しながら,学校生活へ向けた課題を明確にして細かく目標を設定します.そして,学校環境にスムーズに適応できるように,幼児期に実践してきたことが就学時に引き継がれるように支援していきます.

児童期は,学校生活を支える支援が中心となります.

日常生活上の困りごとに対する相談や,成長に応じた適切な机,椅子,補装具などについて個別

年齢に従い利用するサービスが変わっても，関係機関による重層的な支援が継続されることを期待．

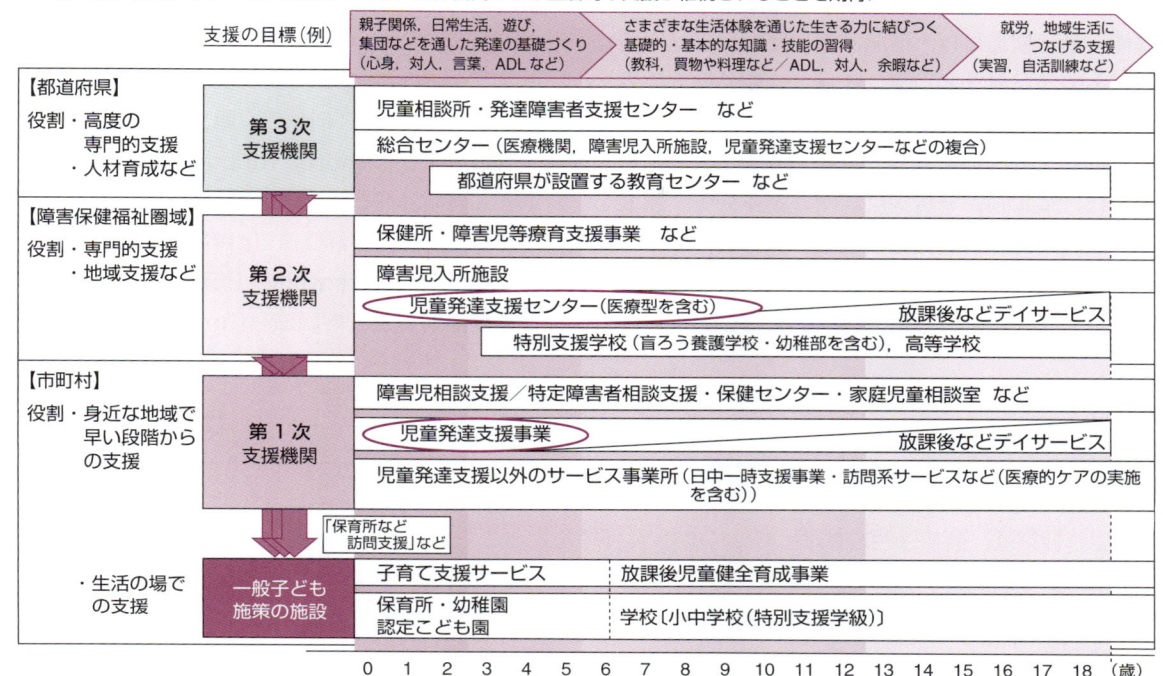

図15 年齢に応じた重層的な支援体制イメージ（案）[24]

に対応しながら，ADLや運動機能の維持を図ります．また，補装具や自助具などの機器を積極的に導入して，患児が自分でできることを増やすと同時に，介助者の負担ができるだけ軽減するように環境調整を実施します．

成人期以降では，もはや児ではなく，療育という言葉自体がなじみませんので，1人の成人として自立生活や社会参加を支援します．加齢による心身状態の変化や生活上の問題となる事がらについて対応しつつ，生活の基盤となっている健康面についてどのように配慮すべきか，本人，保護者に助言するとともに，利用している施設の職員とも連携しながら支援します．

厚生労働省は，2012（平成24）年4月の法律改正を機に，**図15**[24]のような年代別の支援モデルを示しています．

● 小児理学療法評価

成人の評価では，ベッドがあって，そこに患者が寝たり座ったりしている状態でPTがさまざまな検査機器を用いて検査をする場面がイメージされると思います．しかし，小児理学療法ではそのような場面はほとんどなく，逆におよそ検査とは関係のないと思われる床にマットを敷き詰めた部屋で，玩具などを使って患児は自由に遊んでいます．ときどき，PTが，テーブルや台を持ってきて座らせたり，立たせたりして一緒に遊びます．PTは，その間，母親の話を聴いたり，患児を観察する，あるいは一緒に遊びます．一見すると，評価できているのかなという印象をもつかもしれません．

このような違いが生じる理由は，小児の場合，口頭の説明の理解が難しく，検査への協力が得られにくいからです．そのため，形態測定，他動的関節可動域（range of motion：ROM）などの，PTが一方的に実施できる検査が主となり，それ以外の検査は客観性が乏しくなります．とくに幼児期の患児は自己主張が強く，患児の活動に合わせた状況で検査を実施することになります．ですから，主観的ではあるけれども前述したような動作観察と分析（**トピックス④**）がとても重要な評

価方法となってきます．

　小児理学療法における検査項目としては，心身機能・身体構造には，形態測定，反射検査（原始反射・姿勢反射など），ROM 測定，徒手筋力検査（MMT），痙性に対するアシュワーススケール，姿勢観察，平衡機能検査などがあります．活動と参加は，基本動作分析，生活関連動作分析，遠城寺式・乳幼児分析的発達検査法，改訂日本版デンバー式発達スクリーニング検査（Japan Denver Developmental Screening Test：JDDST）[25]，アルバータ乳幼児運動発達検査（Alberta infant motor scale：AIMS）[26]，粗大運動能力尺度（gross motor function measure：GMFM）[27]，脳性麻痺簡易運動テスト（Simple Motor Test for Cerebral Palsy：SMTCP）[28]，粗大運動能力分類システム（gross motor function classification system：GMFCS）[28]，Peabody 運動発達尺度，子どもの能力低下評価法（pediatric evaluation of disability inventory：PEDI）[29]，子どものための機能的自立度評価法（functional indepen-

トピックス④

動作観察と分析

　動作観察は，最初はとても難しく感じますが，PTにとってとても重要な検査ツールになります．動作観察による検査とは，まず患児の遊んでいる様子，寝返り，起き上がりといった生活動作の様子を観察し現象をとらえます．次にその現象に対して，健常児の動きの様子と対比させながら，とくに困難な動きの分析を行い，原因について仮説を立て，その他多くの情報を解析しながら，治療目標，治療方法を立案します．そして，治療方法を実施しながら再度評価を実施し，当初立案した目標・方法の検証を同時に実施していきます．この一連の過程はクリニカルリーズニング（臨床推論）であり，理学療法を実践するうえでの重要な考え方の1つです．内山は，運動障害を対象とする理学療法にとって，動作観察はリーズニングの中核に位置する媒体となるとし，症候障害学に基づく動作の観察と分析の過程を示しています（図16）[32]．

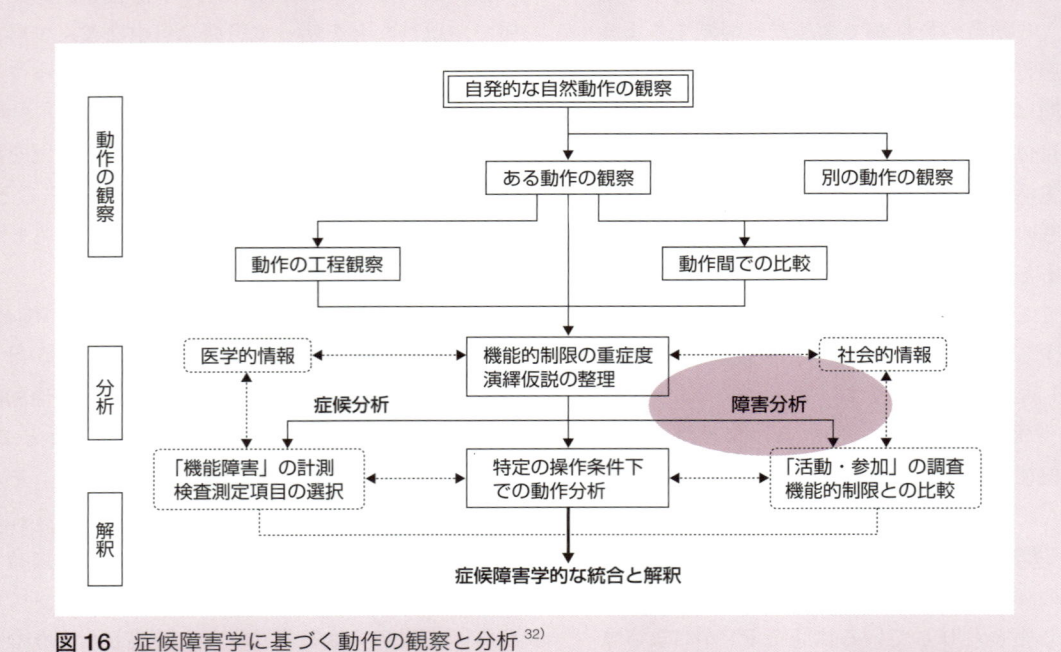

図16　症候障害学に基づく動作の観察と分析 [32]

dence measure for children：WeeFIM)[30]，チェイリー姿勢能力発達レベル[31]，などがあります．これらを実施する際は，患児の年齢，発達段階に応じて必要な検査を選択します．

● ADL

　小児理学療法におけるADLは，障害者のような機能の再学習とは異なり，発達途上にある段階からの指導になります．この場合，ADL自体を新しく教える必要があります．通常，児の発達過程において，食事動作は3歳ごろに獲得され，口唇での取り込み，咀嚼，嚥下という一連の摂食動作やスプーンの操作もほぼ完成し，箸を使い始めるようになります．排泄動作は，排尿，排便とも3歳くらいから自立し始め，4歳で確実になります．しかし，排泄の自立に，手洗い，身だしなみなどのマナーまで含めると，その自立は学童期まで待たなくてはなりません．更衣動作は，4歳8カ月ごろに獲得され，他の身辺動作に比べて自立時期が遅くなっています[33]．

　したがって，それまでは健常児も患児も介助してもらいながらADLを行っています．しかし，その後，患児は，運動機能，認知機能の発達状況や障害程度，さらに介助者側の問題（介助方法，介助量など）などにより，ADL獲得時期が遅れてしまうことが少なくありません．介助の方法次第では，患児の依存心が高くなり，ますますADLを発達させにくい状況が生じてしまいます．

　ADLの現在の発達段階の把握，日常の実行状況の両面を評価して，患児は何ができて，何が問題となっているのか？　介助者の支援状況は適切に行われているか？　などを評価し，患児本人への指導，自助具の工夫，環境準備，保護者や介護者への指導も含めてADL能力の自立を促していく必要があります．

● 補足

小児の臨床実習ってどんな感じ?!

　学内教育において，小児関連科目は他の科目に比べ相対的に時間数が少なく，また実習施設として小児施設は極端に少なくなっています．そのため，臨床実習を控えた学生にとって，とくに小児領域の実習に関しては情報が乏しく，根拠のない不安を抱くことが多いようです．

　小児領域の臨床実習について，学生に感想を聞くと，「患児がとても可愛かった」，「お母さんたちが思っていたよりもとても明るかった」，「小児実習＝動作分析！　動作分析！　動作分析！」，「先生方が皆優しかった」，「先生方の評価がとても細やかだった」，「小児のPTに絶対なりたいと思った」，「発達途中の大事な時期に担当させていただき恐縮した」，「小児理学療法ではいろいろなことを考えなければならず，PTとして自分が務まるかどうか不安になった」などさまざまな意見がみられました．多くの学生は実習前は不安だったようですが，実習中に，患児と母親そして臨床実習指導者の助けを借りながら多くのことを学び，楽しく実習を終えているようです．

　本章のあとに，学生が臨床実習で体験したことを4コマ漫画で紹介します．小児理学療法の臨床場面のイメージ作りに役立ててください．

先輩からのアドバイス

小児の特殊な評価は国家試験によく出題されており，名称と評価の目的を押さえておくことが大切です．

> **確認してみよう！**
>
> - 小児理学療法を実践する際に，成長と発達，（　①　），（　②　），（　③　），（　④　），小児理学療法評価，（　⑤　）などの小児理学療法に共通する事がらを理解していると，患児の全体像をイメージしやすくなり，理学療法が考えやすくなります．
> - 小児理学療法における検査項目としては，心身機能・身体構造には，（　⑥　），反射検査（原始反射・姿勢反射など），（　⑦　），徒手筋力検査（MMT），（　⑧　），（　⑨　），（　⑩　）などがあります．活動と参加は，（　⑪　），生活関連動作分析，遠城寺式・乳幼児分析的発達検査，（　⑫　），アルバータ乳幼児運動発達検査（Alberta infant motor scale：AIMS），（　⑬　），脳性麻痺簡易運動テスト（Simple Motor Test for Cerebral Palsy：SMTCP），（　⑭　），（　⑮　），（　⑯　），chailey 姿勢能力発達レベル，などがあります．これらを実際に実施する際は患児の（　⑰　），（　⑱　）に応じて必要な検査を選択して行います．

解答

①遊び　②母子関係　③療育　④ライフステージ　⑤ADL　⑥形態測定　⑦関節可動域測定　⑧痙性に対するアシュワーススケール　⑨姿勢観察　⑩平衡機能検査　⑪基本動作分析　⑫改訂日本版デンバー式発達スクリーニング検査（JDDST）　⑬粗大運動能力尺度（GMFM）　⑭粗大運動能力分類システム（GMFCS）　⑮子どもの能力低下評価法（PEDI）　⑯子どものための機能的自立度評価表（WeeFIM）　⑰年齢　⑱発達段階

※解答①〜⑤，⑥〜⑩，⑪〜⑯，⑰と⑱はそれぞれ順不同

（浪本　正晴）

引用・参考文献

1) 富田 豊編：標準理学療法学・作業療法学　専門基礎分野　小児科学，第2版．医学書院，2003．
2) 今川忠男：発達障害児の新しい療育　こどもと家族とその未来のために．三輪書店，2000．
3) 厚生労働省：乳幼児身体発育評価マニュアル．2012．http://www.niph.go.jp/soshiki/07shougai/hatsuiku/index.files/katsuyou.pdf
4) Scammon, In Harris：The Measurement of Man, University of Minnesota Press, 1930.
5) 森川昭廣，内山 聖編：標準小児科学，第5版．医学書院，2004．
6) 服部祥子：生涯人間発達学．医学書店，2004．
7) Conel JL. The Postnatal Development of the Human Cerebral Cortex. Cambridge, Mass：Harvard Univ. Press A. Vol I 1939. B. Vol II. 1941：C. Vol IV, 1951：D, Vol VI 1959.
8) Charles T．Leonard著，松村道一ほか監訳：ヒトの動きの神経科学．市村出版，2002．
9) 厚生労働省：母子保健の現状．http://www.mhlw.go.jp/stf/shingi/2r9852000001oujo-att/2r9852000001oumv.pdf
10) 梶浦一郎，紀伊克昌，鈴木恒彦編：脳卒中の治療・実践神経リハビリテーション．市村出版，2010．
11) Carlo Perfetti著，小池美納訳：脳のリハビリテーション（1）認知運動療法の提言　中枢神経疾患．協働医書出版社，2005．
12) 岩崎清隆ほか：発達障害と作業療法［基礎編］．三輪書店，2002．
13) 服部祥子：生涯人間発達学．医学書店，2004．
14) 木原秀樹：新生児発達ケア実践マニュアル　ネオネイタルケア2009年 秋季増刊，72-76．2009．
15) 大城昌平，木原秀樹編：新生児理学療法．メディカルプレス，2008．
16) 日本タッチケア協会：タッチケアとは．http://touchcare.net/about/
17) 日本肢体不自由児協会：高木憲次著　一人と業績一，1967．
18) Teresa EP, Catharine M et al著，今川忠男監訳：脳性まひ児の24時間姿勢ケア　—The Chailey Approach Postural Management．三輪書店，2006．
19) 日本肢体不自由児協会：高木憲次著　一人と業績一，1967．
20) 厚生労働省：障害者自立支援法による改革～「地域で暮らす」を当たり前に～．障害保健福祉部．http://www.mhlw.go.jp/bunya/shougaihoken/jiritsushienhou2/3.html
21) 厚生労働省：障がい者制度改革推進本部等における検討を踏まえて障害保健福祉施策を見直すまでの間において障害者等の地域生活を支援するための関係法律の整備に関する法律について．障害保健福祉関係主管課長会議等資料．http://www.mhlw.go.jp/seisakunitsuite/bunya/hukushi_kaigo/shougaishahukushi/kaiseihou/sankou.html
22) 服部祥子：生涯人間発達学．医学書店，2004．
23) 大城昌平：リハビリテーションのための人間発達学．メディカルプレス，2010．
24) 厚生労働省：障がい者制度改革推進本部等における検討を踏まえて障害保健福祉施策を見直すまでの間において障害者等の地域生活を支援するための関係法律の整備に関する法律について．障害保健福祉関係主管課長会議等資料．http://www.mhlw.go.jp/seisakunitsuite/bunya/hukushi_kaigo/shougaishahukushi/kaiseihou/sankou.html
25) 上田礼子：改訂日本版デンバー式発達スクリーニング検査．医歯薬出版，2004．
26) Martha C, Johanna Darrah著，上杉雅之ほか監訳：乳幼児の運動発達検査　AIMS　アルバータ乳幼児運動発達検査法．医歯薬出版，2010．
27) Russell D, Rosenbaum P et al著，近藤和泉，福田道隆監訳：GMFM—粗大運動能力尺度　脳性麻痺児のための評価的尺度．医学書院，2000．
28) 全国肢体不自由児施設運営協議会編：障害児の包括的評価法マニュアル—JASPERの実践的活用法，2006．
29) Stephen M．Haley, Wendy J．Coster et al著，里宇明元ほか監訳：PEDI　リハビリテーションのための子どもの能力低下評価法．医歯薬出版，2003．
30) 里宇明元ほか：こどものための機能的自立度評価法（WeeFIM）．総合リハ21（11）：963-966，1993．
31) Teresa EP, Catharine M et al著，今川忠男監訳：脳性まひ児の24時間姿勢ケア　—The Chailey Approach Postural Management．三輪書店，2006．
32) 内山 靖：クリニカルリーズニング—理学療法士に求められる臨床能力．PTジャーナル43（2）：93-98，2009．
33) 岩崎清隆ほか：発達障害と作業療法［実践編］．三輪書店，2005, 82-134．

254

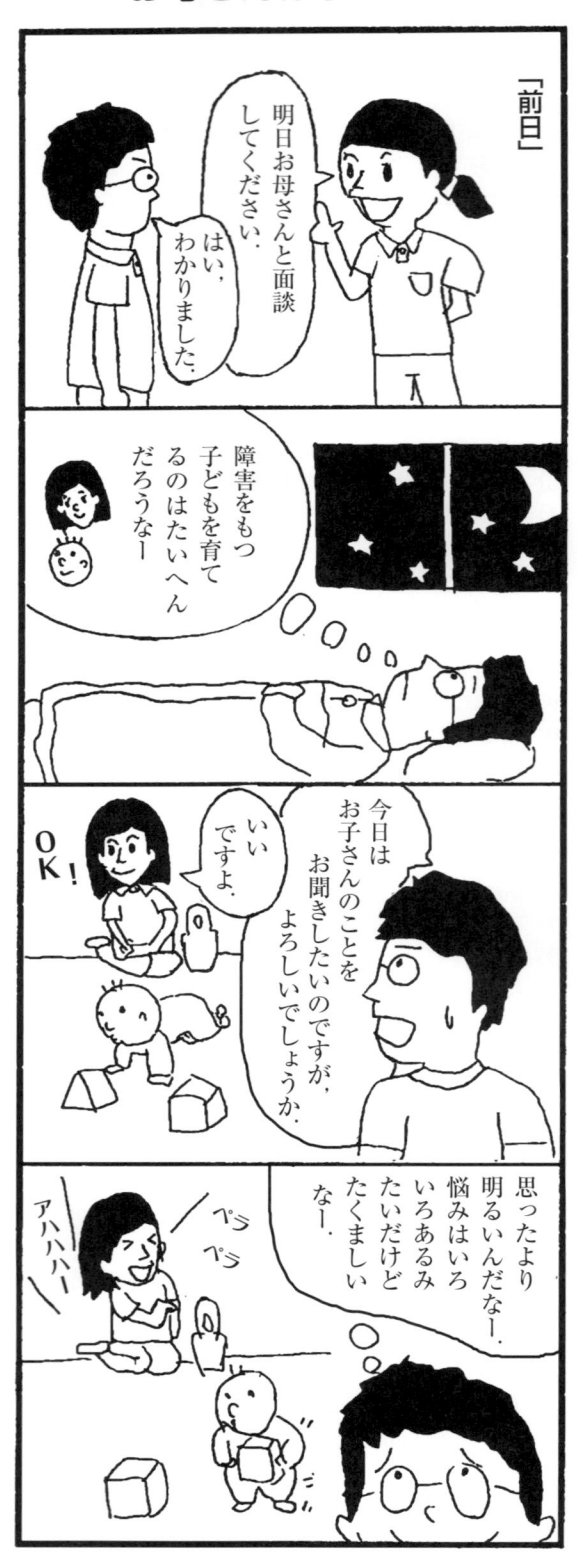

初期評価

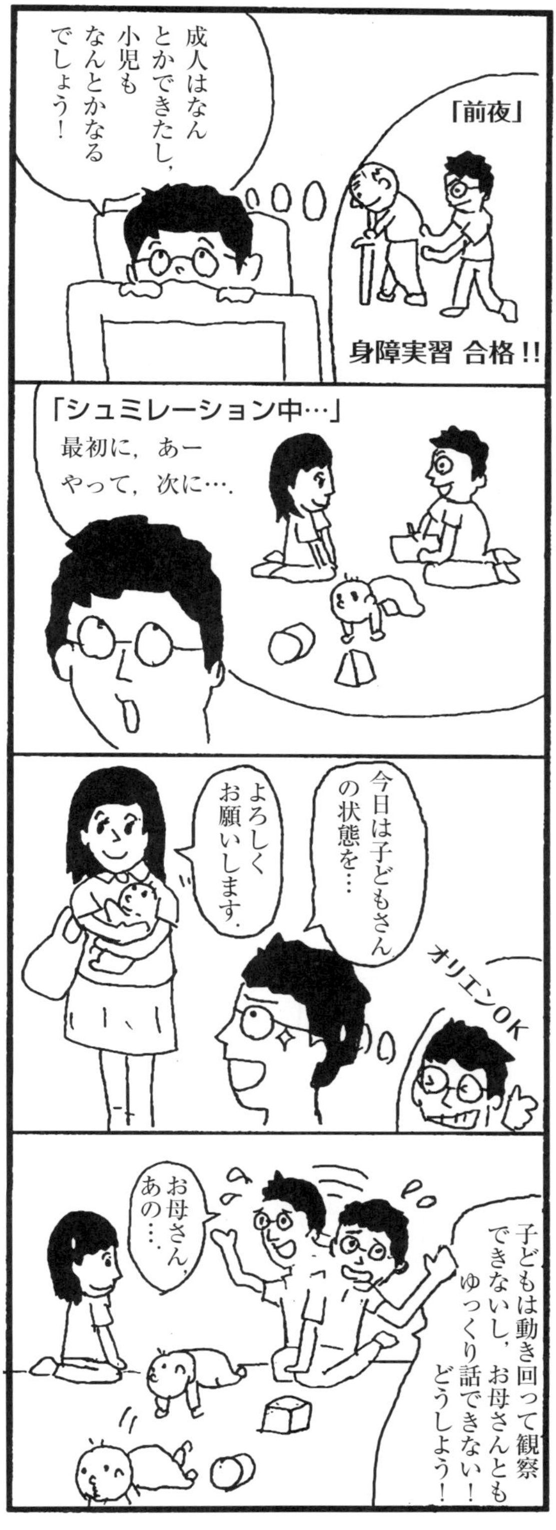

レポート提出日

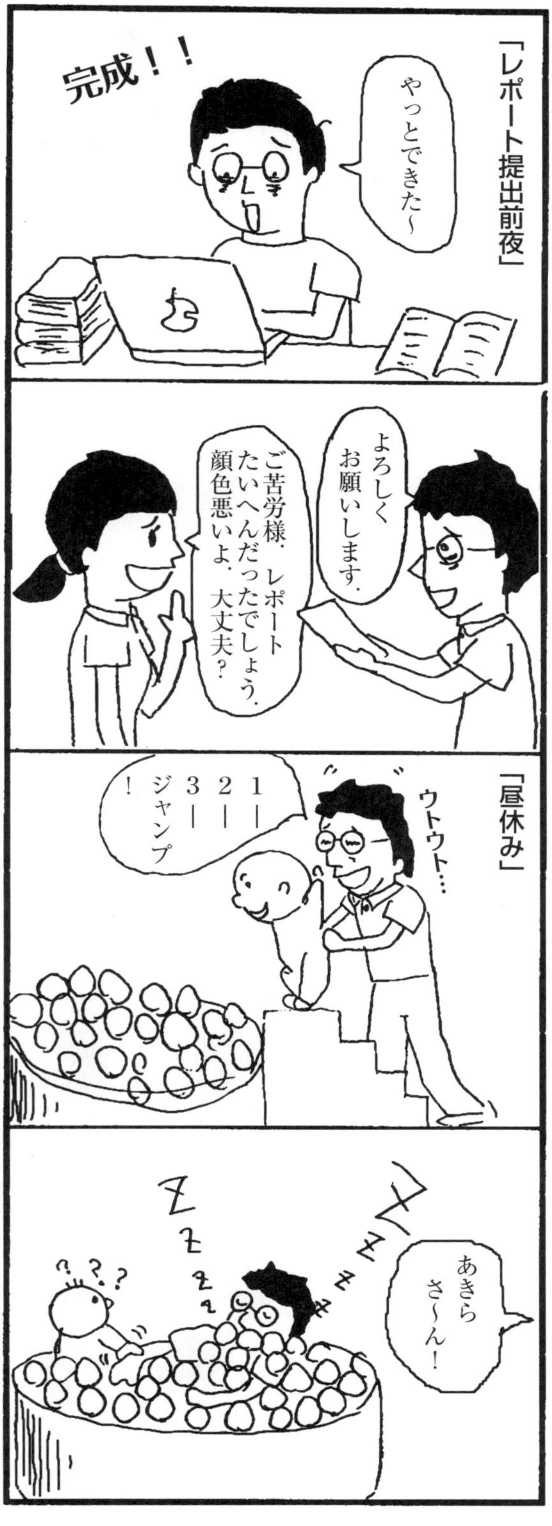

動作分析

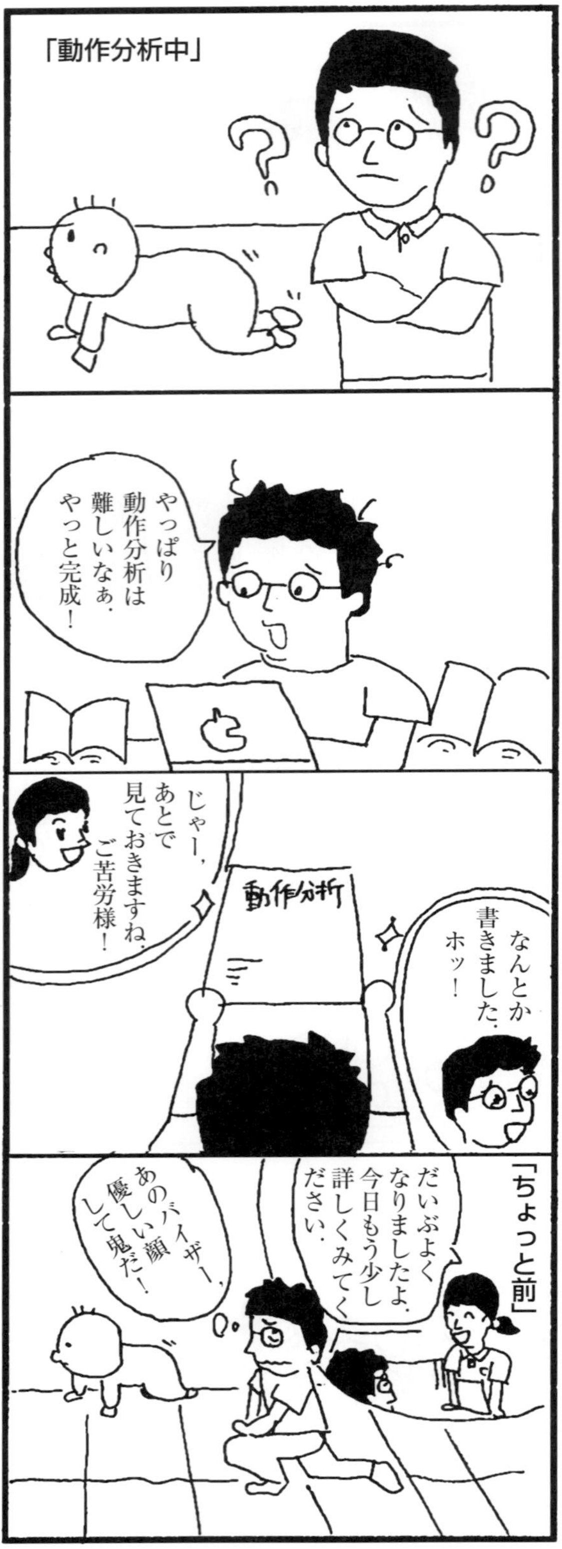

子どもはすごい

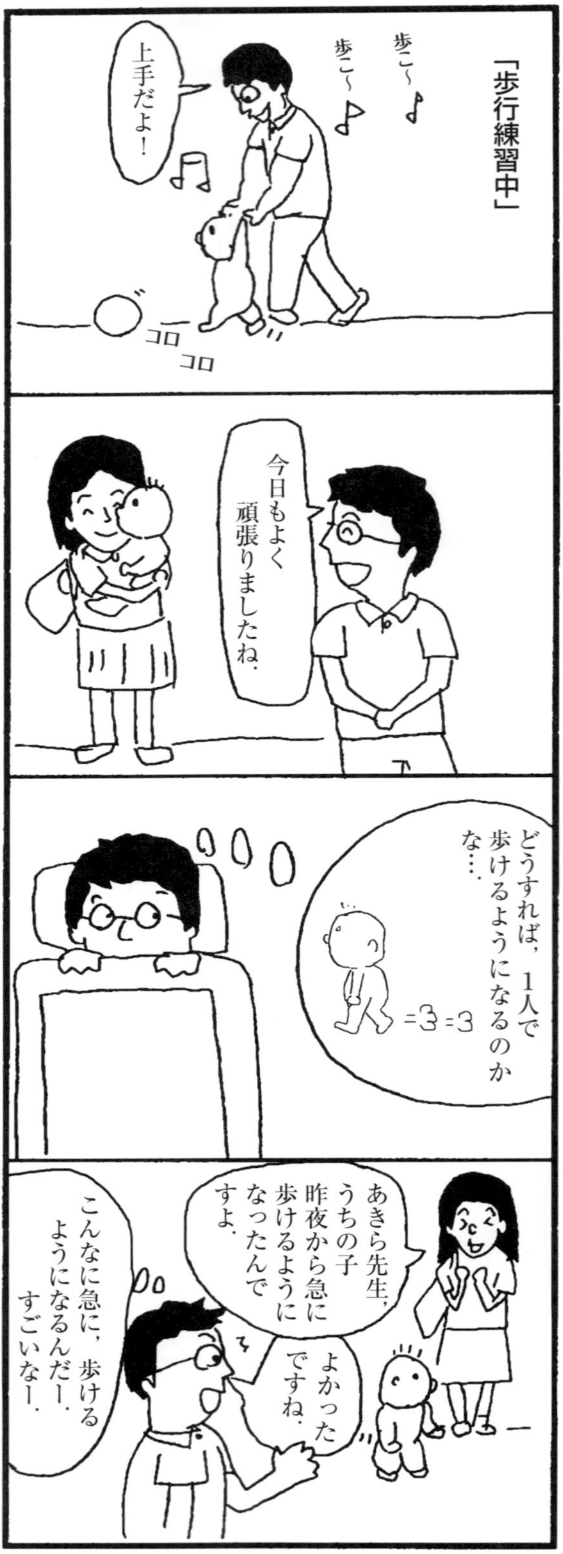

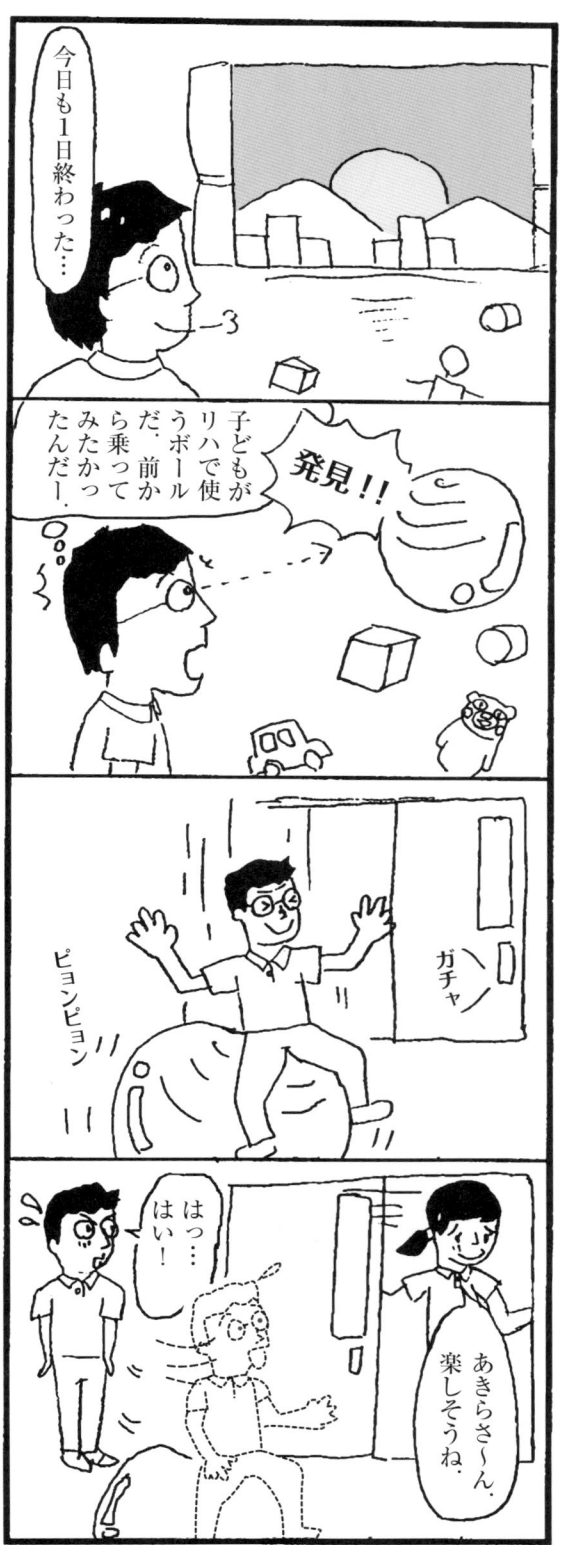

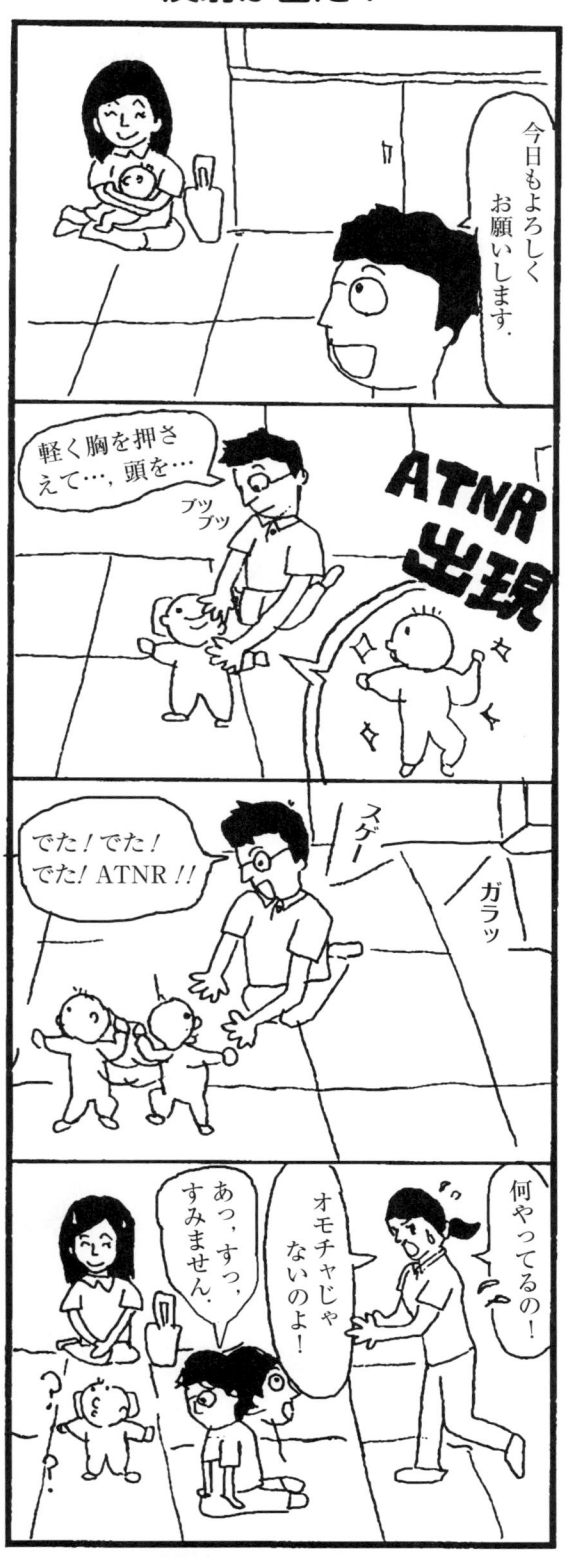

ATNR：非対称性緊張性頸反射

療育スタッフはすごい！

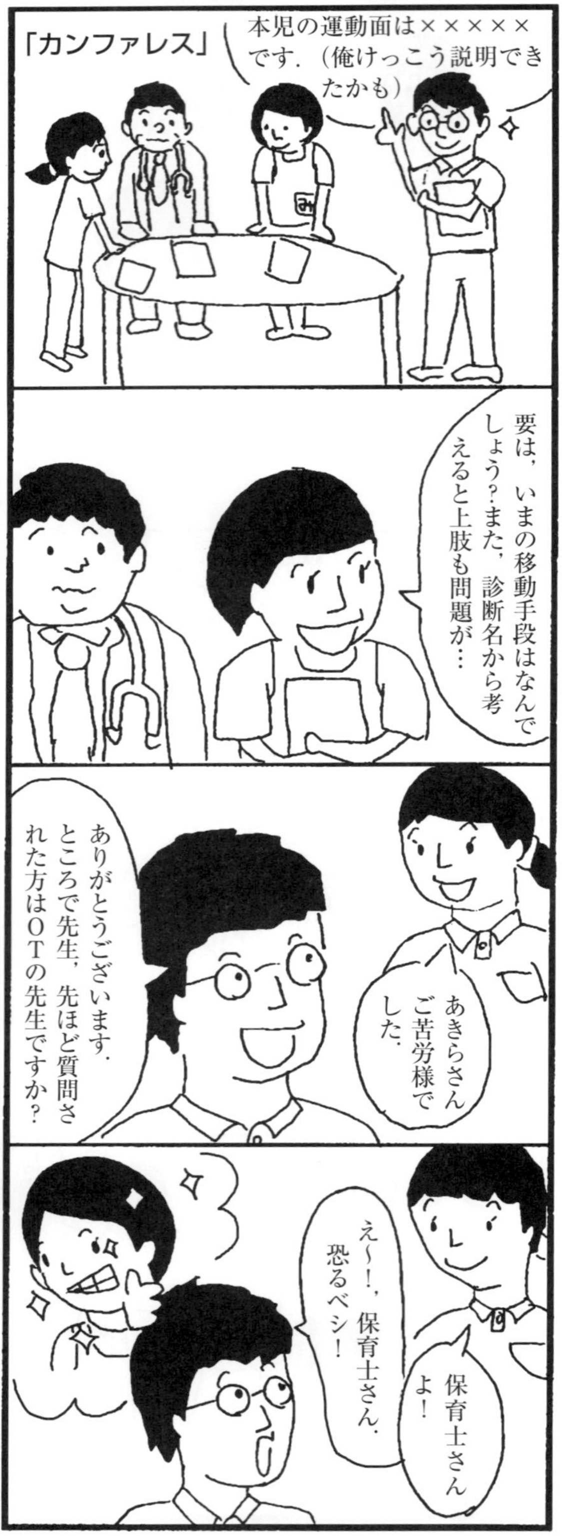

子どものおかげ！

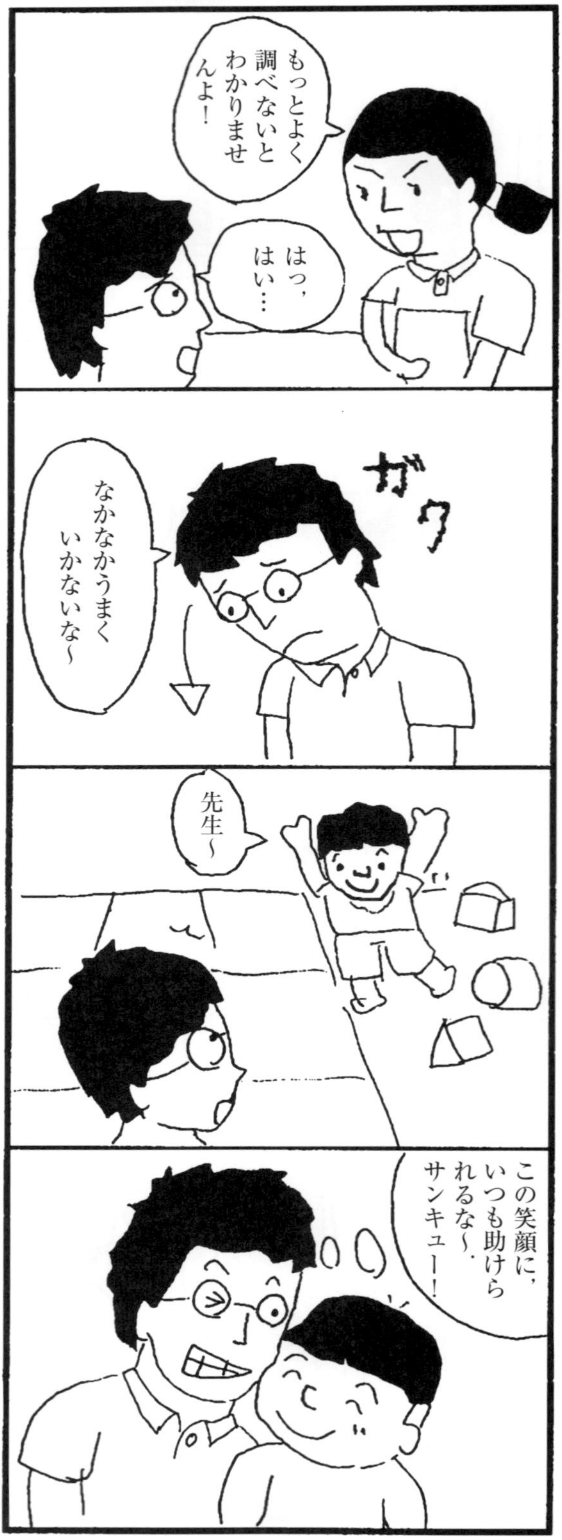

259

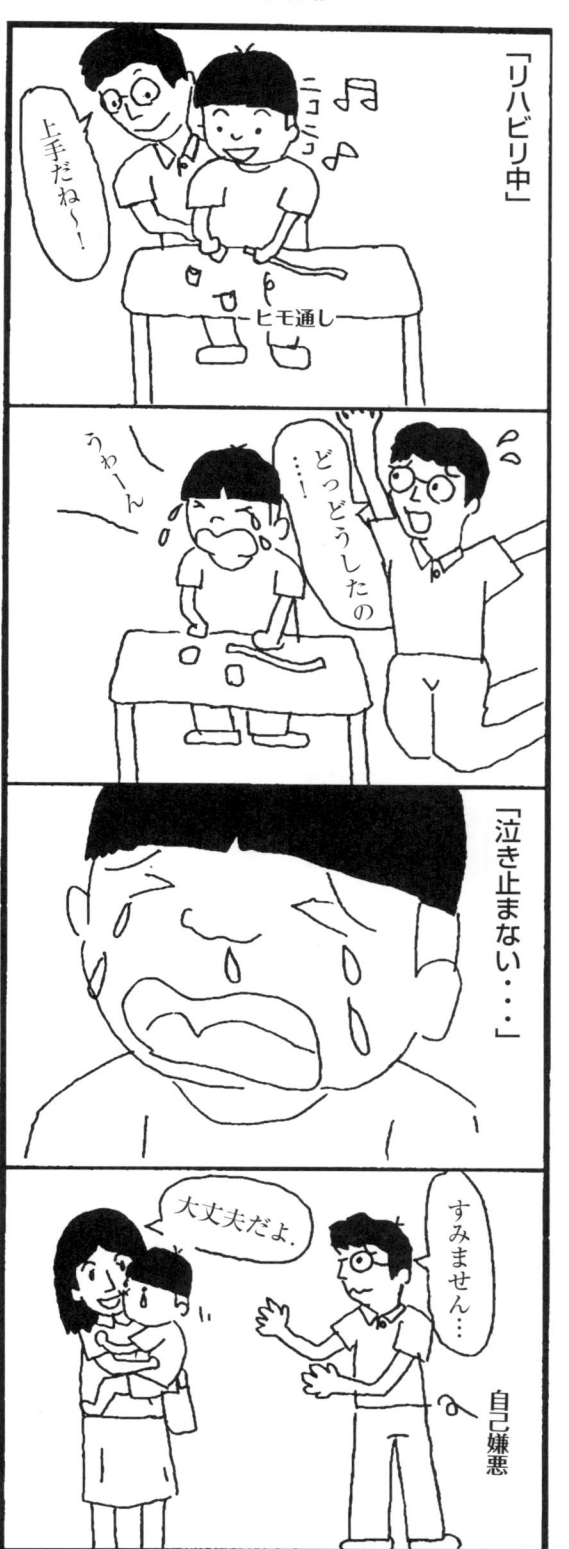

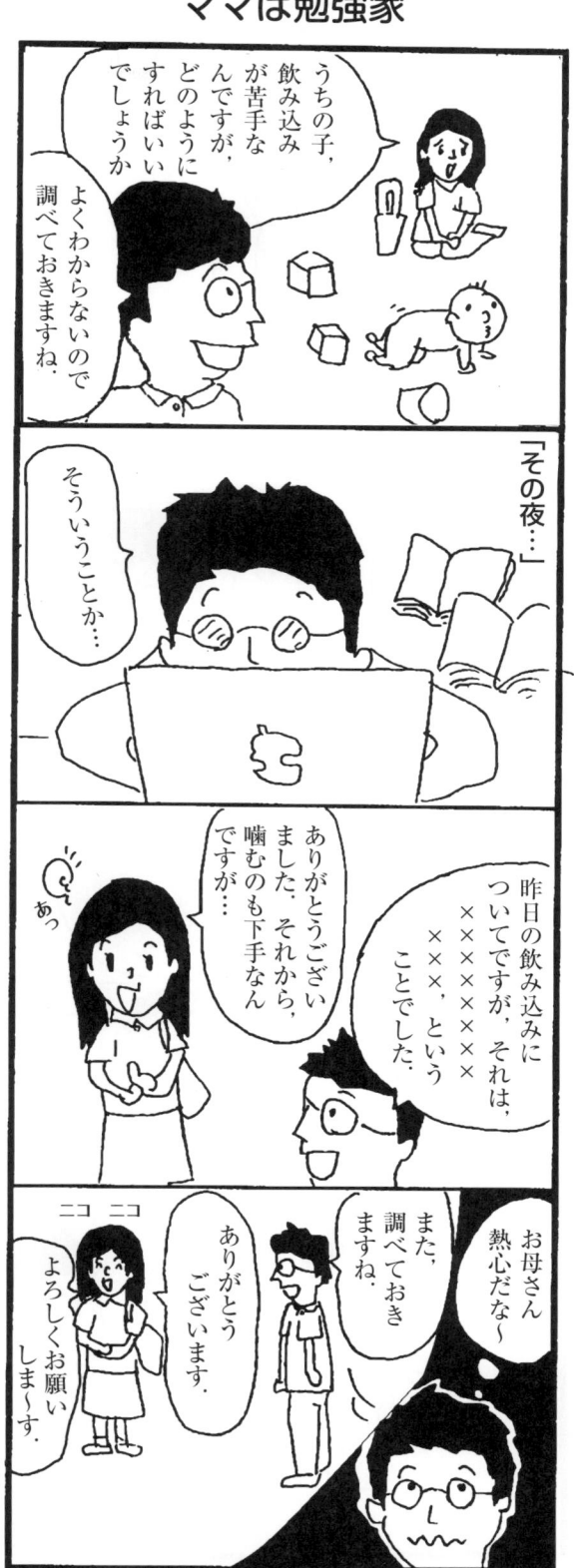

260

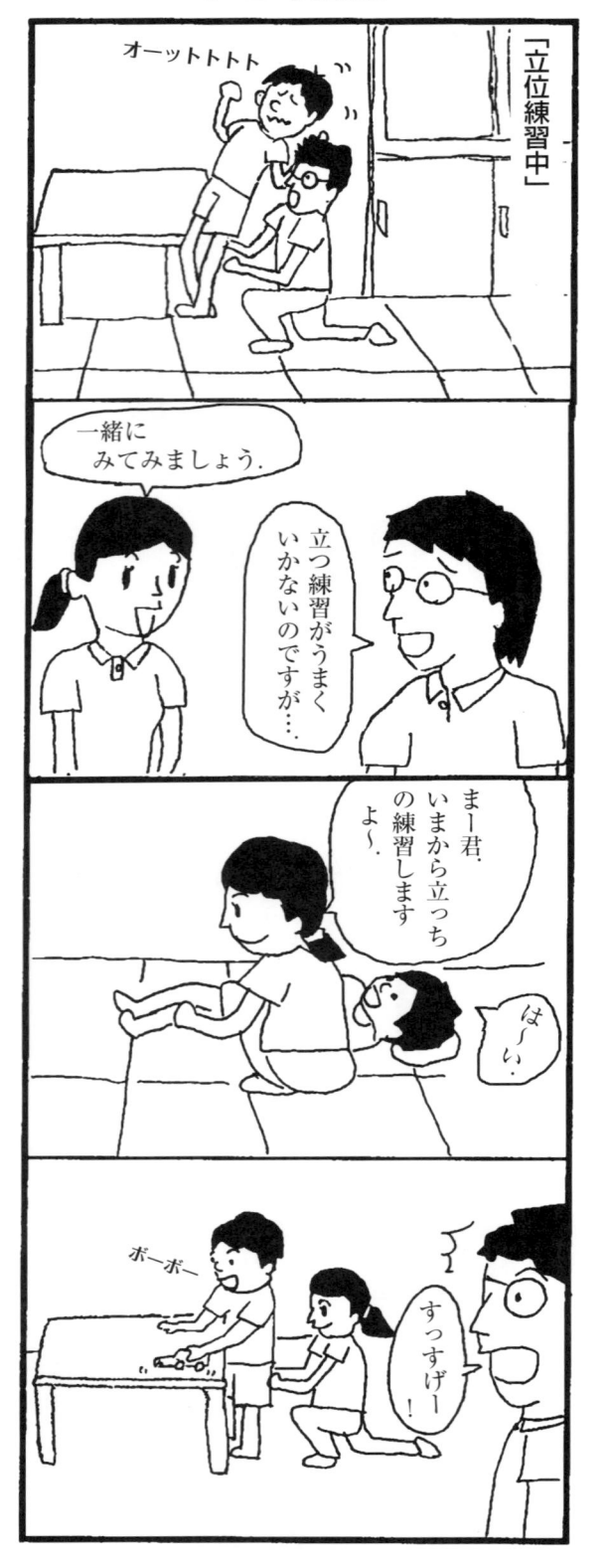

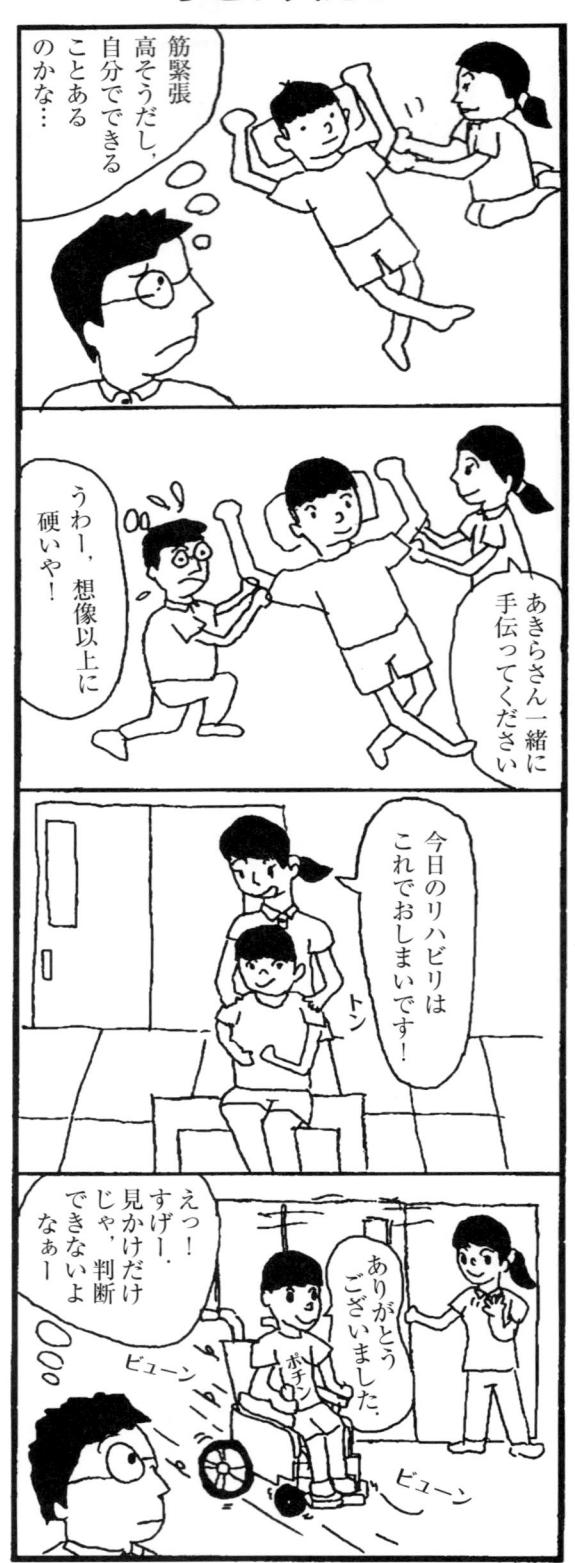

生活をみる

- 今日は食事介助に入ってもらいますね.
- はいっ！わかりました.

「リハビリ中」
- リーチがうまくいかないな〜．これで食べられるのかな？

リハビリが終了して昼食の時間
- しっかり介助しないと．
- さぁー，食べるよ．

- あれっ！こんなに1人で食べれるんだー．気づかなかった〜

行事の人気者！

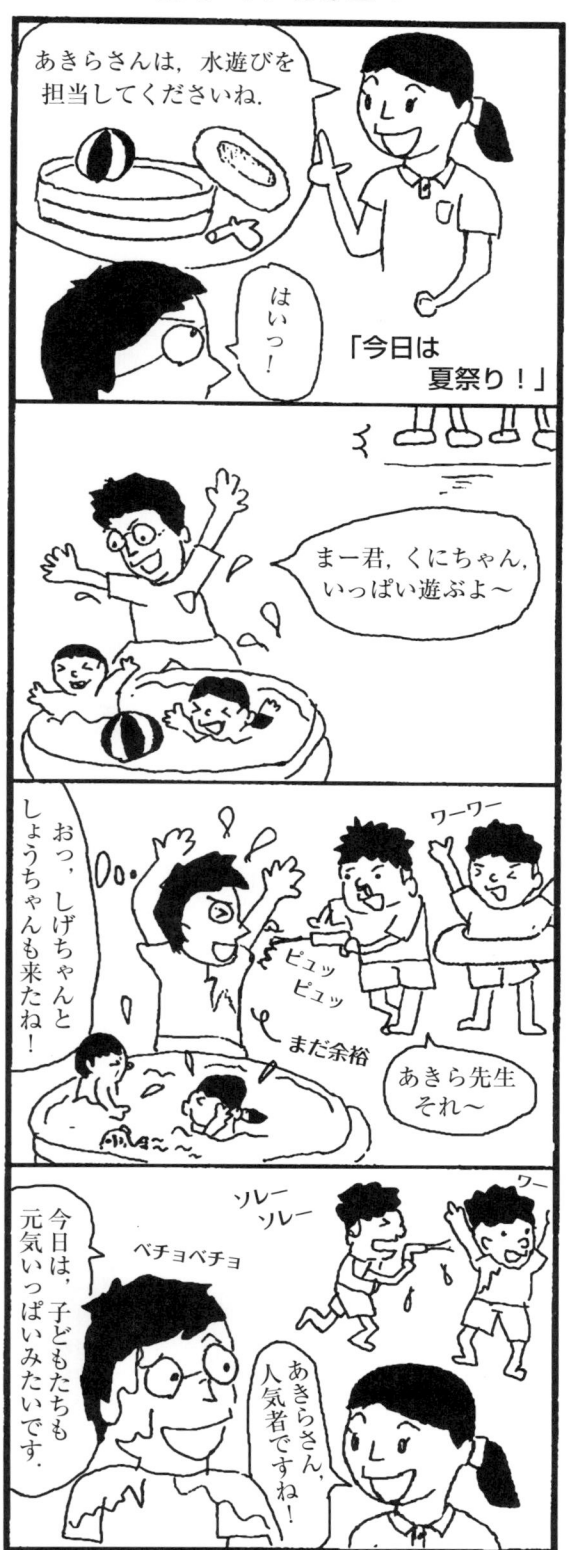

- あきらさんは，水遊びを担当してくださいね．
- はいっ！
- 「今日は夏祭り！」

- まー君，くにちゃん，いっぱい遊ぶよ〜

- おっ，しげちゃんとしょうちゃんも来たね！
- ワーワー
- ピュッピュッ
- まだ余裕
- あきら先生それ〜

- 今日は，子どもたちも元気いっぱいみたいです．
- ソレーソレー
- ベチョベチョ
- あきらさん，人気者ですね！

第14章 小児理学療法の特殊性

（浪本　正晴）

索　引

和文

あ

アーノルド・キアリ（Arnord
　-Chiari）奇形　149
アキレス腱延長術　64
足蹴り移動車　72
アシュワーススケール　86, 99
アスペルガー症候群　223, 224,
　225
アセチルコリン　59
遊び　239
亜脱臼　69, 112, 116, 172
頭に働く体の立ち直り反応　8, 28,
　29, 51
頭落下試験　50
圧搾握り　23
アテトーゼ型　42
アテトーゼ型（異常運動型）　64
アテトーゼダンス　111
アプガースコア　47, 204
アライメント　107
アルツハイマー病　189
アルバータ乳幼児運動発達検査法
　52
安静時の姿勢　127
アンビューバック　56
安楽な呼吸　136

い

育児支援　214
易骨折性　167
いざり　194
異常運動型　42, 108
胃食道逆流症　48
痛み軽減のためのアプローチ　49
著しい筋緊張の低下　188
遺伝性疾患　176
イリザロフ（Ilizarov）創外固定器
　171
医療型障害児入所施設　126
インソール　191, 195
咽頭・気道・気管支軟化症　135

う

ウインドスエプト変形　80, 134
動く PIMD 児　134
運動　34
　――および姿勢の異常　42
運動学習　119
運動機能　134
運動機能障害　176
運動行動　21
運動障害　41, 126
運動発達　1, 48
　――の法則　1
運動発達課題　70
運動様式　210
　――のレパートリー　51

え

エアプレーン　12
エインズワース　243
絵カード　140
エドワーズ症候群　188
エネルギー消費　52
絵本　140
エリクソン　241, 247
嚥下造影検査　138
嚥下反射　25
遠城寺式・乳幼児分析的発達検査法
　34, 52, 250

お

横隔膜　135
奥行き知覚　51
音声出力コミュニケーションエイド
　140

か

外呼吸　135
介助量増加　183
改造三輪自転車　59
改造三輪車　72
改造自転車　72
外側骨端動脈　160
改訂日本版デンバー式発達スクリー
　ニング検査　52, 250

回内拘縮　183
外反扁平足　189, 191
開鼻音　120
蛙様肢位　43, 192, 209, 212
顔布テスト　113
過介助　183
過期産児　202
核黄疸　65, 109
核黄疸後遺症　107
書くことの障害　229
学習障害　49, 201, 223, 224, 229
覚醒段階　129
拡張・代替コミュニケーション装置
　181
囲い込み方式　212
下肢骨盤間角度　135
仮死産　65
下肢の麻痺や変形　147
下肢保護伸展反応（下方）　11
臥床期　175, 178, 181
過剰な援助　183
ガス交換　135
仮性球麻痺　138
仮性肥大　177
下側障害　136
下側肺障害　136
課題・目的指向型機能療法　56
片手を離すこと　14
片麻痺　43
活動睡眠　204
活動制限　65, 125
可動式プラットフォーム　102
過度の負担　182
カナダ作業遂行測定　54
カフアシスト　56
カフマシーン　56
可変調節型　141
過保護　182
過用症候群　74
体が一体となった寝返り　10
体に働く体の立ち直り反応　13, 28,
　29, 51
体に働く頸の立ち直り反応　10, 28,
　29, 51
ガラント反射　8, 51, 110

●262

感覚運動期　30, 31
感覚運動経験　49, 94, 215
　　──の促進　212
カンガルーケア　214, 244
環境依存性　125
環境調整　49, 118
環境適応能力　210
環境の調整　211
関係づける見方　140
寛骨臼の形成　116
環軸椎亜脱臼　189, 191
環軸椎脱臼　191
環軸椎不安定症　190
関節可動域測定　128
関節拘縮　176
関節弛緩性　187, 188
関節包の解離　171
感染症　125, 135
簡単な質問　140
環椎－歯突起間距離　190
環椎横靱帯　190
顔面肩甲上腕型ジストロフィー　176
顔面の特徴　188

き

キアリ奇形　147, 148, 149
キアリ奇形Ⅱ型　149
気管切開下陽圧換気法　56
機能・構造障害　65
機能改善　118
機能障害　125
機能低下　183
機能の獲得・発達　246
逆U字徴候　43
吸引　214
臼蓋傾斜角　51, 85, 86
臼蓋形成不全　147, 160
臼蓋骨頭指数　51
吸気ゆすり法　214
吸啜－嚥下反射　5, 21, 27, 28
吸啜反射　25
球麻痺　138
橋・延髄レベル　27
胸郭変形　136, 168
行政的分類　134
行政用語　125
共同運動　49
京都児童院　38
巨大児　172
起立台　181
起立用装具　181
筋・腱の短縮　176
筋緊張　79, 125
筋緊張低下　187

　　──の性状　69
　　──の低下　168
　　──の変化　129
筋原性　170
筋原線維に孤発性の萎縮　175
筋原線維の萎縮・筋力低下　176
均衡化　30
筋ジストロフィー機能障害度の厚生省研究班の分類　178
金属支柱付短下肢装具　73
緊張型AT　108
緊張型アテトーゼ　42, 107
緊張性相反抑制　80
緊張性迷路反射　12, 28, 51
筋の硬さ　128
筋膜　168
筋力維持　178, 179, 182, 183
筋力低下　175, 180

く

空洞－くも膜下腔短絡術　149
具体的な物の名前　140
靴型装具　195
屈曲優位　5
屈筋逃避反射　6, 27
クラインフェルター症候群　188
クラッチ歩行　69
クリーピングカー　75
車いす　246
車いす期　175, 178, 180, 181
クローヌス　50

け

経管栄養法　139
傾斜反応　16, 30, 51
傾斜反応（背臥位，腹臥位，座位）　13
傾斜反応（四つ這い位）　15
痙縮　50
経静脈栄養法　139
痙性　42, 50, 51, 69, 79, 112
　　──に対するアシュワーススケール　250
　　──を伴うアテトーゼ型　42, 107, 108
痙性麻痺　63
頸体角　85
軽打法　214
痙直型　42, 64, 108
痙直型片麻痺　64
痙直型四肢麻痺　64
痙直型両麻痺　64
頸椎カラー　191
頸椎症　48, 49, 119
頸椎の不随意的回旋運動　107

軽度　128
経年的変化　128
経鼻経管栄養法　139
経皮内視鏡的盲腸瘻造設　151
ゲゼル　241
血液型不適合　47
血清クレアチンキナーゼ（CK）値　176
腱　168
言語　35
健康障害　41, 48
肩甲帯周囲筋　11
言語機能　107
言語的コミュニケーション　129
言語の領域　34
幻肢　172
原始反射　1, 21, 23, 26, 28
減捻性立ち直り反応　29

こ

高機能自閉症　225
交互運動　63
交互性対称性運動　10
交叉伸展反射　6, 27
抗重力伸展活動　64, 70
拘縮　180, 210
亢進　128
厚生省脳性麻痺研究班会議　42
厚生労働省筋ジストロフィー研究班　177
拘束性換気障害　136
巧緻運動スキル　15
行動覚醒状態の獲得　212
高等学校期　49
広汎性発達障害　201, 223, 224
後方支持型歩行器　71
項目難易度マップ　52
誤嚥　135
ゴール達成スケーリング　54
股関節周囲筋解離術　64
股関節脱臼　48, 69, 112
股関節内転防止パッド　115
呼気圧迫法　214
呼吸器感染症　168
呼吸機能　107
　　──の維持　181
呼吸機能維持　182
呼吸機能障害　183
呼吸窮迫症候群　203
呼吸筋　135
呼吸障害　80, 136, 180
　　──の初期症状　180
呼吸数　129
呼吸理学療法　56, 136
呼吸練習　183

国際障害分類　64
極低出生体重児　202
固縮　50, 51, 69
個人−社会　35
骨延長術　171
骨切り術　171
骨形成不全症　147, 167
骨脆弱性　167
骨折　128
骨粗鬆症　48, 56, 80, 170
骨頭側方偏移率　128
骨頭の側方偏移率　51
骨頭や頸部の変形　147, 160
骨の変形　168
骨盤位分娩　172
骨盤帯付長下肢装具　73, 157
骨盤の前−後傾運動　10
言葉がけ　140
子どものための機能的自立度評価法　54, 69, 113, 250
子どもの能力低下評価法　250
児の姿勢コントロールの方法　212
児の修正週齢に応じた姿勢・運動の促通　212
個別的要因　65
コミュニケーション行動　139
コミュニケーション障害　235
コミュニケーションボード　140
固有受容性神経筋促通法　178
誤用症候群　74

さ

サークル歩行器　71
サーファクタント　203
座位　13, 126
　——の保持　13, 128
最大呼気流速　181
サイレントアスピレーション　138
先を見越した取り組み　175
支えなし座位　15
支えなし立位　16
左右差　93, 128
参加制約　65, 125
三項関係の成立　33
算数障害　229
残余期　161

し

肢位性の変形　211
シーソー反応　17
シェーマ　30
シェントン（shenton）線　52
視覚・聴覚障害　187, 188
視覚障害　41, 47, 126
視覚性立ち直り反応　9, 28, 29, 51

視覚的探索　22
視覚的探索活動　23
視覚的バイオフィードバック　102
歯牙形成不全　168
弛緩型　64
弛緩性　69, 112
視空間認知　47
四肢・体幹部の変形　167
支持基底面　90
四肢の非対称　79
四肢麻痺　43, 107
ジストニア型　108
ジストニック型　42, 107, 108
姿勢管理　125, 136, 211
姿勢ケア　246
姿勢のコントロール　107
姿勢のポジショニング　210
姿勢反射検査　69
姿勢反応　21, 107
姿勢変換　12
姿勢保持　141
　——が困難　6
自走式車いす　180
肢帯型筋ジストロフィー　176
視知覚空間　93
視知覚障害　49
失調型　42, 64, 108
質的・機能的変化　21
疾病及び関連保健問題の国際統計分類第10版　224
失歩行　8
失立　8
自動運動　27
自動歩行　6, 27
シナプス密度　1
自発運動　1, 127
自閉症　223, 224
自閉スペクトラム症　235
始歩　17
死亡原因　125
死亡率　125
島田療育園　126
シャープ（Sharp）角　51
社会交流　183
社会性　34
社会的サービスの情報提供　187
社会福祉的必要性　126
尺側偏位　81
シャフリング　194
習慣化　183
自遊自在®　115
重症心身障害　125
修正EEI値　52
修正ターデュースケール　50
修正アシュワーススケール　50, 86,

99
周生期〜生後4週まで　126
集団遊び　242
集団選択性の理論　242
重度　128
修復期　161
手術療法　72
手掌・足底把握反射　27
手掌体重支持　12, 22, 127
手掌握り　23
手掌把握反射　13, 27
手掌部への固有感覚入力　22
授乳のタイミング　212
循環障害　99
順行性浣腸法　151
順序性　1, 2
上位運動神経症候群　49
上位頸椎症性脊髄症　48, 107
障害児スポーツ　60
障害者自立支援法　126, 247
障害者総合支援法　126
障害なき生存　201
障害名　126
消化器系疾患　187, 188
小学校期　49
使用環境　142
上気道狭窄　135
上肢の関節拘縮予防　183
上肢保護伸展反応（前方，側方，後方）　13
状態　205
象徴遊び　242
衝動性　228
情動面のフォロー　122
小児切断　172
小児理学療法評価　239
小児腕神経叢麻痺　172
小脳障害　42
情報収集　129
使用目的　142
初期　161
初期起立　6
食事環境　138
触覚過敏性　99
触覚的探索　22
初発徴候　183
ジョン・ラングドン・ダウン　188
神経因性膀胱　149
神経運動学的介入　210
神経運動発達評価　205
神経過誤支配　172
神経管閉鎖障害　147, 148
神経筋接合部　59
神経原性　170
神経発達学的治療　55

進行性の遺伝疾患　175
人工肺サーファクタント　82
侵襲的陽圧換気療法　181
心身の能動性　141
新生児個別的発達促進ケアプログラム　209
新生児集中治療室　201, 203
新生児循環　209
人生周期説　247
振戦　42
振戦型　108
身体適合面　141
身体の一部　140
靱帯の弛緩　168
身体理解　33
伸張性　128
伸張反射の速度依存性の亢進　50
伸展性検査　50
振動法　214
心拍数　129
新版K式発達検査　52
新版K式発達検査2001　38
深部腱反射　50

す

随意運動　27
水泳　165
錐体外路障害　42, 50, 51, 109
錐体路障害　50, 51
水中での運動療法　147
スイッチ　140
水頭症　147, 148
睡眠-覚醒リズム　204
睡眠-覚醒状態の調整　211
スーパインボード　59
スカーフ徴候　43
頭蓋内出血　203
スキャモン（Scammon）の成長曲線　240
健やかな成長　141
スタビライザー　158
図地判別　47, 51
ステート　205
ステッピング反応　16, 29, 30, 98
ステップ肢位　69
ストーリー　140
スパイロメトリー　129
すべてのライフステージ　125
スワドリング　212
座り上り　15

せ

生活の質の向上　183
正期産児　202
整形外科的問題　41

生後5週〜18歳まで　126
成功体験　99
青色強膜　168
整肢療護園　247
精神医学的診断基準　223
成人期　49
精神疾患の分類と診断の手引　224
精神的なサポート　175, 182
精神発達検査　69, 112
静睡眠　204
正中位　127
正中位指向　22, 24, 65, 80, 116
——や体幹部の安定性などの促進　212
正中位保持　127
成長曲線　240
成長と発達　239
生命機能　141
生理学的コスト指標　52
生理的多動　15
世界保健機関　64, 188, 224
赤筋　2
脊髄空洞症　148, 149
脊髄係留症候群　151
脊髄髄膜瘤　148
脊柱管狭窄症　119
脊柱側弯　69, 112
脊柱変形　176
脊椎骨端異形成症　161
脊椎と脊髄の形成不全と異常　148
舌根沈下　135
摂食機能　107
摂食行動の促進　210
摂食指導　140
絶対免荷　147
仙骨座り　67
潜在性SB　148
染色体異常　187, 188
漸成的発達論　247
尖足痙性　68
選択的後根切断術　74, 87
先天性筋ジストロフィー　176
先天性股関節脱臼　172
先天性心疾患　187, 188
先天性多発性関節拘縮症　147, 170
先天的　170
セントラル・パターン・ゼネレーター　207
前捻角　85
前方支持型歩行器　71
前腕体重支持　9, 10, 22, 66, 95, 127

そ

早期新生児死亡率　5

装具療法　63, 180, 182
早産児　202
——の弛緩性伸筋姿勢　212
早産児行動評価法　207
総出生数　201
相談　182
相反神経抑制　50
ソーシャルスキルトレーニング　159
側臥位　136
足関節背屈反応　98
測定障害　42
足底挿板　191, 195
足底把握反射　9, 27, 51
側弯　48
側弯症　98, 172
側弯変形　79
阻血性壊死　147, 160
蘇生バック　56
粗大運動　35
粗大運動能力尺度　52, 64, 250
粗大運動能力分類システム　44, 64, 250
粗大運動発達　187
粗大から微細へ　1, 2
粗大動作　15
ソフィールド（Sofield）分節骨切り術　170
ソルター（Salter）寛骨骨切り術　167

た

ターナー症候群　188
第一次循環反応　31
体位変換　214
体温調節自律神経系機構　209
胎外環境　202
——（重力環境）への適応　21
体幹装具　182
体幹部から末梢へ　1, 2
第三次循環反応　33
体軸内回旋　80
胎児循環　209
体循環　209
代償運動　63
対称性緊張性頸反射　15, 28, 51
対称性のある姿勢　115
対称性両側活動　66
対称的　116
胎生期　126
大腿骨近位骨端部　147, 160
大腿骨内反骨切り術　167
大腿前面や膝周囲の疼痛　161
第二次循環反応　31
大脳基底核病変　108, 109

台のせ反射　6
胎便吸引症候群　203
高木憲次　245
高這い　16
立ち直り反応　1, 28
タッチケア　214, 244
多動　99
多動性　228
タヒジャン（Tachdjian）型装具　164
段階づけた感覚および神経運動学的介入　210
短下肢装具　68, 71, 73
単眼視　51
探索反射　5, 21, 25, 27, 28
断端骨過成長　172

ち

地域の社会資源　246
チェイリー姿勢能力発達レベル　52, 113
知覚障害　41, 47
チック型　108
知的障害　41, 47, 126, 187, 188
知能指数　134
注意欠陥・多動性障害　201, 223, 224, 227
中学校期　49
中高齢期　49
注視　22
中枢神経系の成熟　2
中枢神経障害　147, 148
中等度　128
中脳に中枢をもつ反応　28
聴覚障害　41, 47
長下肢装具　181
長期的展望　182
調節　30
超早産児　202
超低出生体重児　201, 202

つ

追視　22, 33
つかまり立ち　15
伝い歩き　16
包み込み（containment）療法　163
包み込み方式　212
津守式乳幼児精神発達質問紙　52

て

手遊び・歌　140
低下　128
低緊張　69, 112
低緊張型　42, 108
定頸　9, 25

定型的な運動様式　127
低酸素性虚血性脳症　203
低出生体重児　201, 202, 241
低身長　171
ティルトテーブル　182
デュボヴィッツ（Dubowitz）新生児神経学的評価法　205
テレスコーピングネイル　170
テレビ　140
てんかん　108, 126, 189
てんかん発作　41, 48
典型的肢位的変形の予防と改善　212
典型的弛緩性伸筋姿勢　209
転座型21トリソミー　188
電動車いす　181
電動ストレッチャー　181
殿部を床につけて移動する方法　97

と

頭位分娩　172
同化　30
同時収縮　50, 114, 115
橈側手指握り　24
橈側手掌握り　24
橈側の手指と母指の対立　23
登はん性起立　175, 177
頭部から尾部へ　1, 2
頭部挙上　127
頭部後屈　127
頭部伸展　127
頭部の回旋　7
頭部のコントロール　79
頭部の保持　127
動揺　107
動揺性　69, 112
動揺性歩行　175, 177
トーキングエイド　121
特異な姿勢　177
特異な立位姿勢　175
徳大式バネ付長下肢装具　181
特徴的な顔貌　187, 188
ドパミン　229
とび越し現象　196
トライウォール　157
トロント（Toronto）型装具　164

な

内外反矯正ストラップ　73
内側関節裂隙の拡大　161
滑らかな運動の促進　212
軟骨異栄養症　171
軟骨低形成症　171
軟骨無形成症　171
難聴　168

に

握り込み把握　23
西尾式外転免荷装具　164
二次障害　63
二次的または間接的障害要因　65
日常生活活動　239
二分脊椎　147
二分脊椎症ライフマップ　159
日本小児科学会新生児委員会　203
日本二分脊椎症協会　159
日本版デンバー式発達スクリーニング検査　35
乳児期（1歳まで）　48
入所対象を選定する基準　134
認知運動療法　244
認知機能　30

ね

寝返り　12, 127, 128
ネコ鳴き症候群　188
ネスティング　212
寝たきり　126

の

脳幹機能異常　149
脳疾患　65
脳室周囲白質軟化症　47, 65, 202
脳障害　65
脳性麻痺痙直型両麻痺　75
脳性麻痺児の手指操作能力分類システム　44
脳の非進行性病変　42
脳波検査　69, 112
囊胞性SB　148

は

パーキンソン病　109
把握機能　22
把握反射　23, 24
ハートウォーカー　90
肺炎　125
背臥位から腹臥位への寝返り　13
ハイカットシューズ　191, 195
背屈反応　95
肺循環　209
排泄障害　147
排痰体位　214
排痰能力の獲得　181
肺の炎症や損傷　135
肺胞低換気　181
ハイリスク新生児　202
バギー　246
爆発的で不明瞭な発声　120
バクロフェン髄腔内投与療法　87

箱椅子　115
跛行　161
はさみ脚肢位　63, 83
パソコン　141
バチェラー（Batchelor）型装具　164
発育性股関節形成不全　172
発汗　129
白筋　2
バッグ換気　214
発生的認知理論　30
発達ケア　210
発達支援　201
発達障害者支援法　223, 224
発達性協調運動障害　224, 225, 228, 230
パトー症候群　188
バニーホッピング　84, 110
バビンスキー反射　51
パラシュート反応　28, 98
腹這い　14
パラポディウム　158
バランス反応　66
反張膝　98
ハンドヘルドダイナモメーター　49
ハンドリング　52, 55, 201, 210

ひ

ピアジェ　30, 241, 242, 248
　――による発達理論　30
　――の発生的認知理論　21
東埼玉式長下肢装具　181
引き起こし反射　11, 28
引き起こし反射欠如　43
非緊張型 AT　108
非緊張型アテトーゼ　42, 107
非言語的コミュニケーション　129
飛行機肢位　12
微細運動―適応　35
微細運動発達　187
膝ブロック　88, 89
肘体重支持　95
非進行性　170
非侵襲的陽圧換気療法　56, 181
ビスフォスフォネート　170
非対称指数計測法　85, 128, 134
非対称性緊張性頸反射　7, 22, 24, 28, 51, 80, 94, 108
非対称性指数　112
非対称変形　134
びっくり反射　28
ビデオ　140
被動性　128
被動性検査　50
ピボットターン　13, 70

肥満　153
表在・深部感覚　99
表出行動　140
標準型21トリソミー　188

ふ

ファロー四徴症　189
ファンクショナルリーチテスト　51
フィジティームーブメント　207
フィットネストレーニング　59
フォームラバー　87
フォローアップ　201
フォローアップチーム　216
不活動症候群　74
不均衡　79
腹臥位　136
腹臥位療法　136
福祉機器　107
複数個所同時手術　58
輻輳反射　51
福山型先天性筋ジストロフィー　176
不随意運動　42
不注意　228
普通型　141
腹筋・背筋・上肢の筋力強化　165
プッシュアップ動作　158
舞踏病型　108
舞踏病様 AT　108
舞踏病様アテトーゼ型　42, 107
プラスティック製短下肢装具　73, 101
ブラゼルトン　205
ブラゼルトン（Brazelton）新生児行動評価　207
プラダー・ウィリ症候群　188
振り子テスト　50
ブリッジ　12
フレアー変形　85
プレーシング・ホールディング　50
プレヒトル　205
プレヒトル（Prechtl）自発運動の評価　207
フロイト　241
プローンボード　59
分娩時　172
分娩麻痺　172
分離運動　65
分類区分　134
分裂期　161

へ

平衡反応　5, 29
米国精神医学会　224, 230
米国精神遅滞学会　134

ベイリー（Bailey）手術　170
ベースユニット　142
ヘミバリズム型　108
ペルテス病　147, 160
変形　180, 210
変形性股関節症　107
変形防止　182

ほ

ポーゴスティック（Pogo-Stick）型装具　164
ボイタ法　55
方向性　1, 2
ホームプログラム　177
北米リハビリテーション工学＆援助技術協会　122
歩行期　175, 178, 181, 183
歩行器　73, 246
歩行時に体幹部の前後運動がみられるタイプ　64
歩行時に体幹部の側方運動がみられるタイプ　64
歩行能力テスト　52
歩行反射　27
保護者への指導　210
保護者への精神的サポート　187
保護伸展反応　28, 29, 51
保護的な対応　183
母子関係　239
ポジショニング　130, 211
母子通園施設　243
補助代替コミュニケーション　140
ポスチュラルユニット　143
補装具　246
ホッピング反応　98
ボツリヌス療法　59, 72, 87
ボディーイメージ　223
ボトムリフティング　12
哺乳反射　25
哺乳瓶や乳首の選択　212
骨の変形　168
ボバースアプローチ　55
ボバース概念に基づく治療アプローチ　244
ボルビー　241, 243

ま

マイヤー病　161
麻痺側上肢に対する CI 運動療法　55
麻痺側上肢の動き　93
麻痺側無視　97
満期産児の生理的屈曲姿勢　212
慢性肺疾患　203

み

ミオクローヌス型　108
見比べる力　140
眉間　139
未熟児　65
未熟児動脈管開存症　203
未熟児網膜症　203
みぞおち　139
身近な人　140
三好型筋ジストロフィー　176

む

無呼吸発作　203
無（低）酸素症　94

め

迷路性・視覚性立ち直り反応　28
迷路性立ち直り反応　9, 28, 29, 51
メージュ（Meige）症候群型　108
目と手の協調性　93
目と手の協調動作　65, 107

も

モールド型　141
モザイク型21トリソミー　188
持ち替え動作　65
物　140
"物"の永続性　33
モロー反射　5, 28

や

夜間スプリント　102

よ

葉酸　148
幼児期後期（5〜6歳）　49
幼児期前期（2〜4歳）　48
陽性支持反射　6, 51, 69, 98
翼状肩甲　178
涎や下顎の偏位　120
四つ這い位　15
四つ這い移動　16
四つ這い器　75
読みの障害　229

ら

ライジングムーブメント　207
ライフステージ　239
　　——の分類　248
ランドウ反応　5, 11, 28, 29, 51

り

リーチ　22, 23, 24
リーメンビューゲル装具　151, 172

理学療法プログラム　74
リクライニング式普通型　141
リズム　129
立位　16
　　——のアライメント　71
立位姿勢の経験　116
立位保持装置　59, 181
リハビリテーションのための子どもの能力低下評価法　54, 69, 113
リブゲージ　13
療育　239
両眼視　51
両眼視機能　116
両上肢　93
　　——は挙上した肢位　17
両麻痺　43
リラックス　140
リリース　22, 24
リングロック長下肢装具　181
臨床工学士　181

る

ルール遊び　242

れ

レクリエーション　130
連合運動　94
連合反応　50, 51, 66, 83, 94
練習遊び　242

ろ

漏斗胸　85
肋骨形状　13
肋骨骨折　168
ロフストランドクラッチ　59
ロンベルグ徴候検査　51

わ

ワイドベース　18
鷲指足趾　95, 96
割り座　67, 71, 110

数字　欧文

1RM　49
21トリソミー　187
24時間姿勢管理プログラム　87
3点つまみ　24
5つの立ち直り反応　51
5本指ソックス　191
6分間歩行テスト　52
7つの姿勢反応　55
AAC　140
ABLAP　135
ABO式血液型不適合　109

acetabular head index　51, 86
AD/HD　227
ADL動作　179
AFD児　202
AFO　68, 73
AHI　51, 86
AIMS　52
Ainsworth, M.　243
Allis徴候　172
apgar score　204
Ashworth scale　128
asymmetrical tonic neck reflex　7, 80, 94
athetoid type　42
athetosis　107
Atlanta型装具　164
ATNR　7, 51, 80, 94, 110
Attention-Deficit/Hyperactivity Disorder　227
AT型　108
BOTOX®　59, 72, 87
Bowlby, J.　241, 243
Brazelton　205
Brioniの会議　42
Brown　134
Carterらの5項目の基準　190
Catterallの分類　161
CDH　172
center-edge angle　51
center-edge angle of Wiberg　86
CE角　51, 86
cerebral palsy　41
choreo-athetosis　42
CI療法　102
clawing　95, 96
Cobb角　52, 128
Congenital dislocation of the hip　172
COPM　54
CP児の粗大運動発達　48
DCD　230
DDH　172
developmental care　210
developmental coordination disorder　230
developmental dysplasia of the hip　172
Down syndrome　187
DSM　224
DSM-Ⅳ　229
DSM-Ⅳ-TR　227
Duchenne muscular dystrophy　175
Dugdaleらによる分類　192
DVD　140

dyskinetic type　42
dystonic　42
Erikson, E.H.　241, 247
Freud, S.　241
Fulfold　134
functional independence measure for children　250
G. Edelman　242
GAS　54
Gesel, A.　241
GMFCS　44, 64, 250
GMFM　52, 64, 250
GMFM-66　52
GMFM-88　52
Goldsmith　134
Goldsmith 指数　112, 135
gross motor function classification system　250
gross motor function measure　250
hart walker　90
Heel sitting, W-sitting　67, 110
HFD 児　202
HKAFO　73
Hoffer による分類　154
ICD-10　224
intact survival　201
invasive positive pressure ventilation　181
IPPV　181
IQ　134
Item Map　52
Japan Denver Developmental Screening Test　250
JDDST　250
jumping stage　15
lateral pillar 分類　161
LCP dis.　160
LD　229
Learning Disabilities　229
Legg-Calvé-Perthes disease　160
LFD 児　202
MACS　44
Mann 肢位保持　51
MAS　50
midline orientation　22, 66, 80, 116

migration percentage　51
Modified A-cast　164
modified Ashworth scale　128
modified Tardieu scale　128
mouthing　22
MTS　50
NDT　55
neonatal intensive care unit　201
Nesting　212
NICU　201
──における呼吸理学療法ガイドライン　214
NIDCAP　209
non REM 睡眠　204
non-invasive positive pressure ventilation　181
NPPV　56, 181
OE 角　51
On Elbows　66
PCI　52
PCW　59, 69
PCW ウォーカー　90
PDD　224
peak expiratory flow　181
PEDI　54, 69, 113, 250
pediatric evaluation of disability inventory　250
PEF　181
pervasive developmental disorders　224
Petrie cast　164
Piaget, J.　241, 242, 248
PIMD　126
PIMD 児　126
PIMD 児施設　126
PIMD 児施設入所対象者選定基準　126
positioning　211
positive supporting reflex　98
postual control walker　90
Prechtl　205
profound intellectual and multiple disabilities　125
PSR　69
PVL　47, 65
reciprocal gait orthosis　158

REM 睡眠　204
repetition maximum　49
RGO　158
Rh 式血液型不適合　109
ROM ex.　177, 179, 180
ROM 維持　179
ROM 制限の予防　180
ROM 中間位　114
scissors position　83
SCPE　44
SD　64
Sharp 角　86
Sharrard の分類　154
shuffling　97
silent aspiration　138
Sillence　168
Sillence の分類　168
spastic diplegia　64
spastic hemiplegia　93
spastic quadriplegia　79
spasticity　42, 79
spina bifida　147
SRC walker　90
SRC ウォーカー　59, 71, 90, 119
Stage　183
STNR　15, 51
Stulberg 分類　161
Surveillance of Cerebral Palsy in Europe　44
Swaddling　212
symmetrical tonic neck reflex　15
Tardieu scale　128
Teresa　246
Timed Up and Go Test　52
TLR　51
TPPV　56
Type I 線維　1, 2
Type II 線維　1, 2
VF 検査　138
WeeFIM　54, 69, 113, 251
WHO　64, 188, 224
wind swept deformity　81
Workshop in Bethesda　42
X 連鎖（性染色体）優性遺伝　176
X 連鎖（性染色体）劣性遺伝　176

269

【監修者略歴】
上杉 雅之（うえすぎ まさゆき）

1988 年	行岡医学技術専門学校（現・大阪行岡医療大学）卒業
同 年	高槻市立療育園勤務
2001 年	佛教大学社会学部卒業
2006 年	神戸大学大学院博士課程前期課程修了
2009 年	神戸大学大学院博士課程後期課程修了
同 年	神戸国際大学リハビリテーション学部教授

イラストでわかる小児理学療法　ISBN978-4-263-21425-1

2013 年 5 月 25 日　第 1 版第 1 刷発行
2024 年 3 月 25 日　第 1 版第 13 刷発行

監修者　上　杉　雅　之
発行者　白　石　泰　夫
発行所　医歯薬出版株式会社

〒113-8612　東京都文京区本駒込1-7-10
TEL. (03)5395-7628（編集）・7616（販売）
FAX. (03)5395-7609（編集）・8563（販売）
https://www.ishiyaku.co.jp/
郵便振替番号 00190-5-13816

乱丁，落丁の際はお取り替えいたします　　印刷・あづま堂印刷／製本・明光社

© Ishiyaku Publishers, Inc., 2013. Printed in Japan

本書の複製権・翻訳権・翻案権・上映権・譲渡権・貸与権・公衆送信権（送信可能化権を含む）・口述権は，医歯薬出版(株)が保有します．
本書を無断で複製する行為（コピー，スキャン，デジタルデータ化など）は，「私的使用のための複製」などの著作権法上の限られた例外を除き禁じられています．また私的使用に該当する場合であっても，請負業者等の第三者に依頼し上記の行為を行うことは違法となります．

JCOPY ＜出版者著作権管理機構 委託出版物＞
本書をコピーやスキャン等により複製される場合は，そのつど事前に出版者著作権管理機構（電話 03-5244-5088，FAX 03-5244-5089，e-mail : info@jcopy.or.jp）の許諾を得てください．